A. Vogel: Die Leber reguliert die Gesundheit

Was uns die Erfahrung lehrt …

A. Vogel

Die Leber reguliert die Gesundheit

Das Buch, das schon Tausenden einen sinnvollen Weg
zur erfolgreichen Krankheitsvorsorge
gewiesen hat

Verlag A. Vogel

 21. Auflage 1997 • Fotos: Verlag A. Vogel • Druck: Druckerei Konstanz GmbH • Gestaltung: TypTop, Typografie/Grafik, A-6850 Dornbirn.

Auslieferung in der Schweiz: Verlag A. Vogel AG, Postfach, CH-9053 Teufen AR, Auslieferung in Deutchland: Verlag A. Vogel AG, Postfach 55, D-784541 Konstanz. ISBN 3 906404-03-X neu bearb. Auflage (ISBN 3-909106-01-3).

Vorwort

Seit der ersten Auflage im Jahr 1960 hat das »Leber-Buch« einen großen Anklang und eine sehr weite Verbreitung gefunden. Inzwischen wurden Ausgaben in englischer, französischer, italienischer, holländischer, finnischer, schwedischer und dänischer Sprache hergestellt.

Viel Segen wurde mit diesem wichtigen Ratgeber in Hunderttausende von Familien auf der ganzen Welt gebracht. Es ist ja auch der Sinn und der Zweck dieses Buches, die natürlichen Pflege und Heilmöglichkeiten auf der Basis von Erfahrungswerten aus der naturärztlichen Praxis zu erarbeiten und möglichst vielen daran interessierten Mitmenschen zugänglich zu machen. Vor allem natürlich jenen Menschen, die Rat und Hilfe suchen und auch brauchen.

Neben Dankschreiben aus der engeren und weiteren Heimat bekam ich viele Zuschriften aus dem Ausland und aus Übersee. Vor allem aber von Menschen, die es dankbar zu schätzen wissen über die Leber, über ihre besondere Pflege und auch über ihre natürliche Behandlung einen informativen und hilfreichen Aufschluß erhalten zu können. Obwohl ich dieses Buch für einen breiteren Leserkreis allgemeinverständlich geschrieben habe, war ich doch recht erfreut darüber, daß ich von Ärzten aus verschiedenen Fachrichtungen ebenfalls anerkennende und zustimmende Schreiben erhielt und heute noch erhalte. So kam zum Ausdruck, daß es gerade in der Gegenwart von biologisch eingestellten Ärzten besonders begrüßt wird, wenn man die Patienten und Hilfesuchenden über die Grundbegriffe der Diät und vor allem über die vorbeugenden Maßnahmen im Sinne einer Präventivvorsorge orientiert und aufklärt.

Besonders in der heutigen Zeit, wo immer mehr Giftstoffe in der Luft und im Wasser, vor allem aber auch in den Nahrungsmitteln gefunden werden – verursacht durch die konzentrierte und gehäufte Anwendung von Spritzmitteln und chemischer Düngung sowie durch die vielen synthetischen Zusätze in den Nahrungsmitteln selbst, ist es sehr wichtig, daß man seine Leber besonders gut und sorgfältig pflegt und ihr eine selbstkritische Aufmerksamkeit zukommen läßt.

Die offensichtlich dringende Notwendigkeit, alle meine Erfahrungen über die Behandlung der Leber und den außerordentlichen Wert einer entsprechenden Diät dafür zu veröffentlichen, wurde mir klar, als ich von einem lieben Freunde Abschied nehmen mußte, weil dessen Leber endgültig versagt hatte. Wenn dieser dereinst so gesunde und starke Mann frühzeitig genug klar verständliche Weisungen über die Diät und die Schonung für die Leber in die Hände bekommen hätte, wäre ihm die Möglichkeit geboten worden, sich danach zu richten, und er hätte infolgedessen gesund bleiben und länger leben können.

Die heute fast selbstverständlich widernatürliche Lebensweise, die von Fall zu Fall notgedrungen in Erscheinung tritt, birgt viele nachteilige Folgen für die Gesundheit in sich selbst. Um gegen Folgen und Reaktionen erfolgreich vorgehen zu können, war es notwendig, gerade diese unnatürliche Lebensweise als Ursache vieler Erkrankungen möglichst vielseitig zu beleuchten. Damit wird aber auch klarer ersichtlich, wieviel beim Menschen eigentlich von einer gesunden Leber abhängt. Und es spornt zu einer vorbeugenden Pflege für dieses überaus wichtige Körperorgan an. Auch bei den einzelnen Erkrankungen, die mit der Leberfunktion in einem engen Zusammenhang stehen, ist das richtige Verständnis dafür von großem Nutzen. So sind die gebotenen Ratschläge nicht nur dem Leberkranken willkommen, sondern besonders auch allen denen, die nicht erkranken wollen.

Einige Wiederholungen verschiedener Grundsätzlichkeiten konnten nicht umgangen werden, weil sonst einzelne Abhandlungen und auch Kuranwendungen unvollständig geblieben wären. Dies hat zur Folge, daß bestimmte Grundregeln sich wie ein roter Faden durch das ganze Buch hindurchziehen. Wer diese wichtigen Regeln richtig erfaßt und vor allem auch ernsthaft beachtet, wird sicher erfreuliche Erfolge erzielen können. Mein besonderer Wunsch ist es, daß dieses Buch in seiner völlig neu überarbeiteten und erweiterten Auflage noch vielen Menschen in aller Welt eine wertvolle Hilfe und ein guter Berater sein kann. In diesem Zusammenhang hoffe ich auch, daß das »Leber-Buch« mit seinen Richtlinien den Gesunden und den Kranken genauso viele gute und wertvolle Dienste leisten wird, wie dies meine beiden Bücher »Der kleine Doktor« und seit kurzer Zeit auch »Die Natur als biologischer Wegweiser« bereits in überaus großem Maße zustande gebracht haben. Meinen besonderen Dank darf ich an diese Stelle meinem Mitarbeiter und Freund Fritz Förster zum Ausdruck bringen für seine kritische Durchsicht und für die Herstellung dieses Buches.

Teufen, im Oktober 1985, der Autor und Familie

Die vorliegende Neu-Auflage des Buches »Die Leber« als Taschenbuch mußte lediglich in bezug auf einige Heilmittel aktualisiert werden, die mit neuer Bezeichnung oder in veränderter Zusammensetzung im Handel sind.

Verlag A.Vogel, Teufen im Juni 1995

Inhalt

Teil 1: Die Leber – ein Grundpfeiler der Gesundheit

Teil 2: Leberstörungen als Ursache vieler Leiden

Teil 3: Erfolgreiche Pflege mit natürlichen Mitteln

Teil 4: Bauchspeicheldrüse, Darm und Nieren

Teil 5: Die Gallenblase – Erkrankung und Heilung

Teil 6: Heilpflanzen für Leber und Galle

Teil 7: Die Ernährung

Teil 8: Wert und Unwert unserer Nahrung

Teil 9: Grundsätze zur Ernährung

Teil 10: Speiseplan mit Rezepten und Zubereitungsarten

Weitere Literatur aus dem A.Vogel Verlag

Ach wie groß ist doch die Leber,
Drin des Menschen Zorn gelegen
und wie klein sein Sitz der Liebe,
Diese Handvoll Herz dagegen.

SOPHIE VOGEL-SOMMER

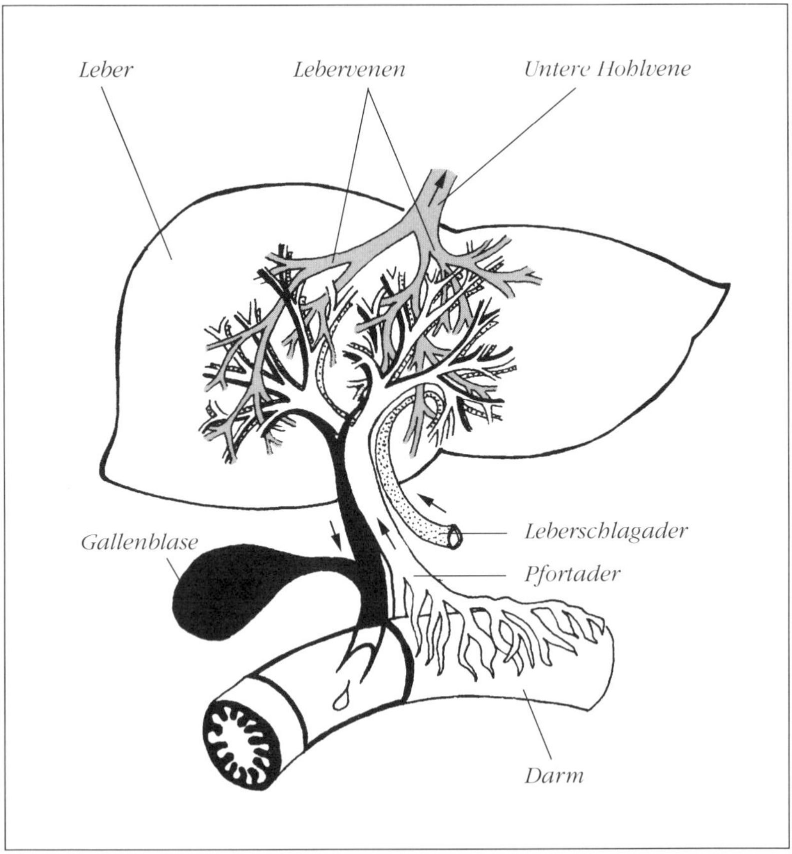
Leber
Lebervenen
Untere Hohlvene
Gallenblase
Leberschlagader
Pfortader
Darm

Die Leber – ein Grundpfeiler der Gesundheit

Die Leber

Die Leber ist ein Wunderwerk göttlicher Technik. Der eigenartige Bau und der besonders große Reichtum der Leberzellen weisen schon darauf hin, daß die Leber eine ganz besondere Aufgabe in unserem Körper zu erfüllen hat. Man beginnt zu begreifen, warum ein einziges Leberläppchen ungefähr 350 000 Leberzellen enthält, wenn man bedenkt, daß die Leber in 24 Stunden mehr als 600 Liter Blut filtriert. Überlegt man sich ferner, daß sie etwa eine Million von diesen zellenreichen Läppchen besitzt, dann versteht man, warum sie als ein Wunderorgan alles verarbeiten und entgiften kann, was ihr aus den Verdauungsorganen durch das Pfortadersystem zugeführt wird.

Ein Beweis von der stark entgiftenden Wirkung der Leber ergibt sich aus dem Versuch des russischen Gelehrten Pawlow. Er spielte sich an zwei Hunden ab, indem der Arzt dem einen der Hunde eine tödliche Dosis Gift in die Venen spritzte, während er dem anderen die gleiche Dosis in die Pfortader einspritzte. Während der erste Hund dem Gift erlag, sprach der zweite gar nicht darauf an. Die Dosis mußte fünffach vergrößert werden, um eine gesundheitliche Schädigung hervorrufen zu können. So stark ist die entgiftende Wirkung der Leber! Ein Experiment, welches ich aus ethischen Gründen nicht durchzuführen gewagt hätte. Mit ihrem Gewicht von etwa 1½ kg ist die Leber die größte Drüse des menschlichen Körpers. Sie besitzt ungefähr 350 Milliarden Zellen, deren Arbeit so wichtig ist, daß die Schaffung und Erhaltung der Gesundheit wesentlich von der exakten Durchführung der zugewiesenen Aufgabe abhängt. Die Leberzelle ist mikroskopisch klein, zylindrisch gebaut und vier- bis sechskantig. Sie hat einen Zellkern, ist jedoch außen nicht glattwandig, sondern gerillt. In der Verbindung mit den Nachbarzellen bilden diese Rillen feine Kanäle. Die Kanäle in der Mitte der Zellwand dienen dem Abtransport der Galle, während die Kanäle an den Kanten der Zellen feine Blutgefäße sind.

Interessant ist das aus einer Gruppe von Leberzellen bestehende Leberläppchen, das die Form eines stumpfen Torpedos aufweist und nur 1 mm lang ist, obwohl es aus über 300 000 einzelnen Leberzellen besteht. Im Querschnitt ergibt sich, was die Anordnung der Plazierung der Zellen betrifft, ein ähnliches Bild wie bei einer entzweigeschnittenen Zitrone. Es gleicht einem Wagenrad, das zwischen den Speichen mit Zellen ausgefüllt ist. Die Speichen könnten wir mit den Blutgefäßen vergleichen, die von außen nach innen führen und in der Mitte, also in der Nabe, zur Zentralvene zusammenfließen. Im Gegensatz zum Blutgefäßsystem laufen die Gallenkanälchen von innen nach außen. Sie führen die Galle den an den Außenwänden entlanglaufenden Gallenkanälchen zu. Noch zu erwähnen ist auch das Netz der Sauerstoff und Nährstoffe zuführenden Leberarterie. Würde man sich all diese Gallen und Blutgefäßkanäle der ganzen Leber an einem langen Strange vorstellen, dann würde sich eine Länge von vielen Kilometern ergeben, und man müßte stundenlang laufen, um von einem Ende zum andern zu gelangen.

Da die Leber so gefäßreich gebaut ist, begreift man ohne weiteres, daß ein chirurgischer Eingriff in dieses blutgefäßreiche Organ ein ganz großes Risiko darstellt und nur wenig Erfolgsaussichten bietet.

Die Pfortader

Der zuführende Blutstrom, der alle in den Verdauungsorganen aufgenommenen Stoffe enthält, ist die Pfortader. Sie ist mit einem schön entwickelten Baum zu vergleichen, der einen kräftigen Stamm hat, nebst einer prächtigen Krone mit Tausenden von Ästchen. Diese Tausenden von Aderästchen sind an den Tausenden von kleinen Saugapparaten und feinen Aufnahmedüsen des ganzen Darmes angeschlossen und führen alle verdauten Stoffe der Leber zur Weiterverarbeitung zu. Wir müssen aber auch noch bedenken, daß nicht nur die wertvollen Nährstoffe, sondern auch alle Gifte von schlechter, denaturierter und teils verdorbener Nahrung, alle Konservierungs- und Spritzmittel, alle künstlichen Farben und Aromen, ja sogar alle Medikamente und Chemikalien, die wir schlucken, ebenfalls durch das Pfortadersystem in die Leber geführt werden. Wenn die arme Leber sprechen könnte, wie oft müßte sie da warnend rufen: »Halt, halt, welche unnützen und schädlichen Stoffe führt ihr mir denn da eigentlich zu?« All diese

Verkehrtheiten sollten wir der Leber ersparen. Eigentlich verlangt sie doch nur der verdorbene Gaumen, der auf die gewohnten Genüsse nicht verzichten will, oder sie beruhen sonstwie auf den großen und kleinen Leidenschaften und Bequemlichkeiten, denen der Mensch Rechnung tragen will. Wer in erster Linie kulinarischen Genüssen ergeben ist und zudem noch infolge sitzender Betätigung wenig Bewegung und wenig gute Atmungsmöglichkeiten hat, wird immer mehr unter Stauungen im Pfortadersystem und in der Leber zu leiden haben, was mit der Zeit zu Krankheit und Siechtum führen kann. Bei allen jenen aber, die sich normale Voraussetzungen schaffen, indem sie für gesunde Ernährung sorgen und danach trachten, ihr Gleichgewicht zwischen geistiger und körperlicher Tätigkeit zu wahren, bewältigt das große Laboratorium der Leber alles, was ihm aufgetragen wird. Was durch das Pfortadersystem in die Leber gelangt, wird so meisterhaft verarbeitet, daß die Hohlvene nichts hindurchläßt, was den Körper irgendwie belästigen könnte. Wenn wir also für eine gute Leberfunktion sorgen, ist dies weit wichtiger, als es die ganze übrige Gesundheitspflege zusammengenommen sein kann.

Was leistet die Leber für uns?

Die Leber ist das wunderbarste Laboratorium der ganzen Welt. Sie ist immer bereit, alle Fehler und Verkehrtheiten, die wir aus Unwissenheit, Unerfahrenheit, Gleichgültigkeit oder infolge zwingender Verhältnisse begehen, nach Möglichkeit wieder gut zu machen. Wenn wir uns durch unzweckmäßiges Essen und Trinken oder durch die Einnahme von Medikamenten und Giftstoffen schädigen, sucht sie durch ihre Wirksamkeit immer wieder einen Ausgleich zu schaffen. Giftstoffe, die durch das Pfortaderblut in die Leber geführt werden, können mit Hilfe der unübertrefflichen Einrichtungen dieses kleinen Laboratoriums vielfach unschädlich gemacht werden. Das ist der Grund, weshalb Gifte und Medikamente nicht so stark schädigend wirken, wenn wir sie einnehmen, als wenn wir sie eingespritzt erhalten.

Die Gefahr der Einspritzungen

Welch schwerwiegende Bedenken steigen da in uns auf, wenn wir in Betracht ziehen, daß es heute Ärzte gibt, die fast nur noch mit der

Spritze arbeiten! Anders verhält es sich allerdings mit harmlosen, ungiftigen Medikamenten, und zwar besonders mit jenen in hochhomöopathischer Verdünnung, die so empfindlich sein können, daß sie schon in der Magensäure vernichtet und unwirksam gemacht werden, weshalb man sie notwendigerweise einspritzen muß. Ein Beispiel hiervon ist die homöopathisch verdünnte Ameisensäure, die im Magen in Kohlensäure verwandelt und unwirksam gemacht würde, wollte man sie in der Dosierung von D6 oder D12 einnehmen. Wenn man also ihre Wirksamkeit erhalten will, dann muß man sie eben ganz einfach einspritzen. Dies hat nun aber nichts mit der bedenkenlosen Anwendung von Seren und Giften gemein, die heute am laufenden Band angewandt und eingespritzt werden. In Anbetracht der großen Verantwortung sollte daher jeder Arzt, wenn er die Spritze zur Hand nimmt, erst einen Augenblick innehalten und sich überlegen, ob er unter den gleichen Voraussetzungen seinem eigenen Kind das gleiche Medikament mit gutem Gewissen einspritzen könnte. Nur wenn er dies ohne Zögern bejahen kann, darf er es wagen, die Spritze zu verabfolgen. Wenn dieser scharfe Maßstab an das eigene Gewissen gestellt würde, wieviel weniger würde dann wohl eingespritzt werden! Selbst ein Arzt, der gewohnt ist, gedankenlos und schematisch zur Ampullensäge zu greifen, um das Gläschen mit der oft so verhängnisvollen Flüssigkeit zu köpfen, würde sich vielleicht doch noch zeitig genug besinnen und von der Spritze Abstand nehmen. Einst führte der bekannte Professor Bier an einer Ärztetagung seinen Kollegen eine ähnliche Lage vor Augen. Er hatte soeben über den Verlauf einer Gallenblasenentzündung gesprochen und fügte nun drastisch bei: »Meine Herren, in diesem Falle greifen wir nun ganz einfach zum Messer, entfernen die Gallenblase und die Sache ist in Ordnung! Was würden wir aber tun, wenn wir selbst in der gleichen Lage wären? Müssen wir da nicht ehrlich zugeben, daß wir zuerst in eine Kur gehen und uns dann erst bei unserem Kollegen zur Operation melden würden, wenn der Erfolg nicht befriedigend wäre?«

In früheren Zeiten zertrennte man ausgetragene Kleider, kehrte den Stoff um und stellte für die Kinder wieder etwas Neues daraus her. Man war sparsam und haushälterisch. Ebenso ist unser Körper eingerichtet, denn aus den alten, verbrauchten Blutkörperchen nimmt die Leber zur Herstellung neuer Blutkörperchen das Beste heraus, und das, was sich dazu nicht mehr verwenden läßt, gebraucht sie ganz einfach noch zur Bereitung der Galle.

Kritische Belastungen

Stellen wir uns nun einmal vor, was unsere Leber täglich auszuhalten hat und wieviel sie arbeiten muß, um ihre Aufgabe zu erfüllen! Da rückt die Nahrung heran, die heute mit allerlei Chemikalien durchsetzt ist. Es fehlen auch die vielen Ernährungstorheiten nicht, die für unsere Leber eine große Belastung bedeuten. Dazu melden sich die vielen Pülverchen und Tabletten, die der moderne Mensch des 20. Jahrhunderts schluckt, wenn ihn Kopfweh, Bauchweh, Zahnweh, Verstopfung, Krämpfe, hoher Blutdruck, Nervosität und anderes mehr plagen. Aber die Liste von dem, was wir weiter noch zu schlucken bekommen, ist damit keineswegs erschöpft. Durch unser gespritztes Obst kommen Kupfer, Blei, Arsen, Schwefel und DDT in unser Blut; die Konservierungsmittel bringen Salicyl und Benzoesäure, während die Wurstwaren und Büchsenkonserven Salpeter, Farbe und synthetische Geschmacksverbesserungsmittel ablagern. Je nach Laune und Bedarf rücken, wie bereits angedeutet, aber auch noch die mannigfachsten Spezialitäten heran, so Aspirin, Sanalgin und anderes mehr. Dies alles belastet die arme Leber so stark, daß sie vor sehr großen Aufgaben steht, um den angerichteten Schaden einigermaßen wieder ausgleichen zu können.

Seit das Rauchen zur Selbstverständlichkeit geworden ist, muß sich die bereits so vielbeschäftigte Leber täglich auch noch mit Nikotin, Phenolen und ähnlichen Stoffen herumplagen. Aber auch der schädliche und übertriebene Alkoholgenuß, verbunden mit Schnäpsen und Whiskys, macht der armen Leber viel zu schaffen. Ist es dann noch ein Wunder, wenn sie trotz ihrer vorzüglichen Einrichtungen schließlich einmal versagt, weil sie mit all den vielen Zumutungen nicht mehr fertig wird?

Wer nie einen wirklichen Fasttag in des Wortes wahrer Bedeutung einschaltet, verschafft seiner Leber auch nie eine Ruhepause. Unaufhörlich muß sie tätig sein, Tag und Nacht, Monat um Monat, Jahr um Jahr. Bei Fleisch- und Fischvergiftungen wie bei der Einnahme starker Gifte muß sie sogar alles daran setzen, um uns vor dem Tode zu bewahren. Wir sollten uns deshalb ernstlich fragen: »Was leistet die Leber für uns, und welche Bedeutung schenken wir ihr unsererseits?«

Vielleicht müssen wir beschämt eingestehen, daß wir uns womöglich überhaupt noch nie um sie gekümmert haben! Kein Wunder, daß es uns deshalb nie in den Sinn kam, sie durch Einschalten eines Fasttages dann und wann zu schonen oder durch Mäßigkeit im Essen und Trinken etwas mehr Rücksicht auf sie zu nehmen! Es ist reichlich spät, das Trinken einzustellen, wenn die Leber schon geschrumpft ist und oft auch meist zu spät, von der verkehrten Eiweißüberfütterung, also der einseitigen Fleisch-, Eier- und Käsenahrung, wie auch von der Einnahme denaturierter Lebensmittel abzustehen, wenn die Krebszellen schon den größten Teil der Leber ausmachen.

Wichtiges Funktionsorgan

Viel zu wenig ist man über die Wichtigkeit der Leber für unsere Gesundheit orientiert. Wäre dies der Fall, dann würde man ihrer Pflege viel mehr Beachtung schenken. Die Millionen von Menschen, die an Krebs leiden, haben wohl kaum eine Ahnung, daß infolge einer gesunden Leber ihre schlimme Krankheit kaum hätte ausbrechen können. Es ist eine Erfahrungstatsache, daß eine gut arbeitende Leber, die ihren vollen Dienst versieht, uns vor einer schwierigen Erkrankung bewahren kann. Aus diesem Grunde sollte sich jeder warnen lassen, die Pflege der Leber ja nicht zu vernachlässigen, und sie auch nicht mit Arbeit zu überladen. Verstehen wir erst einmal, was eine einwandfreie Leberfunktion für uns bedeutet, dann werden wir eher gewillt sein, ihr die notwendige Aufmerksamkeit angedeihen zu lassen. Aber solange es für uns ein großes Geheimnis bedeutet, daß uns eine gesunde Leber vor vielen schweren Krankheiten zu bewahren vermag, ist es wohl verständlich, wenn wir uns zu wenig um sie kümmern. Eine Leber, die mangelhaft arbeitet, ist am Krebsgeschehen mitbeteiligt. Auch Rheuma, Arthritis und andere Zivilisationskrankheiten ergeben den Beweis, daß die Lebertätigkeit nicht in Ordnung ist.

Zum besseren Verständnis sollten wir stets bedenken, daß die Leber mit ihrer blutreinigenden Tätigkeit eine Schlüsselstellung in unserem Körper einnimmt, wie dies bei keinem anderen Organ in gleichem Sinne der Fall ist. Zwar obliegt auch der Niere eine wichtige, blutreinigende Aufgabe, aber trotzdem steht sie in ihrer Bedeutung für die Gesundheit weit hinter der Leber zurück. Hat die Niere all die sogenannten harnpflichtigen Stoffe, Urate und allerlei Salze, ausgeschieden, dann ist ihre Arbeit vollendet. Bestimmt ist sie auch eine wunderbare Filtrieranlage, aber gleichwohl kann sie sich mit ihrem Arbeitsprogramm nicht mit der Leber messen.

Mit allen Giften, die wir einnehmen, und es werden ihrer von Jahr zu Jahr mehr, muß sich die Leber befassen, denn sie muß mit ihnen fertig werden. Sie muß entgiften, neutralisieren und allerlei Laborkünste anwenden, damit sich die Schädigung durch Gifte so wenig als möglich auszuwirken vermag. Nahrungsgifte, Rückstände von Spritzmitteln und Konservierungsmitteln, Medikamentengifte sowie all jene Gifte, die im Darm gebildet werden, wenn die Verdauung nicht in Ordnung ist, gehören zum Aufgabenkreis der Leber. Sie hat demnach schwerwiegende Pflichten zu erledigen, muß sie doch durch entsprechende Entgiftung dafür sorgen, daß keine größeren Schädigungen entstehen. Noch weit mehr als nur das, was soeben zur Aufzählung gelangte, muß die Leber bewältigen. Wenn sie nur einige Stunden ihre entgiftende Tätigkeit aussetzen würde, so daß das Blut, das über die Pfortader in die Leber gelangt, in ungereinigtem Zustand über die Hohlvene dem Körper wieder zugeführt würde, dann könnte dieser infolge Vergiftungserscheinungen zugrunde gehen. Die Länge des Lebens und die Gesundheit hängen vorwiegend von der Leber und ihrer Tätigkeit ab. Es ist daher zu unserem Nutzen, ein möglichst klares Bild ihres Aufgabengebietes zu erwerben.

Giftstoffe – eine Belastung für die Leber

Da wir heute besonders vielen bekannten und unbekannten Giftstoffen ausgesetzt sind, ist es angebracht, diese etwas eingehender zu betrachten. Als Gifte bezeichnen wir Stoffe, welche die normalen Funktionen des Körpers wesentlich stören und demzufolge vorübergehenden oder bleibenden Schaden, ja sogar ein Erdrosseln des Lebens verursachen können. Am einfachsten unterscheiden wir diese Gifte durch eine entsprechende Einteilung. Da sind einmal die Berührungsgifte, die durch bloße Berührung zu schädigen vermögen. Dann kennen wir auch die Blutgifte, die im Blute wirken und in der Regel durch

Einspritzungen und Verletzungen dorthin gelangen. Ferner gibt es auch Gifte, die, durch den Mund eingenommen, wirksam sind. Auch die gasförmigen Gifte, die eingeatmet werden können, dürfte man noch in Betracht ziehen, da sie besonders in der heutigen Zeit der Technik und der Motoren stark vertreten sind und empfindlich zu schädigen vermögen, denn auch die gesunde Luft spielt bei der Erhaltung gesunden Lebens eine wichtige Rolle. Aber wie sieht es in der Hinsicht in unserer gepriesenen Zivilisation aus? Nicht nur in einem Land mit Millionen Autos und unzähligen Riesenfabriken wird die Luft mit Gasen und Rauch schwer verpestet, auch bei uns in der Schweiz ist dies immer mehr der Fall. So nimmt durch die wachsende Reiselust der Europäer der Autoverkehr immer mehr zu, weshalb auf unseren schmalen, gewundenen Straßen bis hinauf über die verschiedenen Bergpässe und durch einsame Gegenden ganze Züge von Autos rasen und die vordem so reine, frische Luft mit unliebsamen Gasgerüchen durchschwängern.

Nicht alle lebenden Geschöpfe sprechen auf die verschiedenen Gifte gleich an. Menschen mit strotzender Gesundheit und kräftiger Grundlage sind bekanntlich viel weniger empfindlich als jene, die von Geburt an schwächlich sind, was eine doppelte Vorsicht erfordert.

Interessant ist auch die eigenartige Verschiedenheit der Reaktionen gegenüber Giftstoffen bei den Tieren. So ließ sich feststellen, daß Kaltblüter auf verschiedene Giftstoffe empfindlicher reagieren als Warmblüter. Erstere können durch viele Gifte, die den Warmblütern gar nichts ausmachen, getötet werden. Aber auch unter den warmblütigen Tieren bestehen gewisse Unterschiede in der Empfindlichkeit gegenüber verschiedenen Giftstoffen, so daß das, was dem einen bekömmlich ist, dem andern schadet oder gar töten kann. In den Tropen gibt es Tiere, die sogar Giftschlangen angreifen und fressen können, ohne dadurch irgendwelche Störungen zu erleiden. Andere dagegen erliegen dem Schlangengift wie der Mensch, wenn nicht sofort ein Gegengift zur Verfügung steht. Fast könnte man aus diesen Beobachtungen schlußfolgern, daß das, was dem einen als Nahrungs- und Heilmittel dient, dem anderen ein gefährliches Gift sein kann, weil jedenfalls seine Leber nicht fähig ist, dessen Wirksamkeit durch Entgiftung aufzuheben.

Pflanzengifte in der Homöopathie

Interessant ist es, daß nach dem homöopathischen Prinzip eigentlich jedes pflanzliche Gift als Heilmittel betrachtet werden kann, wenn man es in einer Dosierung einnimmt, welche keinerlei Störungen mehr auslöst, sondern auf körperliche Funktionen sogar günstig zu wirken vermag. Die Homöopathie hat von dieser Feststellung schon viel Gebrauch gemacht und reichlichen Nutzen daraus gezogen, denn die besten und wirksamsten homöopathischen Mittel sind potenzierte, also stark verdünnte Gifte, und zwar vorwiegend pflanzlicher Natur. Auch die Allopathie verwendet viele pflanzliche Gifte, jedoch meistens immer noch in Dosierungen, die im inneren Kreise der eigentlichen Giftwirkung liegen.

Beachtenswert ist auch die Erfahrung, daß Gesamtextrakte aus Giftpflanzen nicht so schädigend wirken, wie rein dargestellte Giftstoffe, die man einzeln herauskristallisiert hat. Ein solches Beispiel finden wir beim Opium, dessen Derivate, also die aus dem durch Rohopium gewonnenen Stoffe, viel giftiger wirken als der gesamte Komplex, so wie er im Rohopium und somit auch in der Opiumtinktur enthalten ist.

Gefährliche Metallsalze

Die Praxis hat ferner erwiesen, daß pflanzliche Gifte viel leichter und besser wieder aus dem Körper ausgeschieden werden können als chemische, vor allem metallische Giftstoffe. Etliche Gifte, die Arsen, Quecksilber oder andere Metallsalze enthalten, können nach Jahren oder Jahrzehnten im Körper noch nachgewiesen werden und sind vielfach überhaupt nicht mehr ganz herauszubringen. Darum hüte man sich vor starken Medikamenten, die solche Metallsalze enthalten und wähle lieber eine langsamere Behandlungsweise mit harmloseren Mitteln, insofern solche für die zu behandelnde Krankheit zur Verfügung stehen. Metallsalze sind heimtückische Gifte. Sie wirken langsam, aber äußerst unangenehm. Innerlich werden sie als Medikament eingenommen, äußerlich in Salbenform angewandt oder auch zu Zahnfüllungen verwendet, so das bekannte Amalgam, welches Quecksilber enthält. Wenn Eisen auch nicht so schlimm wirkt, so kann es doch vor allem den Mineral- und Kalkstoffwechsel empfindlich stören. Es ist daher notwendig, daß wir uns durch eine entschiedene Ablehnung vor solchen Schädigungen schützen.

Auch in den Spritzmitteln kommen die gefährlichen Metallsalze vor, weshalb nicht genug davor gewarnt werden kann. Blei, Arsen und Kupfer sind die drei schlimmsten Bösewichte, die in den Spritzmitteln gegen Obstbaumschädlinge Verwendung finden. Wer beim Vorbeigehen in solche Spritnebel hineinkommen könnte, sollte lieber einen großen Umweg machen, statt die Nebelschwaden der Spritzbrühe einzuatmen. Es ist heute keine Seltenheit mehr, Klagen über Vergiftungserscheinungen zu hören, die durch den Genuß von gespritztem Obst hervorgerufen worden sind, und zwar besonders bei schwächlichen Personen, die auf Gifte äußerst empfindlich reagieren.

Wenn man gespritzte Kirschen unter dem Vergrößerungsglas oder noch besser unter dem Mikroskop betrachtet, dann kann man in der Vertiefung beim Stiel kleine Kristalle und körnige Ablagerungen beobachten. Diese sind oft so reichlich vorhanden, daß es aussieht, als ob die Früchte mit Sand bestreut wären. Obwohl beim Spritzen Emulsionen verwendet werden, gibt es durch die Spritzmittel doch immer wieder solche Kristallbildungen, die man durch das Mikroskop erkennen kann. Man sollte daher beim Einkauf viel mehr darauf achten, solche Früchte zu meiden, weil sie überaus schädigend wirken können. Eine Frau, die sich durch Kirschengenuß eine solche Vergiftung zugezogen hatte, erzählte mir später, wie sie den Nachbarn beim Spritzen seiner bereits geröteten, also der Reife nahen Kirschen, habe beobachten können. Der ganze Baum war dadurch vom Spritzmittel eingenebelt. Eine solche Taktik ist sehr verwerflich, und wenn wir mit diesen Methoden nicht aufhören, werden wir gesundheitlich noch weit mehr Schwierigkeiten zu gewärtigen haben als bis anhin. Die vielen raffinierten und chemisch behandelten Nahrungsmittel, die heute im Handel sind, vergiften uns ohnedies schon genügend, so daß es nicht nötig ist, unseren Gesundheitszustand immer noch mehr zu belasten. Einesteils schaut man sich hilfesuchend nach einem Wege um, der das Fortschreiten dieser Schädigungen eindämmen soll, andernteils aber wird durch chemische Mittel und Zusätze, durch Spritzereien und andere gesundheitsschädigende Faktoren die gesundheitliche Grundlage der Menschen immer mehr geschädigt und herabgemindert. Vorsicht mit gespritztem Obst ist deshalb sehr am Platze. Es ist besser, wir laufen für den Einkauf etwas weiter und kaufen nur da ein, wo wir sicher sein können, kein gespritztes Obst zu erhalten. Landwirte, die ihre Bäume nicht spritzen, sollten diesen Vorzug durch ein großes Plakat anzeigen. Wer dagegen einwendet, daß sich ohne Spritzmittel in den Kirschen Würmer entwickeln werden, dem sei versichert, daß diese immer noch weniger schlimm sind als die gesundheitsschädigenden Spritzmittel. Wir müssen das biologische Gleichgewicht in der Natur nur noch mehr stören, dann werden wir uns über Schädlinge aller Art immer mehr zu beklagen haben. Warum vertreiben wir unsere gefiederten Freunde durch Giftmittel, obwohl sie doch unsere besten Gärtner und Baumwärter sind, da sie das Ungeziefer auf unschädliche Weise wegschaffen? Warum sorgen wir nicht für genügend Nistgelegenheiten, sondern entfernen Hecken und Sträucher, um auf diese Weise ja keinen Quadratmeter Land einbüßen zu müssen? Solch kurzsichtige Berechnungen dienen den weisen Anordnungen der Natur keineswegs, und die Folgen hat schließlich der liebe Mitmensch zu tragen, der sich dadurch gesundheitlich empfindlich schaden kann.

Auch bei der Wahl des Kochgeschirrs sollten wir vermehrte Vorsicht walten lassen und nicht nur den wirtschaftlichen Standpunkt der Billigkeit beachten. Am besten wären Tongeschirre, die indes auch einwandfrei durch Stahltöpfe und Gußemail ersetzt werden können. Zum Glück sind heute die Kupferpfannen, die früher allgemein üblich waren, beinahe ganz in Vergessenheit geraten, denn auch durch diese entstehen Schädigungen, weil verschiedene Organe dadurch in Mitleidenschaft gezogen werden können. Auch die Leber ist durch den Gebrauch von Kupfergeschirr gefährdet, muß doch auch sie sich mit den daraus sich ergebenden Giftstoffen befassen. Wenn regelmäßig größere Mengen von Metalloxyden und Metallsalzen in den Körper gelangen, dann kann daraus sogar eine Gelbsucht entstehen.

Die Homöopathie verwendet Cuprum, also Kupfer, bis zu einer Potenzierung von D20. Wenn man daher bei solch hohen Potenzen immer noch einen Wirkungseffekt feststellen kann, dann sollte man diesem Punkt gewiß eine wesentliche Beachtung schenken. Wer gesund leben und kochen will, wird infolgedessen auch auf gesundes Kochgeschirr achten und nicht noch in der eigenen Küche durch Unvorsichtigkeit dazu beitragen, den gesundheitlichen Stand unserer Ernährung noch weiter zu senken, was auch noch durch den Verlust an Vitamin C der Fall ist, welches durch Kupfer zerstört wird.

Auch über die Verwendung von Aluminium als Kochgeschirr ist schon viel gesundheitlich Nachteiliges berichtet worden. Es fehlen darüber jedoch noch genügend wissenschaftliche Nachprüfungen.

Was ist eigentlich als Gift zu bezeichnen?

Diese Frage ist berechtigt, wenn man bedenkt, daß wir nicht alle auf die dargebotenen Stoffe gleich ansprechen. Darum sind ja auch gewisse Prüfungsergebnisse nicht für jeden in der gleichen Form maßgebend. Wenn Tollkirschen bei Schafen keine schlimmen Folgen zeitigen, dann heißt das noch lange nicht, daß auch wir ihre Giftigkeit nicht wahrnehmen würden. Erst in der vierten Potenz sind sie für uns nützlich, was beweist, daß es bei einem Stoff stets auf die Dosierung ankommt, ob er dienlich ist oder nicht. Somit ist als Gift eigentlich all das zu bezeichnen, was dem Körper zu schaden vermag. Es ist daher leicht zu begreifen, daß es auch geistige und seelische Gifte gibt. Sprechen wir nur einmal den Ärger als ein solches Gift an, und wir werden uns in dessen Beurteilung nicht täuschen, denn alles, was uns ärgerlich berührt, kann uns auch entsprechend schaden. Man bringt in solchem Falle die entstandene Störung nicht zu Unrecht mit Galle und Leber zusammen, so daß sich also seelischer oder geistiger Schaden auch ungünstig, wenn nicht gar vergiftend auf den körperlichen Zustand auswirken kann. Es ist demnach gut, sich stets zu beherrschen, damit unser inneres Gleichgewicht nicht Schaden erleidet und diesen auf das körperliche Ergehen überträgt. Daß immer wieder Ärgerliches an uns herantritt, können wir, besonders in der heutigen Zeit seelischer Belastungen, nicht verhindern. Wir müssen deshalb stets jene Möglichkeiten zu Hilfe nehmen, die uns geistig zu stärken vermögen, um die jeweilige Belastung möglichst ohne Schaden überwinden zu können.

Pflanzliche Gifte

Es ist bekannt, daß die pflanzlichen Gifte schon seit Jahrtausenden das Interesse jener Menschen beherrschten, die einerseits ihren Gegner mit dem Giftbecher loszuwerden suchten, anderseits aber auch solche, die in guter Absicht auf der Suche nach Heilwirkungen zum Wohle ihrer Mitmenschen tätig waren. So ist es nicht erstaunlich, daß sich schon in früheren Zeiten medizinische Bestrebungen auf diesem Gebiet auswirkten. Paracelsus war der Ansicht, alles sei Gift, es komme nur auf die Menge an. Die Richtigkeit dieser Aussage liegt in der Argumentation, daß fast alle Pflanzengifte, die in größeren Mengen das Leben von Mensch und Tier auszulöschen vermögen, in richtig dosierten, kleinen und kleinsten Mengen die wunderbarsten Heilmittel ergeben können. Digitalis purpurea (Roter Fingerhut), Strophanthus und Convallaria majalis (Maiglöckchen) sowie andere Pflanzengifte sind in entsprechender Dosis lebenserhaltend, weil sie doch auf diese homöopathische Weise als lebensrettendes Herzmittel wirksam sein können.

Bekannt ist, daß die Schulmedizin als Ausgangsmaterial bestimmter Medizinen als Therapeutika Pflanzengifte verwendet. In ungiftiger Form dienen diese auch der Naturheilmethode, vor allem dem Homöopathen, der sie in hohen und höchsten Verdünnungen darreicht, demnach also in einer Art, die von jeder Giftwirkung weit entfernt liegt.

Gifte tierischen Ursprungs

Die Verdünnungsmethode der Homöopathie verhilft auch Giften tierischen Ursprungs zur Umgestaltung in risikolose und hilfreiche Heilmittel, was vor allem für die Schlangengifte gilt. Wir kennen die wunderbare Wirkung von Lachesis-, Kobra- und anderen Schlangengiften, die selbst noch in milliardenfacher Verdünnung stark, aber völlig ungiftig zu wirken vermögen.

In die gleiche Kategorie sind auch die Spinnengifte einzureihen, wobei es sich um Tiere heißer, vor allem tropische Länder handelt. In der richtigen Verdünnung werden deren Gifte in der Hand des erfahrenen Fachmannes zum erfolgreichen Heilmittel, mit dem man sogar schwere Krankheiten günstig zu beeinflussen vermag.

Metallische Gifte

Das Gebiet pflanzlicher und tierischer Gifte ist allerdings noch nicht so ausgiebig erforscht, daß alle Aufgaben bereits erschöpfend gelöst wären. Würde dieser Aufgabenkreis in Angriff genommen, könnten bestimmt noch mehr Heilwirkungen zur Auswertung gelangen. Damit wäre allerdings die Giftfrage noch nicht völlig gelöst, denn auch metallische Gifte können in unseren Körper gelangen. Wie verhalten sich da Kupfer, Blei, Quecksilber und andere Metalle, die uns vor allem als Metallsalze und Emulsionen zukommen, und zwar in Form von Medikamenten sowie von Rückständen verschiedener Beiz-, Düngeoder Spritzmittel. Sie können sich aber auch in fein verteilter Form als Luft- und Umweltverschmutzung vergiftend erweisen. Was sich bei diesen Giften zusätzlich sehr nachteilig auswirkt, ist der Umstand, daß die Leber sie nur schlecht oder gar nicht abbauen und nicht ausscheiden kann. Oft lagern sie sich in den Knochen ab, wenn nicht sogar im Knochenmark, wo sie dann bis ins hohe Alter eingelagert bleiben können, um erst bei der Entstehung von Zivilisationskrankheiten wieder in Erscheinung zu treten.

Chemische Gifte

Auch die vielen chemischen Gifte erweisen sich als wesentliche Gefahr für unseren Körper, weil dieser sie weder abbauen noch neutralisieren kann, denn auch die Bakterienflora bringt dies nicht zustande. Vor allem wirken sich dabei die chlorierten Kohlenwasserstoffe wie DDT, Aldrin und andere belastend aus. Sie lagern sich bei Mensch und Tier hauptsächlich im Körperfett ab. Auf ihnen lastet der Verdacht, daß sie bei einer gewissen Anhäufung Krebs und andere Zelldegenerationserscheinungen zu begünstigen oder gar auszulösen vermögen.

Als weitere Gefahr erweist sich der Umstand, daß sich zwei chemische Stoffe, die zwar einzeln eingenommen wurden, sich im Körper treffen und eine neue Verbindung eingehen können. Als Ergebnis kann auf diese Weise ein tödliches Gift entstehen, das die Lebensfunktionen völlig ausschaltet. Je mehr sich die Chemie im Heilmittel und auch im Lebensmittelsektor einschleichen und unbemerkt ausbreiten kann, um so gefährlicher wird sie für das Leben von Mensch und Tier.

Gifte der Neuzeit

Das gesamte moderne Weltsystem von heute hat es an sich, die menschliche Zelle von allen Seiten her anzugreifen, und zwar mit so vielen schädigenden Einflüssen, die man als Gifte bezeichnen muß. Weil die normale Fähigkeit der Ausgleichung nicht mehr ausreicht, um den angefachten Folgen standzuhalten, wird sich dieser Verlauf gesundheitlich tragisch auswirken. Wird die ständige Zunahme vergiftender Einflüsse nicht beseitigt, sondern im Gegenteil von Jahr zu Jahr noch vermehrt, dann werden auch die Zivilisationskrankheiten, vor allem Krebs und Gefäßtod, weiter zunehmen. Wir sollten diese schlimmen Folgen unbedingt klar erkennen, damit wir, davon beeindruckt, allen Giftwirkungen, soweit uns dies irgend möglich ist, auszuweichen suchen. Wir können vielem ausweichen, vor allem dem Nikotin, übermäßigem Alkoholgenuß, chemischen Medikamenten, die Schlaf- und Schmerzstillzwecken dienen, sowie allem, was zur Drogensüchtigkeit führen kann Fallen diese schädigenden Einflüsse für uns weg, dann haben wir dem Körper in der Regel geholfen, die noch verbleibenden Gifte einigermaßen bewältigen zu können.

Interessehalber möchten manche auch die pflanzlichen Gifte auf eine Weise anschwärzen, um sie den übrigen gleichstellen zu können. Da sich diese aber eher neutralisieren und ausscheiden lassen, können sie sich nicht auf gleiche Weise schlimm auswirken wie die metallischen Gifte und vor allem die neu geschaffenen chemischen Giftstoffe, die im Körpergewebe hängen bleiben und sich darin stapeln. Auch der Erdboden kann mit seiner Bakterienflora alle pflanzlichen Gifte abbauen, während unsere Mikroorganismen im Boden noch keine Erfahrung besitzen, um die anderen Gifte schadlos zu halten. Sie werden sich daher im Grundwasser, den Flüssen und Weltmeeren nachweisbar auffinden lassen, was auch die Gesundheit der Meerestiere schwer beeinträchtigt.

Drogensuchtmittel

Wo sich die Pflanzengifte besonders tragisch auszuwirken vermögen, das ist auf dem Gebiet der Drogensuchtmittel, sowohl durch Haschisch als auch durch Opium. Die daraus gewonnenen Derivate ergeben die harten Drogen, die eingespritzt werden. Auch jene Suchtdrogen wie Haschisch, die oft leichthin als harmlos bezeichnet werden, sind durch neue Forschung in ihrer degenerierenden Wirkung auf die Zellen des Zentralnervensystems, vormerklich auf die Gehirnzellen, ebenfalls anzuschuldigen. Es ist im Zellstaat unseres Körpers rascher etwas zerstört als wieder aufgebaut. Oft sieht man die Folgen von Giften, selbst wenn es sich um solche pflanzlicher Natur handelt, erst nach jahrelanger Beobachtung. Sie wirken sich wie Flecken im Reinheft eines Schülers aus, und nicht immer lassen sich solche Flekken, die durch Unvorsichtigkeit entstanden sind, wieder völlig beheben. Ein Schatten von ihnen kann zurückbleiben. So hinterlassen auch Gifte Folgen, die man sich durch gebührende Vorsicht hätte ersparen können.

Viren, Bakterien und Umweltgifte

Der Kampf gegen Viren und Bakterien ist so alt wie die Geschichte der Menschheit. In früheren Zeiten, als noch kein Mikroskop diese Mikroorganismen sichtbar machen konnte, hatten Viren und Bakterien dem Menschen oft das Leben unerträglich gemacht, ja sogar Epidemien Tausenden das Leben gekostet. Früher hatte man die unsichtbaren Krankheitserreger mit geheimen, vor allem dämonischen Mächten identifiziert. Ich habe selbst erlebt, wie Naturvölker böse Geister als Krankheitsursache ansahen und deshalb auf ihre Art bemüht waren, diese Geister zu bändigen und zu vertreiben. Daß dabei die Ernährung und die Lebensweise oder gar kleine unsichtbare Mikroorganismen eine Rolle spielen könnten, dafür hatte man weder Verständnis noch eine Vorstellung. Und doch gab es Medizinmänner, die gegen die Auswirkungen mit Erfolg Medikamente einsetzten, ob sie nun Fieber, Erbrechen, Kopfweh oder andere Symptome damit bekämpften.

Wie können wir uns heute mit unserer Erkenntnis gegen Viren und Bakterien schützen? Dadurch, daß wir alles kochen und möglichst steril machen, können wir weder Kinder noch Erwachsene wirksam vor Schaden bewahren. Ohne die Regeln der Hygiene außer acht zu lassen, ist es besser, wenn wir nicht allzu ängstlich sind, vor allem nicht gegen sogenannte Kinderkrankheiten. Der Körper muß lernen, gegen Bakterien und Viren zu kämpfen, da er nur dadurch seine Abwehrkräfte entwickeln kann. Während einer Krankheit jedoch ist es sehr wichtig, den Körper zu unterstützen, damit gewisse Gifte (Toxine), welche die Bakterien und Viren erzeugen, ausgeschieden werden und somit keinen Schaden anrichten können.

Bakteriengifte können vor allem durch die Haut und die Nieren ausgeschieden werden, weshalb dem Körper durch Schwitzkuren und eine Anregung der Nierentätigkeit viel geholfen werden kann. Wie oft beobachtet man bleibende Schäden am Herzen oder Nervensystem, wenn man bei Infektionskrankheiten versäumt hat, dem Körper im erwähnten Sinne beizustehen. Wenn Forscher behaupten, daß die Umweltverschmutzung auch auf Bakterien, vor allem Viren, einen ungünstigen Einfluß ausübt, dann mögen sie recht haben. Die Toxizität, das heißt die Giftigkeit der Viren, welche die Grippe auslösen, scheint von Jahr zu Jahr zuzunehmen. Leider gibt es noch kein Mittel, diese Viren zu töten. Man kann jedoch durch eine vernünftige, vitalstoffreiche Ernährung den Körper widerstandsfähiger machen. Von den pflanzlichen Mitteln, die bei Viren und Bakterien eine gewisse Virulenz, das heißt Aggressivität, reduzieren, gibt es einige, wie zum Beispiel Usnea, eine Pflanze, die von Natur aus antibiotisch wirkt, Petasites und vor allem Echinacea. Der Körper wird durch die Einnahme von Naturheilmitteln aus diesen Pflanzen, vor allem aber aus den Frischpflanzenpräparaten widerstandsfähiger, und wenn auch eine Infektion erfolgt, ist der Verlauf milder und ohne kritische Nebenwirkungen.

Gifte in den Lebensmitteln

Bevor sich die Chemie zu entwickeln und auszubreiten begann, hatte man noch kein Gift in der Nahrung zu befürchten. Je nach der Einstellung eines Menschen und je nach seiner beruflichen Betätigung wird seine Antwort auf die Frage, was denn eigentlich ein Gift sei, verschieden lauten. Der Chemiker stellt sich anders ein als der Biologe, der Naturforscher vertritt seine eigenen Ansichten, wie auch jeder andere, den dieses Gebiet besonders interessiert. Wir werden indes kaum fehlgehen, wenn wir all das, was dem Zellstaat unseres Körpers schadet, als Gift bezeichnen, ebenso alles, was den Zellstoffwechsel hemmt und die normalen Körperfunktionen nachteilig beeinflußt. Prüfen wir die Wirksamkeit eines Giftes an verschiedenen Menschen, dann werden wir feststellen können, daß unter einem Dutzend von ihnen womöglich keiner genau gleich darauf reagieren wird. Es kommt ganz auf die Abwehrkraft eines Körpers an, auf die Funktionen der Lymphe, auf das Arbeiten der Lymphozyten, der Leukozyten, überhaupt auf sämtliche körperliche Abwehreinrichtungen, wie sich ein Mensch bei ungünstigen Einflüssen verhalten wird. Auch verschiedene Sensibilitätsfaktoren können im Sinne von Allergien Schwierigkeiten hervorrufen, weil sie auf gewisse Stoffe ungünstig einwirken, so daß wir uns veranlaßt sehen, sie als Gift zu bezeichnen. Die gestellte Frage, was denn eigentlich als Gift zu bezeichnen sei, ist demnach nicht so einfach und elementar zu beantworten.

Homöopathische Gesetzmäßigkeit

Bei einer bestimmten Kategorie von Giften wehrt sich der Körper auf ganz natürliche Art durch einen Brechdurchfall. Dadurch ist ihm am schnellsten gedient, weil er sich auf diese Weise der Gifte zum Teil rasch entledigen kann. Nachteiliger aber wirken sich die Gifte aus, welche langsam, schleichend und unmerklich vorgehen, so daß man sie erst feststellen kann, wenn sie schon derart zerstörend wirkten, daß man ihnen nur noch schwer beizukommen vermag. Selbst kleine und allerkleinste Mengen von Giften, auch wenn sie sich nur in homöopathischer Dosis vorfinden, können noch sehr schädlich sein, besonders wenn sie der Körper nicht abbauen kann. In der Erfahrensheilkunde ließ sich diese Tatsache feststellen. Pflanzliche Gifte kann der Körper sehr gut abbauen. Werden sie nicht in einer zu großen Dosis aufgenommen, dann sind sie nach einiger Zeit wieder verschwunden. Ebenso verhält es sich mit den Schlangengiften, die bei millionenfacher Verdünnung noch immer eine toxische Wirkung aufweisen können. Sind jedoch diese Gifte richtig dosiert, dann wirken sie sich nicht mehr als solche aus, denn dann wurden sie zu Heilmitteln. Dies gilt auch für andere tierische Gifte, wie Spinnengifte, Fischgifte, Korallengifte und was es in der Natur noch alles andere gibt. Es entspricht einer homöopathischen Gesetzmäßigkeit, daß Symptome, welche durch eine starke Dosis Gift ausgelöst wurden, durch feine Verdünnungen, die noch weit von der realen Giftgrenze entfernt sind, die genau gleichen Symptome zu beeinflussen vermögen, auch wenn diese durch andere Ursachen ausgelöst worden sind. Diese homöopathische Gesetzmäßigkeit kann sich wunderbar zum Wohle aller, die sich ihrer bedienen, auswirken.

Einstmals unbekannte Gifte

Es gibt indes eine Menge von Giften, die ständig in der Mehrung begriffen sind, jedoch in der Natur nicht vorkommen. Sie sind dem menschlichen Forschungsgeist entsprungen, und wenn man ihre gefährlichen Auswirkungen beachtet, dann könnte man sie ebensogut einem metaphysischen Geist der Finsternis zuschreiben, wie man dies früher der Pflanzenheilkunde zugeschrieben hat, wiewohl sich diese ja nicht auf gleich gefährliche Weise äußert. Man war vielfach der Meinung, daß das Wissen von der Heilwirkung der Pflanzenwelt aus dem Reich metaphysischer Kundgebung stamme. Auch die Medizinmänner unterentwickelter Länder arbeiten ja auf dieser Basis. Die amerikanische Biologin Rachel Carson stellte fest, daß in den letzten 50 Jahren durch die Chemie über 500 neue Giftkombinationen geschaffen worden sind. Da diese in der Natur nicht vorkommen, sind sie den Bakterien im Boden sowie sämtlichen abbauenden Mikroorganismen fremd. Sie sind gleichzeitig aber auch unserem Körper fremd, was zur Folge hat, daß weder er noch der Boden sie abbauen kann. In der Regel handelt es sich dabei um solche Gifte, die selbst bei gefährlicher Dosis keine direkten Abwehrfunktionen auslösen, so daß sich der Körper ihrer nicht durch Brechdurchfall entledigen könnte. Statt dessen setzen sie sich langsam in degenerativem Sinne durch und können Mitursache der verschiedensten Zivilisationskrankheiten sein. Vor allem in der Entwicklung von Krebs können sie sich auswirken, aber auch bei Gefäßleiden, Herzinfarkten, bei Arthritis, Nervenleiden und anderen modernen Krankheiten vermögen sie eine fördernde Rolle zu spielen.

In der Zürcher »Weltwoche« vom 7. November 1979 wird sogar behauptet, daß der Normalbürger von heute mit 63 000 chemischen Substanzen in Kontakt zu treten vermöge. Aus diesem Grunde befürchten Experten, daß mit der Nahrung etwa 10 000 solcher Stoffe auf unseren Teller gelangen können. Anstandslos, also ohne Bedenken, wurden nun bereits Jahre hindurch Insektizide und Fungizide trotz ihrer Gefährlichkeit zum Gebrauch freigegeben. Nach dem dargebotenen Spritzkalender vergifteten die Bauern mit ihren Motorspritzen Bäume und Felder. Gifte, die an Früchten und Gemüse hängen bleiben, essen wir. Was zur Erde fiel, wird dem Gras zuteil und somit dem Vieh, welches damit ernährt wird. Natürlich verschwindet es bei diesem nicht spurlos, sondern gelangt erneut durch die Milch, durch Butter und Käse sowie im Fleisch in unsere Nahrung. Auch das Grundwasser kann durch die erwähnten Spritzmittel Gifte abbekommen. Von ihm aus gelangen diese in Bäche und Flüsse, so daß die Fische damit in Berührung kommen, weshalb auch auf diese Weise die erwähnten Gifte wiederum auf unserem Tisch landen mögen. Sogar Mineralwasser mit einem Grundwasserzufluß werden von Giften verunreinigt, was aus Zeitungs- und Televisionsberichten hervorgeht. Selbst gut bekannte Marken werden durch diesen bedauerlichen Umstand betroffen. Der Schweizer Präventivmediziner und Nationalrat Professor Dr. Meinrad Schär spricht vom Trinkwasser sogar als von einer trüben Flüssigkeit. Auch in biologischen Kläranlagen werden viele Stoffe nicht abgebaut. Ein Zeitungsbericht warnt davor, besonders die Kleinkindernahrung nicht mit Leitungswasser zuzubereiten, während Sanitätsbehörden vom Stillen abraten, weil die Muttermilch ein Vielfaches an DDT gegenüber der Kuhmilch enthalten soll. Der Boden wird jedoch nicht nur durch die gefährlichen Spritzmittel, sondern auch durch die Massivdüngung aus dem biologischen Gleichgewicht gebracht, was mithilft, die gesundheitliche Grundlage des modernen Menschen heute immer mehr und intensiver zu gefährden.

Alarmierende Veränderungen

Ein anderer Bericht läßt auf diesem Gebiet bedenkliche Zustände offenbar werden. In der »Schweizer Illustrierten« vom November 1979 erwähnt ein Artikel das hochgefährliche Gift PCB, das dem Dioxin von Seveso nicht nachsteht. Zwar sind diese polychlorierten Biphenyle verboten, da sie der chemischen Klasse der halogenierten Kohlenwasserstoffe angehören. Obwohl dieses Verbot Beachtung findet, entstehen die verhängnisvollen Stoffe oft als Nebenerscheinung eines Fabrikationsablaufes. Die Gefährlichkeit dieser Gifte macht sich geltend, ob sie nun auf dem Wasserweg die chemische Fabrik verlassen oder ob sie in irgendeinem ihrer Präparate enthalten sind. Ob wir innerlich oder äußerlich damit in Berührung kommen, stellen sie stets ein großes gesundheitliches Risiko dar.

Bekanntlich dient PCB als Weichmacher für Kunststoffe. Verbrennt man diese Bedarfsartikel nach ihrem Gebrauch, dann tritt das gefürchtete Gift in Gasform erneut in Erscheinung. In Transformatoren verwendet man es als Kühl- und Isolationsmaterial, während es auch als Zusatz zu Lacken, Farben und Harzen dient. Vor wenigen Jahren kam in Japan dieser bedenkliche Giftstoff mit Reisöl in Berührung, was große, gefährliche Vergiftungserscheinungen zur Folge hatte. Wissenschaftler sahen sich durch dieses Vorkommnis damals veranlaßt, PCB ins richtige Licht seiner Gefährlichkeit zu rücken. Mag dieser Giftstoff dem menschlichen Körper auch nur in kleinen Mengen zugeführt werden, mindert dies seine Gefährlichkeit doch keineswegs, da dieses Gift im Körper verbleibt und sich dort summiert, so daß das Quantum immer mehr ansteigt. Es handelt sich dabei um die Binakkumulation. Gerade darin besteht die Gefährlichkeit des Giftes, weil es durch die kleinen Mengen zu täuschen vermag, so daß die Vertreter der Chemie glauben, sich mit dem Trost durchsetzen zu können, daß es sich ja nur um unbedeutend kleine Mengen handle. Sie verschweigen aber bewußt, daß sich diese kleinen Mengen im Körper nicht abbauen können, sondern sich immer wieder neu summieren, wie dies ja auch bei DDT der Fall ist. Dieser Umstand ist maßgebend, nicht aber das Argument der Chemie, das infolge der Giftanhäufung bei Mensch und Tier gegenstandslos wird. Alle chlorierten Kohlenwasserstoffe belasten auf diese Weise mengenmäßig jeden Körper, der davon betroffen wird.

In der Regel läßt man sich durch geringe Mengen gerne vertrösten, doch erweist sich die Summierung selbst kleiner Mengen als große Gefahr. So sind heute bereits viele Forscher der Überzeugung, daß all diese Stoffe bei der Zelldegeneration mitbeteiligt sind und demnach zur Krebsförderung beitragen. Die Volksgesundheit ist auf heimtückische Weise in Gefahr. Weshalb die Behörden eingreifen sollten. Es ist unbegreiflich, daß man solche Zustände bestehen läßt, während man glaubt, zu Recht Pflanzenpräparate anzweifeln zu dürfen, obwohl diese sich von jeher als Kräuterprodukte bestens bewährt haben. Die aktuellsten Lebensmittelskandale beweisen eigentlich nur, daß Gewinnsucht und rücksichtslose Geschäftemacherei einen unabsehbaren gesundheitlichen Schaden bei vielen Tausenden von Menschen verursachen können. Der österreichische Weinskandal vom Sommer 1985 zeigt überdeutlich, wie skrupellos Gift in Weine gemischt wird, um den Menschen die Krankheit zu versüßen. Die deutsch-holländische Affäre um verunreinigtes und bebrütetes Frisch-Ei zur Herstellung von Teigwaren vervollkommnet das Bild von der Massenvergiftung der Menschen nur noch.

Gefährliche Mengengifte

Lebensmittelvergiftungen gab es schon immer infolge verdorbener Nahrung, besonders durch Fisch-, Fleisch- oder Wurstwaren. Solche unliebsamen Feststellungen betrafen jedoch meist nur einzelne Personen oder höchstens kleinere Gruppen. Wenn nun aber heute Zehntausende durch Giftwirkungen gesundheitlich geschädigt werden und Hunderte deswegen sterben müssen, dann sollte man einem solch außergewöhnlichen Geschehen doch bestimmt vermehrte Aufmerksamkeit schenken, indem man der Sache näher auf den Grund zu gehen sucht. Vor einiger Zeit ereignete sich ein solcher Fall in Spanien, wodurch 50 000 Menschen betroffen wurden, weil skrupellose Händler vergiftetes Öl als einwandfreies Olivenöl anbieten und verkaufen konnten. 200 betroffene Kinder erlitten den Tod, während viele weitere für den Rest ihres Lebens zu Krüppeln wurden. Billiges Rapsöl, das mit Anilin entwertet war, wurde für diese Olivenölfälschung verwendet. Um diese Mittel aus dem Rapsöl wieder herausbringen zu können, erhitzte man das Öl auf 200 Grad. Dadurch entstand ein tödlich wirkendes Gift, das für die Wissenschaft noch unerklärlich ist. Da jedoch Hunderte daran zugrunde gingen, ist die Angelegenheit leider eine unabstreitbare Tatsache. Leider werden solche Fälle auch in Zukunft immer wieder vorkommen können, solange die Hersteller von Lebensmitteln in ihren Produkten die Verwendung von Chemikalien als Zusätze nicht unterlassen. Einzeln mögen diese weniger gefahrbringend sein, aber durch eine gegenseitige Verbindung oder auch durch eine Erhitzung ändert sich diese Sachlage, weil sich dadurch ein gefährliches Gift entwickeln kann, das womöglich sogar zum Tode führen mag. Der deutsche Professor Eichholz aus Heidelberg machte schon vor Jahren auf die Gefahren von chemischen Zusatzmitteln in der Nahrung aufmerksam und warnte davor. Weil die Allgemeinheit über solche Umstände aber noch zu wenig aufgeklärt ist, fehlt es beim Einkauf meist an dem notwendigen Mißtrauen, um die Angelegenheit richtig prüfen zu können. Ein weiterer Nachteil besteht in dem Umstand, daß die Behörden nicht frühzeitig genug eingreifen. Sogar bei großangelegten, unverantwortlichen Verfälschungen geschieht dies in der Regel erst, wenn schon großer Schaden entstanden ist und möglicherweise Todesopfer zu beklagen sind. So ging es ja auch bei dem gefährlichen Olivenölschwindel in Spanien. Außer dem gesundheitlichen Schaden an Tausenden von einfachen Menschen aus der Bevölkerung kann ein solches Vorkommnis auch wirtschaftlichen Schaden zur Folge haben.

Zu bedenken ist bei all diesen unerfreulichen Geschehnissen auch noch, daß wir nicht nur mit den drastisch wirkenden Vergiftungen zu rechnen haben, sondern auch mit der Schädigung langsam wirkender Gifte durch Spritzmittel und chemische Überdüngung. Unsere tägliche Nahrung ist deshalb von besonderer Bedeutung für unsere Gesundheit, und es ist darum von großem Vorteil, wenn wir beim Einkauf Vorsicht walten lassen. Die Beschaffung biologisch gezogener Nahrung lohnt sich deshalb zum Schutze der eigenen Gesundheit immer mehr.

Nahrungsmittelvergiftungen

Besonders bei den Reisen in fremde Länder heißt es, mit der Ernährung außerordentlich vorsichtig zu sein, denn man läuft dort immer wieder Gefahr, durch Nahrungsmittel vergiftet zu werden. Man mag sich noch so sehr in acht nehmen, immer wieder kann es vorkommen, daß man sich durch solcherlei Vergiftungen schädigt. Dies entspringt vielfach dem Nachteil, daß nicht in allen Ländern gleich strenge Lebensmittelgesetze bestehen wie bei uns. Aber selbst in Ländern mit entsprechenden Vorschriften kann man es nicht verhindern, daß Muscheln, Fische und andere Seetiere Giftstoffe aus den Kanalisationen aufnehmen können, oder daß das Flußwasser, welches durch die Umweltverschmutzung Giftstoffe aufgenommen hat, schädigend zu wirken vermag. Deshalb muß gerade in fremden Ländern die Gefahr einer Nahrungsmittelvergiftung immer beachtet werden.

Vergiftungsursachen

Bei solchen Vergiftungen kann man feststellen, daß es Gifte gibt, die sofort wirken, indem sie Schlechtsein und Brechdurchfall auslösen, besonders, wenn es sich dabei um verdorbenes Eiweiß handelt. Andere Gifte hingegen machen sich erst nach Tagen geltend. Es handelt sich dabei um Nahrung, die durch Industriegifte schädigend wirkt. So können beispielsweise Arsen, Quecksilber und andere metallische Gifte durch die Industrie in die Gewässer gelangen, was es Flüssen, Seen und dem Meer ermöglicht, diese Gifte an die Fische weiterzugeben. Sind diese Gifte nun zu konzentriert, dann töten sie die Fische. Wenn die Giftkonzentration indes nicht tödlich ist, dann speichern die Fische diese Gifte in ihrem Fleisch. Dies kann nun für den Menschen gefährlich werden, wenn er nichtsahnend einen solch frisch zubereiteten Fisch ißt. Gesundheitsbehörden verschiedener Länder gaben oft Warnungen aus, um abzuraten, Fische aus bestimmten Seen und Meergebieten zu essen. Bei einem Aufenthalt in Schweden konnte ich selbst einige Zeit ein solches Verbot, das gegen den Genuß von Fischen mit zu hohen Konzentrationen von Quecksilber gerichtet war, wahrnehmen. Nachforschungen beschuldigten nicht die Industrie, sondern die Bauern, da diese ihr Saatgut mit einer Quecksilberlösung gebeizt hatten. Über das Grundwasser gelangte diese Lösung in Bäche und Flüsse, wo sich das Gift im Fleisch von Wassertieren konzentrieren konnte. Gefährlich kann sich für uns auch eine beliebte Spezialität von Rohfischgerichten des Fernen Ostens auswirken. Da diese als äußerst schmackhaft gelten, genießt sie mancher. Aber dessenungeachtet sind sie gefährlich, wenn auch nicht irgendwelcher Gifte, sondern verschiedener Parasiten wegen. Durch sie kann man sich den Fischbandwurm, den Diphyllobothrium latum und andere gefährliche Parasiten zuziehen. Es ist vernünftiger, solche Leckerbissen zu meiden.

Um auch in unseren Gegenden nicht Gefahr zu laufen, sich zu schädigen, müssen wir sorgfältig darauf achten, daß das Fischfleisch schön weiß ist und gut riecht. Wenn es greulich aussieht oder dunkel verfärbt ist, dann müssen wir den Mut aufbringen, ein solches Gericht abzuweisen, um uns vor gesundheitlichem Schaden zu bewahren. In südlichen Ländern mag man vielerorts noch keine guten Kühlschränke besitzen, weshalb man mit der Fisch- und Fleischnahrung sehr vorsichtig sein muß. Auch im Kühlschrank kann sich das Eiweiß abbauen, wenn solche Nahrung zu lange lagern muß. Durch das verdorbene Eiweiß können dann Vergiftungen entstehen.

Gegenmaßnahmen

Mit Konserven und mit Fruchtsäften aus Büchsen kann man sich ebenfalls schwer schädigen. Dies kann durch Konservierungsmittel geschehen oder auch durch Gifte, die an den Früchten hafteten, weil sie gespritzt worden sind. Ein Freund berichtete mir über einen solchen Fall, da er und seine Frau durch die Einnahme von Orangen- und Grapefruitsaft einen unangenehmen Hautausschlag bekommen hatten. Beide nahmen als Gegenmittel Echinaforce und Urticalcin ein, worauf die Ausschläge nach einigen Tagen verschwanden. In Australien luden mich einmal Geschäftsfreunde zu einem Hummeressen ein, und zwar in eine Gaststätte, die für solche Spezialitäten bekannt war. Die Folge war eine Vergiftung, die mich zwei Tage schwer plagte und zudem meine Leber schädigte. Echinaforce, Lachesis D_{10}, Boldocynara, kohlensäurefreies Mineralwasser mit Molkosan und Fasten halfen mir zur rascheren Behebung dieses Übels. Während sich mein Körper sonst gewohnheitsmäßig mit Fieber behilft, stellte ich bei dieser Vergiftung eine Untertemperatur fest.

Zusätzlicher Rat

Auch nachfolgende, praktische Ratschläge können dienlich sein. Man kocht Eichenrinde in Wasser oder noch besser in Milch. Dies ist vor allem wegen der Gerbsäure ein fabelhaftes Heilmittel, besonders gegen alkalisch reagierende Gifte. Günstig wirkt auch Lehm, bekannt als Heilerde, die man mit Wasser einnimmt. Holzasche sowie Holzkohle sind ebenfalls wirksam, und zwar hauptsächlich gegen Gifte, die sauer reagieren wie Benzoesäure, Phosphor, Schwefelsäure und andere mehr.

Diese beiden Mittel kann man sich auf einfache Art selbst herstellen. Auch wer radioaktive Isotopen oder sonstwie radioaktives Material schlucken mußte, kann den angerichteten Schaden um einiges wieder beheben, wenn er sich der Holzasche bedient, wobei besonders die Birkenasche vorzuziehen ist. Ein wenig Einblick in dieses schädigende Gebiet mag uns vorsichtig werden lassen, was uns zugute kommen wird, ist doch das Vorbeugen immer besser als das Heilen.

Vergiftungsmöglichkeiten zu Hause

Wenn sich früher bei Kindern Störungen durch Erbrechen oder Durchfall meldeten und selbst wenn beide Übel zusammen auftraten, sorgte man sich darüber nicht allzusehr, sondern war überzeugt, daß eine natürliche Behandlungsweise im Körper rasch wieder Ordnung zustande bringen werde. Ein Kräutertee half jeweils schnell, oft war auch vernünftiges Fasten angebracht, denn besonders der kindliche Organismus spricht auf natürliche Anwendungen und Mittel günstig an. Anders verhält es sich bei Erwachsenen, wenn sie durch Lebensmittelvergiftungen überrascht werden. Solche Störungen sind keineswegs immer harmlos. Es ist daher angebracht, den jeweiligen Ursachen nachzuforschen, um besser in der Lage zu sein, sie erfolgreich bekämpfen zu können und sich für die Zukunft gewissenhaft vorzusehen. Oft handelt es sich dabei um abgebautes Eiweiß von Fleisch, Eiern oder Fischspeisen, denn all dies kann sich unter Umständen vergiftend auswirken. Bei Milchprodukten ist es weniger der Fall, weil diese sauer werden. Die Milchsäure besitzt nämlich den Vorteil, den Abbau von Eiweiß zu bremsen. Sie kann oft sogar den verderblichen Einfluß verhindern.

Bei der Zubereitung von Fischen sollte man besonders vorsichtig vorgehen, weil diese möglichst nur ganz frisch verwendet werden sollen. Bleiben Speisereste von Fischen übrig, dann ist es ratsamer, sie nicht im Kühlschrank aufzubewahren, um sie nochmals aufzuwärmen, statt sie einfach wegzuwerfen, weil sie sonst vergiftend wirken könnten. Dieses Vorgehen mag uns zwar nicht zusagen, ist aber immerhin besser als sich zu schaden. Im gleichen Sinne sollte man mit tiefgekühlten Fischen verfahren, wenn man sie bereits einmal aufgetaut, aber nicht verwendet hat. Dies kann leicht zu Fischvergiftungen führen, die bekanntlich sehr gefährlich sein können. Gleicherweise verhält es sich mit Fleisch und Wurstwaren, obwohl sich das Fleischeiweiß nicht so schnell zersetzt wie das Fischeiweiß.

Auch Gemüsebrühe kann empfindliche Störungen auslösen, wenn man sie zu lange im Kühlschrank aufbewahrt hat, um daraus gelegentlich eine Suppe zuzubereiten. Dies gilt besonders für die nachträgliche Verwertung von Spinat- und Spargelbrühe. Deren Verwendung hat entweder am gleichen oder spätestens am nächsten Tag zu geschehen. Die Verwertung von Gemüsebrühe ist ihrer wertvollen Nährsalze wegen angebracht, nur sollte die Aufbewahrung im Kühlschrank nicht lange andauern, weil damit die Zersetzung nicht verhindert, sondern bloß verlangsamt wird. Das Aufbewahren von Restgemüse im Kühlschrank zum nochmaligen Aufwärmen bedeutet ebenfalls ein Risiko, wenn der Verbrauch nicht rasch geschehen kann. Tiere sind in dieser Hinsicht weniger empfindlich, und doch bekommt frisch zubereitete Nahrung auch ihnen besser als aufgewärmte.

1

Unbekannte Kombinationsgifte

Schlimm sind auch Vergiftungen, die man durch chemische Stoffe auslöst, welche zum Beispiel als Verschönerungs- oder Konservierungsmittel dienlich sein sollen. Schleicht sich ein Rückstand von Dünge- und Spritzmitteln in unsere Nahrung ein, dann kann uns auch dies gefährden. Vereinzelt mag ein solches Gift nicht tödlich wirken, kommen im Körper jedoch deren zwei oder mehrere zusammen, dann können diese eine neue Verbindung eingehen und uns dadurch äußerst stark vergiften. Lange forschte Professor Eichholz aus Heidelberg den sich mehrenden, unerklärlichen Todesfällen nach, wobei ihm in der Universitätsklinik ein Mitarbeiterstab zur Seite stand. Obwohl die Untersuchungen kein tödliches Gift erkennen ließen, war der Tod von Kranken dennoch keine Seltenheit. Das Forschungsergebnis ließ schließlich erkennen, daß durch die erwähnte Verbindung zweier Gifte eine tödliche Wirksamkeit in Erscheinung treten konnte. Während ein einzelnes dieser Gifte keine Todesgefahr darstellte, konnte eine solche durch die Verbindung zweier Chemieprodukte hervorgerufen werden.

Auf eine solche Weise kommen wir heute unwillkürlich mit vielen Vergiftungsmöglichkeiten in Berührung, denn viele Gifte sind ins menschliche Leben eingedrungen. Mögen wir uns auch nicht all ihrer Gefahren bewußt sein, so besteht dennoch durch die erwähnten Verbindungen die Wahrscheinlichkeit einer tödlichen Auswirkung. Erkennen wir die Tatsache einer solchen Möglichkeit, dann sollten wir uns vor gedankenloser Einnahme von Giften hüten. Viele Menschen haben sich jedoch angewöhnt, jedes Unbehagen durch eine Gifttablette zu bekämpfen. Kennt man aber die Bedrohung, die uns dadurch erwachsen kann, dann sollte man die Schmerzlinderung auf andere, möglichst natürliche Art zu erwirken suchen.

Es gibt Naturmittel, die bei Kopfweh, Bauchweh, Schlaflosigkeit, bei Periodenschmerzen und anderen unangenehmen Zuständen, welche das tägliche Leben erschweren, ursächlich zu wirken vermögen. Warum sollen wir also nicht zu diesen greifen, wenn sie von Fall zu Fall auch etwas langsamer wirken mögen. Wichtig ist aber, daß durch sie kein Risiko entsteht. Die natürlichen Heilmittel beheben ganz einfach das Grundübel und vermögen es, mit der Zeit oft sogar auszuheilen.

Allgemeine Umweltvergiftung

Es kann nicht in Abrede gestellt werden, daß in den letzten 60 oder 70 Jahren die ganze Erde vergiftet worden ist. Dabei handelt es sich um eine Menge von Giften, denen die Bakterienflora der Natur noch nicht beizukommen vermag, weil sie nicht fähig ist, diese zu neutralisieren. Hierbei spielt allerdings nur das Quantum eine spezifische Rolle. In den biologisch gezogenen Nahrungsmitteln haben wir nämlich nur mit sehr minimalen Spuren zu rechnen, mit denen ein gesunder Körper verhältnismäßig leicht fertig werden kann. Bei der üblichen Handelsware ist hingegen das Risiko, durch Gifte immer mehr geschädigt zu werden, bedeutend größer. Dies fordert uns um so mehr auf, zusätzliche Gefahren zu meiden und vor allem auf Nikotin und chemische Medikamente sowie die üblichen Schmerz- und Schlaftabletten zu verzichten. Je gesünder wir leben, um so mehr verfügt der Körper über die Möglichkeit, mit den vielen unvermeidlichen Giften aus der Luft, aus den Getränken und der Nahrung fertig werden zu können.

Vergiftungen durch Medikamente

Eigentlich sollte man nicht vor Vergiftungen warnen müssen, am wenigsten vor solchen, welche durch Medikamente verursacht werden können. Leider gibt es aber Ärzte und Therapeuten, die sich nicht bewußt zu sein scheinen, daß beliebig große Mengen von Medikamenten gefährlich sein können. Oft gilt sogar gerade bei schweren Krankheiten der Grundsatz, viel helfe viel, so beispielsweise bei Arthritis oder Krebs. Man stopft den kranken Körper voller Arzneien, von denen man glaubt, ihre Heilwirkungen könnten dem Patienten helfen. Das deckt sich mit dem Fehler, der einem Gärtner unterläuft, wenn er der Meinung ist, einer zurückgebliebenen, kränkelnden Pflanze durch eine Menge Dünger helfen zu können, damit sie rascher vorankomme. Leider tritt das Gegenteil ein, weil die Pflanze gerade die Fülle solcher vermeintlich guten Gaben nicht verarbeiten kann, da die Menge der scharfen Reize, die auf sie losstürmen, ihre Vernichtung verursachen.

Parallele beim Menschen

Überträgt man dieses Beispiel auf den kranken Menschen, so lassen sich entsprechende Parallelen feststellen. Oft schon beobachtete ich, daß man besonders bei Krebsgeschwulsten, und zwar bei inoperablem Zustand, dem Patienten so viele Cytostatika und Chemotherapeutika verabfolgte, daß dadurch gewissermaßen die Krebsgeschwulst zusammenschrumpfen konnte, und dies eigenartigerweise durch die vergiftende Wirkung der eingesetzten Medikamente. Beim Durchleuchten oder Röntgen konnte dies in gewissem Sinne als Erfolg gewertet werden. Aber in Wirklichkeit erleidet diese Genugtuung einen entsprechenden Dämpfer, weil man die Leber und Niere nicht mitberücksichtigte, als man die Mittel mit ihren vergiftenden Auswirkungen verabreichte. Oft konnte ich miterleben, daß der Patient in solchem Falle zwar nicht an Krebs, dafür aber an einem Nierenversagen, also an einer Urämie, zugrunde gehen mußte.

Bei den Naturmitteln kann man sich aber auch täuschen, wenn man durch unbegrenzte Mengen Erfolge erzielen möchte. Nur hat man dadurch wenigstens nicht mit der gleichen Gefahr zu rechnen; denn pflanzliche Mittel werden Niere und Leber nicht dermaßen überlasten, daß sie dieserhalb versagen müßten. Aber mit chemotherapeutischen Präparaten heißt es unbedingt vorsichtig zu sein, weil dies eine gefährliche Waffe im Kampf gegen unsere Gesundheit darstellt. Wenn es auch chemische Krebsmittel geben mag, durch welche man die Krebszelle schädigen oder sogar vergiften kann, so daß ihre Aktivität dadurch gestoppt wird, hat man dabei doch die Nebenwirkungen nicht in Betracht gezogen. Es liegt im Sinne und der Berechnung der Cytostatika, daß sie im Wachstum der Krebsgeschwulst einen Stillstand zu erwirken versuchen. Man sollte dabei aber nicht übersehen, daß auch gefährliche Nebenwirkungen bestehen. Die Empfindlichkeit des Patienten muß dabei in Betracht gezogen werden, wie auch sein sonstiger Zustand, und zwar vor allem von Leber und Niere. Wohl kann man bezwecken, das Wachstum der Krebszellen stillzulegen, zugleich werden aber auch lebenswichtige Körperfunktionen beeinträchtigt, was sich als tragischer Umstand auswirken muß. Oft mag der Arzt an dem bedauernswerten Ausgang der Angelegenheit schuld sein, weil er zuviele Mittel verordnete, oft trifft aber auch die Schuld den Patienten oder Pfleger selbst, weil diese die Dosis verstärkten oder die Mittel zu oft verabreichten.

Bildlicher Vergleich

Unwillkürlich erinnert mich dieser Umstand an eine Begebenheit, die bildlich darstellt, was man mit einem ungeschickten Eingriff erreichen kann. Ein Forscher, der in Afrika tätig war, hatte einen gezähmten, treuen Schimpansen in seinem Bungalow. Dieser war so gut abgerichtet, daß er seinem Herrn alle Feinde fernhielt. Er verteidigte ihn, wo immer es nötig war, verdiente also wirklich das Lob, ein treuer Diener zu sein. Einmal war der Forscher infolge starker Ermüdung in tiefen Schlaf gefallen, und der Schimpanse hatte Mühe, alle Insekten von ihm fernzuhalten. Leider kamen sie aber immer wieder, und da sie sich sogar auf der Stirn seines Meisters niederließen, geriet der Schimpanse in so große Wut, daß er einen Stein nahm, um die lästigen Plagegeister damit erledigen zu können. Aber die Wucht, mit der der Schimpanse vorging, wirkte sich mit Hilfe des Steines so massiv aus, so daß der treue Diener zusammen mit den Insekten auch die Hirnschale seines Herrn zerschmetterte. Die Feinde waren tot, aber auch der Freund schlug seine gütigen Augen nicht mehr auf. Da war jegliches Warten vergebens.

Diese Erfahrung, übertragen auf das oftmalige Vorgehen bei Schwerkranken, erweist sich gewissermaßen als Parallele. Dem Stein gleich sind die chemotherapeutischen Mittel, wie Sulfonamide und Cytostatika nebst anderen Präparaten. Man sollte daher in Dosierung und Anwendung unbedingt Vorsicht walten lassen. Wenn man die Dosis verstärkt, um Schmerzen zu mildern oder zu beseitigen, dann ist damit noch nicht erreicht, was man in guter Absicht zu erreichen erhoffte. Es können dadurch nämlich Leber und Niere versagen, wobei allerdings die Leber noch länger durchhalten kann als die Niere, da diese durch eine starke Rückstauung von Uraten und harnpflichtigen Stoffen versagen kann. Sobald solche Stoffe ins Blut zurückgehen, besteht die Möglichkeit, lebenswichtige Funktionen zum Stillstand zu bringen. Dadurch wird natürlich der ganze Sinn und Zweck der Therapie ins Gegenteil verwandelt.

Schädigende Würzstoffe

Da es Würzstoffe gibt, die als harmlos betrachtet werden, obwohl sie schädigend zu wirken vermögen, ist ein kleiner Hinweis darauf ebenfalls angebracht. Die beliebte Muskatnuß wird meist sparsam verwendet, was unbedingt notwendig ist. Besser wäre es jedoch, man würde sie meiden, denn bei öfterem, regelmäßigem Gebrauch kann sich wie beim Pfeffer und anderen scharfen, pflanzlichen Würzstoffen das homöopathische Prinzip geltend machen. Ältere Pflanzenbücher berichten hierüber nur wenig, während neuere Erfahrungen bestätigen, daß Muskatnuß nicht ganz harmlos ist. In einer größeren Schweizer Stadt soll ein Mädchen, das Muskatnuß sehr liebte und infolgedessen gleich drei bis vier Nüsse in den Salat raffelte, laut Arztdiagnose an diesem Genuß gestorben sein. Es ist daher angebracht, von scharfen Würzstoffen abzusehen oder sie doch zum mindesten nur selten und in ganz kleinen Mengen zu gebrauchen, so daß sie nur zur Anregung dienen. Viele Frauen benützen zum Backen mit Vorliebe Backpulver. Auch dies sollte man umgehen, da es chemische Stoffe enthält. Teige lassen sich vorteilhaft durch Malzextrakt und Honig heben. Auch Hefe ist nicht zu verachten, da sie ein Vitamin-B-Träger ist. Wer durch Hefe leicht Gärungen bekommt, sollte auf gutes Durchbacken achten.

Auch die Verwendung von Vanille und Zimt ist einzuschränken, da auch diese Stoffe eine spezifisch starke Wirkung auszulösen vermögen. Wer im Alltag keinen Bohnenkaffee oder Schwarztee trinkt, wird auf der Reise bei Störungen durch den ausnahmsweisen Genuß dieser Getränke infolge ihrer anregenden Wirkung unter Umständen eine Hilfeleistung erfahren können, doch ist dabei zu beachten, daß die verschiedenen Stoffe nicht bei jedermann gleich wirken.

Obschon die Zitrone heilsam ist und als guter Vitamin C-Träger bevorzugt werden kann, können größere Mengen, wie sie bei Abmagerungskuren eingenommen werden, die Leber äußerst schädigen. Auch der Genuß von bitteren Mandeln erheischt Vorsicht, da größere Mengen ebenfalls die Leber empfindlich gefährden. Sie dürfen höchstens in ganz kleinen Mengen zum Aromatisieren verwendet werden. Bei einer empfindlichen Leber müssen sie ganz gemieden werden.

Wie die Betrachtungen zusammenfassend zeigen, darf man als Gifte nicht nur jene Stoffe ansehen, die sofort oder kurz nach der Einnahme akute Vergiftungserscheinungen mit Durchfall oder Erbrechen verursachen. Diese sind nicht immer die gefährlichsten, denn man hütet sich ein zweites Mal vor ihnen. Viel schlimmer sind daher jene Gifte, vor allem chemische, die langsam wirken, und deren zerstörende Funktionen erst nach Jahren oder Jahrzehnten zum Vorschein kommen.

Bekämpfung von Infektionsgefahren

Könnte man einen Bakteriologen auf eine Kontrolltour im Auftrage eines Gesundheitsamtes begleiten, dann müßte man bestimmt staunen über die vielen Infektionsmöglichkeiten, denen wir Menschen täglich ausgesetzt sind. Ein gemeinsam von vielen Menschen gebrauchtes Handtuch weist bei gründlicher Untersuchung in der Regel pathologische Keime auf. In der Sprechmuschel des Telefonhörers kann man Krankheitserreger vorfinden. Sogar Fönhandtrockner, die so hygienisch anmuten, können Krankheitserreger sprühen, welche durch das Ausgangsrohr aus dem Toilettenraum aufgenommen und durch den Druck wieder ausgestoßen werden. Trotz der Chlorzugabe sind überfüllte, öffentliche Badeanstalten oft Infektionsquellen. Gefährlich ist auch das bei uns so übliche Händeschütteln, vom Küssen, wie dies in etlichen Gegenden üblich ist, wollen wir gar nicht reden, denn beide Gewohnheiten können Krankheitskeime übertragen. Auch wenn man daher diese Gefahrenmomente fallen ließe, brauchten unsere Beziehungen dadurch nicht weniger herzlich zu sein, denn aufrichtiges Wohlwollen ist davon nicht abhängig und läßt sich dieserhalb nicht abkühlen.

Haustiere, Katzen und Hunde, beherbergen im Speichel oft Keime, die ihnen selbst zwar nichts anhaben können, dem Menschen jedoch gefährlich sein mögen. Auch Pilzkrankheiten kann man von Tieren erwischen, und sehr oft holt man sich den Nagelpilz sogar im Hotelbadezimmer. Wo wir stehen und gehen, können Mikroorganismen auf uns lauern, und es gibt Menschen, die immer wieder angesteckt werden. Andere dagegen sind gegen 90 Prozent und mehr immun. Das ist bestimmt vorteilhaft, und wir sollten eine solche Immunität anstreben, denn gegen vieles können wir sie uns erwerben. Eine gesunde Lebensführung kann uns nämlich eine derart starke Widerstandsfähigkeit beschaffen, daß wir bei normaler Vorsichtsmaßnahme nur ganz selten durch die vielen Krankheitskeime, denen wir im täglichen Leben ausgesetzt sind, unliebsam belästigt werden.

Ein gutes Mittel, das uns gegen Infektionen möglichst unempfindlich bzw. resistent werden läßt, ist die regelmäßige Einnahme von

Echinaforce. Ich selbst nehme davon morgens und abends 10-15 Tropfen ein, indem ich sie mir direkt in den Mund träufeln lasse. Dadurch können nach meinem Dafürhalten pathologische Keime ihrer Aktivität beraubt werden, so daß sie mich erfahrungsgemäß in Ruhe lassen. Es gibt auch Mütter, die ihre Kinder jeden Morgen einen Schluck unverdünnte Molke einnehmen lassen. Wenn sie dies nicht zustande bringen, dann sollten sie wenigstens mit leicht verdünnter Molke gurgeln. Auch das erhöht die Immunität. Viele, bei denen die Kapuzinerkresse im Garten gedeiht, essen davon täglich ein Blättchen, was ebenfalls desinfizierend wirkt. Ebenso günstig ist auch der Meerrettich, weshalb wir ihn in bescheidenen Mengen dem Quark und unserem Salat beifügen sollten.

Infektionsmöglichkeit im Krankenhaus

Aus der Geschichte der Medizin weiß man, daß das Kindbettfieber früher bei jungen Müttern viel Unheil anrichten konnte, bis Semmelweis dessen Erreger entdeckt hatte. Mit gewisser Genugtuung weist man heute auf die Vorzüglichkeit der Hygiene mit all den Sterilisationsmethoden hin, weil man dadurch mit vielen früheren Mißständen aufräumen konnte. Trotz solcher Vorteile erkrankt jedoch jeder zehnte Empfänger einer Bluttransfusion an einer Virusgelbsucht. Obwohl der Krebs keine Viruskrankheit ist, beschleicht uns dennoch ein unbehagliches Gefühl, zu hören, daß ein langjähriger Blutspender plötzlich wegen eines inoperablen Krebses eingeliefert werden mußte.

Wichtig ist stets, daß das Personal, die Krankenschwestern und das Ärzteteam nebst den Diätassistentinnen gut eingespielt und pflichtbewußt sind, wobei vor allem auch ausschlaggebend ist, daß sie nicht überlastet sind. Zwar ist das Wechseln von einem Krankenzimmer ins andere immer mit einem gewissen Risiko für den Patienten verbunden und weder Patienten noch Ärzte begrüßen es. Bestehen jedoch die erwähnten guten Verhältnisse, dann mag für den Patienten alles glimpflich verlaufen. Wo dies aber in einem Krankenhaus nicht der Fall ist, muß man im Übertragen von Infektionen mit großen Risiken rechnen und dies besonders dann, wenn Personal mit schlechter Schulung eingesetzt werden muß oder wenn dieses überhaupt nicht geschult ist.

Es ist also nicht immer ratsam, Patienten, die gut zu Hause gepflegt werden können, ins Krankenhaus abschieben zu lassen. Abgesehen vom größeren Risiko einer Infektion ist auch die Milieuänderung für den Patienten oft eine erhebliche Belastung, die sich seelisch auf das Krankheitsgeschehen sehr ungünstig auswirken kann. Vor allem fand ich in unterentwickelten Ländern diesbezüglich oft unmögliche Zustände vor. Hauptsächlich für aufgeklärte, gebildete Menschen waren sie eine untragbare Zumutung, mochten oft sogar auch sehr tüchtige und erfahrene Ärzte zur Verfügung stehen.

Gewöhnt sich der Körper an Gifte?

Diese Frage kann man sowohl mit einem Ja als auch zugleich mit einem Nein beantworten. Sie war der herrschenden Umstände wegen schon im alten Griechenland nicht unbekannt. Schon zu jener Zeit war es üblich, daß Herrscher unerwünschte Rivalen durch den Giftbecher zu beseitigen versuchten. Wohlweislich trachteten einige kluge Herrscher diesem Los zu entgehen. Da sie aber nie sicher wußten, wer es unehrlich mit ihnen meinte und sie wegzuschaffen wünschte, griffen sie zur Selbsthilfe, indem sie versuchten, sich an die damals gebräuchlichen Gifte allmählich zu gewöhnen. Zu diesem Zweck begannen sie mit der Einnahme kleinerer Dosen und steigerten das Quantum langsam, wobei sie stets darauf achteten, daß die Giftwirkung ihr Wohlbefinden nicht zu stören vermochte. Mit der Zeit hatte sich der Körper an die Gifteinnahme so gewöhnt, daß er jene Menge, die einem Giftbecher normalerweise als tödliche Dosis beigegeben wurde, ertragen konnte. Das hatte den Vorteil, daß dadurch die Absicht eines Rivalen, seinen Gegner unbemerkt zu vergiften, seinen Zweck völlig verfehlte. Die allmähliche Gewöhnung an das Gift lohnte sich demnach, denn wer auf solche Weise geeicht worden war, erlitt durch die beabsichtigte Vergiftung, die ihm ein Feind zukommen ließ, keinen sichtbaren oder nennenswerten Schaden. Wie es sich auswirkte, wenn jemand, der an solche Gifteinnahme gewöhnt war, davon Abstand nahm, geht leider nicht aus den Berichten der damaligen Zeit hervor.

In späterer Zeit endeten fürstliche Fehden in Italien oft mit der Verabreichung tödlicher Gifte. Von einem klugen Gelehrten, der sich in den Laboratorien der damaligen Zeit fachmännisch auskannte, wird erzählt, er habe in seinem Ring einen Stein besessen, der aufgeleuchtet habe, sobald er in die Nähe gefährlicher Gifte gelangte. Auf diese

Weise wurde sein Eigentümer frühzeitig gewarnt und konnte den vergifteten Trank verweigern, während seine Gastgeber, die den Schein wahren mußten, elendiglich daran zugrunde gingen.

In Österreich war es noch vor 40 oder 50 Jahren bei gewissen Frauen, die besonders schön und anziehend erscheinen wollten, üblich, Arsen einzunehmen. Um die bezweckte Wirkung zu erreichen, mußte die Dosis stets langsam erhöht werden. Wenn aber die Gifteinnahme einmal abgestoppt wurde, dann fielen diese Frauen zu einem Häuflein Elend zusammen, und zwar sowohl seelisch als auch körperlich. Es zeigt sich also deutlich, daß sich der Körper durch stets gesteigerte Mengen an Gifte scheinbar gewöhnen kann, aber dennoch ist dies nicht ohne Schaden längere Zeit durchführbar. Die zuerst erlangte Wirksamkeit läßt mit der Zeit nach, so daß die Dosis regelmäßig erhöht werden muß. Dies ist eine Beobachtung, die Drogensüchtige immer wieder bis zur Verzweiflung erfahren.

Die maßgebende Art der Gifte

Es gibt nun allerdings pflanzliche, rein chemische und auch metallische Gifte, und zwischen ihnen besteht in der Wirksamkeit ein Unterschied, den wir beachten müssen. Obwohl pflanzliche Gifte oft stärkere und akutere Vergiftungserscheinungen hervorrufen können als chemische Gifte, besteht dennoch ein wesentlicher Unterschied in der Gefährlichkeit der beiden verschiedenartigen Gifte. Wenn durch pflanzliche Gifte keine tödliche Vergiftung ausgelöst wurde, kann sie der Körper vor allem durch die Nieren und die Haut verhältnismäßig leicht wieder ausscheiden. Chemische und metallische Gifte hingegen werden in der Regel im Körperfett, im Rückenmark oder in anderen Körperteilen festgehalten. Erst später, oft erst nach vielen Jahren, kommen sie mit unheilbaren und chronischen Leiden wieder zum Vorschein. Gerade Arsen und Quecksilber setzen sich gern in den Knochen und vor allem im Rückenmark fest. Man kann diesen bedenklichen Umstand bei älteren Patienten beobachten, wenn diese in jungen Jahren mit starken Salvarsandosen gegen Syphilis behandelt worden sind.

Auch DDT sowie alle chemischen Mittel, die aus chlorierten Kohlenwasserstoffverbindungen zusammengesetzt sind, erweisen sich als äußerst anhänglich, indem sie sich im Körperfett aufstapeln. Heute ist man immer mehr davon überzeugt, daß sie krebsfördernd, also kanzerogen wirken. All die Tausende unglücklicher Menschen, die heute nicht mehr ohne Schlaf- und Schmerzstilltabletten auskommen können, wissen, wie leicht es ist, zur Gifttablette zu greifen. Unglaublich schwer ist es aber, wenn man versucht, aus deren Umklammerung wieder frei zu werden.

Es scheint so, als ob der starke Raucher sich tatsächlich schadlos an Nikotin gewöhnen könne. Wenn aber unerwartet gleichwohl ein Herzinfarkt eintritt, dann ist dies der Beweis, daß sich seine Gefäße eben doch nicht an das Gift gewöhnten. Der Alkoholiker kann womöglich sehr starke Dosen Alkohol ertragen, ohne dadurch stark betrunken zu erscheinen. Wenn aber seine Niere dennoch einschrumpft und sich gleichzeitig seine Leber verhärtet, dann ist der Beweis erbracht, daß sich diese beiden wichtigen Organe eben doch nicht an die Vergiftung durch den Alkohol gewöhnen konnten.

Schädlichkeit der Gifte

Alle Gifte, auch wenn sie sich nicht sofort mit spürbaren Störungen äußern, schaden dem Körper. Zu irgendeiner Zeit im Leben muß dieser für die ihm zugemutete Torheit Tribut bezahlen. Die Mitmenschen staunen dann, weil sie nicht begreifen können, woher Schwierigkeiten und schwere Leiden unerwartet in Erscheinung treten können, obwohl die Grundlage dazu vor Jahren oder gar Jahrzehnten gelegt worden war. Heute wird es der forschenden Wissenschaft immer mehr bewußt, daß die Mutation, also der Übergang einer gesunden, normalen Zelle in eine pathologische Riesenzelle die Folge einer längeren und steten Vergiftung des Zellplasmas sein kann. Es ist sehr wahrscheinlich, daß zukünftige Forschungsergebnisse in dieser Hinsicht ein klareres Licht zur Lösung des Krebsproblems auf die fraglichen Umstände werfen werden. Alle kanzerogenen Stoffe sind Gifte, die sich mit den Jahren derart toxisch auswirken können, daß das Abwehrsystem des Körpers dadurch zusammenbricht, gewissermaßen als Bankrott im Zellstaat, indem sich dieser im Krebs offenbart.

Die gefährlichsten Gifte sind solche, die langsam schleichend wirken, ohne daß man äußerlich feststellbare Giftreaktionen wahrnehmen könnte, obwohl diese den Körper allmählich ruinieren. Zu solchen Giften gehören bedauerlicherweise die meisten Produkte, die uns heute immer reichlicher zum Essen und Trinken angeboten werden, ja, die wir sogar einzuatmen gezwungen sind, weil man die Umweltprobleme nicht ernst genug zu ändern gewillt ist.

Notwendige körpereigene Abwehr

Die Art und Weise, wie man heute gegen Krankheitserreger vorgeht, beweist, daß man dieser größere Bedeutung zuspricht als der körpereigenen Abwehrkraft. Es hat sich aber besonders im Kampf gegen Epidemien erfahrungsgemäß als viel wichtiger erwiesen, den Körperzustand zu festigen, als ausschließlich nur die Erreger einer Krankheit zu bekämpfen. Durch meine Kontakte mit Forschern in den USA gelangte ich zu entsprechenden Untersuchungsergebnissen. Sie bewiesen mir klar, daß Immunität und körpereigene Abwehrkraft von größerem Nutzen sind als der ängstliche Kampf gegen Krankheitserreger. Trotz Beachtung peinlichster Hygiene und vielfacher Anwendung von Antibiotika kann man diese ohnehin nicht völlig von sich fernhalten.

Der Beweis dieser Ansicht entspringt folgender Erfahrung: Bei genauer Untersuchung von hundert Kindern erwiesen sich mindestens fünf von ihnen als immun, da sie einer Kinderlähmung nicht zum Opfer fielen, obwohl sie in ihren Schleimhäuten die Erreger dieser Krankheit beherbergten. Etliche trugen sogar Pneumokokken mit sich herum, obwohl bei ihnen keine Lungenentzündung vorhanden war oder Monate danach noch ausgebrochen wäre. Ein Arzt, der in den Tropen lebt, bestätigte mir, daß ein großer Prozentsatz seiner Patienten bei Laboruntersuchungen von Stuhl, Urin und Blut sowie bei Abstrichen der Schleimhäute Krankheitserreger aufwiesen, und zwar oft sogar von gefährlichen Tropenkrankheiten, ohne daß diese Menschen jemals unter solchen Krankheiten selbst akut gelitten hätten. Sogar Amöben können im Stuhl vorhanden sein, obwohl sie im Darm jahrelang nur vegetieren mögen und daher nie eine akute Amöbendysenterie auslösen und ebensowenig in die Leber eindringen können. Ein solcher Umstand ist richtiger Ernährung und gesunder Lebensweise zu verdanken und ebenso den Darmschleimhäuten, die völlig intakt sind. Der gesunde Körper kann mit seinem eigenen Abwehrsystem überaus viel in Schach halten, ohne daß der Patient etwas davon merkt, ja, er weiß in der Regel meistens nicht, in welcher Gefahr er eigentlich schwebt.

Geschwächter Zustand

Es kann aber vorkommen, daß sich jemand durch gewisse Umstände eine bestimmte Schwäche zuzieht, dann ist es möglich, daß die verborgenen, aber dennoch vorhandenen Krankheitserreger eine angeregte Aktivität entwickeln. Dadurch kann sich eine akute Erkrankung ergeben und ungewohnte Schwierigkeiten mit sich bringen. Man muß sich demnach vor einer solchen Schwächung hüten, wie sie durch Übermüdung oder starke Erkältungen in Erscheinung treten. Auch kann man sich durch Sorgen und Ärger herunterwirtschaften und sich in schlaflosen Nächten quälen. Zudem erweisen sich ausschweifende Festgelage mit unmäßigem Alkoholgenuß als gefährlich, da sie die gesundheitliche Festigkeit gefährden und einer Erkrankung Vorschub leisten. Nach starker Erkältung kann sich unerwartet eine Lungenentzündung einstellen. Oftmals geschieht dies im Krankenhaus nach einer Operation, womöglich dann, wenn die Krankenschwester beim Lüften vergaß, das Fenster wieder rechtzeitig zu schließen. Durch die Operation mochte der Patient geschwächt und deshalb auch empfindlicher sein, weshalb ihm die kalte Zugluft, der er zu lange ausgesetzt war, zum Verhängnis wird. Die Pneumokokken, welche eine Lungenentzündung verursachen, waren zwar schon lange vorhanden, konnten sich jedoch nur durch die Erkältung entfalten, was nach der Operation eine zusätzliche Schwächung bedeutete.

Aussichtsloser Kampf

In solchem Sinne äußerte sich auch der Nobelpreisträger Linus Pauling als berühmter Fachmann, denn die betrübenden Ergebnisse im Kampf gegen den Krebs veranlaßten ihn, seine Enttäuschung bekanntzugeben. Ihn bedrängte die Feststellung sehr, daß trotz Einsatz von Milliarden Dollar kein Erfolg zu verzeichnen war, der bestätigen konnte, daß die durchschnittliche Überlebenszeit eines Krebskranken wesentlich verlängert worden wäre. Trotz dem Kampf mit Stahl und Strahl und all den teuren Cytostatika sowie den anderen chemotherapeutischen Mitteln ist es der Schulmedizin nicht gelungen, die Krebssterblichkeit, die stets im Ansteigen begriffen ist, weder aufzuhalten noch sie einzuschränken.

Der Forscher und weltbekannte Gelehrte sah sich veranlaßt, einen anderen Ausweg zu suchen, wobei er zugeben mußte, daß uns nichts anderes übrig bleibe, als uns auf die natürlichen Abwehrmechanismen des Körpers zu stützen. Dies verlangt allerdings von uns selbst, daß wir das Bemühen der körperlichen Abwehrkräfte im Kampf gegen die Tumorzellen unterstützen. Wie diese Unterstützung der körpereigenen Abwehr jedoch wirksam erfolgen könnte, war dem Forscher nicht klar. Er konnte nur massive Dosen von Vitamin C empfehlen.

Es schien dem berühmten Mann jedoch völlig unbekannt zu sein, was eine Vollwerternährung zustande bringen kann, wenn man alle entwerteten Nahrungsmittel ausschaltet und alle Produkte und Einflüsse krebserzeugender Art strengstens meidet. Es mag sein, daß er doch etwas darüber wußte, es aber infolge seiner Stellung nicht offen aussprechen konnte. Es ist für Krebsforscher und die vielen Schüler von Professor Bauer nebst den maßgebenden Vertretern alter Schule nicht leicht, zugeben zu müssen, daß das Naturheilverfahren weit eher auf heilungsfördernden Grundlagen beruht. Ärzte, die sich auf eine natürliche Behandlungsweise verlegt haben, sowie Naturärzte vermittelten schon seit Jahren ihr erprobtes Erfahrungsgut zum Wohle ihrer Patienten. Es wäre daher zu begrüßen, wenn sich auch ihr Wirken voll entfalten könnte, ohne beanstandet und bekämpft zu werden. Es wäre bestimmt im Interesse der vielen Krebskranken, wenn nicht nur einzelne prominente Persönlichkeiten, sondern die Schulmedizin als solche offen zugeben würde, daß der Kampf gegen den Krebs mit veralteten Mitteln einen längst verlorenen Krieg darstellt. Weder die Chemie noch das Messer, auch nicht die vielen Todesstrahlen wie Kobalt, Röntgen, Radium oder eine andere Strahlentherapie, sind in irgendeiner Form befähigt, den Krebs wirklich zu heilen. Diese Anwendungen vermindern nur die eigene Abwehrkraft des Körpers. Bedenkt man diesen Umstand, dann hebt dies die bescheidenen medizinischen Erfolge, die in keinem Verhältnis zu den teuren Aufwendungen stehen, ohnedies wieder auf.

Wichtige Leberfunktion

Je nach unserer Einstellung können wir unseren Körper, der allein befähigt ist, Krebs zu verhüten oder zu heilen, tatkräftig unterstützen. Schöpferische Weisheit stattete die Natur unseres Körpers so günstig aus, daß es zu unserem Vorteil gereichen würde, darüber genügend Kenntnisse zu besitzen. Wir würden dann die in uns wirkenden Abwehrmaßnahmen nicht erdrosseln, sondern fördern. Dabei spielt die natürliche Ernährungstherapie eine ganz wichtige Rolle. Bedeutungsvoll ist auch die Bewegungs- und Atmungslehre sowie eine seelische Behandlung, da es unerläßlich ist, dem Patienten Mut einzuflößen, um ihn zu einer aktiven Mitarbeit begeistern zu können.

Das Erfahrungsgut namhafter Ärzte auf dem Gebiet natürlicher Behandlungsweise beweist uns, wie notwendig es in erster Linie ist, die Leber zu einer gesunden Tätigkeit anzuregen. Sie kann als die stärkste Mithelferin einer erfolgreichen Therapie bezeichnet werden, muß sie doch das Blut von allen Toxinen, also von allen Giften, befreien; denn krebserzeugende Stoffe können die Zelle beständig schädigen. Wir sollten daher die Leber zur maximalen Mitarbeit heranziehen, weil wir dadurch nicht nur eine Schlacht im Kampf gegen den Krebs gewonnen, sondern bereits alle Voraussetzungen für den Sieg geschaffen haben.

Wenn wir also die eigene Abwehrtätigkeit unseres Körpers voll und ganz unterstützen, dient uns dies nicht nur im Kampf gegen den Krebs und weitere Geschwulstbildungen, sondern auch gegen Arthritis, Gicht und andere Degenerationserscheinungen, die im Haushalt der Körperzellen auftreten können. Auch bei Infektionskrankheiten können wir mit Erfolg rechnen, wenn wir die körpereigenen Abwehrkräfte mit vollem Verständnis unterstützen.

Pflanzliche Antibiotika

Wie bei vielen großen Entdeckungen, hatte es Fleming auch dem reinen Zufall zu verdanken, daß er die keimtötende Wirkung der Schimmelpilze beobachten konnte. Bekanntlich konnte inzwischen mit Penizillin im geeigneten Augenblick Unheil vermieden und Segen gestiftet werden. Das aus den Schimmelpilzen gewonnene Antibiotikum war im Grunde genommen ebenfalls pflanzlicher Natur.

Bei den Naturvölkern konnte ich verschiedene Pflanzen mit stark keimtötender Wirkung kennenlernen, die auch erfolgreich zur antibiotischen Verwendung dienten. So begegnete mir Spilanthes in Ostafrika und Planta Nina bei den Inka-Nachkommen im Altoplano von

Peru und Bolivien. Bei den Sioux-Indianern konnte ich feststellen, wie sehr sie in dieser Hinsicht die Echinaceapflanze als erfolgreich wirkendes Antibiotikum schätzten. Aber auch bei uns gibt es einige Pflanzen, die stark antibiotisch zu wirken vermögen. Sie sind nur zu wenig bekannt oder in Vergessenheit geraten. Flechten und Moose wie das Usnea, bekannt als Lärchenmoos, wirken antibiotisch. Wer es auf Wanderungen findet, kann sich dessen selbst vergewissern, wenn er immer etwas davon kaut. Ist dies nicht möglich, dann kann er sich Usneasantropfen beschaffen, durch deren regelmäßige Verwendung man Katarrhe heilen oder diese vorbeugend verhindern kann. Auch Meerrettich (Armoracia rusticana) wirkt antibiotisch, weshalb man mit Meerrettichtinktur in verhältnismäßig kurzer Zeit alte, schmerzhafte Wunden ausheilen kann.

Auch Knoblauch (Allium sativum) hat eine stark antibiotische Wirkung, die man nutzbringend verwerten sollte. Eine holländische Ärztin war ratlos, weil es ihr nicht gelingen wollte, bei einem 1½ Jahre alten Kinde eine Darminfektion durch Salmonellen zu beseitigen, obwohl sie alle sonst erfolgreichen Medikamente verwendet hatte. Starker Durchfall und Gärungen schwächten das Kind sehr, und es war ihr äußerst peinlich, nicht helfen zu können. Sie nahm indes den Rat einer alten, friesländischen Bäuerin an, da diese aus Erfahrung wußte, daß man früher solche Störungen mit frischem Knoblauch geheilt hatte. Nun verordnete die Ärztin dreimal täglich dünngeschnittenes Butterbrot, belegt mit fein zerkleinertem, frischem Knoblauch. Der Bakteriologe, der vorher die Salmonellen bei der Untersuchung festgestellt hatte, konnte nach einigen Tagen nichts mehr von diesen Plagegeistern vorfinden. Somit konnte dem Kind auf einfache Art zur Heilung verholfen werden. Es spornt dies an, den Knoblauch noch mehr im Alltag zu verwenden. Im Quarkbrei vermengt ist der Knoblauch äußerst schmackhaft und ergibt auch durch diesen eine angenehme Salatsauce, die sehr erfrischend wirkt. Verschiedene pathologische Mikroorganismen können sich durch die Verwendung von Knoblauch weit weniger einnisten. Vielen Leuten ist zwar der Knoblauchgeruch unsympathisch, doch kann man ihn rasch wieder vertreiben, wenn man nachträglich genügend Petersilie kaut. Ein Bakteriologe zeigte mir einmal einige Präparate mit teils sehr gefährlichen Krankheitskeimen. In deren Mitte hatte er einen Tropfen frischgepreßten Knoblauchsaftes abgesetzt. Es war nun interessant zu beobachten, welch großer steriler Hof sich bei vielen Präparaten durch den Knoblauchsaft Geltung verschaffen konnte. Demnach wäre es gut, wenn im Forschungslabor solche Pflanzenversuche häufiger vorgenommen würden, und zwar mit den Säften frischer Pflanzen, da dadurch manch bedeutsame Feststellung getroffen werden könnte.

Haß, Zorn, Neid und Eifersucht
und jedes lieblose Empfinden der Seele
sind Gifte für die Leber,
die zu Krankheit und Tod
führen können.

Leberstörungen als Ursache vieler Leiden

2

Ursachen von Lebererkrankungen

Über das Vorkommen von Leberkrankheiten konnte ich auf meinen vielen Reisen im Norden und Süden des Kontinents viele eigenartige Beobachtungen sammeln. Als ich dann nachträglich einige Statistiken überprüfte, fand ich meine Feststellung bestätigt. Im Norden finden wir bedeutend mehr Leberkranke als im Süden. Dichter Verkehr, großer Automobilismus, mehr Fabriken, gesteigerte Hast, zunehmendes Tempo und Aufregungen, all dies ist dazu angetan, das Auftreten von Leberleiden zu fördern.

Es ist bekannt, daß der Krebs in vielen Ländern zunimmt, und zwar vor allem dort, wo sich die Zivilisation am meisten entwickeln konnte. Interessant ist nun hierbei ein eigenartiger Zusammenhang mit der Steigerung der Lebererkrankung zu beobachten. In gleichem Maße wie der Krebs zunimmt, mehrt sich auch eine Erkrankung der Leber. Daher ist es keineswegs abwegig, von einer gewissen Parallele zwischen beiden Krankheiten zu sprechen. Es scheint, daß beide auf einer gemeinsamen Linie liegen, so daß jener amerikanische Krebsforscher, der dies anhand von mannigfachen Erfahrungen schlußfolgerte, recht haben mag. Er erklärte mir bei meinem letzten Aufenthalt in New York, er habe noch keinen Krebskranken gefunden, der eine gute Leber- und Bauchspeicheldrüsentätigkeit aufweisen konnte. Diese Feststellung läßt erkennen, daß zwischen der Funktionsstörung und Erkrankung der Leber ein direkter, kausaler Zusammenhang mit der Entwicklung von Krebs beobachtet werden kann.

Verschiedene Ursachen spielen dabei eine entscheidende Rolle. An erster Stelle steht die Verschlechterung der Luft durch die Autoabgase und durch die Luftverschmutzung von den Fabriken. Auch Hast und Tempo mit den daraus entstehenden Aufregungen und Ärgernissen sind mitschuldig. Nicht vergebens heißt es im Volksmund, es habe sich einer grün und blau geärgert, oder wenn er gar der Gelbsucht erlag, es sei ihm etwas über die Leber gekrochen. Diese Aussprüche zeigen, daß auch das Volk erfahrungsgemäß die negative Wirkung des Ärgers auf die Lebertätigkeit beobachtet hat. In unserer heutigen Zeit mit ihrem Hasten und Treiben, ihrer Jagd nach Geld und Besitztum fehlt es bestimmt nicht an Aufregungen und Ärger. Auch die schwieriger werdenden wirtschaftlichen Verhältnisse sorgen dafür. Ganz besonders steigert sich in den Ländern, welche lange Zeit auf die Annehmlichkeiten guter Lebensbedingungen verzichten mußten, das Verlangen nach Besitztum in erhöhtem Maße. Damit ist auch die schwierige Anstrengung verbunden, sich das Erstrebte in möglichst kurzer Zeit anzueignen, was zu vermehrten Lasten führt. Kein Wunder, wenn daher Leberstörungen und Lebererkrankungen zunehmen.

Eine weitere Ursache solcher Zunahme liegt vor allem auch in der Ernährung. Die allgemein übliche Sitte, Öle und Fette zu raffinieren, zwingen uns mit erhitzten Fetten und Ölen vorlieb zu nehmen. Dadurch entsteht ein Mangel an Vitamin F, an hochungesättigten Fettsäuren. Auch dies hat nach neueren Forschungen einen wesentlichen Einfluß auf Leberstörungen und Leberkrankheiten, denn ein Mangel an diesen Stoffen vermindert und verschlechtert die Lebertätigkeit und kann mit der Zeit zur Erkrankung führen. Die raffinierte Nahrung hat überhaupt Mangelerscheinungen zur Folge, die selbst mit den interessantesten Kombinationen von Vitaminpräparaten nicht behoben werden können. Es kommt einer Fehlrechnung gleich, wenn man einesteils der Nahrung durch Raffinieren, Bleichen und Denaturieren die wichtigsten Werte entzieht, während man andernteils den Mangel, den man kennt und einsieht, durch künstliche Vitaminzuschüsse zu beheben sucht.

Infektiöses Leber- und Gallenleiden

Ein Leber- und Gallenleiden, welches durch eine Infektion verursacht wurde, wird gewöhnlich mit Übelkeit und Erbrechen der Galle beginnen. Selbst ein Brechdurchfall und sogar eine leichte Gelbsucht können sich dabei einstellen. Diese Störungen werden am raschesten durch Fasten überwunden. Wir trinken zwei bis drei Tage nichts anderes als Lehmwasser, das aus einem Teelöffel weißem oder gelbem Lehm und einem halben Glas warmem Wasser zubereitet wird und fügen diesem noch Lachesis D12 bei. Nach diesen Fasttagen mag sich ein kleines Hungergefühl melden, worauf wir vorsichtig mit dem Essen eines geschälten und feingeraffelten Apfels beginnen. Bei Durstgefühl trinken wir saure Schotte oder verdünntes Molkosan. Auch roher Heidelbeersaft, schwarzer Johannisbeersaft und Brombeersaft sind sehr gut. Bei besonders großer Empfindlichkeit halte man sich nur an den frischgepreßten Karottensaft. Alles muß schluckweise genommen und gut durchspeichelt werden. Je länger der Patient zu fasten vermag, um so rascher geht die Störung vorüber, weil sich der Körper auf diese Weise am besten und schnellsten erholen kann. Bei Gallenerbrechen trinkt man Zinnkraut- oder besser noch Löwenzahntee, der aus Kraut und Wurzeln hergestellt wird. Auch Löwenzahntropfen, bekannt als Taraxacum und des weiteren das aus der Echinaceapflanze gewonnene Echinaforce leisten gute Dienste. Wenn die Störung so weit behoben ist, daß der geraffelte Apfel und die Fruchtsäfte gut vertragen werden, geht man morgens und abends zum Vollwert-Müesli und mittags vorteilhaft zu Bittersalaten über, die mit Molkosan und unraffiniertem Öl zubereitet werden.

Bis die Viren und Bakterien restlos aus dem Körper geschafft sind, darf man noch nicht auf eine normale Nahrung übergehen. Mit der Leber läßt sich nicht spaßen und die kleinsten Fehler, hauptsächlich bei der Verwendung von Öl und Fett, können im Hinterkopf oder in der Stirne einen Druck auslösen und ein eigenartiges Brechgefühl verursachen. Die Nierentätigkeit muß durch Goldrute (Solidago virgaurea), Zinnkraut (Equisetum arvense) oder Schließgraswurzel (Agropyron repens) als Tee stets angeregt werden. Bei Fieber, das bis zu 34 Grad Celsius steigen kann, verabfolgt man Ferrum phos. D12, schwachen Stechpalmentee, Aconitum D4 oder ein anderes gutes, vor allem natürliches Fiebermittel. Dabei gilt die Grundregel, daß Fieber nie künstlich vertrieben werden soll. Bei einem normalen Verlauf der Krankheit verschwindet es von selbst. Durch gewissenhafte Berücksichtigung der Schondiät wie auch der sorgfältigen Einnahme der Naturmittel wird der Erfolg nicht ausbleiben, besonders wenn wir die Kur noch durch Podophyllum peltatum D4 oder Chelidonium (Schöllkraut) D4 oder D2 unterstützen. Auch der eingedickte Karottensaft Biocarottin ist vorteilhaft. Zu empfehlen sind während der Kur noch Kräuterpackungen und Kräutersitzbäder.

Magenstörungen durch mangelhafte Lebertätigkeit

Es gibt Magenstörungen, die durch eine mangelhafte Lebertätigkeit verursacht werden. Da der Magen in solchem Fall nicht Grundursache der Störung, sondern nur mittelbar daran beteiligt ist, kommt er nach richtiger Beeinflussung der Leber schnell wieder in Ordnung. Um diese Normalisierung zu erreichen, ist die Einschaltung einer Schondiät ohne Fruchtsäure und Fettsäure mit viel Naturreis angebracht, da dieser leicht verdaulich ist und die Leber nicht belästigt. Der Naturreis bildet daher eine vorzügliche Grundlage zur notwendigen Diät. Abwechslungsweise kann man jedoch auch Hirse, Buchweizen, ganzen Roggen oder ganzen Weizen verwenden. Zu einem dieser Körnergerichte nehmen wir noch Karottensaft und Salate, die wir mit Molkosan zubereiten, denn der Essig bildet eine zu große Belastung für die Magenschleimhäute. Vielfach erzeugt er auch eine Leberstörung oder eine Sekretionsstörung im Magen, wodurch ein Brennen entsteht, das von zu starker Absonderung der Magenschleimhäute herrührt. Allerdings können auch andere Ursachen dieses Brennen hervorrufen. Zu beseitigen ist dieses sogenannte Sodbrennen mit Holzasche, Holzkohle, mit rohem Kartoffelsaft, gut durchspeichelten Haferflocken, mit Tausendgüldenkrauttee (Centaurium erythraea) oder Centaurium-Tropfen (Tausendgüldenkraut-Tropfen).

Ein grundlegendes Erfordernis zum Beheben von Magenstörungen ist natürlich ein gründliches Kauen und gutes Einspeicheln der Nahrung.

Verstopfung im Zusammenhang mit Leber und Galle

Infolge mancher unbeachteter Zusammenhänge liegt die Ursache einer Verstopfung nicht immer lediglich nur im Darm. An diesem Übel kann auch eine mangelhafte Funktion von Leber und Galle wesentlich beteiligt sein. In solchen Fällen wird die Verstopfung durch eine Anregung der Leber- und Gallentätigkeit behoben werden können. Wer beispielsweise die Rasayanakur durchführt, welche die Reinigung der Niere, des Darmes und der Leber vorsieht, kann erleben, daß der Darm nicht durch das spezifische Darmmittel, sondern durch dasjenige für die Leber zu arbeiten beginnt. Da man bei dieser Kur früher der Meinung war, daß erst der Darm arbeiten müsse, bevor das Lebermittel verabfolgt werden dürfe, konnte dieser Irrtum durch den Mißerfolg leicht festgestellt werden, denn sobald die Ursache der Verstopfung auf die Leber oder die Galle zurückzuführen ist, muß erst das diesbezügliche Lebermittel angewandt werden, worauf der Darm ebenfalls zu arbeiten beginnt, so daß die gesamte Kur erfolgreich durchgeführt werden kann.

Vorzüglich wird in solchem Falle auch auf die Trägheit der Organe eingewirkt, indem man warme Wasseranwendungen in Form von erweichenden Kräutersitzbädern und heißen Duschen durchführt. Ebenso gehören Bürstenabreibungen und Atemgymnastik zu den physikalischen Anwendungen, welche sowohl die Leber als auch den Darm günstig beeinflussen.

Diese Doppelwirkung besitzt die frische Walnuß, also unsere gewöhnliche Baumnuß, da sie die Leber hervorragend anregen kann. Sehr wahrscheinlich ist dadurch auch die gute Wirkung auf den Darm erklärlich, denn oft vermag die Walnuß die Darmtätigkeit zu fördern, wenn Abführmittel bereits versagt haben.

Noch zu erwähnen ist, daß die Beachtung der gegebenen Ratschläge durch eine richtige Diät unterstützt werden muß, da man ohne diese nicht zum Ziele kommen wird. Auf alle Fälle müssen sämtliche stopfenden Nahrungsmittel gemieden werden. Linoforce oder Sesamsamen sollten zur Unterstützung der Verdauung nicht fehlen.

Die Leber und die Fettsucht

Aus der Praxis

Vor Jahren besuchte mich eine Patientin aus Wien, die sich trotz ihres Gewichtes von weit über 100 Kilo ein unvergleichlich fröhliches Gemüt bewahrte. Als der Hausarzt bei ihr hypophysäre Adipositas feststellte, war dies für sie nichts anderes als ein schönklingender lateinischer Name. Auch die Erklärung, daß dies hypophysäre Fettsucht bedeute, wobei die Epiphyse oder Zirbeldrüse nicht recht arbeite, hinterließ bei der Kranken keinen besonderen Eindruck. Mit der größten Gemütsruhe konnte sie mir erklären, daß man ihr von Zeit zu Zeit einige Kilo Fett herausgeschnitten habe. Wenn sie mit meinen Mitteln auch nur einen kleinen Teilerfolg erzielen konnte, freute sie sich darüber. Damals hatte man eben noch viel bescheidenere Mittel zur Verfügung als heute.

Das magische Dreieck und die Leber

Die Hypophyse ist eine so kleine Drüse, daß sie kaum die Größe einer Bohne erreicht. Dennoch ist die Funktion, die sie in unserem Körper zu verrichten hat, überaus wichtig, und noch heute ist die Forschung durch sie vor ungelöste Rätsel gestellt. Eigenartig ist der Zusammenhang zwischen der Hypophyse und den Keimdrüsen und wiederum zwischen den Keimdrüsen und der Schilddrüse. Auf Grund meiner Beobachtungen erschienen mir diese drei Drüsen in ihrer Wechselbeziehung zueinander immer wie ein magisches Dreieck, das bei der Fettsucht, bildlich gesprochen, hormonell feinstofflich beteiligt ist, während die Leber dabei als vierte im Bunde grobstofflich mitwirkt.

Günstige Beeinflussung

Diese vier Beteiligten sprechen nach meinen Erfahrungen alle günstig auf ein vorwiegend organisches Kalkpräparat, nämlich auf Urticalcin in Verbindung mit Meeralgen an. Vielleicht ist es das an Kali gebundene Jod, vielleicht sind es die vielen teils noch unbekannten Spurenelemente der Meeralgen, welche die vorteilhafte Wirkung zu erzielen vermögen. Auf jeden Fall ist die Verabreichung der Algen in der Form des Naturheilmittels Kelpasan (Algasan) in Tablettenform von so gutem Erfolg, daß sich ein Versuch damit lohnt. Schaltet man gleichzeitig eine kohlenhydratarme und etwas eiweißreiche Leberdiät ein, dann ist der Erfolg schon nach kurzer Zeit verblüffend. Als Eiweißnahrung kommt in erster Linie das Milcheiweiß oder das Soja-Eiweiß in Frage. Wer aber nur auf Fleisch eingestellt ist, sollte sich wenigstens ausschließlich auf mageres Lamm oder Kalbfleisch beschränken.

Wer durch einen Aufenthalt am Meer die Gelegenheit besitzt, Meerbäder zu nehmen, sollte auch nicht vergessen, regelmäßig einige frische Blättchen der grünen Algenpflanzen zu essen. Als Nahrungs- und Heilmittel wirken die Algen auf die Leber und vor allem auch auf die endokrinen Drüsen besser als die teuersten Medizinen. Sogar eine sonst auf Jod sehr empfindliche Schilddrüse verträgt die Algenpräparate, wenn solche in ganz kleinen Mengen, möglicherweise sogar in homöopathischer Dosis, verabfolgt werden.

Koreaner, Japaner, Philippinos und Chinesen, die am Meere wohnen und regelmäßig Meeralgen essen, kennen keine Fettleibigkeit. Auch mit Drüsenpräparaten und starken Hormonmitteln kann man zum Ziele kommen, läuft dabei aber Gefahr, dadurch andere Funktionen und Organe zu schädigen. Ich konnte selbst einmal beobachten, wie die Frau eines Arztes als Folge einer besonders stark wirkenden Entfettungskur ihr Leben einbüßte. 2

Mit einfachen und natürlichen Methoden braucht es etwas mehr Geduld und Ausdauer, jedoch ist der Erfolg ohne schädliche Nebenwirkungen. Man kann dabei feststellen, daß der Körper aus den Anwendungen allgemeinen Nutzen zieht und daß man sich nachher bedeutend wohler fühlt als zuvor. Entlastet werden dabei in erster Linie das Herz und die Leber.

Beteiligung der Leber bei Rheuma und Arthritis

Wenn mit Recht behauptet wird, daß bei einer sehr gut arbeitenden Leber kein Krebs entstehen kann, darf dies auch von Rheuma und Arthritis gesagt werden. Sobald also die Leber mit ihrer entgiftenden Arbeit vollständig nachkommt, können sich keine Stoffwechselgifte ansammeln und ohne deren Vorhandensein werden weder Rheuma noch Arthritis entstehen. Das ist der Grund, weshalb eine erfolgreiche Kur gegen diese beiden Krankheiten undenkbar ist, ohne der Leber hierbei die entsprechende Beachtung zu schenken. Bei keiner der vielen Anwendungen, die uns zur Verfügung stehen, darf die Lebertherapie fehlen, wenn der Erfolg ein bleibender sein soll. Es spielt dabei keine Rolle, ob wir nun eine Ameisensäuretherapie durchführen oder ob wir uns der Neuraltherapie zuwenden. Auch die bekannte Mistelanwendung, die Akupunktur, die Baunscheidtbehandlung oder Fangokuren können in Betracht gezogen werden. Bei keiner dieser Kuren wie auch bei anderen bewährten Kuren dürfen wir der Lebertätigkeit gegenüber sorglos sein. Es gibt zwar Kranke, die glauben, wenn sie keine Leberschmerzen verspüren, sei auch die Leber an ihrer Erkrankung nicht beteiligt. Nach den in diesem Buch beschriebenen Krankheitserscheinungen infolge mangelhafter Lebertätigkeit werden jedoch die näheren Zusammenhänge auch jenen begreiflich erscheinen, die zuvor noch daran gezweifelt haben. Ein volles Verständnis aber ist unbedingt notwendig, damit wir die richtige Pflege der Leber nicht versäumen und so auf dem Weg zum erfolgreichen Heilen bleiben können.

Zusammenhänge zwischen Leber und Augenleiden

Obwohl es nicht ohne weiteres offensichtlich ist, und es auch nicht jedem klar sein mag, daß zwischen einem Augen und Leberleiden gewisse Beziehungen bestehen können, ist diese Feststellung dennoch eine reale Tatsache. Ein Leberleiden verschlechtert in der Regel die Blutzirkulation stark. Dadurch werden die Organe und somit auch die Augen mangelhaft versorgt. Sowohl die Zufuhr notwendiger Nährstoffe als auch die Abfuhr verbrauchter Stoffwechselschlacken ist ungenügend. Besteht dieser Zustand über längere Zeit hinweg, beginnen die Funktionen des Auges nachzulassen. Trübungen, Entzündungen und sogar Starwolken sind dieserhalb keine unmöglichen Erscheinungen. Ich habe schon oft beobachtet, wie durch eine erfolgreiche Leberbehandlung und der Behebung von Kreislaufstörungen Augenleiden zum Verschwinden gebracht wurden, was selbst erfahrene Augenärzte in Erstaunen zu versetzen vermochte.

Wer den Sinn für die verschiedenen körperlichen Zusammenhänge erfaßt hat, der kann sehr leicht begreifen, daß die Leber bei ihrer blutentgiftenden Arbeit nicht für längere Zeit nachlassen darf, ohne daß dadurch eine weitere Ursache zu allerlei Leiden empfindlicher Organe entsteht, und zu diesen müssen auch die Augen in erster Linie gezählt werden. Wer ihnen also in einem solchen Falle erfolgreich behilflich sein will, wird eine gründliche Blutreinigungskur zusammen mit einer sorgfältigen Pflege der Leber vornehmen.

Hautleiden als Folge von Leberstörungen

Es ist eine erwiesene Tatsache, daß es Hautleiden gibt, die von außen kommende Ursachen aufweisen, wie dies bei einigen Flechtenarten der Fall ist. Genauso erwiesen ist es jedoch auch, daß der größte Teil der Hautkrankheiten mit einer schlechten Lebertätigkeit in Zusammenhang steht. Schon oft habe ich erlebt, daß trockene und nässende Flechten, Pickel und Akne, ja sogar welke, inaktive Haut durch eine gründliche, folgerichtige Behandlung der Leber wieder in Ordnung gebracht werden konnte. Es ist selbstverständlich, daß dabei auch eine äußere Mithilfe als notwendige Unterstützung in Betracht gezogen werden muß. Diese besteht im Einpudern mit Urticalcin, im Einfetten mit Johannisöl oder Bioforce-Creme, im Betupfen mit Molkosan oder einer Lehm-Johannisölpackung. Sogar eine positive Beeinflussung der Niere durch Solidago, Nephrosolid oder einem anderen guten pflanzlichen Mittel ist angebracht, denn die Niere kann ruhig als Schwesterorgan der Leber bezeichnet werden. Die Hauptarbeit jedoch, die der Haut wieder Funktionstüchtigkeit und damit Frische und Schönheit zurückzugeben vermag, fällt der Leber zu. Statt die Haut allzulange falsch zu behandeln, damit sie durch die neuesten Patentmittel verdorben wird, würde man weit besser handeln, wenn man eine gründliche Leberbehandlung durchführen würde, wodurch manchem jahrelangem Schmieren und Salben ein rasches Ende bereitet werden könnte.

Auch das typische Hautjucken ohne Ausschlag ist ein eigenartiger Beweis eines Zusammenhanges zwischen Leber und Haut. Gibt man nämlich dagegen Leberfunktionsmittel, vor allem gallenverflüssigende Mittel, so verschwindet dieses lästige Jucken wieder.

Von einem Bekannten erfuhr ich, daß er sich schon jahrelang mit Hautausschlägen herumgeplagt habe, ohne daß ihm Ärzte und Hautspezialisten hätten helfen können. Mit Pflastern, Salben und antibiotischen Präparaten wurde es, statt sich zu bessern, immer noch schlimmer. Zufällig traf er mit einem Medizinprofessor zusammen, von dem man sagen konnte, er habe den sogenannten ärztlichen Blick, der für den Arztberuf sehr wertvoll ist, obwohl ihn leider eigentlich nur wenige haben. Ihm klagte mein Bekannter seine Beschwerden, worauf er unmittelbar den Bescheid erhielt, sein langwieriger Ausschlag beruhe auf einer typischen Leberfunktionsstörung. Eine durchlässige oder insuffiziente Leber läßt unmittelbar Gifte in den Körper gelangen, die einen solchen Ausschlag zu verursachen vermögen. Darum blieb das Schmieren und Salben auch erfolglos. Der ärztliche Ratgeber verschrieb Lebermittel zusammen mit einer Leberdiät, worauf der Ausschlag nach kurzer Zeit wieder verschwand.

Hautausschläge haben nicht immer nur eine äußere Ursache sondern oftmals auch eine innere, denn es kann im gesamten Stoffwechselgeschehen etwas nicht stimmen, weshalb es notwendig ist, zuerst die

Leberfunktion in Ordnung zu bringen, worauf die Anregung der Nierentätigkeit erfolgt, weil dadurch harnpflichtige Stoffe besser ausgeschieden werden. Um dies erreichen zu können, sollte man in der Diät eine entschiedene Umstellung auf Naturkost vornehmen. Sollte dies auch nicht wirksam genug sein, mag die Ursache woanders liegen, und man kann immer noch versuchen, ihr äußerlich beizukommen.

Man sollte deshalb wenigstens einmal jährlich, vielleicht gerade in der Ferienzeit, eine Leberkur durchführen. Man kann sich durch diese vor vielen Leiden bewahren, die Lebensdauer verlängern und sich vor allem mehr glückliche und gesunde Lebenstage verschaffen.

Die Migräne und die Leber

Wenn der Leser auch kopfschüttelnd fragen mag, wieso selbst die Migräne mit der Leber zusammenhängen soll, muß er nur einmal den Verlauf eines typischen Migräneanfalles genau verfolgen. Als Vorzeichen eines Anfalles kann fast immer ein Schmerz in einem Auge, und zwar in der Regel im rechten, beobachtet werden. Dieser Schmerz mag primär als eine nervlich gesteuerte Störung bezeichnet werden. Das übliche Schlechtsein jedoch, das oft mit Untertemperatur in Erscheinung tritt, und zum Schlusse noch das Gallenerbrechen stehen als Störungen im Zusammenhang mit der Funktion der Leber. Die starke Mitbeteiligung der Leber wird auch durch die auslösenden Faktoren bestätigt, denn sie bedeuten alle gleichzeitig auch eine Belastung für diese durch den Ärger oder eine mastige, fette oder schlechte Nahrung sowie Überanstrengung und Föhneinbrüche, also starke bioklimatische Einflüsse. Nicht nur die vielen Beobachtungen an Patienten haben mich in dieser Feststellung bestärkt, ich kann sie auch noch aus eigener Erfahrung bestätigen.

Mein Vater hatte bis ins hohe Alter sehr stark an Migräne gelitten. Da ich bezüglich meiner Erbanlagen hauptsächlich zur väterlichen Linie neige, dachte ich zeitweise an die Möglichkeit einer Vererbung, also einer gleichen Belastung. Infolge meiner naturgemäßen Lebensweise hegte ich jedoch die Hoffnung, die Schädigung behoben zu haben und so dem gleichen Lose entgangen zu sein. Mit 50 Jahren aber erlitt ich in den Tropen durch Infektion eine Leberschädigung, und als Folge davon hatte ich die ersten typischen Migräneanfälle zu verzeichnen. Diese traten noch viel stärker auf, als ich sie bei meinem Vater beobachtet hatte. Mit dem Abklingen der Leberstörungen wurden auch die Migräneanfälle seltener und waren weniger stark. Später traten sie nur noch bei großem Ärger oder bei ganz starker Übermüdung in Erscheinung und waren verhältnismäßig gut zu ertragen. Aus dieser Erfahrung ist zweifelsfrei ersichtlich, daß uns die Erbmasse nicht ohne weiteres alles aufbürden kann, was sie für uns bereit hält. Wenn wir gewisse grundlegende Voraussetzungen in der Ernährung und Lebensweise ändern, dann können wir manches, das erbmäßig stark in uns verankert ist, von uns fernhalten. Der erzielte Erfolg zeigt aber auch, daß die Leber stark störend auf unser übriges Körpergeschehen einwirken kann, ohne daß typische Lebersymptome, vor allem schmerzhafte Erscheinungen, beobachtet werden können.

Keiner, der an Migräne leidet, wird daher betreffs Heilungsmöglichkeiten aussichtslos sein. Wenn er die Leber nach den Regeln dieses Buches pflegt und behandelt, wird er mit der Zeit erfolgreich sein. Jeder Erfolgsbericht freut mich und oft erhalte ich sogar solche, die Zeugnis von einer völligen Heilung ablegten.

Die Virusgrippe und die Leber

Es ist eigenartig, daß die Viren immer wieder mit einer andersartigen Toxizität auftreten. Darunter versteht man ihre Giftigkeit, die sich jedes Jahr zu vergrößern scheint. Daran mag die Umweltverschmutzung beteiligt sein. Vor allem mögen dabei die Giftgase und die stets zunehmende Radioaktivität eine Rolle spielen.

Wie die Beobachtung und Erfahrung gezeigt haben, scheinen die Grippeviren, die heute auftreten, die Leber besonders stark zu belasten. Wenn die Leber überlastet ist, vermag sie ihre entgiftende oder neutralisierende Arbeit nicht mehr völlig zu bewältigen. Dies hat zur Folge, daß feine Giftstoffe, also vor allem Stoffwechselgifte der Viren, durch die Hohlvene ins Blut übergehen können, was den ganzen Körper zu schädigen vermag. In solchem Falle handelt es sich also gewissermaßen um eine Leberinsuffizienz, welche durch eine Grippe ausgelöst worden ist.

Diese Insuffizienz oder Durchlässigkeit der Leber scheint sich sehr belastend auf das seelische Empfinden des Grippekranken auszuwirken. Es ist dies den Virengiften zuzuschreiben, wenn diese nicht völlig neutralisiert die Leber wieder verlassen konnten. Diese Wirkung auf das seelische Empfinden kann sich sowohl während der fieberhaft verlaufenden Krankheit als auch einige Zeit nachher während der Tage der Genesung bemerkbar machen. Bei vielen Patienten und auch bei erkrankten Heilpraktikern und Ärzten konnte dies festgestellt werden. Es ist daher sehr angebracht, noch längere Zeit nach dem Abklingen des Fiebers drei wesentliche Punkte zu beachten.

Als erstes ist eine Leberschondiät durchzuführen. Zweitens sollen gute Lebermittel wie z.B. Boldocynara eingenommen werden. Als dritter Punkt ist die Sauerstoffeinnahme sorgfältig zu beachten. Dies geschieht am besten durch Wanderungen in frischer Luft. Die Sauerstofffrage ist heute mehr denn je zum Problem geworden. Mit wie vielen Giftgasen in der Luft muß gerechnet werden. Dies gilt vor allem für Industriegebiete. Auch ein starker Autoverkehr mit seinen Giftgasen wirkt sich als überaus beeinträchtigend auf die Gesundheit aus. Leider betrifft dies nicht nur die Städte, denn die Städter fahren mit Vorliebe zur Erholung aufs Land oder in die Berge und sorgen dort mit ihren Fahrzeugen für die Verschmutzung der Luft. Nicht zu verschweigen sind die großen Nachteile, die der moderne Massentourismus mit sich bringt, so daß Kurorte oft nicht besser dran sind als Großstädte. Es ist also vielfach eine Kunst, sich vor verunreinigter Luft zu schützen. Durch Einatmung führt man diese Gifte in den Körper ein, und mit ihnen muß vor allem die Leber fertig werden. Um dazu fähig zu sein, braucht sie neben der stofflichen Unterstützung durch die Ernährung und durch gute Medikamente auch noch sehr viel Sauerstoff.

Die Aufnahme von genügend Sauerstoff können wir uns vor allem durch Atmung im Freien beschaffen, indem wir wandern oder vernünftigen Skisport betreiben. Ein Aufenthalt in den Bergen ermöglicht es uns, zu gesunden, wenn wir durch die würzige Luft der Wälder und reinen Höhen viel Sauerstoff in uns aufnehmen können. Tiefatmungsübungen, die wir jeweils zu Hause vornehmen mögen, sind zwar recht, dauern aber nur einige Minuten, während wir beim Wandern und Sport uns einige Stunden im Freien bewegen. Darum sind ja auch Garten und Landarbeiten besonders günstig, weil der diesbezügliche Arbeitsplatz über gute Luft verfügt.

Oft schon konnte ich bei mir selbst feststellen, daß das Wandern in den Bergen das beste Heilmittel ist, besonders wenn man durch zuviele Sorgen niedergedrückt sein mag. Im Winter hilft ein zweistündiger Aufstieg mit den Fellen unter den Skiern, da durch gleichmäßiges Atmen während des Steigens die körperlichen Funktionen angeregt werden. Das Wandern durch die Wälder der Berge in frischer, sauerstoffreicher Luft ist ein tröstliches Mittel gegen Niedergeschlagenheit. Sobald wir uns erleichtert fühlen, beginnen wir auch alles Bedrückende weniger tragisch zu empfinden. Wichtig ist es, einen Ausweg zu erkennen und wieder Mut zu schöpfen, damit wir die Probleme des Lebens zu meistern vermögen. Da auch die Virusgrippe unser Gemüt belasten kann, ist es gut, nach der Genesung zur Stärkung noch einige Wandertage, die allerdings nicht anstrengend sein dürfen, einzufügen. Wer den Skisport beherrscht, kann sich im Winter auch während kurzer Skiferien erholen. Wer gehunfähig ist, also weder Sport treiben noch wandern kann, muß sich seinen Sauerstoffbedarf eben zu decken suchen, indem er sich einige Zeit in den Bergen, auf dem Lande oder am Meer aufhält. Im Winter kann man gut eingepackt auf dem Balkon seines Hotelzimmers in frischer Bergluft und Höhensonne eine Liegekur durchführen, wobei man sich mit zeitweiligem Tiefatmen den notwendigen Sauerstoff beschafft. Unter der heutigen Dunstglocke der Städte, vor allem der Großstädte mit ihren Industriezentren, ist die Erholungszeit von zweifelhaftem Erfolg.

Wer sich allerdings während der Krankheit mit Sulfonamiden und Antibiotika behalf, statt natürliche Heilmittel anzuwenden, wird sich nicht so leicht erholen können. Wer aber das Fieber mit Wickeln und anderen physikalischen Anwendungen unterstützte, indem er damit die körpereigene Abwehr förderte, wird daraus während der Erholungszeit einen positiven Nutzen ziehen. Wer die natürliche Gesetzmäßigkeit seines Körpers mißachtet und sie gewissermaßen vergewaltigt, muß dafür Tribut zahlen. Wenn wir aber den Fieberzustand gut auszuwerten verstehen, handle es sich dabei um den Angriff von Bakterien oder Viren, dann fördern wir die Bildung von Abwehrstoffen und bekämpfen die Angreifer, gleichzeitig vermögen wir aber auch ihre giftigen Stoffwechselprodukte zu vernichten. Fieber erwirkt einen viel regeren Stoffwechsel und eine angeregtere Tätigkeit aller Organe. Das hat zur Folge, daß auch das Herz viel schneller und kräftiger arbeitet.

Wenn wir die erwähnten Vorzüge, die uns die eigene Natur bietet, richtig zu lenken und auszuwerten verstehen, dann ist dies heute noch im Zeitalter der modernen Chemie das beste, schützt es uns doch vor vielen Nachteilen und Schädigungen.

Der Krebs und die Leber

Auf einer meiner Amerikareisen besprach ich mich mit einem der bekanntesten Krebsforscher, der mir auf Grund seiner langjährigen Erfahrungen bestätigte, daß noch kein Krebskranker in sein Institut eingeliefert worden sei, der nicht eine gestörte Leber- und Bauchspeicheldrüsenfunktion hatte. Da sich auch andere Krebsforscher über diese Zusammenhänge ähnlich äußerten, kann man tatsächlich feststellen: Es gibt keinen Krebs ohne eine gestörte Leber- und Bauchspeicheldrüsentätigkeit. Es ist also eine ernstliche Angelegenheit, die uns mahnen sollte, daß wir diesen beiden Organen ganz besondere Beachtung schenken müssen.

Wohl können vor allem Sorgen und seelische Schwierigkeiten sehr stark auf die Leber einwirken, während auch umgekehrt wiederum die Leberstörung einen niederdrückenden Einfluß auf die Gesamtstimmung und das seelische Gleichgewicht ausüben kann, wenn man sich dieses Umstandes nicht voll bewußt ist. Wacht man aber sorgfältig darüber, dann kann man dadurch, daß man eine gewisse bewußte Gelassenheit einschaltet, auch die Oberhand behalten und der Leber, wie auch der Bauchspeicheldrüse dadurch sehr dienlich sein. Auf alle Fälle nützt es nichts, niedergeschlagen zu bleiben und den Kopf hängen zu lassen. Man muß sich aufraffen, und sehr unterstützend wirken dabei warme Wasseranwendungen, wie Kräuterwickel oder Kräutersitzbäder.

Eine bedeutsame Rolle spielt auch die Ernährung, obwohl dies manchem nicht angenehm sein mag, denn vielen fällt es schwer, sich auf eine andere Kost umzustellen. Lieber nehmen manche alle anderen Unannehmlichkeiten auf sich, als durch einen kleinen Willensakt zur Naturnahrung überzugehen. Wer seine Leber schonen und richtig pflegen will, darf nur naturbelassene Öle und Fette genießen. Aber auch die übrigen Nahrungsmittel sollten nicht entwertet sein. Gründliches Kauen und gutes Einspeicheln muß zur Gewohnheit werden.

Der moderne Mensch von heute schluckt eine Menge chemotherapeutischer Präparate in Form von Kopfwehtabletten, Schlafmitteln oder irgendwelchen schmerzbetäubenden Pillen. Auf die Dauer zeitigt diese Gewohnheit sehr üble Folgen, denn alle diese Stoffe belasten die Leber, und die beste Lebertätigkeit wird mit der Zeit dadurch beeinträchtigt. Wir sollten also streng darauf achten, daß wir unseren Körper möglichst vor chemischen Präparaten wie auch vor chemischen Zusätzen in unseren Nahrungsmitteln und Speisen bewahren.

Seien wir also in Zukunft auf der Hut vor seelisch niederdrückenden Einflüssen, vor falscher Ernährung und chemischen Mitteln und Medikamenten. Die geschilderten Umstände, welche der Leber schaden und dadurch den Krebs begünstigen können, sind Ursache und Grund genug, eine natürliche Lebensweise zu pflegen.

Der Leberkrebs

Der Leberkrebs entsteht oft, wenn von irgendeiner Körperstelle Krebszellen ins Blut gelangen und in der Leber hängen bleiben, wo sie sich zu kolonisieren beginnen. Ungeschickt ausgeführte Krebsexzisionen, worunter man die zu Untersuchungszwecken herausgeschnittenen kleinen Teile einer Geschwulst versteht, sowie unbefriedigend ausgeführte Operationen können dabei eine wichtige Rolle spielen. Es ist deshalb oft weniger riskant, eine Geschwulst herauszunehmen, als daran herumzuschneiden. Man möchte durch die histologische Untersuchung ganz sicher sein und gefährdet damit unter Umständen den Patienten.

Geschickte Psychotherapie

Welch eine schockierende Angelegenheit ist es für einen Patienten, wenn die Diagnose seines Gesundheitszustandes eindeutig auf Leberkrebs hinweist! Mancher Arzt ist in solchem Falle geneigt, das Interesse am Patienten zu verlieren, so daß sich dieser von allen guten Geistern verlassen fühlen muß. Sein gelblich graues Aussehen, die langsam gekommene Gelbsucht, die nicht mehr zurückgehen will und der ganze Rosenkranz harter Knoten, der sich am rechten Rippenbogen gebildet hat, haben den Arzt nachdenklich gestimmt. Es mag dem Patienten nicht entgangen sein, daß sich die Stirn seines Beraters in tiefe Runzeln legte, während er lange darüber nachdachte und abwog, ob er das Ergebnis seiner Diagnose dem Kranken bekanntgeben soll oder nicht. In der Regel ist in einem solchen Fall die Morphiumspritze noch der einzige Trost für den Patienten, der stets leichter und leichter wird. Viele biologisch eingestellte Ärzte bestätigen mir meine eigenen Erfahrungen, daß wenigstens die Natur noch Möglichkeiten bietet, wenn die Schulmedizin keine Hilfe mehr kennt, die je nach den gegebenen Voraussetzungen Wunder wirken können. Ob es nun aber gelingen mag, den Patienten wieder zu einer gewissen Lebensmöglichkeit zurückzuführen oder nicht, ist es doch zumindest die Pflicht eines jeden Therapeuten, dem Leidenden so beizustehen, daß er sein seelisches Gleichgewicht bewahren oder wieder zurückerlangen kann. Bestimmt ist es einem guten Beobachter nicht entgangen, wie rasch der Körper zerfällt, wenn der Patient jeglichen Lebenswillen verliert. Wer sich aufgibt, hat auch der Natur den Schlüssel zu ihren Schatzkammern aus der Hand genommen. Ein solcher Fall ist mir von dem Hauswart einer Hochschule bekannt. Dieser hustete jahrzehntelang und mußte beim Sprechen stets räuspern. Als sich sein Auswurf immer mehr vermehrte, beorderte ihn sein Arzt eines Tages zur Untersuchung. Diese zeigte, daß der Hauswart an einer alten Kehlkopftuberkulose litt. Sobald dieser aber wußte, wie es um ihn stand, veränderte sich sein ganzes Benehmen. Er lief wie ein wandelnder Leichnam umher, ließ seine Arme und Achseln hängen, wollte nicht mehr essen und verlor jeglichen Lebensmut und Lebenswillen. Nach drei Monaten trug man ihn zu Grabe. Ich weiß aus Erfahrung nur zu gut, daß eine solche Einstellung grundfalsch ist, denn gerade die innere Mithilfe des Kranken ist notwendig, um ihn wieder zu heben, zu stärken und ihm über seine mißliche Lage hinwegzuhelfen. Gegen den Tod ist noch kein Kräutlein gewachsen. Er kann selbst den Gesunden von seiner Laufbahn unerwartet rasch hinwegholen. Warum soll sich also der Kranke seine Lage noch erschweren, indem er sich zu sehr niederdrükken läßt? Manch sogenannten hoffnungslosen Zustand eines Kranken, der von allen Kapazitäten aufgegeben worden ist, sah ich durch eine geschickte Einstellung erträglich werden. Der Patient muß unbedingt einer liebenden Fürsorge übergeben werden, benötigt er doch tiefes Verständnis für seine seelische Not. Er muß innerlich so gestützt werden, daß er weder verweichlicht wird, noch verbittern kann. Wichtig ist eine gute Atemgymnastik zusammen mit einer richtigen Diät. Dies alles kann so günstig zusammenwirken, daß sich der Körper einigermaßen wieder zurechtfindet und der Patient noch längere Zeit glücklich mit seinen Angehörigen zusammenleben kann zu deren Wohl und Freude. Es ist dies keine bloße Einbildung, denn ich selbst konnte solche Erfahrungen sammeln, was nun aber nicht sagen will, daß jeder weit vorgeschrittene Prozeß aufgehalten werden kann. Gleichwohl aber wird sich auch für solche Patienten eine gehobene Stimmung besser auswirken als ein stetiges Niedergeschlagensein oder gar ein inneres Verzweifeln. Jede fröhliche und glückliche Stunde, die wir dem Kranken beschaffen können, ist ein Geschenk für ihn. Wenn wir Patienten durch den rechten Beistand seelisch und geistig stärken, bieten wir ihnen die Möglichkeit, das innere Gleichgewicht zu bewahren. Sie werden mit innerer Ruhe und Frieden erfüllt, denn sie hadern nicht mehr mit dem Unvermeidlichen, das ihnen begegnet, sondern stehen darüber. In diesem Zustand ist es ihnen trotz ihrer eigenen schweren Lage sogar möglich, andere zu trösten. Auch dies habe ich schon beobachten und erleben können, doch nur bei jenen Kranken, die ihre Lebenshoffnung nicht nur auf bloße Mutmaßung stützten, sondern bei solchen, die dem Wort göttlicher Verheißung volle Beachtung schenkten. Wer also den Glauben an die Auferstehung nicht in den Bereich der Fabel verlegt, der kann seine Augen ruhig schließen, denn der Tod erscheint ihm nur als ein vorübergehender Schlaf, was dem biblischen Begriff völlig entspricht. Diese Einstellung beruhigt nicht nur, sondern gibt zum Ausharren vermehrte Kraft. Wer den Schwerkranken die stärkende Hilfe hoffnungsvoller Lebensaussichten auf einer durch göttliche Macht völlig gereinigten Erde darbieten kann, bewahrt ihn vor dem verzehrenden Feuer der Verbitterung und Verzweiflung.

Unterstützende Heilfaktoren

Wir können unser Augenmerk noch auf andere Möglichkeiten richten, um dem Kranken sein Los zu erleichtern. Das Atmen, die Ernährung, das richtige Würzen, natürliche Heilmittel und äußere Anwendungen spielen dabei eine wichtige Rolle. Ich möchte nachträglich einzeln den Beweis erbringen, warum diese scheinbar geringfügigen Punkte so wichtig und beachtenswert sind. Die Atmung ist auch bei einfachen Leberleiden besonders wichtig und darf nicht unbeachtet bleiben, wenn eine Heilung erzielt werden soll. Noch weit wichtiger ist sie daher beim Leberkrebs, denn jede Krebszelle ist arm an Sauerstoff. Dies ist so, weil erstens die Atmung mangelhaft ist und zweitens, weil infolge von Stoffwechsel und Kreislaufstörungen der eingeatmete Sauerstoff nicht genügend reichlich zu den Zellpartien gelangt, so daß dieser Sauerstoffmangel mit dazu beiträgt, daß die erwähnten Zellpartien nachträglich zu Krebszellen entarten. Wir sehen daraus, wie vorbeugend wichtig es ist, daß wir jederzeit eine gute Atmung durchführen, vor allem aber wenn wir bereits leberleidend sind. Selbst der Kranke, der an Leberkrebs leidet, sollte sich nicht entmutigen lassen, indem er denkt, es nütze ihm ja doch alles nichts mehr. Wer weiß, ob er sich nicht doch wieder erholt, wenn er alle notwendigen Maßnahmen berücksichtigt und vor allem eine regelmäßige, gute Atemgymnastik durchführt. Auf alle Fälle wird sie ihm Erleichterung verschaffen und somit doch in gewissem Sinn gegen die mißliche Lage steuern.

Bereits heute schenken schon viele Gesundheitsbewußte der Ernährung im Alltag eine entsprechende Beachtung, und sie begreifen, daß dies im Krankheitsfall erst recht notwendig ist. Streikt unsere Leber, so ist dies für unsere Verdauung bedenklich, versagt sie, dann müssen wir uns unbedingt nach ihren Forderungen richten. Bereits wissen wir, daß wir Fettgebackenes meiden müssen. Bei Leberkrebs ist es doppelt notwendig, auf vollwertige Naturnahrung zu achten. Soja als pflanzlichem Eiweiß, Joghurt und Quark als einzigem tierischen Eiweiß, dem wir zusprechen dürfen, während Fleisch, Fische, Eier und Käse völlig gemieden werden müssen und somit auch nicht in kleinsten Mengen in Frage kommen. Auch Milch, Rahm und Butter belasten die Leber sehr, und es gehört zur notwendigen Schondiät, auch diese möglichst zu meiden. Dafür aber sollten wir dem Leberkrebskranken viel gut zubereitete, rohe Gemüsenahrung geben. Erträgt der Patient anfangs die Rohgemüse nicht gut, dann kann man sie durch Gemüsesäfte, vor allem Randensaft (Rote Beete), ersetzen, doch muß man dabei darauf bedacht sein, langsam auf Vollgemüse überzugehen, von denen biologisch gezogener Spinat, Lauch und Karotten am meisten Heilwert besitzen. Beachtet man diese Grundregeln gut, dann wird der Kranke auf alle Fälle Nutzen aus der Ernährung ziehen. Als Getränk sowie zur Salatzubereitung ist nur Molkosan, das milchsäurehaltige

Molkenkonzentrat, zu empfehlen. Den Früchten darf er nicht ohne weiteres zusprechen, denn sie sind ihm nicht zuträglich wie die Rohgemüse, und er hat eine gewisse Auswahl zu treffen. Heidelbeeren und Papaya sind heilwirkend. Leider ist die letztgenannte Frucht aber nicht überall bei uns erhältlich, so daß wir uns auf ein Papayapräparat beschränken müssen, wenn wir der guten Wirkung nicht verlustig gehen wollen. Oft werden auch milde Apfelsorten und in nicht allzu schweren Fällen auch Grapefruit noch ertragen.

Wer sich nach den Ernährungsgrundregeln richtet, die unserer Gesundheit zweckdienlich sind, der weiß, wie wichtig vor allem auch das Würzen der Speisen ist. Unwillkürlich sieht er sich nach unschädlichen Würzstoffen um, denn er möchte seine Organe nicht unnötig belasten. Diese Vorsichtsmaßnahme ist im Krankheitsfalle doppelt angebracht und hat vor allem bei Leberkrebs ihre unbedingte Berechtigung. Wir verwenden also kein gewöhnliches Kochsalz mehr für unseren Patienten und vermeiden auch Pfeffer, Muskatnuß, Zimt, Senf und Essig. Statt dessen gebrauchen wir ein Produkt aus Meersalz und Gewürzkräutern wie Trocomare oder Herbamare. In kleinen Mengen dürfen auch folgende scharfe Gewürze gebraucht werden, nämlich Meerrettich, Paprika edelsüß, echt indischer Curry, Knoblauch und Zwiebeln, aber nur in ganz geringen Mengen, da sie sonst schaden und den eigentlichen Zweck verfehlen.

Herbaforce, der schmackhafte Hefeextrakt, ist nicht nur eine gute Würze, sondern auch ein heilwirkendes Nahrungsmittel. Es hilft der Diätköchin sehr gut aus mancher Verlegenheit, denn sie kann damit eine Sauce bereiten, die ähnlich schmeckt wie eine Fleischsauce, indem sie den Extrakt in warmem Wasser auflöst und etwas Knoblauch oder Meerrettich beigibt. Es ist gut, wenn wir auch durch milde Gewürzkräuter die Verdauung anregen, und so werden wir von Zeit zu Zeit auch Majoran, Thymian oder Bohnenkraut verwenden. Jede Sorgfalt im Würzen wird der kranke Organismus dankbar empfinden.

Natürliche Heilmittel

Welch ein Glück, daß die Natur dem Leberkranken ihre Hilfe nicht versagt, sondern unterstützende Heilmittel bereithält! So wächst bei uns im Gebirge eine seltsame Petasites-Art (Pestwurz), die sich als gute Hilfe bei der Krebstherapie bewährt hat. Das daraus gewonnenen Produkte haben in vielen Fällen dem Krankheitsprozeß entgegenzuwirken vermocht und die Schmerzen vermindert (Pedadolor, Petaforce).

Boldocynara, ein bekanntes Lebermittel, bewährt sich sogar bei Leberkrebs sehr gut, denn es enthält außer Artischockenextrakt noch die Boldopflanze.

In Verbindung mit den beiden Heilmitteln ist auch Urticalcin von bester Wirksamkeit. Es ist ein organisches und vegetabil gebundenes Kalkpräparat, das den Kalkspiegel zu heben vermag und daher den Gesamtzustand des Patienten günstig beeinflussen kann.

Eine weitere, wesentliche Unterstützung findet der Kranke auch noch in Papaya-Fruchttabletten (Papayaforce), da diese die Leber und Bauchspeicheldrüse entlasten, weil sie ein eiweißabbauendes Ferment enthalten. Es ist ein Naturmittel, das nur aus der giftfreien tropischen Pflanze Carica Papaya gewonnen wird.

Noch ein weiteres, heilwirkendes Nahrungsmittel muß bei Leberkrebs zugezogen werden, und zwar das Leinsamenpräparat Linoforce, enthält es doch ungesättigte, essentielle Fettsäuren, die als dringend notwendige Heilfaktoren angesehen werden müssen. Es hilft zudem noch die Darmtätigkeit zu regeln, was ebenfalls dringend notwendig ist. Auch Sesamsamen kann erfolgreich zugezogen werden.

Mitteleinnahme

Bei der Einnahme der Heilmittel soll man in der Dosierung sehr vorsichtig sein. Auch harmlose Naturmittel können sehr starke Reaktionen auslösen. Man beginne deshalb bei allen Heilmitteln nur mit einem Minimalquantum und nehme vielleicht nur die Hälfte oder ein Drittel von dem, was vorgeschrieben ist. Langsam kann man dann allmählich auf das Normalquantum kommen, doch immer nur so, daß keine Beschwerden entstehen.

Da Leberkrebs nicht operiert werden kann, ist nur eine konservative Behandlung möglich. Obwohl wir ihn nur in seltenen Fällen ganz heilen können, ist es doch schon ein Erfolg, wenn wir einen erträglichen Zustand erreichen neben einer Verlängerung des Lebens, und dies sogar oft um mehrere Jahre.

Die äußerliche Behandlung

Auch die äußerliche Behandlung kann, wenn sie vertragen wird, vorteilhaft und günstig wirken. Vor allem sind Lehmwickel ausgezeichnet, wenn der Lehm mit Eichenrindentee oder Zinnkrauttee zubereitet wird unter Zugabe von einem Eßlöffel voll echtem Johannisöl.

Im Wechsel können auch Kohlblätterauflagen folgen, wenn sie keine Schmerzen auslösen. Sonst können statt ihrer die Blätter des Riesenampfers (Rumex alpina) verwendet werden, indem man sie quetscht und am besten über Nacht auflegt. Zum sanften Einreiben dient echtes Johannisöl, das aus den Blüten und Knospen des Bergjohanniskrautes hergestellt wurde. Es wirkt sehr gut auf die Nerven und beseitigt das fast unausstehliche Nervenkrabbeln.

Mit guten Naturmitteln, einer zweckmäßigen Ernährung und leichten, richtig durchgeführten physikalischen Anwendungen, unterstützt durch eine geschickte Psychotherapie, läßt sich bestimmt das Maximum zum Wohle des Kranken erreichen.

Leberzirrhose (Leberverhärtung)

Eine Leberzirrhose ist ein sehr schweres Leiden, das nicht von heute auf morgen kommt. Wenn man die Vorgeschichte bei solchen Patienten genau studiert, dann muß man in der Regel feststellen, daß entweder chronische Alkoholschäden vorausgegangen sind, oder auch irgendwelche Vergiftungen, die längere Zeit auf die sonst so widerstandsfähige Leber eingewirkt haben. Die Leber wird allmählich verkleinert, es gibt eine Schrumpfung und Verhärtung. Diese kann oft vom Arzt schon von außen festgestellt werden, denn die knötchenförmigen Verhärtungen sind tastbar. Falsch behandelte und nicht richtig ausgeheilte Leberentzündungen können zu einer Entartung der Leber führen. Auch chronische Erkrankungen der Gallenwege, wie Gallensteine mit häufigen Stauungserscheinungen können mit dazu beitragen, daß sich eine Leberzirrhose entwickeln kann. Darunter leidet der ganze Organismus, und das ist verständlich, wenn man sich vor Augen führt, was die reinigende Funktion der Leber für das Blut bedeutet. Alles, was durch die Pfortader in die Leber kommt, muß in der Leber verarbeitet, gereinigt, entgiftet und neutralisiert werden. Die Leber hat also im Körperhaushalt eine sehr vielseitige und komplizierte Funktion.

Ausreichende Organreserven

Die Leber, die Niere und andere Organe sind etwas überdimensioniert. Es genügt, wenn die Leber noch akzeptable Funktionen aufrecht erhalten kann, die bei einer vorsichtigen Lebensweise, einer richtigen Ernährung und einem haushälterischen Umgehen mit den vorhandenen Kräften ein Weiterleben ermöglichen. Mit einem Bericht über eine Wiener Patientin möchte ich allen Leidenden, die in einer ähnlichen Situation sind, etwas Mut machen, damit sie auch dann noch durchhalten, wenn der Arzt ihnen, vom medizinischen Standpunkt aus gesehen, keine Chancen mehr einräumt. Es gibt viele Ärzte, die in ihrem Leben noch nie todkrank waren, und deshalb auch für den Schwerkranken nicht das notwendige Verständnis aufbringen können. Ich habe prominente Menschen, unter ihnen angesehene Professoren, kennengelernt, die in großer Not nicht nur zu vertrauen, sondern auch zu beten gelernt haben. Die Leber ist wirklich für die Gesunderhaltung das wichtigste Organ. Man kann mit einem etwas schlecht arbeitenden Herzen noch alt werden, wenn man es immer schont und pflegt. Aber mit einer schlecht funktionierenden Leber wird der Körper in effektiv kurzer Zeit vergiftet. Wenn wir unsere Gesundheit auf der Höhe halten wollen, dann müssen wir der Leber unbedingt die notwendige Beachtung schenken.

Aus der Praxis

Es ist interessant, was die Wiener Patientin mitteilt. Ich will dies hier offenlegen, um zu zeigen, welche Möglichkeiten bestehen, wenn die Ratschläge der Ärzte und das medizinische Wissen zu versagen scheinen. Damit die Leser die richtigen Schlußfolgerungen ziehen können, wollen wir die Patientin selbst sprechen lassen:

»Um meinen Fall richtig beurteilen zu können, muß ich den Hergang meiner Krankheit schildern. Ich glaube, daß eine normale Leberzirrhose als Folge von Alkoholmißbrauch oder von einer Gelbsucht noch weit größere Heilungschancen hat, als es bei mir der Fall sein konnte. Mein schweres Leberleiden wurde nämlich durch allzu reichliche Verabreichung von Psychopharmaka verursacht, die mir selbst dann noch vom Internisten verordnet wurden, als ich diesen wegen großer Schwäche, ständiger Übelkeit und Erbrechen aufsuchte. Durch den Genuß eines quecksilberverseuchten Fisches, eines Heilbutt, der mir als besonders gesund empfohlen wurde, bekam ich eine Leberentzündung, die der Arzt nicht erkannte, sondern als Gallenblasenentzündung diagnostizierte, und die ich wie durch ein Wunder, trotz über 40 Grad Fieber, ohne Pflege oder Behandlung überlebte.

Erst als ich zufällig zu einem Landarzt kam, der noch »händisch« (durch Abtasten der Lebergegend) untersuchte, erfuhr ich von diesem auf Anhieb, daß ich Leberzirrhose in sehr fortgeschrittenem Stadium habe, und daß es sich nicht um eine Entzündung der Gallenblase, sondern um eine Leberentzündung gehandelt hat.

Ich konnte damals kaum etwas essen. Der Darm sprach auf kein Mittel mehr an. Innerhalb weniger Wochen verlor ich mehr als 20 kg an Gewicht und fühlte deutlich, daß es dem Ende zuging.

In diesem Zustand erfuhr ich von Ihrem Buch «Die Leber als Regulator der Gesundheit», das ich mir, einer inneren Stimme gehorchend, fast mit letzter Kraft besorgte und studierte, und sofort nach Ihren Ratschlägen zu leben begann. Dabei ist zu beachten, daß es bei uns Ihre Naturmittel nicht überall gibt und ich sie nur ab und zu auf irgendeine Art und Weise beschaffen konnte. Aber ich hielt mich in allen übrigen Belangen streng nach Ihren Ratschlägen und langsam, aber immer deutlicher spürte ich die heilbringende Wirkung. Obschon ich als religiöser Mensch nicht geradezu verzweifelt am Leben hänge, war doch das Erlebnis des Wiedererstarkens ein ganz gewaltiges. Da ein Großteil der Leber aber zerstört ist, kann ich natürlich nicht viel arbeiten und muß mich natürlich so gut wie möglich vor Giften in der Luft, in den Speisen und vor großen Anstrengungen, was aber bekanntlich nicht immer in der eigenen Macht liegt, hüten. Aber ich lebe nun dank Ihrer unschätzbaren Ratschläge schon acht Jahre ein geschenktes Leben und bin gerade ein Musterbeispiel für die Richtigkeit des in Ihrem Buch dargelegten Wissens.«

Aus diesem Bericht ist ersichtlich, daß bei sehr schweren, ja manchmal bei hoffnungslosen Fällen die Lösung nicht darin liegt, daß man irgendwelche starken, spezifisch wirkenden Mittel einnimmt, sondern daß man seine Lebensweise ändert, Fehler vermeidet, mit ein paar guten Naturmitteln nachhilft und den Körper seiner eigenen Regenerationskraft überläßt. Ich habe oft erlebt, bei sehr schwierigen Situationen, bei denen die Ärzte dem Patienten nur noch kurze Zeit zu leben in Aussicht gestellt haben, daß durch eine gründliche Umstellung der

Lebensweise, der Ernährung und einer Korrektur der geistigen Einstellung der Körper Kräfte mobilisiert hat, die viel zuwenig geschätzt und in Betracht gezogen werden. Sicherlich ist dabei zu beachten, daß gewisse Reserven dasein müssen. Und wichtig ist, daß die seelisch geistige Einstellung aus den depressiven, negativen Sphären wieder in eine positive Situation gehoben wird. Hier muß der Therapeut wesentlich mitwirken.

Trotz einer guten Diät darf man nicht vergessen, daß die Leber zum Regenerieren bestimmte Bitterstoffe benötigt, die man als Tee oder als Tropfen aus Löwenzahn (Taraxacum off.), aus Blättern der Artischocke (Cynara scolimus), aus den Teufelskrallen (Harpagophytum procumbens), aus der asiatischen Curcumarinde oder anderen bitterstoffhaltigen Kräutern zu sich nehmen kann. Menge und Konzentration richten sich nach dem körperlichen Zustand. Für alle Leberkranken, die vor die Wahl gestellt werden, entweder zu Psychopharmaka zu greifen oder sich natürlichen, pflanzlichen Heilmitteln zuzuwenden, sollte diese Erfahrung eine Lehre sein, daß es oft besser ist, mit seinem Körper etwas mehr Geduld zu haben und ihm mit einfachen, harmlosen, pflanzlichen Mitteln eine Unterstützung zu geben. Wenn Patient und Arzt mit viel Verständnis zusammenwirken, dann kann manches schwere Unheil vermieden werden.

Gesund leben heißt in vielen Fällen und in erster Linie die bisherigen Lebensgewohnheiten zu ändern. Es genügt nicht, nur den Vorsatz für diesen Schritt zu fassen. Man muß sich zunächst einmal überlegen, was unter gesunder Lebensweise zu verstehen ist, welche Rolle die Ernährung dabei spielt, und auf welche natürlichen Mittel man sich im Krankheitsfall verlassen kann, ohne schädigende Nebenwirkungen in Kauf nehmen zu müssen.

Als eines der wichtigsten und verständlichsten Gesundheitsbücher bezeichnet eine dankbare Patientin in ihrem Schreiben schon im Jahre 1961 das Buch »Der kleine Doktor«: »Ich war fasziniert davon. Jetzt besitze ich die neue Ausgabe mit den schönen farbigen Pflanzenbildern. Das Buch war und ist mir eine große Hilfe, und ich darf sagen, daß ich bis heute ohne chemische Medikamente ausgekommen bin. Ich lebe gesund, habe viel Bewegung, und Ihre Produkte helfen mir dabei.«

Im Zusammenhang mit diesem Brief wäre noch zu bemerken, daß nicht nur eine neue Ausgabe des Buches »Der kleine Doktor« erschienen ist; denn es drängte mich, angesichts der fortschreitenden Zerstörung der Umwelt, den interessierten Naturfreunden einen Weg zu natürlicher Lebensweise zu zeigen. Deshalb gab ich meinem neuen Buch den Titel »Die Natur als biologischer Wegweiser«.

Bilharzia

Es ist wahr, daß tropische Länder ihren eigenen Reiz haben, und es gehört heute fast zum guten Ton, daß man irgendeinmal in den Ferien ein tropisches Land besucht. Die schönen, farbigen Prospekte zeigen ideale Badegelegenheiten mit langen, weißen Sandstränden mit Palmen im Hintergrund. Schattige Haine laden zum Spazieren ein. All das wird von Reisebüros in einer blumigen Sprache hervorgehoben. Aber über die Gefahren, die dabei vor allem dem Neuling entgegentreten, der sich in tropische Länder wagt, wird sehr wenig geschrieben. Höchstens werden außer den üblichen Impfvorschriften noch Anweisungen wegen der Malaria gegeben. Bei dieser Tropenkrankheit besteht eine Möglichkeit, vorzubeugen. Wenig oder gar nichts wird über die Bilharziose geschrieben, eine viel schlimmere Tropenkrankheit, gegen die man bis heute noch keine vorbeugenden Mittel kennt und an der viel mehr Menschen erkrankt sind als an Malaria. Diese Krankheit wird durch Parasiten übertragen, die durch die gesunde Haut beim Baden eindringen und die sich dann in den inneren Organen (Niere, Leber, ja sogar Lunge und Herz) zu weißen Würmern entwickeln. Wenn man diese nicht mit ganz scharfen Mitteln bekämpft, richten sie den Menschen zugrunde, und dies in kürzester Zeit. Am meisten findet man diese Parasiten in den Süßwasserflüssen von ganz Ostafrika, aber auch in Südafrika. Im Meerwasser gehen diese Parasiten glücklicherweise zugrunde. Aber auch da, wo Süßwasserflüsse ins Meer münden, sollte man nicht baden gehen, denn nur wenn das Süßwasser richtig mit Salzwasser vermischt wird, sterben diese Parasiten. Ein einziges Fußbad in einem Süßwasserfluß kann schon genügen, um von diesen Parasiten befallen zu werden.

Assuanstaudamm begünstigt die Bilharziose

Leider ist nun auch der Nil von diesen unheimlichen Parasiten verseucht, und zwar erst seit dem Bau des Assuanstaudamms. Vorher war ich gerade noch im Sudan, und weder im Blauen noch im Weißen Nil wurden diese Parasiten festgestellt. Wie sie in das Stauwasser des Dammes gekommen sind, ist schwer zu erklären. Bilharzia braucht einen Zwischenwirt, wenn man so sagen kann, um sich richtig entwikkeln zu können, und das ist eine bestimmte Schneckenart. Diese kann sich nur im ruhigen Wasser richtig vermehren und entwickeln, und das ist im Staudammwasser möglich geworden. Ob dieser Damm für Ägypten von Nutzen war, ob die etwa drei Milliarden, die Rußland Ägypten zur Verfügung stellte, für das Land wirklich einen Profit darstellen, oder ob die dadurch entstandenen Nachteile die Vorteile aufwiegen, darüber kann man noch verschiedener Meinung sein. Wissenschaftler haben schon gewisse Bedenken geäußert, bevor der Damm errichtet wurde. Sie haben vor Nachteilen, die entstehen könnten, gewarnt. Und hier wußten sie noch nichts davon, daß durch das Stauen des Nilwassers die Bilharziose sich ausbreiten könnte. Seit Menschengedenken war der Nil der große Wohltäter für die ägyptischen Bauern. Der Nilschlamm war gratis, ein biologischer Dünger für die fruchtbaren Felder. Im Grunde genommen waren sie gerade deshalb so fruchtbar, weil sie durch den Nilschlamm immer wieder genügend Mineralstoffe und organisches Düngematerial bekamen. Für Ägypten war jedoch noch schlimmer als die agrarwirtschaftlichen Nachteile die Ausbreitung dieser parasitären Krankheit. Als ich dies erfuhr, habe ich sofort an Präsident Anwar el Sadat, der damals noch lebte, einen genauen Bericht geschrieben. Ich habe ihm auch mein Buch »Gesundheitsführer durch südliche Länder, Subtropen, Tropen und Wüstengebiete« (zur Zeit der Drucklegung vergriffen) geschickt, damit er dies dem Gesundheitsministerium unterbreiten könne. Er hat mir dafür sehr gedankt und hat meinen Rat befolgt. Aber es stellt die Verantwortlichen vor eine sehr schwierige Aufgabe. Denn außer für Elektrizitätswerke wird natürlich das Nilwasser auch für Bewässerungen benützt. Die Bauern und ihre Kinder, die mit nackten Füßen in diesen Bewässerungsgräben arbeiten, Jugendliche, die sogar darin baden, laufen nun Gefahr, von dieser schlimmen parasitären Krankheit befallen zu werden. Wohl hat die Sanitätsbehörde mit Gift, mit Chemikalien in den Kanälen die Parasiten zu vernichten versucht, aber eine großangelegte Vernichtungsaktion ist so schwer durchzuführen und würde viel Geld kosten, daß man niemals die erforderlichen Mittel aufbringen kann. So besteht fernerhin die große Gefahr, daß Millionen von Erwachsenen und Kindern aus dem Bauernstand mit Bilharziose infiziert werden. Es ist schwer vorauszusagen, wie tragisch sich diese Situation für das ägyptische Volk, vor allem für den Bauernstand, auswirken wird. Es scheint, daß diese Krankheitserreger viel gefährlicher sind als alle politischen und kriegerischen Auseinandersetzungen, denen Ägypten ausgesetzt ist und sein könnte.

Warnung an Touristen

Der Grund, warum ich dies schreibe, liegt darin, um erstens einmal meine ägyptischen Freunde aufmerksam zu machen und um alle Besucher, Touristen, die Ägypten bereisen, zu warnen, daß sie weder im Nil noch in irgendeinem der Kanäle baden. Man sollte sich streng davor hüten, an der ganzen Ostküste Afrikas, sowie in Südafrika, in Süßwasserflüssen zu baden. Das Risiko, mit diesen Parasiten in Berührung zu kommen, ist viel zu groß und die Behandlungsmethoden sind gar nicht einfach und können nur mit ganz starken Mitteln Erfolg bringen, die nicht ohne schädigende Nebenwirkungen sind, vor allem was die Leber betrifft.

Vorbeugen ist vorteilhafter als Heilen

Ein äußerst frohmutiger Freund aus Italien erzählte mir manches aus seinem Leben. Als Folge eines langjährigen Aufenthaltes als Missionar in Aden und Somaliland hat er sich heute mit vielen gesundheitlichen Belastungen abzufinden. Da seine Leber nicht mehr hundertprozentig arbeitet, leidet er unter verschiedenen Störungen. Sein Stoffwechsel läßt zu wünschen übrig, seine Verdauung ist schlecht, während seine Hände durch eine lästige Arthritis geplagt werden. Neben kleineren Übeln hatte er eine Malaria tropica sowie eine Amöbenruhr zu bekämpfen. Fast alle Tropenkrankheiten weisen oft sehr schlimme Spätfolgen auf. Zwar sind dabei nicht in erster Linie die Erreger schuld, sondern die Medikamente, welche der Kranke einnehmen mußte. Diese belasten fast immer die Leber, und es ist meist eine jahrelange sorgfältige Pflege erforderlich, um wieder einen normalen Gesundheitszustand erwirken zu können. Trotz der verschiedenen Schäden, die meinen Freund plagen, blieb er auffallend fröhlich. Das hat er natürlich vor allem seiner geistigen Einstellung zu verdanken. Ich selbst weiß, wie sehr ein Leberschaden auf den Frohsinn niederdrükkend einwirken kann, da auch ich einmal mehr als ein Jahr darunter zu leiden hatte. Da ich ein ausgesprochener Fruchtliebhaber bin, war dies für mich eine harte Zeit, weil ich keinerlei Fruchtsäure mehr vertragen konnte. Nur ein einziges Mal hatte ich, entgegen meiner sonstigen strengen Gewohnheit und Erkenntnis, mich in Nairobi verleiten lassen, rohen Salat zu genießen. Als Folge hatte ich mir Amöben zugezogen. Um sie wieder loszuwerden, schluckte ich die entsprechenden Mittel; es war dann auch nicht verwunderlich, daß sich dadurch eine Dysbakterie einstellte. Nur mit Mühe und Ausdauer konnte ich diese wieder ausheilen. Im Laufe der Zeit konnte ich auf meinen Reisen einige eigene Erfahrungen mit Tropenkrankheiten sammeln. Bestimmt wäre mir manches erspart geblieben, wenn ich besser aufgeklärt gewesen wäre. Manchmal mag man vielleicht auch etwas unbesorgt sein und vergessen, daß man gefährlichen Verhältnissen ausgesetzt ist. Es braucht oft sehr wenig, um sich empfindliche Nachteile zuzuziehen. Gut, daß gebrannte Kinder das Feuer wenigstens fürchten lernen.

Jeder, der in den Tropen lebt oder sich dahin begeben möchte, sollte daher alle Vorsichtsmaßnahmen gründlich beachten, denn es lohnt sich. Oft erhalte ich bestätigende Berichte, daß dem so ist. Eine Patientin aus Bern schrieb mir kürzlich, sie habe sich seit Jahren gesundheitlich nicht mehr wohl gefühlt, bis sie sich der Untersuchung eines tüchtigen Spezialarztes aus Zürich habe anvertrauen können. Durch eine Blutanalyse konnte festgestellt werden, daß schon jahrelang eine Entamoeba histolytica vorlag. Sehr wahrscheinlich waren die Stuhluntersuchungen immer negativ, was oft der Fall ist, obwohl die Erreger innerlich schon viel Unheil anrichten konnten. Die Folgeerscheinungen waren Entzündungen in den Gelenken, in der Harnröhre, im Dickdarm, im Mastdarm und im After. So lange man die Parasiten nicht töten konnte, nützten alle Anwendungen nichts. Die Entzündungen werden beharrlich bleiben und nicht zum Verschwinden gebracht werden können. Die Ärzte wollten diese Patientin einer Chemotherapie mit Spritzen und Pillen unterziehen, doch der eigene Hausarzt fürchtete, daß sich die Leber der Kranken nicht dazu eignete. Die Patientin selbst möchte lieber eine Behandlung mit Naturmitteln vornehmen, weil sie der Chemotherapie mit ihren Risiken und Schäden vor allem um der Leber willen auszuweichen sucht.

Das Heilen ist in einem solchen Falle jedoch nicht so einfach, wie es das Vorbeugen gewesen wäre. Mit der regelmäßigen Einnahme von Papayablättern und anderen papainhaltigen Stoffen kann man Amöben im Darm vernichten oder vertreiben, wenn man genügend davon einnimmt. Anders jedoch verhält es sich, wenn die Amöben bereits in der Leber sind, denn dann wirken nur Medikamente genügend stark, die auf dem Blutwege über die Pfortader zu den Parasiten gelangen können. Es mag eine Pflanze geben, die wirksam sein könnte, aber sie ist noch nicht bekannt.

Hilfreicher Rat

In Anbetracht der bestehenden Umstände konnte ich der Frau nur raten, es einmal mit einer Papayakur zu versuchen, um wenigstens mit den Parasiten im Darm fertigwerden zu können. Dieser Rat mag sich auch für andere Leidende als Ausweg erweisen. Nach Anwendung eines Papayapräparates mögen die Mittel gegen die Entzündungen wie Symphosan und Echinaforce eher wirksam sein. Will man dagegen die Parasiten auch in der Leber vernichten, um eine völlige Heilung zustande zu bringen, muß man das chemische Mittel Dehydroemetin einnehmen. Dieses hat den Vorteil, weit weniger toxisch zu sein als die früheren Emetinpräparate. Ich nahm dieses Mittel selbst einmal gegen einen Echinococcus ein, nachdem mich dieser ein ganzes Jahr geplagt hatte und allen anderen Mitteln trotzte. Dadurch kann allerdings ein kleiner Leberschaden entstehen, was schwerlich vermieden werden kann. Zur Abhilfe sollte man eine Leberdiät einschalten. Boldocynara und Harpago-Tee dienen zur zusätzlichen Leberpflege, und als Stärkungsmittel setzt man Biocarottin ein.

Auf diese Weise kann man mit genügend Ausdauer zum Ziel gelangen und wieder hergestellt werden. Aber sicher wird jeder erkennen, daß es so viel einfacher wäre, zeitig genug vorzubeugen, statt umständlicher heilen zu müssen. Der Zweck, dem das Buch »Gesundheitsführer durch südliche Länder, Subtropen, Tropen und Wüstengebiete« (zur Zeit der Drucklegung vergriffen), dienen soll, ist vorbeugender Art, und ich lege jedem nahe, nicht in warme Länder zu reisen, ohne vorher das Buch eingehend gelesen zu haben. Freunde, die vielleicht nur für kurze Zeit in den Süden fahren, sollte man vor Gefahren warnen und auf das hilfreiche Buch aufmerksam machen. Mancher, der unaufgeklärt in eine schwere Lage geriet, bedauerte, das Buch nicht vorher gekannt zu haben, denn es erweist sich als wirklich wahr, daß Vorbeugen vorteilhafter ist als Heilen.

Erfolgreiche Pflege mit natürlichen Mitteln

3

Hilfe bei mangelhafter Lebertätigkeit

Verwendung von Öl und Fett

Von vielen Ärzten wird bei mangelhafter Lebertätigkeit eine völlig fettfreie Leberdiät verordnet, weil man glaubt, die Leber durch diese Schonung wieder in Ordnung bringen zu können. Ich habe jedoch in meiner langjährigen Praxis die Beobachtung gemacht, daß durch eine geschickt gesteuerte Anregung mit einer Eingabe von zuerst nur kleinen, langsam aber größer werdenden Mengen von Öl eine raschere und bessere Heilung erzielt werden kann. Allerdings habe ich dabei auch beobachtet, daß man zum Kochen keine tierischen Fette, also kein Schweinefett und keine Butter verwenden darf. Unraffinierte, völlig naturbelassene Öle sind unbedingt angebracht, denn sie zeitigen das beste Ergebnis. Man muß jedoch sehr streng darauf achten, daß man die Öle den gedämpften Speisen erst zuletzt beigibt, sie also roh verwendet und nicht erhitzt. Auf keinen Fall kommen bei einer mangelhaften Lebertätigkeit fett gebackene Speisen in Frage. Diese müssen gänzlich gemieden werden.

Wie verhält es sich mit dem Eiweiß?

Nicht jeder weiß, daß bei einer mangelhaften Lebertätigkeit die Eiweißfrage eine besondere Rolle spielt. Eine schlechte Lebertätigkeit ist meist auch von einer mangelhaften Bauchspeicheldrüsentätigkeit begleitet. Nun bildet besonders das gekochte, tierische Eiweiß bei mangelhafter Leberfunktion als Zerfallprodukt Giftstoffe, die den Körper und somit wiederum die betroffenen Organe empfindlich schädigen. Es ist daher in kritischen Fällen sehr notwendig, tierisches Eiweiß, wie Fleisch, Fisch, Eier, Käse und Milchprodukte völlig zu meiden, bis eine gewisse Besserung der Funktionen erreicht ist. Der Körper kann jedoch auf die Dauer nicht ohne Eiweiß leben, weshalb schon bei kurzfristigem Eiweißentzug starker Gewichtsverlust einzutreten vermag. Außer Quark ist darum pflanzliches Eiweiß in bescheidenen Mengen einzuschalten. Das Nußeiweiß von Mandeln, Baumnüssen, Haselnüssen, Pinienkernen und Paranüssen hat sich besonders bewährt. Man muß aber streng darauf achten, daß die Nüsse frisch sind, denn eine schlecht arbeitende Leber ist diesbezüglich sehr empfindlich. Ein gutes Mandelpüree ist eine sehr praktische, leicht verdauliche Diätnahrung. Auch Sesam ist vorzüglich.

Als Fett und zugleich Eiweißlieferanten sind die Ölfrüchte sehr wertvoll. Sie werden, frisch verarbeitet, sehr gut vertragen. Frisch gemahlener Leinsamen oder frisch gequetschter Mohnsamen, wie auch Sonnenblumenkerne sind für Leberkranke eine Diät- und Heilnahrung. Das beste Eiweiß ist das Soja-Eiweiß.

Qualität und Quantität der Nahrung

Bei Leberstörungen und Leberleiden ist es sehr wichtig, mit möglichst wenig Nahrung auszukommen, weshalb es unbedingt notwendig ist, nur ganz vorzügliche Nahrung in kleinen Mengen einzunehmen. Der Grund, warum man nur wenig essen soll, liegt darin, daß man dadurch die Leber nicht belasten muß und damit schont. Denn bei einer mangelhaften Funktion muß die Nahrungsmenge so gehalten werden, daß die bescheidene Gallenausscheidung genügt, um die eingenommene Eiweiß- und Fettnahrung zu verarbeiten. Alle Nahrung, die nicht verarbeitet wird, zersetzt sich und wird somit zu Gift für den Körper. In erster Linie hat an diesem Übelstand die Leber zu leiden, denn bekanntlich kommt ja alles durch das Pfortadersystem wieder zur Leber zurück. Gleichwohl muß aber trotz der notwendigen Schonung der Leber darauf geachtet werden, daß die bescheidene Nahrungsmenge allen Anforderungen und Bedürfnissen des Körpers entspricht, weshalb nur die beste und konzentrierteste Nahrung gut genug ist. Wir müssen uns deshalb, um ganz sicher zu sein, daß wir die rechte Wahl treffen, ausschließlich einer reinen und unveränderten Naturnahrung zuwenden.

Blutreinigungskuren zur vorbeugenden Pflege der Leber

Die Betrachtung über die Giftstoffe, mit denen sich die Leber zu befassen hat, weckt in uns bestimmt auch das Verständnis für eine vorbeugende Pflege der Leber durch eine entsprechende Blutreinigungskur, wie wir solche in der Regel im Frühling durchführen. Diese muß zwar keineswegs auf die Frühjahrszeit beschränkt werden, sondern kann zur allgemeinen Entlastung je nach Notwendigkeit zu einer anderen Zeit des Jahres erfolgen.

Vor allem eignen sich die Wildgemüse ausgezeichnet zur Durchführung einer Blutreinigungskur. An erster Stelle steht der Löwenzahn (Taraxacum off.). Doch auch Bärlauch (Allium ursinum), junge Brennesseln (Urtica urens/dioica), Schafgarbe (Achillea millefolium) und Brunnenkresse (Nasturtium off.), ja sogar die Blätter der Kapuzinerkresse (Tropaeolum majus), die fast das ganze Jahr hindurch bis in den Herbst hinein zur Verfügung stehen, leisten bei einer Blutreinigungskur gute Dienste. Auch Luzerne, bekannt als Alfalfa, kann darauf Anspruch erheben, ein gutes Blutreinigungs- und Blutbildungsmittel zu sein.

Bevor die Blutreinigungskur ihren vollen Wert entfalten kann, ist immer für eine gute Darmtätigkeit zu sorgen. Schleimbildende Samen wie Psyllium (Semen Psylii) oder Leinsamen (Semen Lini) sind als wirksame Hilfe bekannt und das Leinsamenpräparat Linoforce ist praktisch und beliebt. Eingeweichte Feigen oder Zwetschgen reichen oft aus, die Darmtätigkeit genügend zu fördern. Bei hartnäckiger Verstopfung werden stärkere Mittel angewandt werden müssen. Ein solches läßt sich herstellen, indem man eingeweichte Feigen und Zwetschgen mit 10 Prozent Sennesblätter- oder Faulbaumrindenpulver durch die Hackmaschine dreht. Man kann daraus eine Art Feigenpaste bereiten, die ausgezeichnet wirkt und ein einfaches, natürliches Mittel darstellt.

Entschlackungskur mit Rhabarberblättern

Es gibt auch noch andere bewährte Blutreinigungskuren. Die erteilten Anweisungen sollen in diesem Sinne auch nur als hilfreiche Anregung dienen. Auf eine weitere wirksame Heilmethode muß noch hingewiesen werden. Man führt sie an besonders warmen, sonnigen Tagen durch, und es handelt sich dabei um eine von früher her bekannte Entschlackungskur mit Rhabarberblättern.

Wer Gelegenheit hat, auf einem flachen Dach, auf einem Balkon oder auch auf dem Boden eines Zimmers unbekleidet an der Sonne zu liegen, kann diese Kur mit einigen Rhabarberblättern durchführen, indem er seinen Körper von oben bis unten damit bedeckt. Unter dieser grünen, sonnenbeschienenen Decke kann man zwei oder noch mehr Stunden ruhig liegen bleiben. An heißen Sonnentagen wird man unter den Blättern zu schwitzen beginnen, und die ausgeschiedenen Giftstoffe nehmen dabei oft einen recht unangenehmen Geruch an. Wer diese Kur zwei- bis dreimal durchführt, wird merken, wie wohl sie ihm bekommt, denn er wird sich dadurch wesentlich frischer, jugendlicher und elastischer fühlen. Es ist eine billige, einfache Entschlakkungskur, die nichts kostet als nur ein wenig Zeit und ein paar Rhabarberblätter, die man ohnedies auf den Kompost werfen würde. Eine nachträglich Dusche oder ein Kräuter-Rieselbad wird das Wohlbefinden noch wesentlich erhöhen. Auf alle Fälle wird es sich lohnen, einmal einen Versuch mit dieser Kur zu machen, denn es ist dadurch leicht zu erkennen, daß durch sie vor allem die Leber im positiven Sinne entlastet wird.

Physikalische Anwendungen bei Leberleiden

Bei Leberstörungen wirken heiße Duschen auf die Lebergegend ganz hervorragend, um Stauungen zu beseitigen. Auch Sitzbäder, vor allem solche mit Beigabe eines Kräuterabsuds, mit Thymiantee oder Zitronenmelissentee sind vorteilhaft, da sie erweichen und zugleich auch die Bauchspeicheldrüse günstig beeinflussen.

Ein solches Bad soll eine halbe Stunde dauern, darf aber auch auf eine Stunde ausgedehnt werden, nur ist dabei darauf zu achten, daß man durch das Nachgießen von heißem Wasser die Temperatur stets auf 37 Grad Celsius hält.

Man kann ein solch einfaches Sitzbad zu einem gelinden Schwitzbad umwandeln, indem man die Temperatur langsam steigert, was zum Schwitzen führen kann. Bedeckt man sich dabei den Rücken und die Schultern mit einem Frottiertuch, dann schwitzt man rascher. Wenn man dieses Schwitzen täglich oder aber zwei- bis dreimal wöchentlich sorgfältig durchführt, kann es sich nach einiger Zeit als förmliche Reinigungskur auswirken. Man darf sich dabei allerdings nicht erkälten oder zu sehr anstrengen. Günstig ist die Durchführung des Bades in der Morgenfrühe, weil man nachher noch einige Zeit im Bett nachschwitzen kann. Auch die Zeit abends vor dem Zubettgehen ist vorteilhaft, da man alsdann sogleich schlafen kann, denn das Bad entspannt und schläfert ein. Nicht nur für die Leber, sondern auch für die anderen Organe wirkt dieses Schwitzbad entlastend. Herzleidende sollten sich jedoch mit einem gewöhnlichen Sitzbad begnügen.

Günstig sind bei Leberstörungen auch die Kohlblätteranwendungen. An Stelle von gequetschtem, frischem Kohl können auch die Blätter des Riesenampfers oder der Echinaceapflanze verwendet werden. Man kann aber auch feuchtheiße Kräuterwickel mit abgebrühten Kräutersäcklein machen, indem man vor dem Abkühlen durch ein zweites Säcklein erneut eine heiße Auflage folgen läßt. Diesen Wechsel wiederholt man einige Zeit.

Vorteilhaft ist es auch, wenn wir die Kohl- und Kräuteranwendungen im Wechsel mit Lehmwickeln vornehmen. Auch diese Behandlungsart können wir in ihrer Wirksamkeit durch einen Kräuterabsud wesentlich steigern. Wir wählen hierzu Käslikraut (Malva silvestris), Sanikel (Sanicula europaea), Zinnkraut (Equisetum arvense), Kamille (Matricaria chamomilla) oder Kleinen Kostens. Lehm und Kräuter spielen nämlich harmonisch zusammen. Wenn die Kräutersäfte vom Lehm aufgesaugt werden, verlängern und verstärken sie ihre Wirksamkeit. Es ist daher sehr empfehlenswert, den Kräuterabsud mit Lehm zu vermengen. Gleichzeitig können wir dem Kräuterlehmbrei auch noch etwas Johannisöl beifügen. Dies hat besondere Vorteile, denn die Wirkung des Johannisöls ist entzündungswidrig und nervenberuhigend, auch bleibt der Brei weich und kann nachher besser abgelöst werden, als wenn er nur mit Tee oder Wasser zubereitet wird.

Auch die Kombination von Kräuterlehm mit Meersalz ist ausgezeichnet. Man kann das Meersalz entweder mit frischen Kräutersäften auflösen und mit Lehm vermengen oder in einer Kombination von Kräutertee und Meersalz auflösen und dem Lehm beifügen. Diese Anwendungsart ist besonders günstig bei Geschwulstbildung, bei Ödemen, wie auch bei dicken, aufgedunsenen Füßen und Beinen.

Kräuterlehm mit Heilölen oder Meersalzlösungen ist zuverlässig, wenn die Anwendungen richtig beachtet und durchgeführt werden. Sie sind nicht nur für die Leber, sondern auch für andere erkrankte Organe heilwirkend.

Auch Luft- und Sonnenbäder werden uns viel helfen, nur soll man dabei beachten, daß man nicht nur stundenlang in die Sonne liegen darf, sondern in der Sonne arbeiten, in der Sonne marschieren, in der Sonne spielen, kurz, sich in der Sonne bewegen muß, damit der Körper nicht am gleichen Ort immer gleichmäßig bestrahlt wird, sondern abwechslungsweise einmal da, dann wieder dort, so daß durch die Tätigkeit Atmung und Bewegung in den Körper kommt. Alle physikalischen Anwendungen müssen mit viel Verständnis und Gefühl durchgeführt werden. Alles Übertreiben und Forcieren ist nachteilig.

Vorteilhafte Bekämpfung von Leberstörungen

Es ist gut, wenn wir Leberstörungen rechtzeitig gewahr werden und uns gegen sie vorsehen. Widerstehen uns Süßigkeiten und fettgebackene Speisen, dann arbeitet unsere Leber ungenügend und wir müssen Vorsicht walten lassen. Ein erprobtes natürliches Heilmittel bei Leberstörungen ist der Rettich. Er kann aber nur heilend wirken, wenn wir davon ganz wenig, nämlich täglich nur einen Teelöffel voll Saft einnehmen; denn größere Mengen verschlimmern den Zustand. Auch Karottensaft oder feingeraffelte Karotten wirken bei Leberstörungen günstig. Äußern sich die Störungen stark, dann ist es vorteilhaft, für ein bis zwei Tage eine Karottendiät einzuschalten. Diese Kur kann durch bittere Salate aus Löwenzahn, Zichorie und durch andere bittere Kräuter unterstützt werden. Das Meiden fetter und fettgebackener Speisen wie auch von Süßigkeiten, Früchten und Fruchtsäften ist unbedingt notwendig, damit sich die Leber beruhigen und allfälliges Gallenerbrechen behoben werden kann. Wenn die Störung vorüber ist, wird es für uns gut sein, noch einige Zeit eine entsprechende Leberdiät einzuhalten. Wir beginnen morgens mit einem Glas Karottensaft nebst Risopan, welches wir mit ganz wenig Butter, mit Hefeextrakt und Weizenkeimen oder Sesamsamen belegen. Zum Mittagessen bereiten wir uns eine Gemüsesuppe, Pellkartoffeln oder Naturreis nebst gedämpften Gemüsen und Salaten zu. Dabei wechseln wir ungefähr wie folgt ab. Am ersten Tag wählen wir uns eine Gemüsesuppe, die wir uns aus Frischgemüsen unter Weglassung von Kohl und Kabis zubereiten. Als Beilage dazu dienen Vollkornbrote, belegt mit Quark, Küchenkräutern, Knoblauch und Tomatenscheibchen sowie einigen Salaten. Abschließend trinken wir noch einen Getreidekaffee mit wenig Milch und ohne Zucker. Am zweiten Tag bereiten wir uns Naturreis mit einem gedämpften Gemüse, wie Fenchel oder Lauch und Bittersalate zu. Nach dem Essen genießen wir noch ein Glas frischgepreßten Karottensaft. Am dritten Tag lassen wir Pellkartoffeln mit etwas Quark oder ganz wenig Butter folgen. Auch zu dieser Mahlzeit wählen wir Salate wie feingeraffelte Karotten, Spinatsalat, Kabis oder Weißkrautsalat. Zu beachten ist, daß Kohlarten nicht gekocht werden dürfen, da sie noch schlimmere Störungen verursachen würden. Auch sollten zur Zubereitung der Mahlzeiten möglichst nur biologisch gezogene Gemüse und Salate verwendet werden. Die Salate bereiten wir mit etwas Öl und Molkenkonzentrat oder dem Saft der Zitrone, nie aber mit Essig zu. Sind wir noch durstig, dann trinken wir Molkosan mit sauberem Quellwasser oder einem guten Mineralwasser verdünnt. Als Abendessen dient uns eine Hafer-, Gersten- oder Naturreissuppe mit ein wenig Gemüsebeilage und einigen Salaten. Abwechslungsweise können auch belegte Vollkornbrote mit Salat und einem Getreidekaffee (z.B. Bambu/Bambuccino) mit wenig Milch und ohne Zucker als Nachtessen dienen. Früchte müssen wir auch fernerhin meiden, bis unser Zustand wieder völlig gefestigt ist.

Heilmittel bei Leberstörungen und Lebererkrankungen

Das beste und natürlichste Mittel für die Leber ist die Diät, weshalb sie an vorderster Stelle aller therapeutischen Maßnahmen steht. Damit soll jedoch nicht gesagt sein, daß man eine zweckdienliche Diät nicht auch noch mit guten biologischen Heilmitteln erfolgreich unterstützen könnte. Es gibt in der Pflanzenheilkunde einige ganz vorzügliche Mittel, mit welchen die Leber direkt und indirekt sehr gut beeinflußt werden kann, während anderseits die Chemie wenig zu bieten hat, denn ihre Mittel haben sich nicht sonderlich bewährt.

Artischocke (Cynara scolymus)

Für die Leber ist eine der besten Heilpflanzen, wenn nicht gar die beste, die auch als Cynara bekannte Artischocke. Sie kommt für den Leberkranken sowohl als Heilgemüse wie auch als Heilmittel in Frage. Als Gemüse wird sie gedämpft und mit Quark-Mayonnaise gegessen, während die verbleibende Brühe zu einer Suppe verwendet wird.

Genießen wir die Artischocke roh, wobei hauptsächlich nur die zarteren Innenteile gebraucht werden, dann ist ihre Wirkung noch besser. Die bitterstoffhaltigen Blätter sind aber noch wirksamer.

Eine vorzügliche Kombination des Artischockensaftes mit der Boldopflanze, Taraxacum, Silybum marianum und Pfefferminze, ist Boldocynara, ein Naturmittel ersten Ranges, das bei der Behandlung des Leberkranken nicht außer acht gelassen werden darf.

Mariendistel (Silybum marianum)

Auch die Mariendistel spielt als Pflanzentherapeutikum für die Leber eine erfolgreiche Rolle. Diese, längs den Blattadern eigenartig weiß gefleckte, marmorierte Distel wächst in den Südländern wild. Wer sich auf den Inseln im Golf von Neapel, beispielsweise in Ischia aufhält, findet dort auf einer Wanderung durch die Rebberge zum ungefähr 800 m hohen Epomeo hinauf, den Wegrändern entlang immer wieder die auffallenden Blattrosetten der Mariendistel. Die praktische Erfahrung hat gezeigt, daß vor allem der Samen eines der besten Lebermittel darstellt. Die Hauptwirkstoffe, die in der Eiweißschicht des Samens unter der Schale und im Keimling liegen, haben sich vor allem bei Leberschwellungen als eines der besten und zuverlässigsten Pflanzenheilmittel erwiesen. Es trägt auch in den Lebertropfen Boldocynara viel zur komplexen Wirkung des Mittels bei. Eine vorzügliche Kombination des Artischockensaftes mit der Boldopflanze, Taraxacum, Silybum marianum und Pfefferminze ist Boldocynara, ein Naturmittel ersten Ranges, das bei der Behandlung der Leberkranken nicht außer acht gelassen werden kann.

Schöllkraut (Chelidonium majus)

Eines der besten Mittel, das die Natur dem Leberkranken darreicht, ist das einfache Schöllkraut. Es ist dies eine stark wirkende Heilpflanze, hat sie doch nicht weniger als zehn Alkaloide. In kleinen Mengen, und zwar in D_4, eingenommen, ist es ein wunderbares Heilmittel für Leber und Galle, denn es regt die Leber sehr gut an und fördert die Gallenproduktion. Aus diesem Grunde hat es sich auch bei Leberstörungen und Leberleiden seit Jahren vorzüglich bewährt und kann ohne ein Risiko eingenommen werden. In größeren Mengen darf Schöllkraut jedoch nicht angewendet werden, da man damit nicht ungefährliche Vergiftungen auslösen könnte. Nebst der vorteilhaften Wirkung auf Leber und Galle besitzt das Schöllkraut auch die Fähigkeit, die Herztätigkeit günstig zu beeinflussen, indem es sogar die Herzkranzarterien etwas zu erweitern vermag. Auf das Zentralnervensystem wirkt es zudem leicht beruhigend ein. Wenn man den gesamten, sehr komplexen Wirkungseffekt aus dieser Pflanze nutzbar machen will, dann muß man das frische Kraut mit den Wurzeln verwenden.

Johanniskraut (Hyperisum perforatum)

Durch die Einnahme dieser eigenartigen Heilpflanze, die bei uns als Johanniskraut bekannt ist, wird dem Menschen eine wesentlich größere Lichtempfindlichkeit verliehen. Auch für den Leberkranken ist sie von großer Bedeutung, da sie ein ausgezeichnetes, kreislaufförderndes Mittel ist, das zugleich auch noch durch seinen Gehalt an Hypericin die depressiven Zustände bekämpft, die den Leberleidenden oft schwer zu bedrängen vermögen. Gegen letztere hilft das Naturheilmittel Hyperiforce. Auch Aesculaforce (Aesculus hipp.) hat sich sehr bewährt.

Bärlapp (Lycopodium clavatum)

Für gewöhnlich nennt sich dieses originelle, kriechende Pflänzchen, das in unseren Wäldern zu finden ist, auch noch Chrampfchrut oder Hexenkraut. Einer sonderbaren Eigenart wegen war es früher auch als Hexenmehl bekannt, denn wenn man den pulverisierten Samen über eine Kerzenflamme schüttet, brennt er explosiv.

Die aus dem Samen gewonnene Tinktur ergibt, in D_3 – D_6 eingenommen, ein vorzügliches Lebermittel, das vor allem bei chronischen Fällen günstig wirkt.

Löwenzahn (Taraxacum off.)

Auch der Löwenzahn wirkt seiner Bitterstoffe wegen ausgezeichnet auf die Leber ein. Er kann uns als Salat dienen, aber auch als Frischpflanzenpräparat wird er dem Leberleidenden nützlich sein.

Roter Sonnenhut (Echinacea purpurea/angustifolia)

Bei Entzündungserscheinungen bedienen wir uns einer Rudbeckiaart, die auch bei Vergiftungen die Leber entlasten hilft. Sie ist als Echinaceapflanze bekannt, und ihre hellrosa violetten Blüten, die zart und eigenartig duften, stellen eine Zierde unseres Blumengartens dar. Aber zugleich wird uns die Pflanze auch im bekannten Naturheilmittel

Echinaforce ihre entzündungswidrige und entgiftende Hilfe darreichen.

Natrium sulfurisum (Natriumsulfat, Glaubersalz)

Seit seinem Entdecker ist Natrium sulfuricum auch als Glaubersalz bekannt. Seine größte Tiefenwirkung erreicht es in biochemischer, also feinstofflicher Verreibung, und zwar in der sechsten Potenz. Eine seiner wichtigsten Fähigkeiten ist die Erwirkung vermehrter Gallenabsonderung in den Zwölffingerdarm. Das ist der Grund, weshalb durch dieses einfache Heilmittel die Fettverdauung, also die Verdauung überhaupt, allgemein gebessert wird. Zur Förderung des Gallenflusses nimmt man morgens nüchtern eine Messerspitze reines Glaubersalz auf ein Glas heißes Wasser ein.

Dem Leberkranken hilft dieses Mittel besonders nach einer überstandenen Gelbsucht, bei entzündeten Gallenwegen oder gereiztem Dünndarm vorzüglich, auch behebt es das von der Leber herkommende morgendliche Schwindelgefühl.

Podophyllum D_4

Auch dieses Mittel ist wertvoll zum Verflüssigen der Galle. Unterstützt man seine Wirkung noch mit Chelidonium D_4, dann kann der Stuhl, wenn er bereits grau war, wieder etwas Farbe bekommen, was beweist, daß wieder Galle zur Verfügung steht. Beide Mittel können auch günstig im Wechsel eingenommen werden. Ebenso ist Podophyllum D_4 bei Gallengangentzündungen günstig im Wechsel mit Echinaforce.

Carica Papaya

Wer die Carica Papaya kennt, mag sich wundern, daß sie nicht auch bei uns gedeiht, handelt es sich doch gewissermaßen um eine melonenartige Frucht, nur, daß sie nicht wie unsere Melone zwischen den krautigen Blättern am Boden wächst und reift, sondern an einem palmenartigen Baum, dessen Stämmchen ziemlich dick werden kann, so ähnlich wie unser Holunderstrauch, der sich ebenfalls zum Baum zu entwikkeln vermag. Wer nun aber die Carica Papaya kennen lernen möchte, muß sich nach Südmarokko begeben und gegen die Goldküste hinfahren, oder er muß durch die beblümten Fluren Mexikos reisen, wo er überall den Stämmchen mit den melonenartigen Früchten und großen Blättern begegnet. Auch in Guatemala und den Staaten Südamerikas ist diese Pflanze heimisch, und es ist dort üblich, die Frucht zur Reifezeit zum Frühstück oder als Dessert zu servieren. Nicht jedem Europäer fällt es zwar leicht, sich an ihren durchdringenden Geschmack zu gewöhnen, wenn man sie aber mit Zitronensaft zusammen genießt, verliert sie das eigenartige Aroma und schmeckt recht angenehm. Auch im Fruchtsalat ist sie eine willkommene Beigabe. Es ist vorteilhaft, wenn wir diese Frucht auf unseren Reisen nicht ablehnen, hilft sie doch wunderbar zu verdauen.

Beachtenswerte Eigentümlichkeit

Die Eingeborenen haben die Eigenart, die nicht nur der Frucht, sondern der ganzen Pflanze innewohnt, schon seit Jahrhunderten wahrgenommen. Es ist bei ihnen üblich, zähes Fleisch von älteren Tieren zuerst einige Zeit in Papayablätter einzuwickeln, um es nachträglich zur Mahlzeit zuzubereiten. Bereits über Nacht ist das Fleisch weicher geworden, so daß es wie junges Fleisch gebraten werden kann. Das ist möglich, weil die Pflanze eiweißspaltende Fermente besitzt, die eine gewisse Vorverdauung bewirken. Diese vorteilhafte Eigenschaft macht sich auch geltend, wenn wir die Früchte essen, denn ihr Genuß läßt nach reichlicher Mahlzeit keine Beschwerden und kein langandauerndes Völlegefühl aufkommen, da die Papaya einen Teil dessen besorgt, was sonst die Fermente der Leber und Bauchspeicheldrüse alleine bewältigen müssen. Arbeiten nun diese beiden Organe mangelhaft, dann ersetzt die Papayafrucht den Mangel wunderbar. Da sie aber nicht nur die eingenommene Eiweißnahrung verdauen hilft, sondern zugleich auch noch das Zelleiweiß von Darmparasiten, kann sie gleichzeitig wohl als das beste und harmloseste Wurmmittel angesprochen werden. Ja, sie macht sogar das Leben der Amöben unsicher, so daß bei längerer Einnahme von Papaya selbst die gefürchtete Amöbenruhr beseitigt werden kann. Zu diesem Zweck müssen die Früchte aber in unreifem oder halbreifem Zustand gegessen werden. Wer in subtropischen oder tropischen Gegenden leben muß, sollte also vorteilshalber nie vergessen, regelmäßig Papaya zu genießen. Er hilft dadurch, seine Leber und Bauchspeicheldrüse zu entlasten.

Die Molke im Dienste der Leber

Seit je ist die Milch als Heilmittel in Betracht gezogen worden. Mit gutem Erfolg verwendet man bei einer Gallenblasenentzündung kalte Milchwickel. Auch Quarkwickel und andere Anwendungen der Milch sind in der Krankenpflege bekannt. Am meisten aber kam von jeher die Molke, das eigentliche Milchserum, als Heilmittel in Frage, denn sowohl in der süßen, wie auch in der sauren Molke sind die Milchnährsalze, die Mineralbestandteile, enthalten. Der Käse ist hauptsächlich als Nahrungsmittel wegen seines Fett- und Eiweißgehalts geschätzt. Die eigentlichen Nährsalze und Mineralstoffe hingegen finden sich in der Molke, also in der Schotte vor. Auch die Fermente, vor allem das Labferment, das bei der Käsebereitung verwendet wird, spielt bei der Wirkung der Molke eine ganz große Rolle. Milch ist bekanntlich ein Vollnahrungsmittel. Sie enthält außer den Nährstoffen, nämlich Eiweiß, Fett, Zucker auch noch viele Nährsalze, also Mineralbestandteile sowie auch Spurenelemente, weshalb die Schotte von größerer Bedeutung ist, als man seinerzeit angenommen hat. Nicht vergebens sind in früheren Jahren viele Fürstlichkeiten und verschiedene prominente Leute aus Frankreich und anderen Ländern in die Schweiz gefahren, um hier die bekannten Schweizer Molkenkuren durchzuführen. In der Regel hatten es die Besucher mit Stoffwechselkrankheiten zu tun, waren zu dick, hatten Blutstauungen, waren mit Darmleiden behaftet, oder ihre Bauchspeicheldrüse und Leber arbeitete schlecht, und sie hatten gegen Gärungen zu kämpfen. Auch bei typischer Dysbakterie waren Molkenkuren angebracht. Mancher hat nach dem Bericht der Chronik bei diesen Kuren sein Geld in der Schweiz zurückgelassen, aber zugleich auch sein Fett. Sind auch in unseren Tagen Molkenkuren trotz ihrer guten Wirksamkeit allgemein in Vergessenheit geraten, wird doch jeder, der sie durchführt, noch die gleich guten Erfahrungen damit erleben.

Wer an Fettleibigkeit leidet, wer also zu schwer ist, der wird durch eine Regelung der Bauchspeicheldrüsentätigkeit den Fettstoffwechsel günstig beeinflussen, und wenn er übergewichtig ist, dann wird er durch die regelmäßige Einnahme von Molkosan langsam an Gewicht abnehmen. Die Entfettungskur, die wir auf diese Weise mit Molkosan durchführen können, wird noch begünstigt, wenn man wenig Süßes genießt, auch mäßig Fett und nur ganz wenig Stärke einnimmt, dafür aber dem Gemüse und den Salaten tapfer zuspricht.

Für eine Trinkkur sollte man täglich je nach Flüssigkeitsbedarf 0,3 bis 0,5 Liter verdünntes Molkosan einnehmen, bei großer Hitze und entsprechendem Bedürfnis auch noch mehr. Molkosan eignet sich ferner noch zum Säuern von Salaten sehr gut, weshalb es den Essig nicht nur ersetzt, sondern ihm auch wegen der gesundheitlichen Wirkung vorzuziehen ist.

Interessant ist nun aber, daß solche Molkenkuren nicht etwa von Mageren gemieden werden müssen, weil sie dadurch noch magerer werden könnten, denn die vorzügliche Wirkung der Molke auf die Leber und Bauchspeicheldrüse hilft auch im entgegengesetzten Fall regelnd und ausgleichend. Woher mag die saure Molke aber ihre Wirksamkeit nehmen? Bestimmt wirkt das Labferment in Verbindung mit der Milchsäure auf die Leber und Bauchspeicheldrüse, so daß die Verdauung und Auswertung der Speisen dadurch verbessert werden kann, und zudem mag auch die innere Sekretion der Bauchspeicheldrüse, d. h. die Funktion der Langerhansschen Inseln zu vermehrter Insulinproduktion angeregt werden. Deshalb berichten uns die Zukkerkranken immer wieder, daß Molkosan, also Molkenkonzentrat, den Blut- und Urinzucker herabzusetzen helfe. Es ist ein einfaches Mittel aus unserer Milchwirtschaft, das außer dieser genannten Wirkung noch den Vorteil hat, die meisten so wertvollen Milchnährsalze, vor allem einen leicht assimilierbaren Kalk zur Verfügung zu stellen. Molkosan kann mit Brunnenwasser oder Mineralwasser als durststillendes Getränk eingenommen werden, wobei ein Kaffeelöffel pro Glas Wasser genügt. Wer seiner Verdauung nachhelfen will, wird zum oder nach dem Mittagessen ein Glas verdünntes Molkosan trinken.

Erfahrungen über Diät bei Leberleiden

Ist Früchtenahrung angebracht?

Als ich wieder einmal Zeit fand, in verschiedenen neueren Büchern über Diät ein wenig nachzublättern, stieß ich auf die eigenartigsten Behauptungen, vor allem auch auf die Äußerung, daß Früchte keinem Menschen schaden könnten, und damit also auch der Leberkranke in der Fruchtrohkost seine Heilnahrung finden könnte. Ich bin überzeugt, daß jene Autoren, die so etwas schreiben, bestimmt selbst noch nie über ernstliche Leberstörungen zu klagen hatten. Dem Patienten aber kann durch solche Äußerungen leicht Schaden zugefügt werden, denn wenn er ihnen Glauben schenkt, wird er eben zuversichtlich zur Fruchtnahrung greifen und dementsprechende Störungen als Folge ernten. Auch ich war früher der gleichen Auffassung, da ich dreißig Jahre lang vorwiegend von Früchten, Nüssen, Vollgetreide, roher Milch, frischer Butter und Honig gelebt habe. Während dieser Zeit hatte ich noch keine zehn Tage durch Krankheit verloren, kannte nie ein Magenweh oder irgendeine Darmstörung, fühlte mich also wohl wie ein Vogel im Hanfsamen. Auf einer längeren Reise in den Süden zog ich mir jedoch eine Dysenterie zu, die mir einige Zeit sehr zusetzte. Erst nach einer Kur mit frischen Papayafrüchten konnte ich den letzten Rest der Erreger wegbringen. Leider geriet aber durch dieses Vorkommnis meine Leber stark aus dem Gleichgewicht. Ich konnte lange keine Früchte mehr essen, weil sie mir Schwierigkeiten verursachten. Das war sehr schlimm für mich, denn das Gemüse hatte ich als leidenschaftlicher Fruchtesser nicht so gerne. Ich versuchte es so mit der Fruchtrohkost immer wieder, denn ich konnte und wollte nicht begreifen, daß ich die sonst so wertvollen Früchte nun nicht mehr genießen sollte.

Geeignete Diät und Kuranwendung

Schließlich kam ich doch zur Vernunft und begann eine Kur mit Karottensaft sowie Mohrrübensaft und dem Reisbrot Risopan, worauf die Schmerzen und akuten Störungen in der Leber und im Darm verschwanden. Meine Nahrung bestand über ein halbes Jahr lang fast ausschließlich aus Gemüserohkost, die mit unraffiniertem Öl und Molkosan zubereitet war, aus Vollgetreide, Quark und Schleimsuppen, Hafer oder Naturreis. Bei der Auswahl der Salate benützte ich im Frühling hauptsächlich den bitteren Löwenzahnsalat wie auch den bekannten Chicoree zusammen mit dem bei Leberstörungen unentbehrlichen Spinat und Rüeblisalat. Bescheidene Mengen von Rettich wirkten Wunder, aber etwas zuviel davon führte wiederum zu einer Katastrophe. Selbstverständlich unterstützte ich die Kur auch noch mit einer physikalischen Therapie, indem ich täglich heiße Dauerduschen auf den Bauch durchführte. Ich wandte auch Kohlblätterauflagen, ferner Lehmwickel, Sonnenbäder und hauptsächlich auch Barfußlaufen an, welches ich im Winter durch Stampfen im Neuschnee mit folgender Zurückkehr ins warme Bett ersetzte. Die hierbei verwendeten pflanzlichen Heilmittel bestanden in der Hauptsache aus dem Artischockenpräparat Boldocynara, ferner aus Urticalcin und Nephrosolid.

Nachdem ich etwa ein Jahr lang diese mehr oder weniges strenge Kur durchgeführt hatte, konnte ich allmählich wieder Früchte essen. Äpfel hatte ich zwar schon vorher immer wieder zwischenhinein zu genießen versucht, und ich konnte sie so leidlich vertragen. Nun aber folgten noch Grapefruits, Beerenfrüchte, Bananen, ja sogar ganz vorsichtig auch gut gereifte Birnen und ungespritzte Kirschen. Zuletzt kamen noch die Orangen, die ich früher besonders zur Sommerszeit immer am liebsten hatte, an die Reihe. Später bestätigten mir Patienten oft, daß sie bei Leberstörungen die Orangen meiden mußten, um die Lage nicht wesentlich zu verschlimmern. Diese Erfahrungen stellten auch viele Kollegen in Kalifornien, dem Lande der Orangen, fest. Als ich dies zum ersten Male von ihnen zu hören bekam, bezweifelte ich diese Mitteilung zwar mit mitleidigem Lächeln, da ich die Bestätigung noch nicht an mir selbst erfahren hatte. Ich war der Ansicht, daß meine amerikanischen Freunde in Diätfragen noch weit zurückgeblieben seien. Wie bereits erwähnt, mußte ich dann aber einsehen, daß sie in diesem Punkte objektiver urteilten als wir. So ist denn auch für den Arzt die Erfahrung am eigenen Leibe die beste Lehrmeisterin. Auch ein Arzt wird daher gegenüber den Patienten ein tieferes Verständnis aufbringen, wenn er selbst ernstlich krank war. Es ist richtig, daß wir uns durch Studium Kenntnis aneignen. Es ist gut, wenn wir vom Hörensagen nutznießen und durch Beobachten unsere Schlüsse ziehen, aber die eigene Erfahrung ist noch besser.

Notwendige Einnahme natürlicher Antibiotika

Die Schaffung von Abwehrkräften

Bekanntlich hat der Körper besonders bei Leberstörungen weniger Abwehrkräfte und damit weniger Immunitätsstoffe als sonst. Es ist deshalb dringend notwendig, daß wir natürliche Antibiotika hinzuziehen, um dem Körper die Möglichkeit zu geben, Infektionen zu begegnen, und zwar trotz der Schwächung, die er infolge mangelhafter Leberfunktion erlitten hat. Wir können nicht allen Infektionsmöglichkeiten aus dem Wege gehen. So sind wir solchen durch die Nahrungseinnahme ausgesetzt, wie auch durch die Krankheitskeime, die sich in der Luft befinden, denn die Luft ist besonders in den Städten keineswegs keimfrei. Schon allein in einem Kubikzentimeter Luft gibt es Tausende von Keimen und Bakterien. Auch Insekten können uns Krankheitskeime übermitteln. Die bekanntesten Träger sind besonders die Fliegen und Moskitos. Selbst mit der größten Ängstlichkeit und Vorsicht ist es nicht möglich, uns all dieser Einflüsse zu erwehren. Wir können indes dafür besorgt sein, daß unser Körper genügend Immunitätsstoffe, genügend Abwehrkräfte als eine Gegenwehr besitzt, um durch die Bakterien nicht empfindlich geschädigt zu werden. In verschiedenen Pflanzen, vor allem in Kräutern, die ätherische Öle enthalten, wie auch in verschiedenen Gewürzkräutern, finden sich Abwehrkräfte gegen eine ganze Menge von Bakterien.

Die Wirksamkeit verschiedener Antibiotika

Durch die Entdeckung der Antibiotika, wie Penizillin, Streptomycin, Auromycin und ähnlicher Präparate, die auf den Markt gekommen sind, hat man im Kampf gegen Bakterieninfektionen bestimmt stark wirksame Stoffe gefunden. Gegen gewisse Infektionen, vor allem gegen verschiedene Tropenkrankheiten, haben sich diese Mittel in zahlreichen Fällen als lebensrettend erwiesen. Bei uns werden jedoch diese Präparate schon bei irgendeiner Kleinigkeit, die leicht mit anderen Stoffen beseitigt werden könnten, angewandt, so bei Halsentzündung oder einer harmlosen Infektion. Dadurch bilden sie eine gewisse Gefahr für uns. Erstens gewöhnt sich der Körper daran und wird bei häufiger Einnahme dieser Mittel resistent, so daß sie nicht mehr wirken, wenn eine schwerwiegende Gefahr droht. Zweitens wird die Darmflora mit der Zeit geschädigt und zugrunde gerichtet, denn diese stark wirkenden Antibiotika werden nur zum Teil aufgenommen, also nicht vollständig resorbiert. Ein Teil geht daher durch den ganzen Darm hindurch und schädigt jene Bakterien, die zu unserer Gesunderhaltung notwendig sind.

So, wie zur Assimilation der Nahrungsstoffe gewisse Bakterien im Darm notwendig sind, benötigt die Pflanze zur Aufnahme ihrer Nahrung eine bestimmte Bakterienflora, wenn sie richtig gedeihen soll. Man kann beispielsweise keine ertragreiche Sojaernte bekommen, wenn man bei der Aussaat der Sojabohnen den Boden nicht mit besonderen Bakterien impft, die das Gedeihen der Pflanzen ermöglicht. Kein Tannenwald könnte ohne die Bodenbakterien gedeihen. Sie sind unbedingt notwendig für ihn. So verhält es sich auch mit unserem Darm, auch er benötigt verschiedene Bakterien. Das ist der Grund, weshalb zur Darmpflege Joghurt ganz besonders empfohlen wird, denn es unterstützt und begünstigt die Bakterienflora des Darmes. Die Milchsäurebakterien, besonders zusammen mit Acidophilus, sind günstig für uns, denn sie arbeiten mit den Darmbakterien brüderlich zusammen. Wenn wir aber die zuvor erwähnten Antibiotika nehmen, also Penizillin, Streptomycin, Auromycin, und wie sie alle heißen, dann müssen wir mit dem Nachteil rechnen, daß nur ein Teil davon im Dünndarm aufgenommen wird, während der größere Teil den Darm passiert und dabei die nützlichen Darmbakterien schädigt. Durch diese Schädigung der Darmflora können neu eindringende Bakteriengifte viel stärker wirksam werden, so daß der Mensch noch weniger geschützt ist als zuvor. Gibt man erneut solch stark wirkende Antibiotika ein, dann reagiert der Körper nicht mehr auf sie, er wird resistent. Dadurch ist man dann eben auch bei schwierigen Krankheiten hilflos, weil selbst die übrigen, konservativen Methoden in solchen Fällen weniger gut ansprechen.

Natürliche Antibiotika

Da beispielsweise der Leberkranke besonders geschützt werden muß, ist es notwendig, dem Körper durch Zufuhr von Stoffen in Form natürlicher Antibiotika behilflich zu sein. Auf diese Weise vermögen wir den ohnedies geschwächten Körper zu schützen. Dies ist zwar nicht nur bei Leberkranken, sondern auch bei Tuberkulosegefährdeten, bei Krebsleiden und noch vielen anderen Erkrankungen von lebenswichtiger Bedeutung.

Schon vor vielen Jahren machte ich interessante Versuche sowohl mit Meerrettich als auch mit Brunnenkresse, Gartenkresse, ja sogar noch mit Kapuzinerkresse. Ich beobachtete dabei, daß der Körper durch die regelmäßige Einnahme dieser Pflanzen viel widerstandsfähiger wurde, also weniger den Katarrhen und Infektionskrankheiten ausgesetzt war. Wohl wurde man damals ausgelacht, wenn man verlauten ließ, daß auch die Kapuzinerkresse zu unserer Ernährung von Nutzen sei. Zu jener Zeit war uns allerdings noch nicht bekannt, aus welchem Grund diese Pflanzen so günstig zu wirken vermögen. Dies ist auch bei verschiedenen anderen Naturheilverfahren so. Man beobachtet die gute Wirkung auf den Patienten und wendet deshalb die Methode zu seinem Wohle an, wenn auch die wissenschaftliche Erklärung der Ursache noch fehlen mag. Zu meiner nicht geringen Freude habe ich nun in der modernen Fachliteratur eine Bestätigung gefunden, daß die damaligen Beobachtungen richtig waren. Der einst geerntete Spott, der dem Salat mit beigemischter Kapuzinerkresse galt, fällt nun dahin, nachdem der Wert dieser Pflanze auch durch wissenschaftliche Forschung, besonders durch die Arbeiten von Prof. Dr. Winter in Köln, klargestellt worden ist.

Damals beobachtete ich unter anderem, daß die Kapuzinerkresse auch tierische Parasiten vernichtet. Versuche mit einem Rohextrakt aus Kapuzinerkresse als Spritzmittel gegen Blattläuse und andere tierische Parasiten zeigten vorzügliche Ergebnisse. Sämtliche Beobachtungen bewiesen, daß die Kapuzinerkresse einen besonders stark wirkenden Stoff enthält, der nun heute auch durch die wissenschaftlichen Forschungsergebnisse bestätigt wird. Allerdings drängte sich mir ein weiterer Gedanke auf, daß nämlich sowohl die Kapuziner- wie die Brunnenkresse womöglich auch noch andere Stoffe enthalten, die vielleicht noch wirksamer sind als die erwähnten antibiotischen. Vielleicht beruht die Wirkung auf die tierischen Parasiten auf noch stärkeren Wirkstoffen, die von der Wissenschaft noch nicht erforscht worden sind. Ähnliche Wirkungen wie die Kapuzinerkresse zeigte auch die Brunnenkresse, die besonders im Engadin an den Bergbächen wächst. Genießt man diese Brunnenkresse roh, dann spürt man förmlich, wie man gegen Katarrhe und Infektionskrankheiten weniger empfindlich ist.

Noch bessere Erfahrungen machte ich mit einer anderen bis jetzt gänzlich unerforschten Pflanze. Es handelt sich hierbei um eine Moos- oder Flechtenart, die sich Usnea nennt. Beim Skifahren aß ich regelmäßig von dieser Pflanze und konnte dabei beobachten, daß sich auch Hirsche, Rehe und Gemsen daran gütlich taten. Lag hoher Schnee, dann war immer alles Usnea in Reichweite dieser Tiere weggefressen. Nähere Untersuchungen haben nun gezeigt, daß Usnea wie noch andere Moosarten einen hohen Gehalt an Kohlenhydraten, also an Stärke, aufweist und somit einen nicht geringen Nährwert darstellt. Diesen Vorzug scheint sich also auch das Wild zunutze zu machen. Aber zugleich wird auch die antibiotische Wirkung seine Abwehrkräfte vermehren. Immer wieder konnte ich beobachten, daß Usnea Katarrhe rasch beseitigt. Ist ein solcher im Anzug, meldet er sich durch Halsweh und Auswurf, dann hilft ein stetiges Kauen von Usnea so erfolgreich, daß nach beendeter Tour auch die Empfindlichkeit bereits wieder behoben ist. Diese wertvollen Erfahrungen zeigten mir, daß dieses einfache Lärchenmoos einer näheren Prüfung unterzogen werden sollte, und ich benützte nunmehr den Extrakt für das vorbeugende Präparat Usneasan. Erfahrungen haben bestätigt, daß durch dessen regelmäßige Einnahme die Anfälligkeit für Schnupfen und Katarrhe wesentlich vermindert wird. Warum sollen wir also ein Risiko eingehen und stark wirkende Stoffe einnehmen, die neben einem Vorteil womöglich zwei Nachteile mit sich bringen? Wenn uns die Natur sowohl Nahrungspflanzen als auch Gebirgspflanzen schenkt, aus denen wir hilfreiche Wirkstoffe ziehen können, die stets im richtigen Verhältnis geordnet und gesetzmäßig geregelt sind, so daß sie uns nie benachteiligen, warum sollen wir sie dann nicht benützen? Warum sollen wir uns überhaupt irgendwelchen Gefahren aussetzen? Solche natürlichen Antibiotika schädigen die Darmflora keineswegs und lassen selbst bei regelmäßiger Einnahme den Körper nicht resistent werden. Es ist daher für Gesunde und Kranke, vor allem auch für Krebskranke, sehr empfehlenswert, regelmäßig Salate zu genießen, die aus Brunnenkresse, Gartenkresse und Kapuzinerkresse hergestellt sind. Auch belegte Brötchen lassen sich damit vorteilhaft zubereiten. Der Rüeblisalat sollte immer etwas fein geraffelten Meerrettich enthalten, wodurch er nicht nur aromatischer schmeckt, sondern auch noch wertvoller wird. Führen wir uns regelmäßig diese Stoffe zu, dann werden wir widerstandsfähiger und sind somit weniger anfällig für Infektionen. Die Einnahme dieser heilwirkenden Nahrungsstoffe wird auch selbst eine erfolgte Infektion rasch wieder zu beheben vermögen. Steigt man nach wieder erlangter Gesundheit in die Berge hinauf, wo man in über 1500 m Höhe das Lärchenmoos immer antreffen kann, dann sollte man nie vergessen, diese heilwirkende Pflanze auf seinen Touren stets zu kauen.

Eine weitere Pflanze, mit gleich starker Wirkung ist Petasites officinalis, also die Pestwurz. Sie ist besonders für Krebskranke von großer Bedeutung. Allerdings kann sie nicht als Gewürzkraut verwendet werden, da sie zu stark wirkt. Sie ist ziemlich selten, meist in Gebirgstälern anzutreffen, wo sie den Bächen entlang zu finden ist. Will man die Vorzüge dieser Pflanze benützen, dann muß man sie als Präparat einnehmen. Aus einer Mischung der erwähnten Pflanzen ist das Würzsalz Trocomare zusammengestellt. Man kann damit belegte Brötchen, Salate, Gemüse und Suppen würzen.

Erhöhter Wert der Rohkost

Gar mancher, der bis anhin mitleidsvoll die Rohkost verlachte, mag nun verstummen und etwas nachdenklicher werden. Wenn die antibiotischen Wirkstoffe durch das Kochen verlorengehen, dann rechtfertigt dies die Vertreter der Rohkost, wenn sie behaupten, daß viele Wirkstoffe hitzeempfindlich sind, nicht nur die Vitamine, sondern auch noch andere bekannte, ja vielleicht sogar noch unbekannte Stoffe, die wir nötig haben. Um demnach den Bedarf an wichtigen Wirkstoffen zu decken, sollte jeder Mensch eine gewisse Menge Rohkost zu sich nehmen. Es sind in unserem Fall also die Schutzstoffe, die uns vor Infektionskrankheiten bewahren können. Wer einen eigenen Garten besitzt, sollte sich daher unbedingt die erwähnen Kressearten, also Gartenkresse, Brunnenkresse und Kapuzinerkresse wie auch Meerrettich anpflanzen, um diese Würzkräuter täglich in bescheidener Menge verwenden zu können. Man kann sie als Salat zubereiten, kann sie aber auch den Suppen feingehackt roh beigeben oder sie gut zerkleinert unter den Quark mengen, auch für belegte Brötchen eignen sie sich. Feingeraffelter Meerrettich schmeckt erfrischend im Karottensalat, ist aber auch als Zugabe anderer Salate zu verwenden. Manchem, dem der Karottensalat bis jetzt zu süß schmeckte, erscheint er aromatisch. Er genießt ihn gern und führt sich dadurch zudem noch den Wert antibiotischer Stoffe zu.

Naturgemäße Lebensweise

Einst und jetzt

Unsere Vorfahren blieben bei ihrem einfachen Mahl, beim Haferbrei, bei selbstgedörrten Obst, bei ungespritzten Früchten, bei Schwarzbrot und verhältnismäßig wenig Eiweiß, bis ins hohe Alter gesund und stark. Alles, was sie zu sich nahmen, war unverfälscht und kräftig. Auch die Einfachheit ihrer Mahlzeiten trug zur Gesundheit bei, denn allzu reichliche Abwechslung und Vielseitigkeit stellt oft große Anforderungen an unsere Verdauungsorgane. Wir leben ja bekanntlich nicht von dem, was wir essen, sondern von dem, was wir verdauen. Ein einfaches Mahl mit reiner Naturkost und eine friedliche, ruhige Stimmung dabei, bekommt uns besser als allerlei Hochgenüsse in Hast oder gar mit Verdruß hinuntergeschlungen. Ja, unsere Vorfahren kannten die Hetze, Unruhe und Unsicherheit unserer Tage noch nicht, ebensowenig aber auch die vielen Bequemlichkeiten, die zur Verweichlichung führen können. Verminderte Arbeitszeit, Ferien und besondere Erholungstage waren ihnen unbekannt. Sie genossen nach einem langen, arbeitsreichen Tag nur den Vorzug eines geruhsamen, erholungsreichen Feierabends und eines störungsfreien Schlafes während der Nacht. Noch waren Radio und Television unbekannt, und es bestand für sie somit keine Gefahr, sich wie heute nach vollendetem Tagewerk stundenlang erneut anspannen und belasten zu lassen. Auch das ertragreiche Gold der Morgenstunde war täglich ein neues Geschenk für sie. Kein Wunder, daß ihnen unsere Kulturkrankheiten noch unbekannt waren, und daß vor allem der Leber nicht die gleich starken Belastungen zugemutet werden mußten wie heute. Zudem besaßen die Menschen damals noch mehr Abwehr und Widerstandskräfte als heute, weshalb trotz längerer Arbeitszeit und größerer körperlicher Anstrengung auch die Zahl der Leber- und Krebskranken gering war. Da wir nun aber das Rad der Zeit nicht mehr zurückdrehen können, ist es auch nicht mehr möglich, zur einfachen Lebensweise unserer Vorfahren mit all den unverfälschten Vorteilen zurückzukehren.

Kampf gegen die heutigen Schädigungen

Heute müssen wir nicht nur um den Vollwert der Ganzheit in unserer Nahrung kämpfen, weil sie immer mannigfaltigere Entwertung anheimfällt, heute heißt es auch noch, sich vor weiteren Schädigungen zu schützen, denn der moderne Mensch greift noch weit umfangreicher in das ihn umgebende natürliche Geschehen des Lebens ein. So stört er beispielsweise durch Massivdüngung das biologische Gleichgewicht im Boden. Die scharfen Düngemittel schädigen die Mikroorganismen, so daß die Kleinlebewesen teilweise vernichtet werden. Der Boden wird krank und ausgelaugt und die Nahrung verliert den ursprünglichen Gehalt und die Schmackhaftigkeit.

Zur unrichtigen Düngung gesellt sich auch noch die Giftspritze, deren sich die heutige Menschheit bedienen muß, weil sie das biologische Gleichgewicht des Bodens gestört hat. Diese Gifte aber, die während der Entwicklung und der Kulturperiode gespritzt werden, haften an den Pflanzen und schädigen sie, denn sie sind bis zwanzigmal so stark wie das stärkste homöopathische Mittel, das man aus den gleichen Grundstoffen herstellt. Lösen diese also, wie beispielsweise Blei, Kupfer und Arsen bereits in der verdünnten Form eine Wirkung aus, um wieviel größer ist diese Wirkung alsdann beim konzentrierten Stoff, wie man solchen zum Spritzen der Pflanzen verwendet.

Doch auch damit ist der schädigende Einfluß, der auf unsere Nahrungsmittel ausgeübt wird, noch nicht beendet, denn wenn das Gemüse in die Konservenfabrik wandert, dann wird es dort noch weiter entwertet, indem es durch Blanchieren zum Teil der Nährsalze beraubt wird, die wir doch so dringend benötigen. Zudem kommt dann noch ein erneutes Gift als Konservierungsmittel in Anwendung, so Kupfervitriol oder ein anderes.

Noch weitere Schädigungen unseres technischen Zeitalters kommen hinzu, wie die Vergiftung der Luft durch die verschiedensten Gase. An den Raubbau und die seelische Belastung, die unsere Zeit mit sich bringt, wollen wir nur andeutungsweise denken. Wohl ist die Arbeitszeit gegenüber früher verkürzt, aber sie ist gedrängter und hastiger. Wohl sind besondere Vergünstigungen, die man früher wenig oder gar nicht kannte, eingeschaltet worden, so Freizeitstunden, Ferienzeit, Wochenende und anderes mehr, aber an der notwendigen, kraftspenden Ruhe und an stärkendem Frieden fehlt es heute mehr als früher.

Gefährdete Widerstandskraft

All dies trägt dazu bei, unsere Abwehrkraft empfindlich zu schwächen. Kommt eine Mehrbelastung hinzu, dann halten wir nicht mehr stand, denn steter Tropfen höhlt den Stein. Da ein wenig Gift, dort verkehrte Ernährung, woanders wieder vergaste Luft, kurz, all die erwähnten Schädigungen, denen wir infolge unserer vielgepriesenen

Kultur heute ausgesetzt sind, tragen dazu bei, unseren ursprünglich harmonischen Körperbau mit seinen wunderbaren Funktionen aus dem Gleichgewicht zu bringen und seine Abwehrkraft zu untergraben. Kein Wunder daher, wenn den Krankheiten trotz wissenschaftlicher Arbeit und Forschung immer mehr Einlaß gewährt wird. Steht uns denn überhaupt noch eine Möglichkeit zur Verfügung, um in den bestehenden Verhältnissen unsere Widerstandskraft einigermaßen zu schützen und zu erneuern? Am ehesten wird uns in dieser Hinsicht wohl eine möglichst naturgemäße Lebensweise behilflich sein können, denn diese steht je nach unserer Einstellung, unserer Geschicklichkeit und unserem Willen mehr oder weniger immer noch in unserer eigenen Hand.

Wir kehren also zur Naturkost zurück, sorgen für guten Schlaf, für genügend Bewegung und Atmung, aber auch für Ruhe und Entspannung. Wenn es auch gewissermaßen eine Kunst bedeuten wird, diese Umstellung zustande zu bringen, wird uns der Einsatz an Anstrengung und Mühe doch nicht enttäuschen, sondern uns sowohl seelisch als auch körperlich erstarken lassen, was vor allem auch dem Leberleidenden die besten Vorteile bieten wird.

Richtig atmen

Wenig beachteter Heilfaktor

Nicht jeder Leberkranke weiß, wie wichtig für ihn die richtige Atmung ist, und auch der Bewegung mißt er meist zu wenig Bedeutung bei. Wer sich viel Bewegung verschaffen kann, wird unwillkürlich auch mehr und richtiger atmen, als jener, der meist sitzende Arbeit verrichtet oder gar jener, der bekümmert und tief betrübt zu Hause bleibt, weil ihn der Lebensmut verlassen hat, so daß er ihn nicht mehr in die frische Luft hinauslockt, wo er durch Arbeiten im Freien, durch Wanderungen und Skitouren Kreislaufstörungen beseitigen und für eine richtige Durchblutung und Funktion im Pfortadersystem und somit auch in der Leber sorgen kann.

Jeder Sportler weiß, daß das Atmen an erster Stelle steht, damit er auf seinem Gebiet etwas leisten kann. Auch ist sich jede Sängerin dessen bewußt, daß sie richtiges Atmen pflegen muß, um den erwünschten Erfolg erreichen zu können. Selbst der kleine und kleinste

Blockflötenschüler muß richtig atmen lernen, und er wird feststellen, daß ihm die Flötenstunde nicht nur zu musikalischen Fortschritten verhilft, sondern daß sich durch die richtige Atemgymnastik auch ein herrlicher Appetit entwickelt. Das eben bringt das tiefe Atmen zustande. Der Atem ist in der Tat Leben. Vielen Kranken dient er zur Heilung. Jeder Asthmatiker kann die Hälfte seines Leidens durch richtiges Atmen überwinden. Wer gar unter Angina pectoris leidet, hat ebenfalls die Hälfte seiner Krankheit durch richtiges Atmen schon besiegt. Entzündungen und Stauungen verschwinden, wenn wir richtig atmen; auch die Leber und Bauchspeicheldrüse ziehen aus einer zielbewußten Atemgymnastik reichlichen Nutzen. Lernen wir also richtig atmen!

Das Nasenatmen

Alles Atmen durch den Mund ist unrichtig. Bei großer Kälte können wir uns dadurch erkälten und damit unter Umständen sogar eine Lungenentzündung und den Tod zuziehen. Anders verhält es sich beim Nasenatmen. Nicht vergebens haben wir in unserer Nase eine Heizung, die dafür sorgt, daß sich die Luft schön erwärmt. In den Tropen arbeitet diese fürsorgliche Einrichtung im umgekehrten Sinne, denn dort dient unsere Nasenatmung bei zu heißer Luft als Kühlanlage. Wir besitzen somit also in unserer Nase eine wunderbar automatisch arbeitende Klimaanlage.

Das Zwerchfellatmen

Haben wir uns das Nasenatmen angewöhnt, dann lernen wir noch die Zwerchfellatmung, die umgekehrt ist als das sonst übliche Atmen. Wenn wir auf den Rücken liegen, können wir es am besten üben. Während wir tief einatmen, pressen wir den Bauch hinaus, und wenn wir tief ausatmen, ziehen wir den Bauch tüchtig ein. Erst wird uns dieses Atmen ermüden, und wir führen es nur einige Male aus, dann aber einige Minuten, und mit der Zeit sind wir darin so geübt, daß wir es ohne weiteres auf unseren Wanderungen, vor allem beim Bergsteigen anwenden können. Es wird uns in jeder Hinsicht große Dienste leisten. Wir können uns tatsächlich gesund atmen, wenn wir auch im übrigen noch eine natürliche Lebensweise durchführen. Der Körper gewöhnt sich an den Rhythmus richtiger Atemgymnastik, und wir werden erfahren, daß diese für unsere Gesundheit und unsere Gesundung wichtiger ist, als alle anderen sportlichen Übungen. Das richtige Atmen ist ein Heilmittel, das wir jederzeit kostenlos zur Verfügung haben. Es gehört nur etwas Anstrengung und Ausdauer dazu. Auf alle Fälle aber krönt es den Erfolg, der durch die Naturnahrung, durch die richtigen Heilmittel, durch Ruhe und Entspannung in Erscheinung getreten ist. Vergessen wir also nicht, mit tiefem Atemzug Herr über Kummer und Sorgen, Ärger und Verdruß zu werden. Leber und Bauchspeicheldrüse werden dadurch entlastet, und wir fassen neuen Mut.

Wer atmet, der lebt! Wer tief und richtig atmet, lebt bewußter! Erst wenn der Atem entweicht, entflieht auch unser Leben. Darum, solange wir leben, wollen wir das Geschenk des Atmens richtig einschätzen und es dankbar verwerten. Es ist ein Grundpfeiler unserer Gesundheit und eine große Hilfe in kranken Tagen.

Der Landbriefträger und die Leber

Was hat denn der Landbriefträger besonders mit der Leber zu schaffen? Was will uns dieses sonderbare Thema wohl zeigen? Nun ganz einfach, daß der Beruf eines Landbriefträgers günstig ist für seine Leber. Er wird dabei nicht leicht leberkrank werden. Warum denn nicht? Die Antwort ist einfach, denn regelmäßige, wenn möglich tägliche Bewegung im Freien ist eine gute Methode, um die Leber immer funktionstüchtig zu erhalten. Der Landbriefträger muß täglich viel laufen. In gebirgiger Gegend muß er steigen und richtig atmen, was ihm eine gute Blutzirkulation und einen geregelten Stoffwechsel beschafft. Sein Beruf bringt also genügend Bewegung mit sich. Fast ist er deshalb zu beneiden, denn der moderne Mensch hat meist zuviel sitzende Arbeit zu verrichten. Oft hält er sich dabei noch in schlecht gelüfteten und schlecht belichteten Räumen auf. Statt wenigstens auf dem Weg zum Betrieb, wie auch auf dem Heimweg tüchtig zu laufen, benützt er die Straßenbahn, die Eisenbahn oder das Auto, wo er natürlich wieder sitzt, so daß er auch bei dieser Gelegenheit des Segens der Bewegung verlustig geht. Statt wenigstens nach dem Abendessen noch einen tüchtigen Lauf vorzunehmen, setzt man sich in ein Versammlungslokal, in den Klub oder an den Stammtisch und womöglich wird dann nachträglich auch der Heimweg wieder nicht zu Fuß zurückgelegt. Zu

Hause aber geht man alsdann ins Bett und ruht sich liegend aus vom vielen Sitzen. Die Beine werden beinahe nur noch benützt, um bei mangelnder Sitzgelegenheit zu stehen; langes Stehen aber ist keineswegs gesund, da es mit der Zeit Krampfadern zur Folge haben kann. Da das Laufen nötig ist zur Erhaltung einer guten Pfortadertätigkeit und somit auch zur Gesunderhaltung der Leber, sollten wir es uns zur Pflicht machen, täglich zu laufen. Wenn unser Wirkungsfeld nicht zu Hause ist, haben wir eine gute Gelegenheit, wenigstens den Weg zum Arbeitsplatz zu Fuß zu gehen. Wir müssen nur zeitig genug aufbrechen, damit wir nicht hasten und jagen müssen, sondern mit innerer Ruhe unseren Lauf ausführen. Bestimmt wird es nun keinem mehr unklar sein, warum der Landbriefträger im Hinblick auf seine Leber beruflich besonders begünstigt ist. Er kann das Notwendige mit dem Nützlichen verbinden, mag es oft auch nicht immer angenehm sein, sich bei Wind und Wetter im Freien zu befinden. Die Bewegung, die tüchtige Atmung und der gesundheitliche Nutzen entschädigen ihn für alle Unbill. Ahmen wir also den Briefträger ein klein wenig nach, laufen wir täglich einen Teil seiner Strecke, und wir werden nicht nur unserer Leber, sondern unserer Gesundheit überhaupt einen guten Dienst leisten. Vielleicht finden wir nach reiflicher Überlegung auch eine Möglichkeit, das Notwendige mit etwas Nützlichem zu verbinden, damit wir unsere kostbare Zeit etwas lieber opfern.

Der leberkranke Autofahrer

Abgesehen von den Autogasen, welche die Leber sehr empfindlich zu schädigen vermögen, ist das lange Sitzen besonders im Kleinwagen bei starker, nervlicher Anspannung dem Leberleidenden keineswegs zuträglich. Oft ist die Leber je nach der Anordnung der Sitze richtiggehend eingeengt, wodurch sie schlecht durchblutet und gestaut wird, was eine Heilung nicht nur erschwert, sondern oft sogar unmöglich macht. Wenn Automobilisten über Magenschmerzen klagen, findet der Arzt bei genauer Untersuchung oft Störungen der Leber. Auch die Hotelkost mit allerlei tierischen, meist gehärteten, überhitzten Fetten ist nicht dazu angetan, dem leberleidenden Autofahrer zur Heilung behilflich zu sein. Es ist daher angebracht, daß der Leberleidende bis zur völligen Genesung die notwendigen Reisen mit der Bahn oder im

Flugzeug zurücklegt. Besser ist es und weniger kostspielig, auf diese Weise einige Zeit auf das Autofahren zu verzichten, als dadurch seine Gesundheit, ja sogar das Leben aufs Spiel zu setzen. Da das Laufen für den Leberkranken sehr gesund ist, sollte er jede Gelegenheit benützen, um zu Fuß zu gehen. Wenn heute das Auto auch nicht mehr wegzudenken ist, sollte man doch wenigstens alle kleinen Ausgänge ohne Auto besorgen. Schon diese kleine Bewegungstherapie wird dem Kranken zugute kommen. Auch der Weg zur Arbeit wird in der Morgenfrühe nicht nur einen gesundheitlichen Vorzug bedeuten, sondern kann mit der Zeit auch zur genußreichen Gewohnheit werden.

Der Ferienort des Leberleidenden

Wenn der Leberkranke in den Ferien oder an seinem Kurort wirklich Erfolg haben will, dann muß er folgende wichtige Punkte beachten. In erster Linie muß er auf gesunde, gute Luft bedacht sein, denn die schwere Luft der Industrie- oder Autogase schädigt die Zellatmung, die feinen Kapillaren und somit auch die Leber. Darum ist es angebracht, vor allem den Rohölgasen der Lastwagen und Zentralheizungen unbedingt auszuweichen. Es ist besser, in einem einfachen Bauernhaus in gesunder Land- oder Meerluft zu wohnen, als sich in einem modernen Kurort aufzuhalten, wo Auto- und Busgase bis spät in die Nacht hinein durch die Fenster ins Zimmer eindringen können. Auch die vielen Ölheizungen können bei Tiefdruck und Föhn die Luft mit ihren schweren Abgasen zu einer Plage für den lufthungrigen Körper werden lassen. In gesunder, sauerstoffreicher Luft auf dem Lande, in der Nähe des Waldes, in den Bergen oder am Meere erholt sich der Leberkranke doppelt so schnell, denn der große Wert der Atmung kann nur in guter, sauerstoffreicher Luft zur Geltung kommen.

Auch ein vulkanischer Boden wirkt erfahrungsgemäß schlecht auf den Leberkranken ein, da die bioklimatischen Einflüsse mit all den Spannungen, die dem Rheumatiker und Arthritiker nützlich sein mögen, den Leberkranken schädigen können.

Auf die Lärmempfindlichkeit des Leberkranken wollen wir nicht näher eingehen, denn jeder Kranke weiß selbst, daß er der Ruhe bedarf, um gute Fortschritte erreichen zu können. Über den Wert einer richtigen Diät weiß dieses Leberbuch ausgiebig zu berichten, so daß jeder Leberkranke selbst darüber Rechenschaft ablegen kann, ob er sich während seines Kuraufenthaltes seinem Zustand entsprechend richtig ernähren konnte.

Der unentbehrliche Schlaf

Wehe, wenn wir ihn verlieren!

Auch der Schlaf ist ein unschätzbares Mittel, das uns hilft, gesund zu bleiben oder wieder zu erstarken und neu zu gesunden. Es haben sich viele denkende Menschen, darunter auch berühmte Wissenschaftler, mit dem Problem des Schlafes befaßt, aber gleichwohl ist dieses eigenartige, geheimnisvolle Wunder noch nicht völlig ergründet worden, wie so vieles andere nicht, was der Schöpfer in die Natur gelegt hat. Wenn wir oft in die Nacht hinein hinter dringenden Arbeiten sitzen, können wir dabei dermaßen ermüden, daß es uns vorkommt, wir könnten uns von der Erschöpfung nicht mehr erholen. Wie erstaunt sind wir aber nach einem guten, wenn auch vielleicht kurzen Schlaf, daß unser Denkvermögen wieder frisch und neu gestärkt ist. Was ist der Schlaf? Dieses Wunder zu ergründen, reizt uns immer wieder.
Bestimmt können wir den Schlaf als Freund und Wohltäter bezeichnen, da er uns stets erneut aus vielen Schwierigkeiten, aus Not und Kummer befreit. Durch ihn können wir dem Tage ein Ende bereiten, wenn er uns allzuviel unliebsame Lasten auflud. Sanft nimmt er uns in seine Arme, so wie eine Mutter ihr Kind ans Herz drückt. Alles Schwere versinkt in der erlabenden Ruhe des Schlafes, vergessen ist, was der Tag an Sorgen mit sich brachte. Ein Teil der Zellen entspannt, andere laden sich auf wie die Elemente einer Batterie, die während der Nacht am Stromnetz angeschlossen ist, um anderntags wieder Kraft und Licht von sich geben zu können. Wieder andere Zellen arbeiten und benützen den Stillstand zum Reinigen und Aufräumen, damit beim Beginn des Betriebes wieder alles ungestört arbeiten kann. Der Schlaf ist eine Naturnotwendigkeit für alle, und keiner kann ungestraft gegen dieses unumstößliche Naturgesetz sündigen.

Manche Krankheit würde nicht in Erscheinung treten oder rascher und leichter zu beheben sein, wenn wir uns zuvor genügend Schlaf gegönnt hätten. Alles, was wir im übermüdeten Zustand leisten, raubt uns mehr Kraft und gelingt uns zudem weniger gut, als wenn wir ausgeruht sind. Die Übermüdung führt leicht zu Niedergeschlagenheit, denn sie bedrückt uns unwillkürlich. Das wirkt sich natürlich auch auf unsere Gesundheit nachteilig aus. Nach allem, was wir über die Leber und ihre Schwesterorgane nun schon vernommen haben, können wir leicht begreifen, daß auch sie durch ein Schlafmanko und vor allem durch starke Übermüdung ungünstig beeinflußt und geschwächt werden können. Wir sollten daher ernstlich darauf bedacht sein, uns dieser gebietenden Forderung der Natur zu unterziehen. Freveln wir durch andauernden Raubbau, indem wir die Nacht durch Arbeiten oder für Vergnügungen zum Tage machen, dann kann Schlaflosigkeit die unerbittliche Folge sein, denn Schlaflosigkeit beruht auf vielen Einzelheiten falscher Lebensweise.

Der Kampf gegen die Schlaflosigkeit

Wenn wir den Schlaf durch allerlei Pillen, Medikamente und Tabletten erzwingen wollen, werden wir uns dadurch nur erneuten Schaden zufügen. Um das kostbare Gut eines ungestörten Schlafes wieder zurückholen zu können, müssen wir unser Leben umstellen. Unsere letzte Mahlzeit sollten wir möglichst früh einnehmen, und sie sollte aus leicht verdaulichen Speisen bestehen. Wir müssen ferner die geschäftige Welt vergessen, die Aufregungen des Tages von uns schütteln und ruhige Schwingungen in uns einziehen lassen. Vorteilhaft ist für uns vor allem ein ruhiger Spaziergang mit dem Einatmen frischer Luft. Auch geistige Nahrung, die erbaut, ein geistiger Gedankenaustausch, der uns lebenswerte Ziele vor Augen führt, wird uns behilflich sein, dem Tag eine ruhige Wendung zu geben. Dies alles und noch vieles andere ist dazu angetan, den Schlaf statt zu verscheuchen, freundlich zu Gaste zu laden. Diese Lösung ist bestimmt befriedigender, wenn sie auch etwas beschwerlicher erscheinen mag, als es das Schlucken rasch wirkender Medikamente ist. Mögen diese auch den Schlaf herbeiführen, Erholung und wahre Entspannung verschaffen sie uns nicht, im Gegenteil, sie fordern ihren Tribut, der mit der Zeit zu unheilbarer Schlaflosigkeit führen kann.

Da der Leberleidende auf alle negativen Einflüsse sehr empfindlich anspricht, sollten wir ihn vor allen Ungereimtheiten bewahren. Gerade für ihn ist ein guter Schlaf von großer Bedeutung. Wenn wir ihn sorgfältig hüten, wirken wir in vorbeugendem Sinne auf die Erhaltung unserer Gesundheit hin. Hat sich bei uns aber bereits schon die Schlaflosigkeit gemeldet, dann ist es notwendig, diese so rasch als möglich durch natürliche Mittel zu bekämpfen, so durch die Passionsblume (Passiflora incarnata), Hafer (Avena sativa, Avenaforce) oder die Bioforce Schlaftropfen (Dormeasan), die wir vorteilhaft in einem Orangenblütentee mit etwas Honig einnehmen.

Chinesische Organ- Uhrzeit

Maßgebend ist für uns auch die interessante Feststellung, daß ein regelmäßig, zu einer ganz bestimmten Zeit unterbrochener Schlaf gewöhnlich auf der Funktionsstörung eines Organs beruht. Meister im Beurteilen solch gestörter Organfunktionen sind bekanntlich die Chinesen. Während wir allmählich etwas besser Bescheid wissen über die tieferen, feineren Zusammenhänge in der Symptombeurteilung einzelner Erkrankungen, kannten sich die Chinesen darüber schon vor tausend Jahren aus. Wenn bei uns heute jeder Arzt mit gutem Beobachtungsvermögen feststellt, daß ein regelmäßiges Aufwachen nachts zwischen 1 und 3 Uhr als Symptom einer gestörten Leberfunktion gewertet werden kann, wußten die chinesischen Ärzte schon vor einem Jahrtausend, daß die Leber gerade zwischen 1 und 3 Uhr ihre höchste Leistung vollbringt, also auf vollen Touren arbeitet. Jede Krankenschwester kann heute im Spital beobachten, daß Gallenkoliken vorwiegend nachts zwischen 23 und 1 Uhr auftreten. Daß in dieser Zeit die Galle am stärksten arbeitet, das wußten die Chinesen auch schon lange vor uns. Durch die chinesischen Ärzte erfuhren wir auch, daß es überhaupt eine Uhrzeit in der Funktion der Organe gibt. Chelidonium D4, Boldocynara, Lycopodium D6, kurzum alle bewährten Lebermittel sollten daher vorteilshalber zwischen 1 und 3 Uhr eingenommen werden, da sie zu dieser Zeit am stärksten wirken. Die Bauchspeicheldrüse aber kann zwischen 9 und 11 Uhr am besten beeinflußt werden, weshalb das Trinken von Molkosan gerade in dieser Zeit am wirksamsten ist. Auch die anderen Organe haben ihre ganz bestimmten Zeiten, in denen sie infolge gestörter Funktion den Schlaf unterbrechen können. Werden wir also regelmäßig zwischen 1 und 3 Uhr geweckt, dann ist mit unserer Leber oder Galle nicht alles in Ordnung. Stellt sich diese Störung zwischen 9 und 11 Uhr ein, dann müssen wir der Bauchspeicheldrüse vermehrte Aufmerksamkeit schenken. Die unliebsame Unterbrechung unseres Schlafes können wir vorteilhaft dazu benützen, um die entsprechend wirksamen Mittel einzunehmen. In einigen Ländern muß eine zeitliche Verschiebung um eine Stunde wegen der Sommerzeit beachtet werden.

Diese Beispiele beweisen, daß bei regelmäßig unterbrochenem Schlaf die Gründe in Organfunktionsstörungen zu suchen sind. Haben wir diese behoben, wird auch unser Schlaf wieder ununterbrochen sein. Seien wir also darauf bedacht, ihn als unentbehrliche Hilfe stets sorgsam zu bewahren.

Gedanken sind Kräfte

Es war ein großer Irrtum, wenn man früher glaubte, daß Gedanken zollfrei seien, daß sie also dem Leben keinerlei Tribut zu bezahlen hätten. Heute weiß man auf Grund von Beobachtungen, Erfahrungen und tieferer Erkenntnis, daß Gedanken für das Leben sogar sehr folgenschwer sein können. Es ist für uns sehr wichtig, in welche Richtung wir sie lenken, ob wir nach rechts oder nach links abschwenken, nach unten oder nach oben, ob wir bejahend oder verneinend eingestellt sind, und ob wir uns gedanklich in dieser oder jener Sphäre bewegen. Unser Gedankengang ist für uns genauso wichtig, wie es die Richtung ist, die wir einschlagen, wenn wir in die Berge gehen, in der Wüste wandern oder uns im Urwald befinden. Stets kommt es darauf an, ob wir den richtigen Weg einschlagen, wenn wir das Ziel heil erreichen wollen. Jedem leuchtet es deshalb ohne weiteres ein, daß es keineswegs gleich ist, welchen Weg wir gehen. Darum ist es bestimmt nötig, daß wir uns nach der Karte richten oder uns einem Führer anvertrauen, um nicht irgendwo in eine schwierige Lage zu geraten und zu zerschellen. Unsere Gedankenwelt, die wir uns gebildet und der wir uns anvertraut haben, kann sich für unser Leben mindestens ebenso heilvoll oder ebenso tragisch auswirken, wie unsere geschickte oder verkehrte Einstellung, von der wir uns auf unseren Wanderungen, auf Forschungsfahrten oder anderen Unternehmungen leiten lassen. Wir wissen, daß die Gedanken Empfindungen auslösen, und unser Empfinden ist einer der besten Schalthebel unseres ganzen vegetativen oder sympathischen Nervensystems. Durch unser Empfinden werden Funktionen im Körper gesteuert, die einen überaus wichtigen Einfluß auf das ganze körperliche Geschehen ausüben.

Einflußreiche Zusammenhänge

Wenn unsere Seele mit dem grauen Tuch der Lebenssorgen umhüllt ist, dann wird unser ganzes Empfinden davon erfaßt, und die Schalthebel des Lebens werden dadurch nach links gezogen. Die Funktionen, die Tätigkeit der endokrinen Drüsen, kurz alles, wird beeinflußt. Wenn dieserhalb durch die dauernde Belastung mit der Zeit eine Krankheit, ein Leberleiden, ja sogar ein Krebs als Folge in Erscheinung tritt, müssen wir uns darüber nicht allzu sehr wundern, denn einen maximalen Druck erträgt der Körper nicht ohne Schaden, ja oft sogar nicht einmal ohne ganz empfindlichen Schaden auf Jahre und Jahrzehnte hinaus. Kommen dann noch Fehler in der Ernährung und in der Lebensweise hinzu, dann geht es um so rascher abwärts. Bei sorgenschwerer Belastung kaut man in der Regel mangelhaft, ißt nicht richtig, durchspeichelt ungenügend und hat durch das darniederliegende, gedrückte Empfinden eine schlechte, äußere Sekretion. All diese verschiedenen Punkte können zu einer gesamten negativen Kraft angestaut werden, und diese Kraft kann so erdrückend auf uns wirken, daß sie uns zu ruinieren droht. An dieser Krankheit der Neuzeit, bedingt durch Angst, Sorgen und Ärger, gehen Millionen Menschen, besonders in den zivilisierten Ländern, jährlich zugrunde.

Von großer Bedeutung ist es daher, unsere Gedankenwelt stets gut zu überwachen, wenn wir von unerwünschten Geschehnissen und Aussichten überrascht werden. Etwas, das schwer zu tragen ist, etwas, das ein Problem darstellt, dem wir nicht ohne weiteres gewachsen sind, müssen wir mit doppelter Kraft und Anstrengung in die richtigen Bahnen lenken, sonst besteht die Gefahr, daß wir versagen, weil wir unsere innere Aufregung oder Erregung nicht mehr zu beherrschen wissen. Ganz richtig beurteilt der Volksmund einen solchen Zustand, indem er darüber sagt, es sei uns etwas über die Leber gekrochen, denn es ist wahr, daß Verdruß und Ärger, Aufregung und Empörung, Kummer und Sorgen, einzeln oder vereint, die Leber tatsächlich angreifen, die Galle erregen und die Bauchspeicheldrüse verkrampfen können. Dauern solche Belastungen an, dann können dadurch wesentliche Störungen, ja sogar ernstliche Erkrankungen in Erscheinung treten, und eine empfindliche Schwächung der beteiligten Organe ist nicht ausgeschlossen. Selbst eine Gelbsucht kann bei ohnedies geschwächter Gesundheit als schlimme Folge auftreten. So ist es denn bestimmt angebracht, seine Gedankenwelt so zu lenken, daß ruhige Gelassenheit und Selbstbeherrschung in die andere Waagschale gelegt werden können, wodurch uns das notwendige, schonende Gleichgewicht erhalten bleibt. Dies aber beweist, daß die Gedanken Kräfte sind, die uns zum Erfolg führen oder uns eine empfindliche Niederlage erleben lassen können.

Seien wir also vor einer niederdrückenden Gedankenrichtung auf der Hut, denn sie schadet unserer Gesundheit, vor allem der Leber, der Galle und der Bauchspeicheldrüse. Seien wir aber auch im umgekehrten Sinne darauf bedacht, die Erkrankung dieser Organe mit aller Entschiedenheit und größter Sorgfalt durch Befolgung der gegebenen Ratschläge zu beheben, denn es besteht tatsächlich eine gegenseitige Beeinflussung zwischen den erwähnten Organen und unserer Gedankenwelt. Sind sie nämlich erkrankt, dann beeinflussen sie unwillkürlich unsere Gedanken und somit auch unser Empfinden in niederdrükkendem Sinne. Fehlt uns andererseits aber eine gedanklich gesunde Einstellung, dann beeinträchtigen wir dadurch die erwähnten Organe wiederum auf empfindliche Weise.

Diese Wechselwirkung zeigt uns, wie wichtig es für uns ist, wenn wir um eine gesunde Leber besorgt sind, weil wir uns dadurch unwillkürlich in gehobene Stimmung versetzt fühlen, was sich ermutigend auf unsere Gedanken auszuwirken vermag. Wir sollten aber auch unserem Empfinden und mit ihm unseren Gedanken, wenn sie unter Druck gesetzt sind, nicht ohne weiteres freien Lauf lassen, sondern sie im Gegenteil sorgfältig überwachen, denn auf unsere Gedanken kommt es an, ob wir Unannehmlichkeiten überwinden oder von ihnen unliebsam geknechtet werden. Erhalten wir uns also unsere bejahende Gedankenwelt, wodurch unsere Organe und mit ihnen unsere Gesundheit erfreulich geschont werden können.

Die Freude als Heilmittel für den Leberkranken

Wer schon leberkrank war, weiß, wie sehr gerade diese Krankheit auf unser Empfinden wirkt. Wir haben dabei Mühe, uns aufzuraffen und unseren Lebensmut zu wappnen. Ist es da nicht fast paradox, von solch Niedergebeugten noch zu erwarten, sich an irgend etwas gesund freuen zu können? Dennoch aber ist für den Leberkranken die Freude das beste Heilmittel. Die Anwendung richtiger Diät und die Einnahme von Naturmitteln lassen allmählich das erste, freie Empfinden wieder hochkommen. Die drückende Last weicht, wenn die schwarze Wolke vom Gemüt weggeht. Dies ist bestimmt Grund genug, um sich zu freuen. Diese wiederum entstandene Freude erwirkt eine weitere Lokkerung, und es geht langsam vorwärts.

Für den Leberkranken sind Ärger und Sorgen bekanntlich Gift. Was ein Gesunder leicht überwinden kann und was für ihn kein großes Problem darstellt, wird im Zustand der Erkrankung zu einer vielfach unüberwindlichen Kluft.

Wir müssen darum den Leberkranken so viel wie möglich vor Sorgen und Unannehmlichkeiten bewahren. Freude dagegen wird seinen Zustand heben, doch ist es nicht so leicht für ihn, sich überhaupt freuen zu können. Fröhliche Freunde, fröhliche Menschen können zwar eine gute Wirkung auf ihn ausüben, noch mehr aber wird die Natur zur Freude beisteuern. Ihre Farbenpracht, ihre Blumen und Blüten, ihre Bäume und Sträucher, ihre rauschenden, plätschernden Bächlein, ihre Flüsse und blauen Seen, ihre Berge und Täler, kurz all ihre Schönheiten tragen dazu bei, sich dankbar zu freuen, denn ein Schöpfer, der in seiner liebenden Güte so viel Schönes erdachte, um das Menschenherz zu erfreuen, hat bestimmt auch diese heilsame Gabe dem Leidenden zugedacht. Jede Jahreszeit hat ihre Schönheit und Pracht, und wenn wir uns über unsere Sorgen erheben und unsere Augen und Ohren offen halten, dann staunen wir über all die viele Freude, die uns begegnet. Wir hören das Gesumm der Bienen und der Insekten, das Pfeifen, Singen und Jubilieren der Vögel und wundern uns, daß eine kleine Vogelkehle und ein kleines Vogelherz so viel Freude empfinden und zum Ausdruck bringen kann, und wir begreifen nicht mehr, warum der Mensch so töricht ist, sich so viel Kummer, Sorgen und Verdruß aufzuhäufen, daß darob die wertschätzende Freude für alles Schöne in ihm erstickt wird. Langsam lernen wir es, uns die Zeit zu gönnen, um die vielen, in der Natur liegenden Werte zu beachten. Plötzlich wird uns klar, wieviel Wunder, die uns umgeben, wir achtlos übersehen haben. Nur wer sie in dankbarer Wertschätzung gewahr wird, lernt sich nicht nur an den großen, leuchtenden Schönheiten, sondern auch an den kleinen und kleinsten aufzurichten und zu erfreuen. Er kann sich nicht satt sehen, am leuchtenden Rot der

Alpenrosen, am tiefen Blau der Enziane, am sprühenden Gelb der Dotterblumen, am sanften Gold der Anemonen und Schlüsselblumen. Seine Augen sind geöffnet, um all die reiche Pracht aufzunehmen, sie förmlich zu trinken; seine Ohren hören das Symphoniekonzert der Vogelwelt, der Insektenschar und der unsichtbaren Winde. Sein Herz lernt so die Freude kennen, die ihm helfen wird, die schweren Gewitterwolken und den schwarzen Nebel, der auf seinem Gemüt liegt, zu durchbrechen, zu beseitigen und aufzulösen, wie es die Sonne so meisterhaft versteht, wenn sie die Nebelschwaden durchbricht, auflöst und verschwinden läßt. Gleicherweise wirkt die Sonne der Freude in unseren Herzen, wenn wir sie wirken lassen! Lacht uns nicht jedes reine Kindergesicht an mit klaren, staunenden Augen? Beim ungetrübten Kind können wir lernen, uns zu freuen. Sein Ideenreichtum öffnet auch unsere Augen für all die kleine Welt, die da kreucht und fleucht, für jedes Fröschlein, jedes Käferchen, jedes Eidechschen, ja für all die hunderterlei und tausenderlei Dinge, die wir zu sehen verlernt haben. Das Kind entdeckt und sieht sie und seine Freude daran ist begeisternd. Warum sollen wir uns davon nicht anstecken lassen?

Freudiges Wandern und seine Vorteile

Das Gute an alledem ist zusätzlich noch der Umstand, daß wir dabei nicht zu Hause sitzen bleiben, sondern eben hinauswandern in die erfrischende Luft, daß wir herumsteigen und dabei tüchtig atmen müssen. Wir brauchen keineswegs zu forcieren, sondern werden ganz einfach mit regelmäßigem Wanderschritt in den richtigen Atmungsrhythmus hineinkommen, denn Atem ist Leben. Wer kummervoll zu Hause sitzen bleibt und seinem ganzen Jammer nachsinnt, gräbt sich immer tiefer in ihn hinein. Wer sich aber aufrafft und den Spuren wertvoller Freude nachwandert, leistet sich gesundheitlich den besten Dienst. Er wird dabei erstarken und sich mehr und mehr zumuten dürfen. Wir werden langsam steigern, bis wir uns schließlich an einfache Berg- und Skitouren wagen dürfen. Dadurch werden wir Kreislaufstörungen beseitigen und für eine richtige Durchblutung sorgen, wie auch für eine anregende Funktion des Pfortadersystems und der Leber. Sauerstoff ist ein wichtiger Nährstoff für unseren Körper, und seine Aufnahme ist dringende Notwendigkeit. Hast, Eile und Bedrückung lassen uns richtiges Atmen vergessen, während die Freude uns tief atmen läßt. So trägt sie dazu bei, daß wir auch gegen diese krankheitsfördernde Vernachlässigung des Atmens wirken und uns mit der Zeit an richtige Bauchatmungsgymnastik gewöhnen. Allerdings müssen wir diese zuerst üben, bis wir sie beherrschen, dann aber wird sie uns zur Selbstverständlichkeit, und wir werden überhaupt nur noch diese gründliche Atmungsform durchführen.

Musik als Freudenspender

Zum Rhythmus des Atmens und Wanderns gehört auch der Rhythmus der Musik. Unwillkürlich beginnen wir ein Liedchen vor uns hinzusummen, erst leise, dann lauter und lauter. Es tönt schön, im tiefen Wald mit dem Trillern der Vögel um die Wette zu singen. Nicht vergebens heißt es im alten Volkslied: »Doch kam ich wieder zu singen, war alles auch wieder gut!« Das Bedrückende weicht, denn auch beim Singen müssen wir tief Atem holen. Wie traut aber tönt ein Flötenspiel, wenn es über das weite Tal erklingt. Auch beim Flötenspielen müssen wir tief atmen, und wer es recht betreibt, der bekommt sogar Hunger dabei. Ja, die Musik kann ein besonderer Ausdruck der Freude sein, wenn sie sich in lieblichen, harmonischen Tönen der Symphonie ergeht. Wie die Natur ein Kunstwerk aus der Hand des Schöpfers ist, so bedeutet schöne, harmonische Musik eine göttliche Sprache für uns. Der Rhythmus dieser beschwingten Sprache wirkt auf uns als kleiner, aber wichtiger Heilfaktor. Musik wird zum Ausdruck innewohnender Freude, wenn sie sich im Gesang äußert. Ein Liedchen aus der Kinder- und Jugendzeit klang doch früher so vertraut, und all die schönen Lieder aus vergangenen Zeiten steigen in unserer Erinnerung wieder hoch. Wir singen eines nach dem andern und merken dabei, wie die Vibration, die der Gesang in unserer Brust hervorruft, uns freudig belebt und bei der Heilung mithilft. Das also wollen wir auch beim Leberkranken pflegen und erwirken, und wir werden dabei einen erfreulichen Erfolg erzielen.

Kranksein oder Krankheit?

Wir mögen denken, daß sich diese beiden Begriffe decken und überhaupt kein Unterschied zwischen ihnen besteht! Aber damit sind die Ärzte heute nicht einverstanden, weil sie immer mehr zu der Erkenntnis gekommen sind, daß die Krankheit als solche weniger behandelt werden muß als das eigentliche Kranksein. Eine Ausnahme bilden allerdings die Infektionskrankheiten. Wenn die Niere, die Leber oder irgendein anderes Organ in den Funktionen nachläßt, so daß Störungen entstehen, wird dadurch der ganze Körper in Mitleidenschaft gezogen. Es ist daher nicht nur das leidende Organ, sondern der gesamte Körper in die Heilbehandlung einzubeziehen.

Veränderung der Körpersäfte

Alte asiatische Ärzte übersahen in dieser Hinsicht die Zusammenhänge keineswegs, weil sie der Ansicht waren, dem Krankheitsausbruch, also dem Versagen eines Organs, gehe durch eine gewisse Vergiftung die Veränderung der Körpersäfte voraus. Erst als Folge dieses Umstandes tritt einige Zeit danach die eigentliche Organerkrankung auf. Schon die griechischen Priesterärzte vertraten diesen Standpunkt, wie später auch Paracelsus. Langsam findet diese Erkenntnis und Weisheit aus früheren Zeiten wieder eine gewisse Anerkennung. Es mag dies besonders für unsere Zeit günstig sein infolge der allgemeinen Umweltverschmutzung mit ihren vielen Vergiftungsmöglichkeiten, wodurch vor allem unsere Nahrung betroffen wird. Diese möglichen Krankheitsursachen stellen nicht geringe Anforderungen an die Abwehrkraft unseres Körpers, da dieser dadurch wesentlich geschwächt werden kann und den erschwerten Aufgaben nicht ohne weiteres gewachsen ist.

Wer auf seine Gesundheit achtet, wird dafür Sorge tragen, die normalen Funktionen seines Körpers immer in Ordnung zu halten, indem er vor allem jene Gifte meidet, denen er ohne weiteres auszuweichen vermag. Weder Nikotin noch übermäßiger Alkoholgenuß gehören zu den natürlichen Bedürfnissen und Notwendigkeiten des Lebens. Auch der Jugend war nicht allgemein gestattet, sich dadurch zu vergiften, und so war sie auch vor einem entsprechenden Drogenangebot gefeit. Es lag in jener Zeit für den gesundheitlichen Zustand ein großer Vorteil darin, daß die Süchtigkeit allgemein nicht in Frage kam, denn durch das Meiden solcher Gifte konnte der Körper Störungen, Schädigungen und Krankheiten viel eher, oft sogar unbemerkt, überwinden, als wenn er auf genußsüchtige Weise noch selbst dazu beigetragen hätte, sie heraufzubeschwören und zu fördern.

Vermeiden einer Krankheitspsychose

Mit der entschiedenen Einstellung, nicht krank sein zu wollen, überwindet man Krankheiten besser, als wenn man sich bemitleidet, sich gehen läßt und dabei übersieht, daß man zur Heilung selbst die notwendigen Schritte tun muß. Statt dessen kann sich eine Krankheitspsychose immer mehr entfalten und uns den Boden unter den Füßen wegnehmen. Ich kannte im Jura einen Förster, der sich auf unerklärliche Weise eine schwere Lungenerkrankung zugezogen hatte. Die Ärzte verschrieben ihm eine Spitalbehandlung, aber instinktiv weigerte sich der Kranke, seinen geliebten Wald zu verlassen, um ihn mit einem Spitalaufenthalt zu vertauschen. Er war dessen heilsame Umgebung so gewohnt, daß er sie auch richtig einzuschätzen vermochte. So stellte er sich weise ein und versuchte seine Krankheit zu vergessen, indem er seinen Pflichten weiterhin getreulich nachkam. Im Wald hatte er heilsame Luft, genügend Bewegung und Sauerstoff und konnte daher wieder gesunden. Die Befriedigung, seinen Pflichten trotz der Schwierigkeiten gerecht werden zu können, beruhigte ihn und trug wesentlich zu seiner Heilung bei. Bestimmt ist es in schwierigen Fällen gut, unter ärztlicher Kontrolle zu stehen, doch es ist verfänglich, alles dem Arzt zu überlassen, statt selbst bejahend mitzuarbeiten, um wieder gesunden zu können. Sollte eine positive Ablenkung durch eine zweckdienliche Betätigung nicht möglich sein, dann sollte man neben der gesunden Ernährung des Alltags auch um eine erfrischende geistige Speise besorgt sein. Man muß dabei allerdings heute ebenfalls wählerisch vorgehen, ebenso wählerisch wie bei der Nahrung, denn auch auf geistigem Gebiet kann man sich mit dem, was vielfach geboten wird, gründlich vergiften.

Früher war es üblich, daß eine Mutter besorgt war, den erkrankten Kindern durch möglichst viel Schlaf die notwendigen Kräfte zukommen zu lassen, um wieder erstarken zu können, während sie selbst durch bewährte Naturheilanwendungen die Funktionen des kranken Körpers anzuregen suchte, wobei sie besonders die günstige Wirksamkeit des Fiebers auszuwerten vermochte. Erst, wenn ein trockenes Stück Brot wieder mundete, erachtete eine solche Mutter die Krankheit als überwunden, und erst dann war es für sie angebracht, mit einer gut gezielten Heilnahrung wieder aufzubauen. Wenn sich Langeweile ans Krankenlager setzen wollte, verdunkelte sie ganz einfach das Schlafgemach und empfahl, jetzt zu schlafen, denn die Krankheitszeit ist mit anstrengender Arbeit verbunden und soll durch Verwöhnung nicht noch erschwert werden. Die enge Verbundenheit zwischen Mutter und Kind sorgt schon dafür, daß sich der kleine Patient geborgen fühlen kann. Ja, die Art und Weise, wie eine Mutter ihre Kinder zu pflegen versteht, wirkt sich auch im späteren Leben günstig aus, denn auch Erwachsene sollten sich so einstellen, daß das Kranksein richtig behoben werden kann, weil man der Krankheit auf ganz vernünftige Weise begegnet. Die eigene Abwehr und Regenerationskraft zieht daraus den besten Nutzen.

Sei dein eigener Arzt

Ein solches Thema könnte Ärzte ohne weiteres erzürnen, weil sie annehmen, daß sie dadurch ausgeschaltet werden sollen. Das ist jedoch eine falsche Schlußfolgerung, denn in der Regel ist es immer vorteilhaft, in einem Krankheitsfall oder bei einer nicht erkennbaren gesundheitlichen Störung einen tüchtigen Diagnostiker aufzusuchen. Bei der Therapie soll jedoch der Kranke bewußt mitwirken, ist doch anzunehmen, daß er sich selbst am besten kennt. Er weiß Bescheid über seine Eigenarten, seine Empfindlichkeiten, seine Allergien und Reaktionen. Er weiß, welche Nahrung bei ihm Gärungen auslöst, weshalb er am ehesten entscheiden kann, was er zur Schonung der Leber meiden sollte. Erfahrungsgemäß weiß er auch, ob er jodempfindlich ist, ob er Sulfonamide und Antibiotika verträgt. Durch die Erfahrung kennt er sich aus betreffs der Wirksamkeit eines Mittels oder einer besonderen Kur. Er weiß, ob er eine ansteigend heiße Wasseranwendung einer kalten vorziehen muß. Auch hat er schon erlebt, daß er starke Sonnenbestrahlungen meiden muß. Kennt vielleicht sein Arzt seine Empfindlichkeit auf Alkohol besser als er selbst? Wohl kaum. Der Kranke allein weiß Bescheid, wenn gewisse Alkaloide wie Digitalis oder andere starke Mittel bei ihm äußerst ungünstig ansprechen.

Sicher ist auch, daß nicht jeder von uns gleich viel Ruhe, Schlaf und Entspannung benötigt. Wer viel von diesen beansprucht, um erfrischt zu sein, kann sich nicht mit denen messen, die mit weniger auskommen. Auch mit dem Essen und Trinken verhält es sich gleich. Während einer große Ansprüche zu befriedigen hat, fühlt sich der andere schon mit verhältnismäßig wenig genügend gestärkt. Heute sind die meisten Menschen, besonders Jugendliche, auf lärmende Ablenkung eingestellt, während andere erkranken, wenn sie ständig die notwendige Stille missen müssen; denn die Stille hilft mit, verbrauchte Kräfte aufzuladen. Das alles kann der Arzt für den einzelnen Patienten nicht ohne weiteres feststellen. Er mag zwar aus gewissen Symptomen richtig schlußfolgern und auch die Persönlichkeit des einzelnen erfassen, aber alle Feinheiten, die störend zu wirken vermögen, kann er bestimmt nicht ohne weiteres wahrnehmen. Oft aber kommt es gerade auf die Beachtung solcher Feinheiten an.

Der Leidende versteht den Leidenden

Verfügt ein Arzt über eine besonders kräftige Gesundheit, so wird er stark besaitete Menschen besser verstehen und beraten können, weil ihm allzu große Empfindlichkeiten unwirklich erscheinen. So, wie der Dichter Fritz Reuter feststellte, daß es der Hungernde ist, der den Hungernden speist, so ist es verständlicherweise auch der Leidende, der den Leidenden begreift, wodurch er dem Weg zur Heilung näher sein mag, als ein anderer, der keine Ahnung von gewissen quälenden Zuständen besitzt. Manch ein Kranker mag auch unter einem schlechten Arbeitsklima leiden und dadurch an erfolgreichem Wirken einbüßen. Auch ein solcher Umstand mag dem Arzt völlig unbekannt sein. Erdrosselte Freude und Begeisterung zum Arbeiten erschwert das Leben und kann einen geschwächten Zustand fördern. Der Arzt kann diese verborgene, hemmende Ursache, welche die Lebensfreudigkeit drosselt und den Weg zur Krankheit vorbereitet, nicht kennen, wenn der Patient von sich aus nichts verlauten läßt. Deshalb ist es notwendig, daß der Kranke die festgestellte Diagnose mit seinem Arzt oder Naturarzt bespricht. Er muß darauf hinweisen, auf welche Art sein Körper reagiert und welchen Eigenarten er unterliegt. Dieses Wissen wird für den Behandler eine anregende Hilfe sein, denn dadurch ist es ihm eher möglich, die Lage richtig zu beurteilen und den Kranken vor weiterem Schaden zu bewahren.

Notwendige individuelle Anpassung

Ich kannte einen Mediziner, der von sich selbst wußte, daß er auf eine Narkose sehr empfindlich reagiert. Als Kollege teilte er dies dem Chirurgen vertrauensvoll mit und bat um die Anwendung eines Minimums des Narkotikums, als sein entzündeter Blinddarm operiert werden mußte. Der Chirurg ließ diese Bitte unberücksichtigt, und hielt eine normale Narkose als völlig angebracht. Die Folge war, daß er den Patienten nicht mehr zum Erwachen bringen konnte. Selbst künstliche Ernährung änderte die Sachlage nicht. Der Operierte blieb bewußtlos und starb später, obwohl sein Körper nur diese unbedeutende Entzündung aufgewiesen hatte, im übrigen aber völlig gesund war. So gefährlich kann es für einen Kranken werden, wenn seine Empfindlichkeiten unberücksichtigt bleiben.

Es ist tatsächlich so, daß ich Menschen kannte, die eigentlich organisch gesund waren und nur unter starken Empfindlichkeiten oder Allergien zu leiden hatten. Wenn diese unberücksichtigt blieben, indem man bequemlichkeitshalber nach üblichem Schema bei ihnen vorging, verschlimmerte sich die Lage. Wenn ein Patient mit den verordneten Medikamenten oder physikalischen Anwendungen Schwierigkeiten hat, ist es bestimmt nicht angebracht, dies einfach zu übersehen. Glücklicherweise kennt man sich heute bei Allergien besser aus und versteht sie eher erfolgreich zu berücksichtigen. Viele Ärzte glauben zwar, zu wenig Zeit für eine individuelle Behandlung aufbringen zu können, aber der dadurch erwirkte Erfolg ist der Mühe wert.

Die Pflege dessen, was man besitzt

Es ist eine Tatsache, daß alles, was man weder nützt noch pflegt, rascher unansehnlich wird, als wenn man ihm die notwendige Aufmerksamkeit zukommen läßt. Dies gilt für jegliche Art von Besitztum. Die richtige Pflege hilft, daß uns ein Besitz auch zweckmäßig dienen kann. Sollen uns Pflanzen Freude bereiten, so müssen wir ihnen mit Lebender Hand das zuführen, was ihnen, um gedeihen zu können, zusteht. Wir ernähren sie entsprechend und schützen sie vor äußeren, schädigenden Einflüssen. Sie sollen nicht unter zu starker Sonnenbestrahlung, zu heftigen Winden, zu großer Hitze und Kälte zu leiden haben. Beachten wir diese Vorsichtsmaßnahmen, dann können wir ein gutes Gedeihen erwarten, was unsere Bemühungen sicher zufriedenstellend belohnen wird.

Auch wenn wir Tiere besitzen, müssen wir darauf bedacht sein, sie richtig zu pflegen, damit sie gut gedeihen. Wir sehen nicht gern, wenn

Blumen welken, und leiden mit, wenn Tiere krank sind. So lehrt es uns unwillkürlich für alles Lebende, das uns anvertraut ist, richtig zu sorgen, damit es sich unter unserer Pflege wohlfühlt. Sogar lebloser Besitz verlangt seine Pflege. Jeder Maschine, wenn sie richtig dienen soll, müssen wir unsere Aufmerksamkeit zuwenden.

Das alles fällt uns nicht schwer zu verstehen. Warum aber fehlt uns so oft das richtige Verständnis zur Pflege unseres eigenen Körpers, um dessen Gesunderhaltung zu bewahren. Verdient er dies nicht als kostbares Gefäß unseres Geistes? Wir nehmen vielleicht an, es arbeite sowieso alles vollautomatisch in ihm, sei computermäßig programmiert und bedürfe keiner besonderen Pflege. Es wäre natürlich bequem, wenn wir von unserem Körper alles fordern könnten, ob wir ihm nun die nötige Beachtung schenken oder nicht. Die beste Maschine beansprucht Pflege und Wartung. Auch wir sollen uns an Pflege das zukommen lassen, was notwendig ist. Störungen sind bei einem Vollautomaten schwieriger zu beheben als bei einfachen Maschinen. Je komplizierter ein Mechanismus ist, um so schwerwiegender wird sich ein Versagen auswirken.

Vor 50 oder 60 Jahren war es leichter, unseren Körper leistungsfähig zu erhalten. Noch standen uns reine Luft, gutes Wasser und giftfreie Nahrung zur Verfügung. Wir waren weniger Aufregungen und Ängsten, geringerem Streß und Lärm ausgesetzt. Wir müssen uns aber auch in ungünstigen Verhältnissen bemühen, uns zurechtzufinden, so daß wir allem zum Trotz ein befriedigendes Lebenswerk zustande bringen, ohne Gesundheit und Reserven gänzlich aufzubrauchen. Wie können wir dies erreichen?

1. Wir sorgen für eine möglichst gesunde Ernährung und lassen dabei die Mäßigkeit zur Grundregel werden, denn das schont, stärkt und festigt die Gesundheit.

2. Wichtig zu unserer Gesunderhaltung ist genügend Bewegung und Sauerstoffaufnahme. Ihre Beschaffung hängt davon ab, wie wir unsere Verhältnisse zu meistern verstehen.

3. Zu beachten ist die sorgfältige Pflege des Blutkreislaufes und der damit zusammenhängenden Hauttätigkeit. Als Hilfsmittel zur Gesunderhaltung dienen mäßiger Sport, Wandern, frische Luft, ver-

nünftiges Sonnenbaden und zeitweise ein Saunabad. Will man seine Bemühungen zum Erfolg führen, muß man sich die Methoden auswählen, welche dem eigenen Naturell entsprechen und den eigenen Veranlagungen am besten anzupassen sind.

4. Wichtig ist auch der biologische Rhythmus des Lebens, der in Spannung und Entspannung besteht. Gesellschaft und Berufsleben sorgen für genügend Spannung. Sorgen wir aber als Ausgleich auch für genügend Entspannung? Geschieht dies nicht, dann kann unser Nervensystem dermaßen Schaden nehmen, daß es zu einem Fibrationsapparat degeneriert. Die Entspannung ist so wichtig wie die Nahrungsaufnahme. Sie kann tagsüber, abends, übers Wochenende oder zur Ferienzeit realisiert werden. Die Freizeit soll nicht dazu Anlaß geben, sich vermehrtem Streß auszuliefern, was nur zu gesteigerter Spannung gereichen würde. Vernünftiger Sport und maßvolles Wandern tragen zu einer erholsamen Entspannung bei.

5. Wichtig ist auch das Ausruhen für unsere Verdauungsorgane. Es mag nicht jedem zusagen, sich in dieser Hinsicht besonders einzuschränken, weil es eine notwendige Entspannung dieser Verdauungsorgane erfordert. Eine der besten Methoden ist regelmäßiges Fasten. Diese einfache Art, unsere Organe ausruhen zu lassen und zu schonen hat sich nicht nur bewährt, sondern wirkt oft auch förmliche Wunder. Fasten braucht nicht unbedingt einer Hungerkur gleichzukommen.
   Vernünftig ist es, einen wöchentlichen Safttag einzuschalten, wobei man an Stelle der üblichen Mahlzeiten entweder Frucht- oder Gemüsesaft genießt. Dies ist wirksamer und zugleich auch besser als teure Kuren oder allerlei Patentmedizinen. Grundregel soll dabei sein, Frucht und Gemüsesäfte nicht zusammenzumischen, also auch möglichst nicht zu gleicher Zeit ein zunehmen, da dies Störungen verursachen kann. Besonders, wenn unsere Bauchspeicheldrüse mangelhaft arbeitet, müssen wir diesen Grundsatz beachten, weil gerade dieser Umstand leicht zu Gärungen führt. Im Ernstfalle sind sogar Fruchtsäfte zu meiden, während Gemüsesäfte schonend wirken. Dies gilt vor allem auch bei ernstlichen Galle- und Leberstörungen. Das Quantum der Säfte richtet sich nach Alter

und Körpergröße. Man sollte nie mehr als 1 – $1^1/_2$ Deziliter auf einmal einnehmen, wobei man auf gutes Durchspeicheln achten muß. Auf den ganzen Tag verteilt, sollte 1 – $1^1/_2$ Liter Saft genügend sein. Fruchtsäfte, die infolge ihrer Säure starke Anforderungen an die Verdauung stellen, sollte man zur Hälfte mit einwandfreiem Quellwasser oder Mineralwasser ohne Kohlensäure verdünnen. Es kann sich dabei um Trauben-, Grapefruit- oder Beerensäfte handeln. Zuckerzusatz vermeiden wir. Sind die Säfte zu sauer, so süßen wir mit Honig oder natürlichem Traubenkonzentrat. Eine Saftkur ist kein Hungerfasten, da in den Säften genügend Vitamine und Mineralstoffe vorhanden sind. Das wirkt sich für die Verdauungsorgane schonend aus.
Je nach dem Gesundheitszustand muß man sich die geeigneten Saftarten wählen. Sie sollen uns keine Schwierigkeiten bereiten, weshalb wir das meiden, was uns nicht zuträglich ist. Zitronensaft eignet sich höchstens zum Aromatisieren von Mineralwasser, nicht aber zu einer ausschließlichen Saftkur. Bei guter Lebertätigkeit dürfen wir Trauben-, Orangen- und Apfelsäfte wählen. Wenn Galle und Leber nicht einwandfrei arbeiten und Störungen aufweisen, werden diese Säfte gemieden und wir versuchen es mit Grapefruit-, Heidelbeer-, Kirschen- und Brombeersaft. Bei ernstlicher Erkrankung muß man möglicherweise auch auf diese verzichten und sich mit Gemüsesäften begnügen. Am ehesten sind dann Karotten- und verdünnter Randensaft bekömmlich.

6. Ein wesentlicher Punkt, der zur Pflege unserer Gesundheit zu beachten ist, liegt in der Art, wie wir unser Leben gestalten. Vergnügungen und Leidenschaften dienen nicht zur Schonung unserer Lebenskraft. Es gehört zur Lebenskunst, daß Liebhabereien mit Weisheit und Maß gewürzt sein sollen, weil sich ein Abgleiten davon nur nachteilig auf unsere Gesundheit auswirken würde. Selbst gutgeartete Kinder können im Krankheitsfall ihr seelisches Gleichgewicht verlieren und unangenehme Reaktionen auslösen. Dies zeigt, wie wichtig die Gesunderhaltung unseres Körpers ist. Wir werden Schwierigkeiten viel eher meistern und größere Belastungen verkraften, wenn wir den hier aufgezeigten Regeln ernsthafte Beachtung zukommen lassen.

Suche nach Krankheitsursachen

Heute gibt es viele Krankheitsursachen, die sich nicht so einfach feststellen lassen. Dadurch besteht natürlich die Gefahr einer falschen Behandlungsweise. Zumeist muß sich der Patient mit einem fremdklingenden Namen seiner möglichen Krankheit zufriedengeben. Er weiß dann nicht mehr als zuvor, vermutet aber etwas Schlimmeres und läßt sich dadurch niederdrücken.

Große Schwierigkeiten können vor allem Hautkrankheiten mit sich bringen. Bei trockener Haut und Schuppenbildung kann es sich um eine Psoriasis handeln. Da ist Schwefel-, Teer- oder Cortisonsalbe, wie sie Schulmediziner einsetzen, um symptomatisch vorzugehen, keine Heilung. Auch Psychopharmaka haben mit einer Heilung nichts zu tun. Für kurze Zeit mögen sie über die Symptome hinweghelfen, aber es ist besser, davon Abstand zu nehmen. Erfahrungsgemäß braucht es sehr viel Geduld und Fingerspitzengefühl, um Hautkrankheiten beikommen zu können. Oft sind die Niere, die Leber und die Bauchspeicheldrüse durch eine eingeschränkte Funktion daran beteiligt. Darum sollten in erster Linie diese drei wichtigen Organe durch Naturmittel, wie Boldocynara, Nephrosolid und Molkosan angeregt und unterstützt werden. Auch äußerlich wirkt sich Molkosan bei Hautleiden gut aus. Man kann zwei Drittel Käslikrauttee mit einem Drittel Molkosan verdünnen und die juckenden Stellen damit abwaschen. Das kann eine Steigerung des Juckreizes vermeiden und Erleichterung schaffen, damit man sich nicht wundkratzt. Von Zeit zu Zeit sollte man die Haut mit echtem Johannisöl oder Bioforce-Creme einfetten. Lachesis D_{10} und Echinaforce wirken innerlich als unterstützende Mittel. Früher zog man als Hauptmittel das wilde Stiefmütterchen (Viola tricolor, Violaforce/ Violasan) hinzu. Ohne klinische Teste stellt man heute die Wirksamkeit in Frage oder ganz in Abrede. Nur kann man jemanden, dem man durch die Anwendung solcher natürlichen Mittel eine mildernde Hilfe gegen das nervenbelastende Jucken verschaffen konnte, nicht davon überzeugen, daß es wertlos sein soll, weil keine zuständigen Untersuchungstests dafür vorliegen. Harmlose Pflanzenmittel können zur Pflege immer zugezogen werden, besonders jene, von denen man erfahrungsgemäß weiß, daß sie wirken. Es könnte sich bei einer Hautkrankheit als Ursache auch um einen Pilz handeln, der diese verursachte. In solchem Falle wäre es angebracht, Spilanthes Ioleracea zum Betupfen der kranken Stelle zu verwenden.

Natürlich spielt auch die Ernährung bei Hautkrankheiten eine große Rolle. Milde, vegetarische Kost, gewürzt mit Trocomare, ist besser als der Genuß von gesalzenen Fleischwaren. Es kann sein, daß man auf eiweißhaltige Nahrungsmittel oder auf gewisse Getreidearten allergisch anspricht, weshalb man davon absehen sollte.

Auch Durchfall und Verstopfung sollte man auf keinen Fall anstehen lassen, während Gärungen als Folge einer Dysbakterie oder einer falschen Essenstechnik auftreten können. Alle Nahrungsmittel, die sie hervorrufen, sind zu meiden.

Es ist also in erster Linie gegen alle Unstimmigkeiten vorzugehen, indem man sich einer natürlichen Lebensweise unterzieht. So kann man durch die verschiedenen Möglichkeiten den Ursachen einer Krankheit nachspüren, und es lohnt sich besser, als wenn man zu irgendwelchen unterdrückenden Maßnahmen Zuflucht nimmt.

Kommen Krankheiten über Nacht?

Man könnte wirklich glauben, daß es so ist, wie es allgemein angenommen wird, daß nämlich Krankheiten über Nacht in Erscheinung treten können, weil sie uns unerwartet zu überraschen vermögen. Am Vortage fühlten wir uns noch gesund und frisch, aber über Nacht stellen sich sonderbare Veränderungen ein, so daß wir morgens nicht mehr gehen können und unausstehliche Schmerzen im Rücken, im Becken und in den Beinen verspüren, auch schmerzt jede Bewegung derart stark, daß wir uns nur noch ruhig verhalten möchten. Ein anderer merkt, daß er plötzlich kein Wasser mehr lassen kann. Dazu kommen Fieberwallungen, Schwindelgefühle, Kopfweh oder andere Störungen. Er kann natürlich nicht begreifen, daß sich all dies so gänzlich unerwartet über Nacht einstellen konnte. Man vergißt aber dabei, daß der Körper schon jahrelang gegen die Folgen von Fehlern in der Lebensweise, vor allem in der Ernährung gekämpft hat, bis er schließlich einmal so weit ist, daß er nun plötzlich mit Störungen und Schmerzen reagiert. Oft geschieht dies infolge einer Überbelastung, die der geschwächte Zustand nicht mehr verkraften kann, weil man das Maß der Belastung überschritten hat. Auch der Körperhaushalt ist bestimmten Naturgesetzen unterstellt.

Basen und Säuren

Bezeichnen wir einmal alle Einflüsse als Aktiva und Passiva, wie man dies im Geschäftsleben gewohnt ist. Die Basen können wir zu den Aktiva unserer Ernährung zählen. Es handelt sich um alle Elemente, die alkalisch wirken, während alle sauren Elemente unserer Nahrung zu den Passiva gerechnet werden müssen. Unser Körperhaushalt braucht sowohl Basen wie auch Säuren, um gesund zu bleiben. Dabei verhält es sich bei unserem Körper gleich wie im Geschäftsleben, das man nur gesund erhalten kann, wenn mehr Aktiv- als Passivposten vorhanden sind, denn nur auf diese Weise wird man mit Gewinn arbeiten können. Auf gleiche Art benötigt unser Körper auch mehr Stoffe, die basisch sind, wenn wir in unserem Körperhaushalt gesunde Verhältnisse aufrechterhalten wollen. Das ist eine grundsätzliche Regel, die wir uns für den Alltag gut merken sollten. Wenn wir uns entsprechend nach ihr richten, fällt es uns nicht schwer, unsere Ernährungsweise zu kontrollieren. Die heute allgemein übliche Nahrung hält allerdings einer Prüfung gesundheitlicher Werte nicht stand, weil die säurebildenden Stoffe den Hasenüberschüssigen gegenüber in der Mehrzahl sind.

Diese Feststellung mag uns wie ein Geheimnis anmuten, denn wie können wir uns vor einem Säureüberschuß bewahren, wenn wir durch Unwissenheit keine Ahnung von diesen einfachen, aber immerhin wichtigen Tatsachen haben? Wir müssen nur begreifen, daß jahrelang andauernder Säureüberschuß Krankheiten auszulösen vermag, und zwar geschieht dies, je älter wir werden, um so rascher. Dabei handelt es sich hauptsächlich um die sogenannten Zivilisationskrankheiten. Ohne also die Zusammenhänge zu kennen und zu wissen, wie sich solche Krankheitszustände allmählich vorbereiten, kann man verständlicherweise auf die Folgerung kommen, die Krankheit habe sich plötzlich über Nacht eingestellt, während sich der Körper jahrelang bzw. sogar schon seit Jahrzehnten gegen die eigentlichen Ursachen zur Wehr setzen mußte.

Was ist basenreich, was ist säureüberschüssig?

Wenn wir nochmals auf die Veranschaulichung aus dem Geschäftsleben zurückkommen, dann, um die Tatsache zu beleuchten, daß kein Geschäftsmann von heute auf morgen in Konkurs gerät, obschon das eigentliche Konkursverfahren ein plötzlich eingreifendes Handeln erzwingt. Um dieses Bild nutzbringend auf unser Thema zu übertragen, müssen wir erst einmal unsere Kenntnisse mehren, um genau zu wissen, welche Nahrungsmittel basenüberschüssig sind und welche andererseits mehr saure Elemente als basische enthalten. Prüfen wir die säureüberschüssige Nahrung, so können wir feststellen, daß fast alle Nahrungsmittel, die viel Eiweiß und Fett aufweisen, wie Fleisch, Eier, Käse und Hülsenfrüchte, dazu gehören. Im Gegensatz hierzu werden wir die basenüberschüssige Nahrung bei den Früchten und Gemüsen zu suchen haben. Wer sich also gesund ernähren will, vermindere die eiweißreiche Nahrung auf die Hälfte dessen, was er bis dahin gewohnt war. Dafür sollte er zugunsten der basenreichen Nahrung mehr Gemüse und Früchte einnehmen und darauf achten, daß er diese, soviel wie möglich, in rohem Zustande genießt. Deshalb sollten wir besonders die Gemüse als Salate zubereiten, und nur solche kochen, die sich zum Rohgenuß nicht eignen. Beachten wir diesen Ratschlag ernsthaft, so können wir womöglich trotz einer ungünstigen Erbmasse die Neigung zu Zivilisationskrankheiten überbrücken, so daß sie weniger schnell oder überhaupt nicht auftreten. Auf diese Weise braucht auch niemand zu befürchten, daß er über Nacht von schmerzhaften Krankheiten überrascht wird.

Mangel an Vitalstoffen als Krankheitsursache

Die westliche Welt leidet allgemein an einer Überernährung, vor allem an Eiweißüberfütterung. Dabei ist in Betracht zu ziehen, daß es an gewissen Vitalstoffen mangelt. Darunter sind in der Hauptsache Vitamine und Mineralbestandteile zu verstehen. Würde man ganz davon absehen, entwertete Nahrungsmittel zu genießen, so würde bei der übrigen Ernährungsweise ein solcher Mangel kaum in Erscheinung treten können. Leider ist dieser aber bei vielen Menschen festzustellen und ein natürlicher Ausweg sollte sich als vernünftig erweisen. Da Vollgetreide, Gemüse und Früchte genügend Vitalstoffe enthalten, und zwar vor allem in rohem Zustand, sollten wir in unserer Ernährungweise die Rohkost weniger vernachlässigen, sondern ihr mehr Beachtung schenken. Gleichzeitig sollten wir aber denaturierte Stärke- und Weißzuckernahrung meiden, denn gerade durch sie kann ein Mangel entstehen. Ein typische Beispiel hierzu ist die allgemeine Zahnkatastrophe, vor allem bei Schulkindern.

Diese Tatsache beeindruckte natürlich aufgeschlossene Ärzte und Ernährungstherapeuten, so daß sie es vorzogen, ihr Augenmerk auf Rohkost und Saftkuren zu richten, weil sie erfahrungsgemäß dadurch von Fall zu Fall für schwierige Krankheiten Heilung erlangen können, selbst wenn es sich um solche handelte, die als unheilbar bezeichnet worden sind. Dies wird dadurch erreicht, weil die Rohkost- und Saftkuren, vor allem jene mit Gemüsesäften, dem Körper die fehlenden Vitalstoffe zuführen. Eine überschüssige Eiweiß- und Fettnahrung fällt weg und entwertete Nahrungsmittel kommen überhaupt nicht in Frage. Auf diese Weise erhält der Körper die Möglichkeit, die eigenen, aufbauenden Kräfte anzuregen, wodurch selbst schwere Leiden zur Heilung gelangen können. Die unmittelbare Wirksamkeit naturgegebener Verhaltensregeln heilt nicht nur Gefäßleiden, sondern oft auch Krebs durch die notwendige, vitalstoffreiche Nahrung. Es handelt sich bei einer solchen Heilung somit nicht um ein Wunder, sondern ganz einfach um die Berücksichtigung vorliegender, natürlicher Gesetzmäßigkeit, die der Geschäftssinn unserer Tage durch neuzeitliche Errungenschaften ersetzt haben möchte. Verläßt nun aber jemand den richtigen Weg, so muß er einfach wieder auf diesen zurückfinden, um das erwünschte Ziel erreichen zu können. Mögen manche Ärzte auch über eine solch unerwartete Wendung erstaunt sein, so handelt es sich dabei doch nur um eine normale, natürliche Reaktion des Körpers, der sich wieder nach seiner eigenen Gesetzmäßigkeit verhalten kann, so daß er erneut zu gesunden vermag. Die eigene Regenerationskraft kann sich dadurch ungestört wieder zum Guten auswirken.

Zusammen mit geeigneten physikalischen Anwendungen und wirksamen Pflanzenpräparaten sowie richtigen Diätkuren verfolgen gute Therapeuten den Zweck, das naturgemäße Geschehen zu unterstützen und die körperlichen Vorzüglichkeiten in aktiver Bewegung zu halten. Diese schützende Überwachung genügt, damit der Körper in seiner Tätigkeit nicht gestört wird, um die in ihm vorhandenen Hilfs- und Heilmöglichkeiten voll ausschöpfen zu können.

Der Fluch der Zivilisation

Über dieses Thema könnte ich ein dickes Buch schreiben, noch umfangreicher als »Der kleine Doktor« oder das neue Buch »Die Natur als biologischer Wegweiser«. Gerade das Thema des letzten Buches soll ja zeigen, daß wir die Natur als Lehrmeister verstehen sollen und nicht eine sogenannte weltliche Wissenschaft, die nicht die Natur erforscht und sie nicht zum Vorbild nimmt. Dabei werden zum Teil Theorien aufgestellt, die sich wie die Mode ablösen. Aber nur das bleibt und ist von Bestand, was wir der Natur abgelauscht haben.

Heute, nachdem die Zivilisationskrankheiten so viel Leid, Unglück und Elend über die Menschen gebracht haben, beobachtet man viele, die einsichtig geworden sind und Hunderttausende haben das Bedürfnis »zurück zur Natur«. Aber es ist nicht so einfach, eingefahrene Sitten und Gebräuche zu ändern. Eine auf Gewinn eingestellte Heil- und Nahrungsmittelindustrie behindert diese Entwicklung.

Nutzen von Vollkornprodukten

Wir wissen doch wohl alle, daß nur im ganzen Korn alle Mineralbestandteile vorhanden sind, wie die bekannten und unbekannten Spurenelemente, die wir benötigen. Wir sollten die äußere Hülle des Getreides gebrauchen, so wie es die Kulturvölker geschätzt und angewandt haben in ihren Ernährungsgewohnheiten. Man kennt die Vorteile des Keimlings, und doch hat man es so schwer, Weißbrot und Weißmehlprodukte durch Vollkornprodukte zu ersetzen. Die eigenen Lebensgewohnheiten und die Industrie sind die größten Hindernisse auf dem Weg zu den neuen Erkenntnissen auf dem Gesundheitsgebiet.

Schädliche Kohlenhydrate

Man weiß sehr genau, daß der weiße Zucker keine Mineralstoffe enthält, daß wir jedoch mineralstoffreiche Kohlenhydrate benötigen. Trotzdem gibt es wenig wertvolle Zuckerarten, die vor allem für Säuglinge und Kleinkinder Verwendung finden können. Traubenzucker wird aus Stärke auf halbchemischem Wege hergestellt, statt aus Trauben. Obschon wir oft Überschuß an Trauben haben, schöpft man diese Möglichkeit nicht aus und wandelt die Früchte in Alkohol um. Eine

Zeitlang wurde das wertvolle Produkt Traubenkonzentrat hergestellt. Wenn wir eine Obstschwemme haben, könnte man viel eingedickte Fruchtsäfte herstellen. Das wurde eine Zeitlang gemacht, kam aber wieder aus der Mode. Obwohl diese Naturprodukte einen guten Fruchtzucker und auch reichlich Mineralstoffe enthalten, die für den Aufbau der wertvollen Kohlenhydrate notwendig sind – was bei Weißzucker und Weißmehlprodukten nicht der Fall ist – ließ man die Produkte wieder fallen.

Die Schädigungen an Zähnen und Knochen durch eine raffinierte Zivilisationsnahrung beweisen uns, welchen Weg wir gehen müssen. Aber die Industrie ist noch nicht bereit, diese teureren Zuckersorten herzustellen. Die Ärzteschaft ist noch nicht so weit, den Menschen in ihren Diätvorschriften oder in Vorträgen und durch Schulung zu lehren, worauf es ankommt, damit die Menschen von ihren alten Gewohnheiten wegkommen, um langsam zur gesunden Nahrung überzuwechseln.

Gesundheit durch Vollnahrung

Vollnahrungsmittel haben den großen Vorteil, daß man eher ein Sättigungsgefühl verspürt und man braucht aus diesem Grunde nicht mehr so große Nahrungsmengen zu sich zu nehmen. Die Verdauungsorgane werden weniger überlastet.

Durch kleiehaltige Getreideprodukte können sogar Verstopfungen behoben werden. Die ernährungsbedingte Fettleibigkeit könnte beseitigt werden. Die Leber, die Niere und vor allem das Herz würden weniger strapaziert, und die Herzinfarkte würden bedeutend zurückgehen. Die Zuckerkrankheit würde seltener werden. Der Prozentsatz an Patienten, die an hohem Blutdruck, an Arteriosklerose leiden, würde stark absinken. Viele andere Leiden würden weniger in Erscheinung treten, wenn man diesen klaren Fakten in der Praxis wirklich Rechnung tragen würde.

Die Nahrungsmittelindustrie zeigt nur dann Interesse, wenn die Rentabilität ihrer Betriebe durch eine Umstellung nicht geschmälert, sondern gefördert wird. Man beklagt sich über überfüllte Spitäler, bemängelt die ansteigenden Kosten, aber gerade in den Spitälern selbst werden die Errungenschaften und Erkenntnisse einer Vollwertnahrung mit genügend Vitalstoffen noch sehr wenig oder überhaupt nicht berücksichtigt. Die vernünftigen und weitblickenden Ärzte haben es schwer, in Krankenhäusern und Kliniken Naturmittel einzuführen oder mit Homöopathie, Phytotherapie oder anderen biologischen Präparaten zu arbeiten. Oft bezahlen die Krankenkassen Naturmittel überhaupt nicht, sondern nur die von der Chemie erzeugten Präparate.

Übergewicht – ein ernstes Gesundheitsproblem

Es ist wohl mit eines der Hauptprobleme unserer Wohlstandsgesellschaft geworden: Der ständige Kampf mit den Pfunden, und dieses Ringen scheint immer aussichtsloser zu werden mit den ständig zunehmenden Angeboten an Nahrungs- und Genußmitteln.

Eine übergroße Vielfalt ist schon sehr verlockend, da greifen die meisten zu, und sicherlich spielt dabei auch die psychische Komponente eine bedeutende Rolle. Essen kann zur Ersatzbefriedigung und Essen kann auch zur Problematikbewältigung fehlender zwischenmenschlicher Beziehungen werden. Man denke an den sogenannten »Kummerspeck«.

Besonders betroffen sind Menschen, die zuwenig Liebe, Zärtlichkeit und Zuneigung erhalten. Dieses Bedürfnis nach Zärtlichkeit und Liebe suchen sie in einer Ersatzbefriedigung im Essen und Trinken zu finden. Aus dieser Unzufriedenheit und Lebensenttäuschung entwikkeln sich Depressionen und ähnliche psychische Störungen, die wiederum mit Essen verdrängt werden. So schließt sich dieser scheinbar ausweglose Teufelskreis. Die Hintergründe eines Übergewichtigen sind also oft psychischer Art, die nicht selten bis in seine Kindheit reichen. Die Eltern vermittelten zu wenig Liebe, weil sie zu wenig Zeit für die Kinder hatten, und verwöhnten sie dafür mit Schokolade und Süßigkeiten. Diese Gewohnheit setzt sich später beim Erwachsenen fort. Er sucht Liebe und wenn er sie nicht ausreichend erhält, fängt er unter Umständen an, unmäßig zu essen oder ergibt sich, was ebenso schlimm ist, dem Alkohol.

Eine Ursache, viele Folgen

Wissenschaftler und Mediziner haben festgestellt, daß verschiedene Krankheiten mit einem erhöhten Körpergewicht in Zusammenhang stehen. Die Sterblichkeit bei einem Übergewicht von 30 % ist um etwa die Hälfte höher als bei Normalgewichtigen. Bei Übergewichtigen sind im besonderen Maße Herz, Blutgefäße, Leber, Galle und Bauchspeicheldrüse geschädigt. Die Blutgefäße leiden besonders unter einer sich langsam entwickelnden Gefäßverkalkung, die Gefäßelastizität sinkt und der Blutdruck steigt als Folge der Verkalkung an. Die Herzkranzgefäße werden durch Ablagerungen verengt, was die Sauerstoffzufuhr zum Herzmuskel verhindert und so zu Angina pectoris und Herzinfarkt führen kann. Eine weitere Gefahr liegt im Anstieg von Cholesterin im Blut. Ein erhöhter Cholesterinspiegel ermöglicht die Bildung von Gallensteinen. Darum leiden so viele Übergewichtige auch daran.

Die einzelnen Muskelfasern des Herzens werden von Fett durchsetzt, aber auch innere Organe, vor allem die Leber, lagern das Fett ein, es entsteht eine Fettleber. Die Bauchspeicheldrüse wird über die Norm hinaus belastet, so daß es unter Umständen zu einem Blutzuckeranstieg und damit zu Diabetes mit allen seinen schwerwiegenden Folgen kommen kann.

Abnehmen – aber wie?

Am einfachsten wäre es, wenn wir eine Fastenkur durchführten. Aber es muß richtig gemacht werden, denn sonst kann man sich mehr schaden als nützen.

Am besten fastet man unter sachkundiger Aufsicht eines erfahrenen Therapeuten in einem Kurhaus. Will man allein eine Fastenkur durchführen, dann ist es vorteilhafter, nicht nur bei Wasser und Tee abzunehmen, sondern mit Gemüse- und Fruchtsäften. So führt man dem Körper immer genügend Mineralstoffe und Vitamine zu. Eiweiß sollte möglichst gemieden werden, ebenfalls die Kohlenhydrate. Über das Fasten kann man weitere Instruktionen im Buch »Der kleine Doktor« finden. Auf ein paar grundlegende Richtlinien, die unbedingt befolgt werden sollten, soll noch hingewiesen werden.

Ratschläge für richtiges Fasten

Wichtig ist die Essenstechnik. Menschen, die langsam essen und gut einspeicheln, essen quantitativ weniger und verdauen besser. Die Verdauungsorgane, die Leber und die Bauchspeicheldrüse werden geschont. Wer unter Verstopfung leidet, muß sich an zellulosereiche

Nahrung halten, er soll neben der Getreidenahrung immer genügend Vollwert-Weizenkleie (Bioforce) zu sich nehmen, um die Darmperistaltik anzuregen.

Eiweißnahrung und Fasten

Es ist wichtig, daß wir wenig Eiweiß zu uns nehmen während der Fastenzeit, da dieses Aufbaustoffe enthält. Wenn wir uns an pflanzliches Eiweiß, zum Beispiel Sojaeiweiß halten oder nur Milcheiweiß in bescheidenen Mengen zu uns nehmen, wird der Körper nicht so stark beansprucht, vor allem nicht geschwächt. Der Gewichtsabbau geht langsam vor sich. In Amerika sind Gewichtsreduktionsmethoden aufgekommen, bei denen man vorwiegend Eiweiß ißt. Kohlenhydrate, Stärke und Fruchtzucker werden fast völlig weggelassen, und dies wirkt tatsächlich gewichtsreduzierend. Da aber die Eiweißnahrung, vor allem Fleisch, Eier und Käse eine säureüberschüssige Nahrung ist, nimmt man wohl ab, jedoch der Körper wird übersäuert.

Alkalisierende Nahrungsmittel

Wir benötigen nicht nur gewichtsabbauende Stoffe, wir brauchen auch Stoffe, die den Körper eher entsäuern und dazu sind basenüberschüssige Nahrungsmittel geeigneter.

Basenüberschüssig sind Früchte und Gemüse; in erster Linie Rohgemüse, Salate oder auch Gemüsesäfte. Wenn wir eine gewichtsabbauende Diät durchführen wollen, die den Gesamtgesundheitszustand nicht schädigt sondern fördert, dann müssen wir das Eiweiß reduzieren, und zwar auf ungefähr 30 Gramm pro Tag. Wir müssen die Fettzufuhr vermindern und uns auf bescheidene Mengen roher Fette, sei es Butter, Pflanzenmargarine oder kaltgeschlagene Öle für Salate beschränken. Fettgebackene Sachen muß man weglassen, um die Leber für den Gewichtsabbau zu stärken.

Kalorienzählen

Oft wird in Büchern von Therapeuten empfohlen, einfach die Kalorien in der täglichen Nahrung zu reduzieren. Bestimmt gibt die Beurteilung nach den Verbrennungswerten, den Kalorien, einen gewissen Überblick auf das Quantum der zugeführten Gesamtnahrungsmenge. Andererseits ist die Beurteilung rein nach Kalorien irreführend, denn man kann die Menge von 2400 Kalorien – wie viele Therapeuten glauben – mit ganz ungesunden Nahrungsmitteln zu sich nehmen, nämlich mit Weißmehlprodukten, Weißzuckerprodukten usw. Wenn aber Mineralstoffe und Enzyme fehlen, kann man trotz einer hohen Kalorienzahl einen Mangel haben und an einer Avitaminose erkranken. Ob man die Kalorien von Vollkornprodukten oder von raffinierten Produkten bezieht, das ist ein wesentlicher Unterschied. Wenn man Vollgetreide und Naturreis nach Kalorien wertet, dann haben das Vollgetreide oder der Naturreis weniger Kalorien pro 100 Gramm als raffinierte Produkte wie Weißmehl oder polierter Reis. Die Verbrennungswerte sind in den raffinierten Produkten höher als bei Vollkornprodukten. Eine Beurteilung nach Kalorien kann also zu völlig falschen Schlußfolgerungen führen.

Sauerstoffzufuhr und Bewegung

Ebenfalls von großer Bedeutung bei einem Gewichtsabbau ist eine genügende Sauerstoffeinnahme. Wer beständig am Bürotisch sitzt oder im Auto und zu wenig Bewegung hat oder demzufolge zu wenig zum tiefen Atmen veranlaßt wird, der hat eine schlechte Funktion der endokrinen Drüsen. Er besitzt weniger Enzyme. Der ganze Kreislauf ist geschwächt. Die Verdauung wird nicht sehr gut funktionieren und meistens liegt eine Verstopfung vor. Er wird an Gewicht zunehmen. Deshalb ist in einem solchen Zustand eine Korrektur der gesamten Lebensweise notwendig. Wenn man gesund abnehmen möchte, dann sollte man mehr Bewegung im Freien dazwischenschalten. In der Freizeit statt vor dem Radio oder dem Fernseher zu sitzen, sind Bewegung durch Sport und Wanderungen dem Lehnstuhl vorzuziehen.

Wer sein Gewicht abbauen und seinen Körperzustand verbessern will, muß seine ganze Lebensweise umstellen, das heißt normalisieren. Im heutigen technischen Zeitalter ist dies sicher nicht einfach.

Fasten mit Gemüsesaft

Sehr gut ist es, wenn man ein oder zwei Tage ein reines Gemüsesaft-Fasten mit unserem Gemüsesaft durchführt. Im Buch »Der kleine Doktor« wird dies ausführlich beschrieben. Man nimmt pro Tag mindestens einen halben Liter Gemüsesaft und tagsüber zusätzlich einen Liter Flüssigkeit, damit die Nieren genügend arbeiten können und harnpflichtige Stoffe ausscheiden. Die übrige Flüssigkeit trinkt man in Form eines guten Quell- oder Mineralwassers. Auch ungezuckerter Kräutertee wäre gut. An Gewicht abnehmen und dabei gesund bleiben, das ist in einem gewissen Sinn eine Sache der Disziplin.

Darmreinigung als Voraussetzung

Vor einer Gemüsesaft-Fastenkur muß man immer den Darm gut reinigen. Linoforce leistet da gute Dienste. Auch für eine Diätkur ist dies eine Voraussetzung. Die Nieren müssen immer angeregt werden. Dazu nimmt man zwei- bis dreimal täglich 20 bis 30 Tropfen Solidago und Nephrosolid. Wenn keine Schilddrüsen-Überfunktion vorliegt, sollte man morgens ein bis zwei Kelpasan (Algasan)-Tabletten schlucken. Diese Meeralgen regen die Drüsentätigkeit an, dank ihrem natürlichen Jod-Kali-Gehalt und sie helfen Fett abbauen.

Was benötigen wir, um zu leben und gesund zu bleiben?

Wissenschaftler sind der Meinung, daß wir etwa vierzig verschiedene Nahrungskomponenten benötigen, um gesund und leistungsfähig zu bleiben. Diese lebensnotwendigen Stoffe bezeichnet man als essentielle Bestandteile der Nahrung. Sie werden in Nähr- und Aufbaustoffe eingeteilt. Es handelt sich dabei um Eiweiß, Fette, Kohlenhydrate, Aminosäuren und Mineralsalze sowie um Wirkstoffe wie Vitamine und Spurenelemente. Man kennt bis heute 13 Vitamine und 8 Substanzen mit vitaminartigen Eigenschaften, während die Forschung immer wieder neue Vitalstoffe mit Vitamincharakter entdeckt. Zudem ist noch auf die sogenannten Wachstumsfaktoren hinzuweisen, da diese ebenfalls lebenswichtige Funktionen auszuüben haben. Sie wurden in der Praxis festgestellt, doch kann man über deren genaue Funktionen noch keine exakten Erklärungen abgeben. Diese Wachstumsfaktoren, welche noch näher erforscht werden müssen, stellte man im frischen Preßsaft von Gras, Kräutern und Gemüsen fest, zusätzlich aber auch in der Molke. Im Gegensatz zu den Nährstoffen, die dem Körper als Bausteine und Speicherstoffe dienen, verrichten alle Vitalstoffe katalytische Funktionen. Der Begriff bedeutet, daß die Stoffe durch ihr Eingreifen den Auf- und Abbau der Hauptnährstoffe ermöglichen, was den gesamten Stoffwechsel zu steuern vermag. Obwohl von allen diesen Vitalstoffen nur ganz kleine Mengen nötig sind, kann deren Fehlen oder ein Mangel davon den ganzen Stoffwechsel stören und aus dem Gleichgewicht bringen. Unabhängig, ob es sich dabei um ein Vitamin, einen Mineralstoff, ein Enzym oder einen Wachstumsfaktor handelt.

Ungelöste Rätsel

Da man diese Vitalstoffe und Spurenelemente noch gar nicht alle kennt, geben sie der Forschung weiter Rätsel auf. Deshalb ist es auch nicht möglich, eine vollkommene Ernährungstherapie aufzustellen, die allen gesundheitlichen Anforderungen genau entsprechen würde. Gewiß war es bis jetzt möglich, typische Avitaminosen, also Mangelkrankheiten, genau zu erkennen, weshalb man heute in der Lage ist, Xerophthalmie, eine Augenkrankheit, mit Vitamin A zu heilen. Auch die Beriberikrankheit ist heute leicht mit Vitamin B_1 zu beheben, vormerklich durch Naturreis, da es in diesem enthalten ist. Ebenso kann man heute einer Pellagra erfolgreich mit Vitamin PP begegnen. Den Skorbut behebt man als typischen Vitamin-C-Mangel mit Zitrusfrüchten und rohem Sauerkraut schnell und leicht. Tritt Rachitis als ein Vitamin-D-Mangel auf, ist sie mit der heutigen Erkenntnis leichter zu beheben als früher, und zwar dadurch, daß man den Kalkspiegel des Kranken in Ordnung bringt und natürliche Stoffe, die Vitamin D enthalten, einsetzt. Mit Vigantol, einem ultraviolett bestrahlten Ergosterin, läßt sich nur ein vorübergehender Erfolg erzielen. Nur von natürlichem Vitamin kann man bleibenden Erfolg erwarten, nicht aber von künstlichen. Künstliche Vitamine sind bei einer Überdosierung nicht ungefährlich, da neue Krankheiten verursacht werden können.

Auffallend ist, daß Avitaminosen auch durch eine Einnahme von Medikamenten entstehen können, wenn diese durch eine teilweise Zerstörung der Darmflora einen erhöhten Vitaminbedarf notwendig machen. Da Bakterien, Viren und Parasiten für sich selbst Vitamine gebrauchen, erfordern auch sie eine erhöhte Vitaminzufuhr, wenn nicht ein Mangel entstehen soll. Bei gewissen Vitaminmangelerscheinungen wird die eigene Abwehrkraft vermindert, so daß allerlei Anfälligkeiten zur Plage werden können.

Entstehen von Vitaminmangel

Die übliche Getreideverarbeitung in Weißmehl und Weißmehlprodukte zeigt am besten, wie Vitaminmangel in Erscheinung treten kann. Mehl, das zu 70 % ausgemahlen wurde, hat fünfmal weniger Vitamin B1 als Vollkornmehl, dreimal weniger B_2, sechsmal weniger B_6, und gerade diese drei Vitamine sind für unsere Gesundheit äußerst wichtig! Bei Reis ist zwischen dem weißen Reis und dem Naturreis der Vitalstoffunterschied noch größer als bei unserem Getreide.

Weil uns auch die Wissenschaft noch keine genauen Angaben darüber machen kann, wieviel wir von allen wichtigen, lebensnotwendigen Vitalstoffen benötigen, wäre es bestimmt einfacher und besser, wir würden unsere Nahrung so genießen, wie sie uns von der Natur in vollwertigem Zustand dargeboten wird. Niemand wußte von Anfang an besser, wieviel Nähr- und Vitalstoffe wir benötigen, als der Schöpfer selbst. Wenn wir uns also bemühen, aus den ganzen Getreidekörnern und aus dem ungeschälten Reiskorn schmackhafte Gerichte zu bereiten, bereichert mit biologischen Gemüsen, Salaten oder Früchten, dann haben wir alle bekannten und die unerforschten Nahrungskomponenten, Nährstoffe, Vitamine, Spurenelemente mitsamt den geheimnisvollen Wachstumsstoffen in der vom Schöpfer bestimmten und lebensnotwendigen Proportion.

Biologisches Gleichgewicht

Naturvölker in den Kordilleren, im Himalajagebiet und im Atlasgebirge, die von der Zivilisation unberührt geblieben sind, genießen ihre Nahrung unverändert, wie sie in der Natur gedeiht und kennen deshalb keine Mangelkrankheiten, also keine Avitaminosen, obwohl sie weniger oder nichts von Spurenelementen, Enzymen und Wuchsstoffen wissen. Sie sind durch ihre Naturkost auch von den furchtbaren Zivilisationskrankheiten wie Arthritis, Multiple Sklerose, Gefäßleiden und Krebs verschont geblieben. Diese Krankheiten entstehen nur, wenn das biologische Gleichgewicht gestört ist, so daß einesteils Überfütterung an Nährstoffen, andernteils aber Mangel an Vitalstoffen vorhanden ist. Dieser negative Umstand kann mit der gesamten Chemie trotz künstlicher Vitamine und Hunderttausenden von Medikamenten nicht behoben werden. Die Lage verschlimmert sich, je mehr der Mensch mit seinem unvollkommenen Wissen in die heutigen, aus dem Gleichgewicht geratenen Gesundheitsprobleme eingreift. Die Lage gestaltet sich dadurch nur noch verworrener und schlimmer. Anstatt zur Natur zurückzukehren, verirrt sich die heutige Menschheit immer mehr im

Dschungel mangelhaft bewiesener Theorien und in komplizierten Synthesen einer vermeintlichen Wissenschaft, die immer näher zum Abgrund hinführt.

Wilde Tiere, die noch genügend gesunden Lebensraum besitzen, sind besser daran als wir Menschen der Neuzeit. Sie erhalten die Nahrung, wie sie der Schöpfer erschaffen hat, und kennen keine Avitaminosen oder sonstigen Mangelkrankheiten. Schlimm wird es für die Tiere erst, wenn ihnen der Mensch die notwendigen Lebensbedingungen ungünstig verändert, beschneidet oder zerstört.

Was kann der Körper selbst heilen? Wo braucht er Hilfe?

Würden wir erfassen, wie vorteilhaft alles für uns eingerichtet ist, damit wir nicht zu erkranken brauchen, dann wären wir in allem vielleicht etwas vorsichtiger. Wir würden die eigene Regenerationskraft, die unserem Körper innewohnt, ganz anders einschätzen lernen, wenn wir uns ihrer vielseitigen Hilfeleistung bewußt wären. Ebenso würden wir auch nicht zulassen, daß unsere vollwertige Nahrung ihrer notwendigen Vitamine und Mineralstoffe beraubt werden dürfte, indem man sie zu verfeinern und zu verschönern sucht. Gerade dadurch aber entstehen die Mangelscheinungen, welche die vorzügliche Fähigkeiten des Körpers beeinträchtigen.

Über die Regenerationskraft unseres Körpers ließen sich umfangreiche Abhandlungen schreiben, wenn wir sie im richtigen Lichte prüfen würden. Grenzt es nicht an ein Wunder, wenn man bedenkt, was bei Verletzungen und Operationen geschehen muß, damit Nerven, Muskelgewebe und Blutgefäße wieder harmonisch zusammenspielen können? Es handelt sich hierbei um eine körperliche Fähigkeit, das flicken zu können, was zerstört worden ist und zwar ohne Überlegung und Hilfeleistung durch uns selbst. Der Körper scheint Bescheid zu wissen, wie dies zu geschehen hat. Wir müssen nur Infektionen verhüten, denn alles andere besorgt unser Körper selbst. Aber er kann dies auch nur, solange er die nötigen Grundstoffe dazu zur Verfügung hat. Wir sollten deshalb diese Zusammenhänge gut verstehen lernen und entsprechend beachten. Wenn durch falsche Ernährung ein gewisser Mangel an einem Stoff entstanden ist, besitzt der Körper anfangs die Fähigkeit, sich diesen Stoff zu verschaffen, indem er sich ihn von dort holt, wo er vorhanden ist. Er nimmt ihn also von Stellen weg, die weniger lebenswichtig sind, und gebraucht ihn zur Ausbesserung der Schäden, die sonst schlimmere Folgen mit sich bringen könnten. Diese Fähigkeit ist dem Körper angeboren. Wir erleben dies besonders bei Kalkmangel. In solch einem Falle hilft sich der Körper, indem er den Zähnen und Knochen Kalk entzieht und damit einen Mangel im Gehirn, im Zentralnervensystem oder anderen lebenswichtigeren Organen ersetzt. Besonders typisch kann dies bei einer werdenden Mutter zur Geltung kommen. Wenn sie sich durch Nahrungsmittel ernährt, die mineralstoffarm sind, weil sie entwertet worden sind, besteht für den Aufbau des werdenden Kindes ein Mangel. Gedeckt wird dieser von den Stellen im mütterlichen Körper, die genügend davon besitzen, denn zuerst werden die Bedürfnisse des Kindes berücksichtigt. Daher ist man auf dem Lande der Ansicht, jedes Kind koste der Mutter einen Zahn, weil man dies in der Regel beobachten konnte.

Notwendige Voraussetzung

Es ist immer wieder erstaunlich, wie großartig die körperliche Regenerationskraft wirken kann. Ohne unsere Hilfe ist aber alles nicht möglich, weshalb wir im Notfall eingreifen müssen.

Zu dem Aufbau der Körperzellen, zu deren Ausbesserung wie auch für sämtliche Lebensfunktionen sind genügend Grundstoffe notwendig. Aus diesem Grunde ist eine vollwertige, natürliche Ernährungsweise unbedingte Voraussetzung, damit sich alle körperlichen Fähigkeiten voll auswirken können. Fehlen infolge entwerteter Nahrung wichtige Stoffe, dann überträgt sich dieser Mangel auch auf die Automatik der körperlichen Tüchtigkeit. Es entstehen Störungen, die man als Mangelkrankheiten bezeichnet und entsprechend zu behandeln beginnt. Das hat zur Folge, daß man die Symptome, beziehungsweise die Krankheitsäußerungen, mit Medikamenten zu bekämpfen sucht, was in der Regel mit chemischen Therapeutika geschieht. Dadurch beginnt nicht selten ein unerwarteter Teufelskreis von Schwierigkeiten. Wie einfach wäre doch die Schlußfolgerung, daß der durch entwertete Nahrung entstandene Mangel durch vollwertige Kost wieder behoben werden könnte. Das wäre am naheliegendsten und das Problem wäre gelöst, ohne weitere Schwierigkeiten heraufzubeschwören. Es ist erstaunlich, daß routinemäßige ärztliche Untersuchungen mit modernen Apparaten nicht auch für die Feststellung fehlender

Stoffe ausgewertet werden. Dadurch könnte man den Mangel an wichtigen Mineralstoffen nachweisen und manchen Fehler in der Ernährungs- und Lebensweise korrigieren.

Sprechender Beweis

Heute weiß man, daß die Voraussetzungen zu einem Herzinfarkt durch einen Mangel an Kalium, Magnesium und Sauerstoff entstehen können. Wenn nun der Arzt sein Augenmerk auf diese Feststellung richtet, dann wird er erfolgreich vorgehen können, wenn er dem Kranken mehr Bewegung im Freien verschreibt. Auch sollten unbedingt mehr Gemüse, Salate und Früchte eingenommen und dafür Fett und Eiweißnahrung entsprechend eingeschränkt werden. Durch diese Verordnungen kann der Körper die Gefahr eines Herzinfarktes von selbst beseitigen. Verschreibt der Arzt dem Patienten zudem noch Weißdorn-Tropfen (Crataegus oxyacantha), um die Herzmuskeln zu stärken, dann hat dieser bestimmt das Gefühl, recht behandelt zu werden. Auch anderen, die sich noch gesund fühlen, können sich die erwähnten Verordnungen als nutzbringend erweisen. Zusätzlich wird der Arzt auch noch vorteilhaft helfen können, wenn er des weiteren zur regelmäßigen Einnahme ein biochemisches Kalium- und Magnesiumpräparat verordnet.

Altersvorsorge

Besonders bei Betagten läßt sich oft ein Mangel feststellen, wenn sie sich zu einseitig ernähren, so daß lebenswichtige Stoffe fehlen. Es sollte also von Zeit zu Zeit eine genaue Blutanalyse gemacht werden. Weil das Kauen in hohem Alter meist Mühe bereitet, verzichtet der Betagte oft auf genügend Salate und Gemüse, wodurch sich ein Eisenmangel einstellen kann. In solchem Falle sollte man mit Gemüsesäften nachhelfen, da diese viel Mineralstoffe in leicht aufnehmbarer Form enthalten. Es wäre aber vorteilhafter, wenn man nicht erst abwarten würde, bis sich ein Mangel einstellt. Je älter wir werden, um so mehr sollten wir darauf bedacht sein, Nähr- und Vitalstoffe zu wählen, die der Körper leicht verarbeiten kann. Führen wir uns die Eiweißnahrung in Form von Milchprodukten zu, dann sollten wir darauf achten, daß dies möglichst in saurer Form geschieht. Wir geben daher der Buttermilch, der Sauermilch, dem Joghurt und Kefir wie auch der Sojamilch den Vorzug. Besonders vorteilhaft ist Sojanahrung als Eiweißlieferant. Mandelmilch kann man unter Beigabe von Fruchtsäften zu einem vorteilhaften Nährgetränk zubereiten. Auch auf eine gesunde Kohlenhydratnahrung sollten wir achten, indem wir uns nur noch den Vollkornprodukten zuwenden und ebenso dem Naturreis, statt der entwerteten weißen Form. Bei den Kartoffeln nehmen wir Abstand von fettgebackenen Speisen, verzichten also auf Pommes frites. Im übrigen soll unsere Nahrung vitalstoffreich sein, indem wir uns biologisches Gemüse und Salate sowie Gemüsesäfte beschaffen, aber auch ungespritzte, gut ausgereifte Früchte. Je natürlicher wir unsere Nahrung zubereiten, um so mehr Werte sichert sie uns. Wir können deshalb mit kleineren Mengen auskommen und dem Körper dennoch sämtliche Stoffe zuführen, die er zum Aufbau eines gesunden Zellstaates benötigt. Dadurch wird er in der Lage sein, Schädigungen, die ihm zugefügt worden sind, besser wieder in Ordnung zu bringen.

Worauf es ankommt

Ein Großteil unserer Krankheiten kann durch ein Übermaß an Nahrungsmitteln, die nicht mehr im Vollbesitz ihrer natürlichen Werte sind, entstehen. Wir sollten deshalb sorgfältig darauf achten, daß kein Mangel an Vitalstoffen auftritt, indem wir genügend Vitamine und Mineralstoffe aufnehmen. Als ratgebender Therapeut muß man seine Erfahrungen und Sachkenntnisse anwenden, um auf vorteilhafte Richtlinien hinweisen zu können. Nicht auf die Menge unserer Nahrungsaufnahme kommt es an, sondern viel mehr auf deren wertvollen Gehalt, wenn wir uns gesund ernähren wollen. Wir können die Menge also ruhig vermindern, denn wir leben schließlich von dem, was wir richtig verdauen. Aber dafür sollen dann auch alle notwendigen Stoffe zur Verfügung stehen, um einen möglichen Mangel wieder auszugleichen. Dadurch wird die Regenerationskraft des Körpers gestärkt.

Das Ganzheitsprinzip

Mit Männern aus der Wissenschaft, wie Prof. Kötschau, Prof. Mc Cay von der Universität in Michigan, Prof. Obara in Japan und vielen anderen tieferdenkenden Menschen habe ich oft über das Prinzip der Ganzheit gesprochen. Vielleicht gelingt es mir, ein tieferes Verständnis dafür zu wecken.

Ich war immer wieder erstaunt, daß ich bei den Kindern von Indianern, von Negern, von Asiaten am Fuße des Himalaja, von Berbern und anderen Naturvölkern, die noch einigermaßen natürlich leben, so schöne Zähne gesehen habe, und oft sogar bei alten Leuten, die schon über achtzig Jahre alt waren. Sie hatten noch gesunde Zähne, kräftige Knochen und keine Symptome von Mangelkrankheiten, obwohl sie unter ungünstigen klimatischen Verhältnissen und nach unseren Begriffen primitiv lebten, also demnach eine zähe Widerstandsfähigkeit aufzuweisen hatten.

Was versteht man unter »Ganzheit«?

Ernstzunehmende Wissenschaftler waren mit mir einig, daß die ganze Schöpfung das Produkt einer klaren Überlegung der größten Intelligenz des Universums ist, die wir Gott nennen. Jedes einzelne Nahrungsmittel, sei es ein Getreidekorn oder eine Frucht, besteht aus verschiedenen Elementen, bei denen jeder einzelne Stoff von großer Bedeutung ist, weil er davon die für unser Leben notwendige Menge in einer entsprechenden Relation enthält.

In den sechs Jahrzehnten, in denen ich mich mit Ernährung, mit Heilfaktoren, mit Heilstoffen, mit Heilmethoden ernsthaft beschäftigt habe, fragte ich mich immer wieder, warum der Mensch, vor allem der Wissenschaftler, vor diesen in der Nahrung verwirklichten göttlichen Rezepten nicht mehr Achtung und Respekt aufgebracht hat. Sicherlich hat sich die Erkenntnis über die Wichtigkeit der einzelnen Mineralstoffe, Nährstoffe, Vitamine, Enzyme und auch den noch unbekannten Grundstoffen vermehrt, denn vor sechzig Jahren wußte man erst einen kleinen Teil davon. Aber es ist sicher, daß es in unseren Nahrungsmitteln lebenswichtige Stoffe gibt, die wir noch nicht kennen. Aus diesem Grunde wäre es klug und ein großer Segen für die ganze Menschheit, wenn man von der Erkenntnis ausgehen würde, daß jedes Nahrungsmittel eine ganze Einheit darstellt, ein göttliches Rezept, bei dem jeder einzelne Stoff in der Menge vorkommt, die für Mensch und Tier das einzig Richtige darstellen, um die Lebensfunktionen aufrecht zu erhalten, gesund zu bleiben und bei Anfälligkeiten und Krankheit wieder gesund zu werden. Gegen diese Erkenntnis der Ganzheit ist bewußt gesündigt worden. Viele Wissenschaftler sind von den Erfolgen ihrer Forschungen, vom eigenen Wissen und der Erkenntnis aufgrund von

Erfahrungen und Beobachtungen derart geblendet worden, daß sie das Prinzip der Ganzheit, der göttlichen Weisheit, beiseite geschoben und Wege beschritten haben, die der Menschheit geschadet und katastrophale Folgen ausgelöst haben.

Das einfachste Beispiel ist das Getreidekorn, am besten zu veranschaulichen mit dem Reiskorn. Man hat die äußeren Schichten maschinell weggeschält, sowohl Keimling wie Kleie und freute sich an dem schönen weißen Korn. Ganze Völker, die sich einseitig von Reis ernährten, haben die furchtbare Krankheit erlebt, die man Beriberi nennt, eine Mangelkrankheit, eine Avitaminose, die Zehntausenden das Leben kostete. Und es dauerte lange, bis die Wissenschaftler erkannten, daß eben im ganzen Reiskorn, in der natürlichen darin vorhandenen Proportion alles enthalten ist, um den menschlichen und tierischen Körper gesund zu erhalten. Nicht nur das stärkehaltige, also kalorienreiche innere Weiße, sondern auch das Gluten, der Keimling, ja sogar die Kleie sind notwendig, um im Körper das biologische Gleichgewicht zu erhalten. All die feinen Phosphate, die Vitamine und die wichtigsten Mineralien, ja sogar die unverdauliche Zellulose, sie alle haben, gesamthaft gesehen, eine Aufgabe zu erfüllen, welche die Gesundheit bei Mensch und Tier sowie ein Optimum an Widerstandskraft garantiert.

Vergessen wir nicht, daß neben den bekannten Faktoren noch unbekannte, lebenswichtige Bestandteile in einem Korn enthalten sind, und die Tatsache, daß wir immer neue wirksame Stoffe entdecken, erhärtet meine Schlußfolgerung. Wenn wir irgend etwas wegnehmen, so wissen wir nie, welche wichtigen Stoffe in dem enthalten sind, was wir für weniger wichtig oder als unnütz betrachten.

Süßigkeiten und Ganzheitsprinzip

Sicherlich ist es kein Unglück, wenn wir einmal das knusperige Pariser Brot essen oder irgendein aus Weißmehl hergestelltes Feingebäck uns zu Gemüte führen. Grundlegend sollte jedoch die tägliche Grundnahrung aus Naturprodukten bestehen, so daß kleine Ausnahmen das biologische Gleichgewicht nicht zu stören vermögen. Das gleiche gilt von den zuckerhaltigen Nahrungsmitteln. Es ist eine Schande, daß in unseren Schulen 90 Prozent und mehr Kinder an Zahnkaries leiden, nicht die richtige Struktur in ihrem Knochengerüst aufweisen und ein nicht mehr genügend abwehrfähiges Lymphsystem besitzen, während die Kinder von Naturvölkern – ich denke nur an die Indianer-, Berber- und Negerkinder – ausgezeichnete schöne Zähne haben, obschon sie viel Süßigkeiten essen in Form von Zuckerrohr, wildem Honig, Kaktusfeigen und vielen anderen süßen Früchten, die ihnen zur Verfügung stehen. Es liegt also nicht an der Süßigkeit, sondern am Prinzip der Ganzheit, an der raffinierten und entwerteten Süßigkeit, die der Vitalstoffe beraubt ist. Da können Wissenschaftler, Ärzte, Zahnärzte und viele von der Industrie bezahlte Propagandisten mit noch so vielen sogenannten wissenschaftlichen Argumenten gegen diese klaren Tatsachen schreiben. Die praktische Erfahrung zeigt für alle, die klar und logisch denken, beobachten und schlußfolgern können, die nackten Wahrheiten, die man nicht beiseite schieben kann. Jeder gläubige Mensch sollte wissen, und er braucht kein religiöser Fanatiker zu sein, daß das vom Schöpfer geschaffene Prinzip der Ganzheit das einzig Wahre und Richtige ist, um Mensch und Tier gesundheitlich auf der Höhe zu halten. Halten wir deshalb die Augen offen, und wir werden das Wesentliche erkennen und für unser Leben großen Nutzen daraus ziehen.

Wenn die Leber als eines unserer wichtigsten Organe einwandfrei arbeitet, wird sich weder Krebs noch Gicht oder eine andere Stoffwechselkrankheit melden. Der Leber sollte man deshalb erstrangig die notwendige Aufmerksamkeit zukommen lassen.

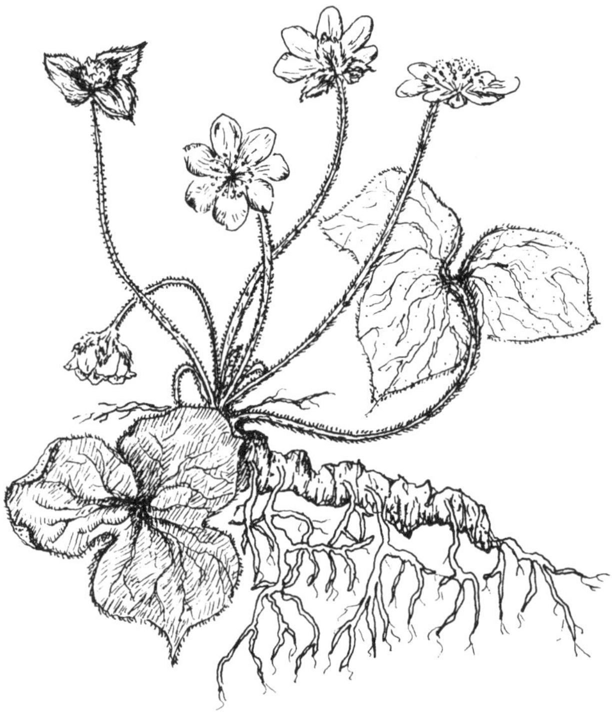

Leberblümchen

(Anemona hepatica)

Bauchspeicheldrüse, Darm und Nieren

Die Bauchspeicheldrüse ist die Arbeitskameradin der Leber.

Die Bauchspeicheldrüse (Pankreas)

Wenn wir die Bedeutung von Leber und Galle für das gute Funktionieren innerhalb des Verdauungstraktes richtig verstehen wollen, müssen wir das Wesentliche über die Tätigkeit der Bauchspeicheldrüse kennen. Sie ist von länglicher Form und liegt ein wenig über dem Bauchnabel, und zwar direkt waagerecht in der Mitte des Körpers. Trotzdem sie für die Verdauung von sehr großer Bedeutung ist, wiegt sie doch nur etwa 80 Gramm.

Der Vergleich mit der Leber zeigt, daß diese fast 20mal schwerer ist. Überaus interessant ist es, daß es sich bei der Bauchspeicheldrüse um eine Doppeldrüse handelt, die sowohl eine innere Sekretion ins Blut wie auch eine äußere Sekretion in den Darm unterhält. Obwohl das Drüsengewebe der Bauchspeicheldrüse ähnlich aussieht wie die übrigen Speicheldrüsen, werden in ihr eiweiß- und fettabbauende Fermente gebildet. Der genaue Vorgang dieser Fermentbildung sowie das Wunder der Anpassungsmöglichkeit an die jeweils gegebenen Bedürfnisse ist noch nicht in vollem Umfang bekannt. Hier haben wir wieder eines der großen Naturwunder zu verzeichnen, durch welches die schöpferische Genialität gepriesen wird.

Das beste Essen und die reinsten Naturprodukte nützen uns nichts, wenn die Bauchspeicheldrüse ihren Dienst versagt, denn dann wird alles zersetzt und in Gift verwandelt, wodurch wir unweigerlich zugrunde gerichtet werden. Weder Eiweiß noch Fett oder Stärke kann aufgenommen werden, wenn uns dieses kleine, eigenartige und doch so wichtige Organ im Stich läßt. Neben den Leberleiden gehören daher auch die Bauchspeicheldrüsenleiden zu den gefährlichsten Krankheiten, die es gibt. Kinder gehen durch ein solches Leiden langsam an Entkräftung zugrunde, wenn man nicht mit Diät, Naturmitteln und physikalischen Anwendungen geschickt eingreift.

Die Langerhansschen Inseln

Innen im Drüsengewebe der Bauchspeicheldrüse liegen eigenartige Gebilde eingebettet, die wir uns in der Form wie Brombeeren vorstellen können. Diese rundlichen Gebilde haben keinen Zusammenhang mit dem übrigen Drüsengewebe. Sie arbeiten selbständig und bekommen Sauerstoff und Nahrungszufuhr durch die Arteriengefäße. Durch die sie verlassende Vene sondert die geheimnisvolle Fabrikationsstätte der Bauchspeicheldrüse einen eigenartigen Stoff ab, nämlich das bekannte Hormon Insulin. Diese Gebilde, die mit Inseln verglichen werden können, nennt man nach ihrem Entdecker Prof. Langerhans die Langerhansschen Inseln. Von welchem unschätzbaren Wert das Insulin für die Verbrennung und Verarbeitung des Blutzukkers ist, wissen am besten die Zuckerkranken, die täglich die Insulinspritze zu Hilfe nehmen müssen. Ohne Insulin gibt es keine Blutverbrennung und demnach keine Wärme im menschlichen Körper. Ferner steigt ohne Insulin auch der Zucker, der von der Leber ausgestoßen wird, im Blut bis zu beängstigender Höhe an. Die Niere, die durch ihre gesteigerte Tätigkeit Hilfe verschafft, scheidet einen Teil des Zuckers durch den Urin aus. Das hat dann jeweils zur Folge, daß die Laborantin, wenn sie einen solchen Urin untersuchen muß, die Höhe des Urinzuckers mit sorgenvoller Miene mißt. Wir können nun versuchen, dem Mangel durch Einspritzen von Insulin beizukommen und werden dadurch eine zeitweilige Hilfe erlangen, von einer Heilung wird dabei aber keine Rede sein. Im Gegenteil, die Langerhansschen Inseln werden durch das jahrelange Einspritzen von Insulin degenerieren. Es ist daher für den Zuckerkranken unbedingt notwendig, daß er sich neuzeitlichen, diätetischen und physikalischen Heilmethoden zuwendet, denn diese ermöglichen, wenn sie durch gute Naturmittel, vor allem durch Frischpflanzenpräparate unterstützt werden, einen zwar langsamen, aber doch zuverlässigen Heilungsweg.

Vorteilhafte Behandlung

Täglich sollten bei einem Versagen der Langerhansschen Inseln heiße Wasseranwendungen durchgeführt werden. Am besten ist die Auflage von heißen Kräutersäcklein, die mit Thymian oder Eukalyptusblättern gefüllt sind. Auch die Atmung darf nicht außer acht gelassen werden. Sie ist wie beim Leberleiden und auch beim Versagen der

Bauchspeicheldrüse eines der wertvollsten Heilmittel. Dies gilt sowohl für die innere wie auch für die äußere Sekretion. Marschiert ein Zukkerkranker täglich zwei bis drei Stunden tüchtig, indem er eine Wanderung mit guter Atemgymnastik durchführt, dann ist er schon fast zur Hälfte geheilt. Als Ernährung kommt eine Gemüserohkostdiät in Frage, und zwar angereichert mit Vollkorn-, Naturreis- und Sojanahrung.

Bei manchen Verdauungsstörungen der Kinder ist die Leber und die Bauchspeicheldrüse beteiligt. Dies ist auch bei der Herterschen Krankheit der Fall. Bei ihr geht die Nahrung immer wieder unverdaut weg. Warme Wasseranwendungen und Auflagen von Kräutersäcklein wirken auch bei dieser Krankheit ausgezeichnet. Sehr empfehlenswert ist die bekannte Bananen- und Vollreisdiät, die vorteilhaft unterstützt werden kann, wenn man zugleich noch das bewährte Frischpflanzenpräparat Tormentavena anwendet. Auf diese Weise hat man in kurzer Zeit erfreuliche Erfolge zu verzeichnen.

Richtige Pflege der Bauchspeicheldrüse

Welche Diät, Naturmittel und Anwendungen wir bei Funktionsstörungen und Erkrankung der Bauchspeicheldrüse wählen sollten, mögen die nachfolgenden Ratschläge deutlich machen.

Die Bauchspeicheldrüse und die Leber sind wie zwei Pferde, die am gleichen Wagen ziehen. Wenn eines von ihnen nicht arbeitet, ist auch das andere am Vorwärtskommen gehindert. Oft beginnt eine Störung bei der Leber und geht dann, wenn sie nicht frühzeitig richtig behandelt wird, auf die Bauchspeicheldrüse über. Bei der Behandlung der Bauchspeicheldrüse und der Diät, die für sie berücksichtigt werden muß, ist immer auch die Leber zu beachten.

Wenn die Bauchspeicheldrüse einmal entzündet ist, wird eine ähnliche Diät und Behandlung eingeschaltet wie bei einer akuten Leber- und Gallenstörung. So wie eine Stauung der Galle bei der Leber Schwierigkeiten, nämlich Gelbsucht, ergibt, so entstehen bei Bauchspeicheldrüsenentzündungen Stauungen, bei der alle Sekrete der Bauchspeicheldrüse zurückgehalten werden. Es ist keine Möglichkeit vorhanden, solche einesteils in den Darm und andernteils ins Blut zu überführen. Dadurch kann wie bei der Leber eine Art Selbstverdauung der eigenen Drüsensubstanz eintreten. Bei Funktionsstörungen der Bauchspeicheldrüse sind in erster Linie wie bei Gallenstörungen zwei bis drei Fasttage zu empfehlen. Dabei soll höchstens verdünntes Molkosan oder Tee mit Naturmitteln eingenommen werden. Es ist zudem besonders darauf zu achten, daß man während des Fastens nur ein Drittel bis höchstens die Hälfte des vorgeschriebenen Quantums von Naturmitteln oder anderen Medikamenten einnehmen darf.

Warme bis heiße Anwendungen

können mit Kamillenwickeln oder Heublumensäcklein durchgeführt werden. Dazwischen wechselt man mit Kohlblätterauflagen ab. Dies ist sowohl für die äußere, wie auch zur Anregung für die innere Sekretion der Bauchspeicheldrüse besonders bei Zuckerkrankheit von ausgezeichneter Wirkung.

Als Heilmittel

hat sich verdünntes Molkosan, das einzigartig gut wirkende Produkt aus der Käsemilch (Schotte) sehr gut bewährt und schon sehr viele dankbare Verbraucher gefunden. An zweiter Stelle kommt ein Papayapräparat in Frage, denn der Eiweißabbau wird hauptsächlich durch das darin enthaltene Papain verbessert. Um den Blutzucker zu senken, hat sich Rohkaffee-Tee ausgezeichnet bewährt.

Mit der Schondiät

soll man nach zwei bis drei Fasttagen langsam beginnen, und zwar öfters mit ganz kleinen Mengen. Gekochtes Eiweiß ist völlig zu meiden, Quark und Gervais-Käse sollten einige Zeit als einzige Eiweißnahrung genommen werden. Die Kombination von Fett, Eiweiß und Zucker in gekochter oder gebackener Form ist für Galle, Leber und Bauchspeicheldrüse sehr schädlich und wird auch von den meisten Patienten nur ganz schlecht vertragen. Gewürze aus dem Garten, wie Majoran, Thymian, Bohnenkraut, Meerrettich, Zwiebeln und auch in bescheidener Menge Knoblauch nebst Wacholderbeeren verträgt die Bauchspeicheldrüse in normalen bzw. bescheidenen Portionen gut. Auch der Hefeextrakt Herbaforce kann als Würze zugezogen werden. Die Salate dürfen nur mit Molkosan, höchstens noch mit Joghurt oder Zitrone und etwas naturbelassenem Öl zubereitet werden.

Als Getränk kommt verdünntes Molkosan in Frage, am besten mit einem Mineralwasser zusammen, welches nur wenig oder gar keine Kohlensäure enthält. Auch Heidelbeersaft und in kleinen Mengen Saft von schwarzen Johannisbeeren, ebenfalls mit Mineralwasser verdünnt, kann zur Abwechslung hinzugezogen werden. Kräutertee, den wir mit dem Saft eingeweichter, getrockneter Trauben oder Rosinen süßen, ist ebenfalls empfehlenswert. Wer Buttermilch zur Verfügung hat, schalte diese zur Abwechslung ein.

Mancherlei Verdauungsstörungen

Es treten zur Zeit die verschiedenartigsten Verdauungsstörungen auf, so daß man sich oft fragen muß, wie man ihnen am erfolgreichsten begegnen könnte. An erster Stelle steht hier die Verstopfung. Aber auch Blähungen und Darmgase sind lästig. Wie soll man eine wechselhafte Darmtätigkeit in Ordnung bringen, wenn sich Verstopfung und Durchfall regelmäßig ablösen? Zuerst heißt es in solchen Fällen einmal, die Ursachen festzustellen, was oft schwierig ist, weil es heute viele Möglichkeiten gibt, durch welche die Störungen hervorgerufen werden können. Auch eingenommene Medikamente, wie Sulfonamide und Antibiotika, können die Darmflora schädigen. Daraus ergibt sich dann die bekannte und so sehr berüchtigte Dysbakterie. Gegen diese erfolgreich vorgehen zu können, ist nicht immer leicht. Auf alle Fälle muß man sich mit Geduld wappnen. In der Regel mag sich als natürliches Mittel die Holzasche bewähren. Man gewinnt sie am vorteilhaftesten aus den Birken. Durch sie werden die Säuren im Darm ein wenig gebunden. Auch die Verwendung von Heilerde mag sich lohnen. Im Nahen Osten gebraucht man zum Neutralisieren die Kaffeekohle.

Als Grundregel für den Patienten gilt bei derartigen Leiden eine recht entschiedene Selbstbeherrschung gegenüber Hektik und Hetze. Man sollte sich in keiner Weise davon beeinflussen lassen. Es wäre ratsam, vor dem Essen so lange auszuruhen, bis man entspannt ist und seine Mahlzeit möglichst gelassen einnehmen kann. Dadurch wird man am guten Kauen und Einspeicheln nicht gehindert. Diese recht einfache Maßnahme erleichtert langsames Essen und ermöglicht ein günstiges Vorverdauen im Munde. Es handelt sich dabei um eines der billigsten und besten Heilmittel, um verschiedene Darmstörungen in Ordnung bringen zu können.

Günstige Medikamente

Will man bei Blähungen und Darmgasen Erfolge erzielen, dann greift man vorteilhaft zu Aesculaforce (Aesculus hipp.), einem Roßkastanienpräparat. Dieses Mittel hat sich bei solchen Störungen eigenartigerweise recht gut bewährt. Es ist dies eine zusätzliche Erfahrung, da dieses Mittel hauptsächlich den Kreislauf günstig beeinflußt, indem es die Tätigkeit des venösen Systems fördert. Nun aber konnte man feststellen, daß es auch bei Verdauungsstörungen, und zwar besonders bei Blähungen, vorteilhaft wirkt. Unterstützend hilft in solchem Falle auch noch Hamamelis, wobei es sich hier um ein altbewährtes Mittel handelt. Es ist nicht von ungefähr, daß die Indianer dem Hamamelisbusch den bezeichnenden Namen Zauberstrauch gaben.

Milchsäure und Mineralsalze

Können wir durch die Befolgung der Ratschläge den gestörten Zustand wieder normalisieren, wird sich eine Ansäuerung mit Milchsäure als nützlich erweisen. Dies gelingt durch die Anwendung von Molkosan, das hierzu am besten geeignete Mittel. Auch hartnäckige Verdauungsstörungen kann man auf die vorgeschlagene Weise beheben. Man muß nur immer darauf bedacht sein, den Körper richtig zu unterstützen, indem man ihm die notwendigen Stoffe zukommen läßt. Dadurch kann er sich dann selbst besser behelfen im Sinne der körpereigenen Abwehr. Ein Teelöffel Molkosan auf ein Glas gutes Mineralwasser ergibt ein vorteilhaftes milchsäurehaltiges Getränk. Erfahrungsgemäß fördert dieses die Verdauung und wird daher von jenen Familien, die auf ihre Gesundheit bedacht sind, beim Mittagessen bevorzugt.

Neben der Milchsäure sind auch die Mineralsalze zu beachten, da diese, hauptsächlich die Kalksalze, von sehr großem Wert sind. Man sollte die Verdauungsstörungen wie vorgeschlagen bekämpfen und sie auf keinen Fall anstehen lassen. Dies würde die Leber höchst ungünstig belasten, und gleichzeitig den ganzen Körper in Mitleidenschaft ziehen. Wenn man immer darauf bedacht ist, unnötige Schwierigkeiten zu umgehen, dann stellen sich auch weit weniger Störungen ein. Die erwähnten Vorsichtsmaßnahmen helfen demnach in vorbeugendem Sinne. Auch die Verstopfung wird durch die gebotenen Ratschläge günstig beeinflußt, da durch eine richtige Diät mit den notwendigen

Ballast-Stoffen, besonders Vollwert-Weizenkleie, zur Verbesserung und Normalisierung des Gesundheitszustandes mithelfen können.

Der Tod sitzt auch im Darm

Schon vor Jahren erkannten einsichtige Forscher die wichtige Aufgabe des Darmes und gelangten damit zur Überlegung, der Tod könne auch im Darm sitzen. Diesem sind nämlich verschiedene Bakterien eigen, von denen es abhängt, ob gesunde oder kranke Zustände im Darme herrschen. Man nennt sie allgemein die Darmbakterienflora. Es verhält sich mit dem Darm eigentlich ähnlich wie mit dem Erdboden, denn so wie bei diesem genügend Bakterien ausschlaggebend sind, daß er als gesund bezeichnet werden kann, so hängt es auch von einer gesunden Bakterienflora ab, damit der Darm gesund erhalten bleibt. Durch eine gesunde Bakterienflora im Boden entstehen gesunde Pflanzen, die ihrerseits die Tiere wie die Menschen gesund zu erhalten vermögen. Umgekehrt kann ein Boden mit mangelhafter Bakterienflora keine gesunden Kulturpflanzen hervorbringen, weshalb sie auch jene, die sie zu ernähren haben, nicht gesund erhalten können.

Gleichermaßen verhält es sich mit der Darmbakterienflora. Wurde diese geschädigt, ohne daß man des Schadens frühzeitig gewahr wurde, um rasche Abhilfe schaffen zu können, dann gehören Gärungen und Fäulnisbildungen zur Tagesordnung. Dieser Umstand wirkt sich für den ganzen Körper schädigend aus und als Folge kann der Darm mit einer Dysbakterie belastet werden. Eine kranke Darmflora ist hauptsächlich als eine Ursache für viele Krankheiten verantwortlich. Vor allem hängen damit die Zivilisationskrankheiten, die heute immer mehr überhandnehmen, zusammen. Nur der reinigenden Tätigkeit der Leber ist es zu verdanken, wenn der Körper die kritische Lage einigermaßen zu korrigieren vermag. Würde die Leber diesen Vorteil nicht zu bieten vermögen, dann würden die Gifte, die sich durch den kranken Zustand des Darmes entwickeln, besonders bei einer Dysbakterie, den Tod verursachen können. Aber trotz der wunderbaren Fähigkeit der Leber, die eine kritische Dysbakterie durch stetige Reinigung lange Zeit zu verhindern vermag, kann schließlich die Belastung für sie selbst doch zu groß werden. Durch die andauernde Infizierung ermüdet sie, weshalb sie das Blut nicht mehr völlig zu entgiften vermag. Dies nun kann die schlimmsten Krankheiten zur Folge haben, vor allem den gefürchteten Krebs. Schon die bekannten Krebsspezialisten Dr. Gerson aus den USA und Dr. Blond aus England stellten fest, daß eine gesunde Leber nie zu einer Krebsbildung führen wird, da sie bei ihren Krebskranken stets eine gestörte Lebertätigkeit feststellen konnten. Auch mich belehrten Erfahrungen dieser Art, und ich schätze die lebenswichtige Tätigkeit der Leber sehr. Es empfiehlt sich also, den hier gegebenen Ratschlägen zu folgen, denn dadurch kann man in der Regel Leberschädigungen vermeiden oder beheben und damit auch den Darm gesunden lassen. Selbst von einer Dysbakterie kann man befreit werden. Durch geschicktes Eingreifen haben wir es also in der Hand, daß sich der Tod im Darm nicht entfalten kann. Wenn wir aber die beachtenswerten Ratschläge als unwichtig übersehen und weder den Darm noch die Leber im richtigen Sinne pflegen, müssen wir uns auch nicht wundern, wenn sich unser Zustand dermaßen verschlimmert, daß wir schließlich dem Tode erliegen.

Dysbakterien entstehen heute vor allem durch die Verabreichung der vielen chemotherapeutischen Heilmittel, wobei in erster Linie die Sulfonamide und die mannigfachen Antibiotika verantwortlich gemacht werden müssen.

Darmparasiten

Es ist statistisch schwer nachweisbar, wie hoch der Prozentsatz jener Menschen ist, die unter Darmparasiten leiden. Nach meiner Erfahrung und meinem Eindruck mögen in Europa 20 – 30 % aller Menschen mit irgendwelchen Darmparasiten verseucht sein. In den heißen Ländern, vor allem in Asien, hatte ich den Eindruck, daß mindestens 50 – 80 % der Bewohner, in gewissen Gegenden eher noch mehr, durch diese lästigen Schmarotzer geplagt werden. In Asien war ein Arzt der Meinung, daß alle Menschen Würmer oder irgendwelche anderen Darmparasiten beherbergen würden, weshalb man sich ganz einfach an diese gewöhnen müsse. In diesem Zusammenhang mag es sich ergeben, daß man bei Blutuntersuchungen ein verändertes Blutbild feststellen kann, und zwar treten vor allem zu viele eosinophile Blutkörperchen auf, was in der Regel auf eine seit langem bestehende Verwurmung hinweist.

Es ist eine völlig falsche Ansicht, wenn man meint, Darmparasiten gehörten zum normalen Inventar des Darmes. Alle Parasiten, also alle Kleinlebewesen, haben neben dem, was sie von ihrem Wirt als Nahrung aufnehmen, noch eine weitere Belastung für ihn zu verzeichnen, nämlich ihren eigenen Stoffwechsel. Die sich daraus ergebenden Stoffwechselprodukte sind deshalb eine wesentliche Belastung, weil sie mehr oder weniger giftig sind und damit eine besondere Schädigung für den Gesamtorganismus darstellen und vor allem die Leber schädigen. Wir haben von der Außenwelt genügend Nachteile in Kauf zu nehmen und sollten deshalb eine zusätzliche Schädigung durch Parasiten auszuschalten versuchen.

Wenn wir allgemein von Darmparasiten sprechen, denken wir meist nur an die bei uns üblichen Oxyuren und Spulwürmer, während doch noch kleinere Parasiten ihr Unwesen im Darm treiben können. Denn, auf lange Sicht gesehen, können sie ganz erheblichen gesundheitlichen Schaden anrichten. Es handelt sich dabei um allerlei Flagellaten, um Lamblien und Amöben. Letztere können sogar lebensgefährliche Zustände hervorrufen. Kinder, die von Spul- oder Madenwürmern befallen sind, leiden meist unter den typischen Zuständen von Bleichsucht, Blutarmut, Appetitlosigkeit, Schlecksucht, Nachlassen in der Lern- und Aufnahmefähigkeit, Zerstreutheit, Energielosigkeit und oft auch an starken Störungen des seelischen Gleichgewichts.

Abhilfe

Weder Würmer noch irgendwelche anderen Darmparasiten darf man dulden, handle es sich nun um Kinder oder Erwachsene. Was soll man also dagegen unternehmen? Chemische Mittel können Nebenwirkungen auslösen, wodurch sich wiederum andere Schädigungen ergeben, und bei Naturmitteln muß man darauf achten, daß sie ungenügend wirksam sein können. Empfehlenswert sind vor allem die aus Papaya hergestellten Präparate, denn sie sind vielen anderen Mitteln vorzuziehen. Dem ist so, weil sie völlig unschädlich sind, und weil sie zudem noch als Verdauungsferment wirken, indem sie das Eiweiß abbauen helfen.

Es ist eine erwiesene Tatsache, daß man mit Naturmitteln die Würmer töten kann, nicht aber die Eier, weshalb eine zweite, oder sogar eine dritte Kur notwendig ist, um zu verhindern, daß sich wieder geschlechtsreife Würmer entwickeln können.

Es braucht in der Regel viel Ausdauer und Geduld, bis man bei einigen Darmparasiten einen endgültigen Erfolg verzeichnen kann. Aber die Mühe lohnt sich, wenn man in Betracht zieht, welchen gesundheitlichen Nutzen man daraus gewinnen kann. Die Wurmplage schädigt besonders Kinder, da sie ihre normale Entwicklung hindert. Sie ist auch in des Wortes wahrster Bedeutung eine richtige Plage, die man gerne loswerden möchte, auch wenn es viel Geduld kosten mag. Es ist also nicht überflüssig, sich die Mühe zu nehmen und die erwähnte Kur mit gewissenhafter Ausdauer durchzuführen.

Erforderliche Darmpflege

Vor Jahrzehnten noch galt die Behauptung, der Tod sitze im Darm, als ernstzunehmendes Warnungssignal. Im Grunde genommen war diese Ansicht auch keineswegs aus der Luft gegriffen. Es ist eher ein Wunder, daß sich der menschliche Körper mit all den vielen Giften, die im Darm entstehen, irgendwie abzufinden weiß. Die wenigsten von uns kümmern sich ernstlich um Gärungen und Gasbildungen, obwohl diese ein Zeichen typischer Störungen sind. Wir sollten deshalb immer bestrebt sein, diese gesundheitlichen Störungen durch entsprechende Pflege wieder loswerden zu können. Nicht nur bei Diarrhöe, sondern auch bei Verstopfung melden sich in der Regel unangenehme Fäulnisprozesse, ohne daß man rechtzeitig bemüht ist, erfolgreich gegen sie vorzugehen. Wie vielen Schädigungen sind wir ausgesetzt, wenn wir nur an die verschiedenen Chemikalien denken, welche sich heute in unserer Nahrung vorfinden, und wenn wir uns gleichzeitig auch der fraglichen Einflüsse bewußt sind, denen wir uns preisgeben, wenn wir chemische Medikamente als unerläßlich erachten.

Alle diese Umstände tragen dazu bei, unsere Leber so sehr zu belasten, daß sie ihren Aufgaben, zu neutralisieren und zu reinigen, nicht mehr völlig gewachsen sein kann. Als Folge gehen dann durch die Hohlvene unverarbeitete Gifte ins Blut über, und der Körper beginnt mehr und mehr unter diesem unerwünschten Zustand zu leiden. Mit der Zeit melden sich auch die vergifteten Zellen, weil sich als logische Folge allerlei Stoffwechselkrankheiten einstellen. Diese können sich sowohl als Rheuma, als Gefäßleiden oder sogar als Krebs äußern.

Gegenmaßnahmen

Wer solche Folgen richtig zu beurteilen weiß, wird früh genug eine gründliche Darmpflege einschalten; denn wir dürfen weder Verstopfung noch Durchfall anstehen lassen, ohne uns dadurch empfindlich zu schaden. Es gehört deshalb zur grundlegenden Gesundheitspflege, um sofortige Behebung solcher Störungen besorgt zu sein. Wenn man gegen Diarrhoe nicht richtig vorgeht, kann sie sich sehr hartnäckig behaupten. Sobald man aber darüber unterrichtet ist, wie man ihr begegnen sollte, läßt sie sich verhältnismäßig leicht beheben. Man muß nur vorzügliche Naturmittel wie zum Beispiel das Tormentavena kennen und anwenden. Doch auch Kaffeekohle hilft beim Heilungsprozeß mit. Bei einer Dysbakterie behilft man sich, indem man morgens und abends einen Kaffeelöffel voll Birken- oder Buchenasche in etwas Wasser einnimmt.

Gegen Verstopfung bedient man sich der Vollwert-Weizenkleie, indem man zwei bis drei Löffel dieser Kleie mit Joghurt oder im Vollwertmüesli vermengt, worauf man geraffelte Äpfel oder Beeren beifügt. Die regelmäßige Einnahme dieser Vollwertkleie verhilft schon nach einigen Wochen wieder zu einer normalen Darmtätigkeit. Die Vollwert-Weizenkleie enthält viele wertvolle Nährsalze und Vitamine, die der Körper nutzbringend aufnehmen wird, während die unverdauliche Zellulose wie eine Bürste die Darmschleimhäute anregt und reinigt. In hartnäckigen Fällen der Verstopfung kann man auch mit dem Naturprodukt Linoforce nachhelfen. Ebenso nützlich kann Flohsamen, also Psyllium sein, das vor allem im Fernen Osten sehr viel zur Anwendung gelangt. Die Darmschleimhäute werden mit diesem kleinen Samen schön eingeschleimt. Starke Abführmittel sollte man meiden. Selbst wenn diese pflanzlich sind, ist es nicht ratsam, sie regelmäßig anzuwenden, sondern soll sie höchstens im Notfall für kurze Zeit gebrauchen. Der Darm gewöhnt sich ohnedies an jedes Reizmittel, wodurch dieses in der Folge wirkungslos wird. Bei spastischer Verstopfung verkrampft sich bekanntlich der Darm, weshalb Belladonna D_4 zur Einnahme angebracht ist. Manchmal ist auch ein pflanzliches Nervenberuhigungsmittel noch dazu erforderlich.

Betrachten wir also in Zukunft Darmstörungen irgendwelcher Art nicht mehr als belanglos und als nebensächliche Angelegenheit. Man sollte sich ernstlich darum bemühen, sie durch pflanzliche Mittel und entsprechende Diät raschestmöglich beheben zu können. Dadurch läßt sich manches Unheil verhindern, und man kann auch manch einem bösen Leiden vorbeugend begegnen.

Die Nieren

Wir wissen, daß die Leber als wichtigstes Organ unseres Körpers zur Gesunderhaltung an erster Stelle steht. Die Niere jedoch kann als Schwester der Leber bezeichnet werden, denn auch sie ist so wichtig, daß sich eine mangelhafte Tätigkeit unwillkürlich negativ auf den gesamtgesundheitlichen Zustand auswirkt. Wir müssen daher auch der Pflege der Niere sorgfältige Beachtung zukommen lassen. Die amerikanische Vereinigung von Herzspezialisten gelangte zu der Ansicht, daß sehr viele Fälle von Herz- und Kreislauferkrankungen im wesentlichen nierenbedingt sind. Diese Schlußfolgerung entspricht auch einer jahrelangen Erfahrung aus der naturgemäßen Heilweise und sollte stets Beachtung finden. Die Nieren werden wie die Leber auch zu viel belastet, im Glauben, man könne ihr alles zumuten, weil sie sich erst sträubt, wenn sie kurz vor dem Zusammenbrechen ist. Nicht nur die Leber, sondern auch die Niere muß mit sehr viel Ungereimtem fertig werden, wie mit übermäßigem Alkoholgenuß, mit Eiweißüberfütterung, versalzener oder zu scharf gewürzter Nahrung, mit allerlei Giften, die man bewußt oder unbewußt einnahm und auch mit Giften, die von Gärungs- oder Fäulnisprozessen erzeugt worden sind. Auch der Genuß von weißem Zucker und den daraus zubereiteten Zuckerwaren stellt eine Überbelastung für unsere Nieren dar. Es ist daher nicht erstaunlich, wenn Kranke feststellen, daß sie bei beträchtlicher Einnahme solcher Erzeugnisse Schmerzen bekommen. Dies ist jedoch nicht der Fall, wenn das Süßigkeitsbedürfnis mit dem Naturzucker von Früchten, vor allem von naturreinen Trockenfrüchten gestillt wird. Immer wieder wird bestätigt, daß Zucker zu einer weiteren Belastung der Nieren wird, wenn man nicht davon absieht, weißen Zucker und die aus ihm zubereiteten Erzeugnisse zu genießen. Deshalb ist die moderne Lebens- und Ernährungsweise von heute entschieden eine zu hohe

Belastung für unsere Nieren. Zwar lassen sie sich vieles gefallen, bevor sie sich mit Schmerzen, mit Harnverhaltung, mit Eiweißausscheidung oder Krampferscheinungen melden, die dann meistens von Grieß oder Steinen herrühren.

Grundregeln

Wie über die Leber ließe sich auch über die Niere ein ganzes Buch schreiben. Die nachfolgende Abhandlung möchte nur einige Grundregeln zur Sprache bringen. Beachten wir diese, dann können wir uns dadurch Zeit, Geld und eine Verkürzung unserer Lebenserwartung ersparen.

4

1. Wichtig ist vor allem, die Nieren vor Kälte zu schützen. Schon im Kindesalter können Nierenleiden entstehen, wenn kleine Mädchen in kurzen Röckchen beim Spielen auf kalten Steintreppen oder auf durchkühlten Boden sitzen. Wer auf kalte Füße nicht achtet und sie sogar zur Gewohnheit werden läßt, wird dadurch unfehlbar seine Nieren schädigen. Wer sich nach Durchnässungen nicht rasch wieder erwärmen kann, tut dies auch. Kalte Getränke oder den Genuß von Eis sollte man nicht zur Gewohnheit werden lassen, denn auch dies kann zu Nierenschädigungen beitragen. Ebenso verhält es sich mit kalten Wasseranwendungen, die nicht rasch Wärme zu erzeugen vermögen, was entsprechend unserer verschiedenen Veranlagungen wegen der Fall sein kann.

2. Für die Nieren spielt das Würzen der Speisen eine überaus wichtige Rolle. Verwenden wir zuviel Salz oder zuviel scharfe Gewürze, dann belasten wir dadurch die Nieren sehr stark und tragen wesentlich zu deren Erkrankung bei. Das trifft auch auf den Genuß von Alkohol zu, wenn dieser nicht in möglichst mäßigem Rahmen gehalten wird. Statt die Speisen gedankenlos zu salzen, bis sie versalzen sind, sollte man sich eines Kräutersalzes wie Herbamare oder Trocomare bedienen, denn dieser Gebrauch ist nicht nur schmackhaft, sondern schont gleichzeitig auch die Nieren. Wer durch übermäßiges Salzen oder zu starkes Würzen seinen Gaumen verdorben hat, so daß ihm ein mildes Würzen nicht mehr zusagt, muß sich die Mühe nehmen, solche gesundheitswidrigen Gewohnheiten ganz aufzugeben. Das kann mit einer Rohkostkur gelingen, wenn man

dabei nicht in Versuchung kommt, sogar die Rohkost zu salzen. Man kann einem zu starken Bedürfnis nach Salz abhelfen, wenn man nicht reizende Gewürzkräuter verwendet. Man sollte in vernünftigen Maßen beim Würzen der Speisen wie auch beim Würzen des Lebens das heilsame Sprüchlein nicht vergessen: »Das Leben ist wohl süß, was oft der Mensch vergißt, und salzt und salzt und salzt, bis es versalzen ist.« Ein versalzenes Leben lohnt sich nicht, und versalzene Speisen schädigen hauptsächlich unsere Nieren.

3. Wichtig ist, daß wir die Nieren durch genügend Flüssigkeitszufuhr unterstützen. Bekommen die Nieren zu wenig Flüssigkeit, so können die harnpflichtigen Stoffe nicht genügend gelöst und ausgeschieden werden. Diese Regel sollte ebenfalls Beachtung finden, jedoch nicht durch den übermäßigen Genuß alkoholhaltiger Getränke. Wer dem Körper zu wenig Flüssigkeit zuführt, kann dadurch zur Bildung von Nierensteinen beitragen. Das ist besonders der Fall, wenn der Mineralstoffwechsel gestört ist. Um der Nierentätigkeit richtig beizustehen, sollte man zeitweilig einen guten Nierentee trinken, und zwar in reichlicher Menge, möglichst mit Solidago- oder Nephrosolidtropfen verstärkt, weil man sich dadurch vor Nierenstörungen und Steinleiden bewahren kann.

4. Auch das Fett, das Eiweiß und die Vitalstoffe bilden in der Ernährung für die Nieren einen wichtigen Faktor. Die Regel lautet in dieser Hinsicht immer: fettarm, eiweißarm, jedoch vitalstoffreich essen. Solche Kost ist der Niere bekömmlicher als die heutige Ernährungsweise, die man als Mastkost bezeichnen kann.

Wenn wir den Nieren in diesem Sinne eine Schonung und Pflege zukommen lassen, können wir dadurch auch auf andere Leiden vorbeugend einwirken, wie Rheuma und Arthritis, was bestimmt sehr wünschenswert ist. Sorgen wir gleichzeitig für eine gesunde Lebertätigkeit, werden wir viele Unannehmlichkeiten von uns fernhalten können. Vernünftige Einsicht und entschlossene Verzichtleistung bilden dazu die Grundlage.

Die Gallenblase – Erkrankung und Heilung

5

Die Gallenblase

Dort, wo der Hauptgallengang die Leber verläßt, sitzt die Gallenblase, ein dünnwandiger, mit Muskelfasern umsponnener Schleimsack, der ungefähr 50 cm^3 Fassungsvermögen hat. Es ist ein sehr praktischer Vorratsbeutel, der die aus der Leber fließende frische Galle aufnimmt und sie eindickt. Die frische Galle ist hellgelb mit ungefähr 3 % festen Stoffen. In der Gallenblase wird sie um das sechs- bis siebenfache eingedickt. Die Farbe wird dabei dunkler, und zwar bis hellbraun und ins Grünliche übergehend. Alle, die schon Galle erbrechen mußten, wissen, daß sie bitter ist.

Die Gallenblase ist als Reservoir nötig, da auch dann Galle produziert wird, wenn wir nichts gegessen haben und der Darm leer ist. In solchem Falle ist der Ausgang des Gallenkanals durch einen kräftigen Muskel verschlossen, wodurch die Galle genötigt wird, in die Gallenblase zu fließen. Sobald aber Nahrungsstoffe, vor allem Fette, vom Magen in den Darm gelangen, öffnet sich dieser Schließmuskel am Gallenausgang, und die Galle fließt in den Zwölffingerdarm, durchtränkt den Speisebrei und beginnt ihre wichtige Arbeit. Je reichhaltiger die Nahrung ist, um so mehr Galle wird ausgeschieden. Diese Regelung kommt durch wunderbar funktionierende Schaltapparate zustande, welche durch genau arbeitende Nervenreflexe gesteuert werden, ohne daß wir selbst etwas davon zu wissen brauchen. Sogar die Muskeln, welche die Gallenblase umspannen, können durch den gleichen Schaltmechanismus zusammengezogen werden, so daß die darin befindliche Galle herausgepreßt wird, und zwar in der jeweils benötigten Menge.

Überall im Körper begegnen wir Wundern, welche die kompliziertesten Schaltapparate menschlicher Technik weit übertreffen. Obwohl wir von der Schalteinrichtung, welche die Regelung des Gallenflusses gewährleistet, vielleicht nichts wissen, kann sie uns doch einen bösen

Spuk spielen, wenn wir uns entweder ganz gehörig ärgern oder uns übermäßig ängstigen und sorgen. In solchen Fällen kann sich alles verkrampfen, so daß die Galle in die Leber zurückgedrängt wird.

Alles Vollautomatische ist gut, so lange es einwandfrei funktioniert. Wehe aber, wenn die Funktionen außer Kurs kommen! Leben wir natürlich, wie dies noch unsere Vorfahren taten, oder wie es einzelne wildlebende Naturvölker noch gewohnt sind, dann arbeiten Leber und Galle wunderbar. Die Galle fließt in der Regel, wenn die Notwendigkeit dazu gegeben ist. Als selbst fermentlose Flüssigkeit aktiviert sie die fettspaltenden Fermente der Bauchspeicheldrüse, wodurch alles in bester Ordnung läuft. Durch die modernen Ernährungstorheiten jedoch, vor allem durch die Einnahme denaturierter Nahrung, wie Weißmehl, weißen Zucker, raffinierte Fette und anderes mehr, wird der ganze Stoffwechsel, vor allem im Cholesterinsektor, gestört, so daß sich in der Gallenblase Ausscheidungen bilden, die zuerst grießartig sind, dann aber größer werden, bis sich Steine daraus ergeben, die die Größe einer Baumnuß erreichen können. Die Gallenblase kann auf diese Weise ganz mit Steinen gefüllt werden. Es kann sogar vorkommen, daß sie bis zum dreifachen Normalgewicht Steine enthält. Solange diese klein sind, scheiden wir sie immer noch reibungslos aus, so daß eine solche Störung jahrelang unbemerkt bleiben kann. Nach einer reichlichen Fettmahlzeit, nach einem guten Kuchen oder nach Erdbeeren mit Schlagrahm kann aber auch einmal ein Gallenstein im Gallenkanal stecken bleiben, weil er zu groß werden konnte, um durchzukommen.

Dies verursacht dann die gefürchteten Kolikschmerzen, die so stark werden können, daß sie der Kranke kaum auszuhalten vermag, so daß er sich deswegen sogar am Boden herumwälzt. Erst heiße Dauerwickel vermögen ihn von dem furchtbaren Schmerz zu befreien. Wenn diese nicht genügen, wird oft zur Morphiumspritze gegriffen. Eine Gallensteinbehandlung, wie beispielsweise eine Ölkur, kann die Beschwerden wohl beheben, eine wirkliche Heilung aber wird nur durch eine gründliche Umstellung auf Naturnahrung erreicht werden, denn dadurch wird das verlorene Gleichgewicht im Mineralstoffwechsel langsam wieder hergestellt, was zu einer Heilung unerläßlich ist.

Gallenblasenentzündung

Da bei einer Gallenblasenentzündung meistens unerträgliche Schmerzen entstehen, ist der Kranke für regelmäßig erneuerte Milchwickel sehr dankbar, denn sie lindern sofort den Schmerz. Man legt dazu ein in kalte Milch getauchtes Tüchlein auf die schmerzende Stelle und erneuert den Wickel bei heftigen Schmerzen stündlich. Die Wirkung ist sehr beruhigend, und oft verschwindet die Entzündung nach einigen Stunden.

Wenn die Entzündung jedoch andauert, dann behandelt man diese nachts mit einem warmen Lehmwickel, der mit Zinnkrauttee und etwas Johannisöl zubereitet wurde. Diesen Wickel läßt man die Nacht hindurch wirken. Tagsüber wird er durch eine Kräuterauflage ersetzt. Zu diesem Zweck überbrüht man ein mit Zinnkrauttee gefülltes Baumwollsäckchen, drückt es aus, legt es auf und erneuert es jeweils vor dem Abkühlen, damit es immer die richtige Wärme beibehält. Diese Behandlung erfolgt während 40 Minuten, und auch sie hilft die Schmerzen zu beheben. Eine starke Entzündung braucht andauernde Pflege und Geduld, und es ist gut, wenn man auch die Milchwickel so lange wiederholt, bis die Schmerzen abgeklungen sind.

Neben den spezifischen Mitteln Podophyllum D4 und den Lebertropfen Boldocynara ist auch die Beeinflussung der Niere durch Nephrosolid und Zinnkraut- oder Hagebuttentee zu empfehlen. Um die Entzündungsbereitschaft des Körpers zu mindern und die Abwehrkraft des Körpers zu steigern, nimmt man noch Echinaforce, ein Frischpflanzenpräparat aus der Heilpflanze Echinacea, ein.

Die Diät muß ohne fette oder fettgebackene Speisen sein, und die Salate dürfen nur mit kaltgepreßtem, also unraffiniertem Öl zubereitet werden. Frischgepreßter Karottensaft gehört zur Heilnahrung bei Gallenblasenentzündung.

Gallensteine

Ihre Bildung und Wesensart

Ohne Ernährungsfehler oder langandauernde Störungen des seelischen Gleichgewichts kann man sich die Bildung von Gallensteinen nicht gut vorstellen. Wenn beide Nachteile zusammenwirken, ist allerdings die Steinbildung noch leichter möglich. In der Regel trifft man die Gallensteinbildung im mittleren und fortgeschrittenen Alter an, und zwar bei den Frauen häufiger als bei den Männern. Der Grund hierfür mag darin liegen, daß die Frauen weniger Bewegung im Freien haben und durch sitzende Beschäftigung mehr an Verstopfung und Stoffwechselstörungen leiden.

Viele Leute haben Gallensteine und wissen überhaupt nichts davon, denn es treten nicht in allen Fällen Koliken auf. Oft ist man bei Röntgenaufnahmen überrascht, Gallensteine, manchmal sogar größere, vorzufinden, ohne daß der Patient je über Koliken zu klagen hatte. Haben die Steine erst einmal, ohne während ihrer Bildung Koliken verursacht zu haben, eine gewisse Größe erreicht, dann kann man sie jahrelang in der Gallenblase mit herumtragen, ohne je etwas davon zu merken. Nur kleinere Steine sind als unliebsame Störenfriede zu bezeichnen. Eine fettreiche Speise erfordert viel Galle, und mit dem vermehrten Gallenfluß kann ein Stein, der gerade noch knapp durch den Gallenkanal hindurchgleiten mag, mitgeschwemmt werden. Eine scharfe Kante kann dabei ein wenig reizen, was bereits genügt, um eine kleine Anschwellung zu verursachen. Der Stein bleibt stecken und verklemmt sich, weshalb die nachdrängende Galle keinen Durchgang findet, was die bekannten Koliken zur Folge hat.

Auch während der Schwangerschaft treten oft Gallenbeschwerden auf, wobei aber die Schwangerschaft als solche nicht für die Bildung der Steine verantwortlich gemacht werden kann. Die Zusammensetzung der Gallensteine gibt uns über die Störung im Stoffwechsel, die zur Steinbildung führt, kein einheitliches Bild. Etliche sind Cholesterinsteine, andere Calciumphosphatverbindungen, und sogar Magnesium und Calciumcarbonicum werden zeitweise in den Steinen gefunden. Das ist der Grund, weshalb es kein Gallensteinmittel gibt, von dem man mit gutem Gewissen sagen kann, es löse alle Steine auf, was manchmal aus Unkenntnis der Sachlage behauptet wird.

Zweckentsprechende Behandlung bei Gallenkoliken

In der Regel beruht die auslösende Ursache einer Gallenkolik auf einer fettreichen Nahrung, womöglich verbunden mit Aufregung und Ärger. Es ist deshalb folgerichtig, daß man dem Kranken seelische Erregungen erspart und ihm auch keine fette Nahrung gibt. Bei gleichzeitigem Durchfall sollte man jeder einzunehmenden Flüssigkeit 5 Tropfen Tormentavena beigeben. Verstopfung behebt man mit Klistieren, die man zwei bis dreimal täglich durchführt, und zwar mit Wegtrittee, dem etwas Leinsamenschleim beigegeben wird. Um die Heftigkeit und Schmerzen während eines Anfalles zu mindern, gibt man Magnesium D_6 und Atropinum sulf. D_3 – D_4 ein. Nach den Anfällen verwendet man Tee aus Wegtritt, Schafgarbe und Pfefferminze mit einer Beigabe von 10 Tropfen Molkosan. Auch verdünntes Molkosan ist als Getränk ratsam, und zwar ein Teelöffel Molke auf einen Deziliter Wasser. Wer kein Molkosan und keine frische Molke besitzt, kann zwei- bis dreimal täglich auch einen Deziliter Buttermilch trinken. Sehr heilsam wirkt sich auch die regelmäßige Einnahme von Boldocynara aus.

Während der Dauer von Kolikanfällen dürfen keine festen Speisen zu sich genommen werden. Die Diät besteht lediglich aus Naturreisschleim oder aus Gerstenschleim. Abwechslungsweise kann auch Schleim aus ganzem Weizen oder ganzem Roggen verwendet werden. Bei Durchfall muß man Haferschleim verabreichen. Die Bereicherung dieser Schleimnahrung mit rohem Spinatsaft kann sich als heilsam erweisen. Fett darf keines beigegeben werden. Das gewöhnliche Salz ersetzt man durch etwas Meersalz oder noch besser durch das Kräutermeersalz Herbamare oder Trocomare, was bei äußerst sparsamer Verwendung sehr günstig wirkt.

Wenn wir den Tee vorteilhaft süßen wollen, dann verwenden wir dazu echten Traubenzucker. Wir können indes auch getrocknete Weinbeeren oder Rosinen auskochen und mit dem gewonnenen Saft süßen. Statt Tee darf der Kranke auch frischgepreßten Heidelbeersaft oder schwarzen Johannisbeersaft trinken, denn beide Säfte sind heilwirkend. Später kann man sogar einen Versuch mit Grapefruit wagen. Alle diese Getränke müssen vorsichtig und nur mit langsamem Einspeicheln eingenommen werden und auch nur dann, wenn dadurch keine Störungen eintreten. Sind keine Anfälle mehr zu befürchten, dann kann man mit Heidelbeeren oder gut ausgereiften Brombeeren mittels Agar-Agar ein Fruchtgelée zubereiten, das man mit Knäckebrot zusammen genießt.

Zur allgemeinen Leberdiät geht man erst wieder über, wenn die Anfälle ganz abgeklungen sind. Man verwendet in den nächsten zwei bis drei Wochen auch noch kein Öl oder Fett und raffinierte Öle und Fette weiterhin, da sie eine zu große Belastung für den Kranken bedeuten, so daß dadurch der erreichte Erfolg wieder eingebüßt würde.

Heublumenanwendung – eine schnelle Hilfe bei Koliken

Die Anwendung von heißen Heublumensäckchen habe ich schon vielen Kranken empfohlen und gute Erfahrungen dabei gemacht. Vor allem bei Koliken, die sicher manche von uns kennen. Bei den krampfartigen Schmerzen haben sich Heublumen als hervorragend lindernd und beruhigend erwiesen. Schmerzhafte Koliken entstehen vor allem im Bereich der Galle, der Niere, des Magens und Darmes, durch eine Reizwirkung auf die Muskulatur dieser Organe, zum Beispiel bei Steinbildung von Nierensteinen oder bei anderen entzündlichen Prozessen. Dabei haben Heublumen in Verbindung mit Wärme eine krampflösende und entspannende Funktion, sie erweitern nämlich die Gefäße und fördern die Durchblutung.

Wie wird ein Heublumensäckchen zusammengestellt und wie wird es angewendet? Heublumen bestehen aus einer Mischung von Blüten und Samen von getrockneten Wiesenpflanzen. Man bekommt sie in der Drogerie, der Apotheke oder im Reformhaus. Man kann sie aber selbst von der Tenne einer Scheune zusammenkehren. Zur Anwendung bereitet man ein Baumwoll- oder Leinensäckchen vor, das etwas größer als die Schmerzstelle sein soll. Nachdem man die Heublumen hineingegeben und das Säckchen zusammengeschnürt hat, läßt man es etwa zehn Minuten in kochendem Wasser ziehen oder erwärmt es über Wasserdampf. Danach sollte man es gut auspressen – am besten zwischen zwei Holzbrettern – und so warm wie möglich auf die schmerzende Stelle auflegen. Um die Wärme längere Zeit, bis zu einer Stunde etwa, halten zu können, deckt man alles mit einem Baumwoll- und darüber mit einem Wolltuch ab.

So einfach diese Methode auch klingen mag, so erfolgreich ist sie jedoch. Sie ist völlig gefahrlos und kann beliebig oft wiederholt werden. Sie stellt eine außerordentliche Hilfe der Naturkräfte dar, die uns schnell von Koliken befreit. Ebenso hilfreich erweisen sich Auflagen von heißen Heublumensäckchen und bringen Linderung bei Rheuma-, Gicht- und Ischiasbeschwerden und sogar bei Trigeminus-

Neuralgie. Zusammen mit Naturmitteln angewendet und einer entsprechenden natürlichen Ernährung und Lebensweise runden sie die notwendige Therapie ab und tragen zur Besserung oder Heilung eines Leidens bei.

Physikalische Behandlung bei Gallensteinen

In der Regel wird bei akuten Kolikanfällen einfach zur Morphiumspritze gegriffen. Es ist dies begreiflich, da der Schmerz bei Gallensteinkoliken bis an die Grenze des Erträglichen gehen kann. Man sollte jedoch bei akuten Anfällen gleichwohl versuchen, mit einfachen Naturmitteln und physikalischen Anwendungen ans Ziel zu gelangen, denn Morphium ist ja bekanntlich nicht so harmlos.

Bei Gallenkoliken oder starken Schmerzen jeglicher Art wurden mit Petadolor (Petaforce) gute Erfolge erzielt. Schmerzen werden relativ schnell und nachhaltig beeinflußt. Dosierung: täglich bis zu viermal zwei Kapseln; eine Gefahr der Überdosierung ist nicht gegeben.

Besonders gut wirken feuchtheiße Daueranwendungen. Man darf ruhig fünf bis zehn Minuten lang so heiß duschen, wie man es ertragen kann. Auch feuchtheiße Kräuterauflagen wirken vorzüglich. Man füllt zwei kleine Baumwollsäcklein mit Wegtritt bzw. Vogelknöterich (Polygonum aviculare L.), Kamille (Matricaria chamomilla L.), Heublumen, Quendel (Thymus serpyllum L.) oder Eukalyptusblättern (Eucalyptus globulus Labill.) und brüht sie ab, worauf man eines der Säcklein so heiß als möglich auf die rechte Bauchhälfte legt. Sobald die Hitze abzunehmen beginnt, wechselt man es mit dem anderen heißen Säcklein. Dies wiederholt man so lange, bis sich der Krampf löst, was schon nach einigen Minuten eintreten kann.

Der Wegtritt, auch als Vogelknöterich bekannt, ist für diese Auflagen wohl am wirksamsten, da dieses unscheinbare Kräutlein oft rascher zu helfen vermag als eine Morphiumspritze. Das ist auch ein Grund, warum die Kombination von Wegtritt mit der Krappwurzel und dem Labkraut innerlich so wunderbar anzusprechen vermag. Unterstützt wird diese Anwendung noch durch die Einnahme von Boldocynara, Magnesium phos. D_6 und Atropinum sulf. D_4, und zwar alle fünf Minuten im Wechsel.

Auch heiße Sitzbäder können den gleichen Wirkungseffekt haben, wie die Auflage von Kräutersäcklein, bei denen allerdings der Vorteil besteht, daß der Patient im Bett liegen bleiben kann.

Wer die Unerträglichkeit akuter Anfälle bei Gallenleiden kennt, der begrüßt alle Linderungen, ganz besonders aber jene, die zugleich heilen und keine unliebsamen Nebenwirkungen mit sich bringen. Eine rechtzeitige und wirkungsvolle Gallensteinbehandlung kann ein Chronischwerden der Krankheit verhüten. Bei Vernachlässigung eines entzündeten Zustandes kann es zur Eiterbildung kommen, und nicht selten platzt eine solche erkrankte Gallenblase. Dadurch entsteht eine nicht ungefährliche Lage, die das sofortige Eingreifen eines geschickten Chirurgen erfordert, der über die Gefahrenzone hinwegzuhelfen vermag, wenn der Patient im übrigen noch über eine gesunde, starke Natur verfügt.

Eine Operation ist allerdings nicht immer eine restlose Befreiung von Beschwerden, denn man muß dabei in Betracht ziehen, daß nachher keine eingedickte Galle mehr zur Verfügung steht. Dies zwingt zur Einhaltung einer gewissen Diät. Wer sich trotzdem sehr eiweiß- und fettreich ernährt, setzt sich also bewußt neuen Störungen aus. Wenn die Gallenblase fehlt, ist man nur noch auf die junge, frische Galle, die direkt aus der Leber kommt, angewiesen. Dieser Zustand erfordert eine Mäßigkeit im Fett- und Eiweißverbrauch, wenn man neue Störungen vermeiden will. An festlichen Zusammenkünften wie Hochzeiten oder anderen Feierlichkeiten sollte man sich dann entweder gar nicht beteiligen oder dabei eben auf die besonders üppigen Mahlzeiten verzichten.

Linderndes Mittel bei Steinleiden

Es ist bekanntlich nicht leicht, zur Bekämpfung von Steinleiden die wirksamsten Mittel zu finden. Immerhin hat man erfahrungsgemäß feststellen können, daß die Krappwurzel oder Färberröte (Rubia tinctorum) Nierensteine zu lösen vermag. In alten Kräuterbüchern wird auch ihre gute Wirkung zur Reinigung von Leber und Galle hervorgehoben, wie auch zur Bekämpfung der Gelbsucht. Es ist deshalb nicht abwegig, dieser Wurzel auch bei der Pflege von Leber und Galle Beachtung zu schenken. Oft wirken sich jedoch einzelne Mittel noch erfolgreicher aus, wenn sie mit anderen, die in der Heilung unterstützend mithelfen können, verbunden werden. Auch die Krappwurzel erhöht ihre Wirksamkeit durch eine Kombination mit Wegtritt bzw. Vogelknöterich (Polygonum aviculare L.) und Labkraut (Galium verum). Beide sind bei uns heimisch, während die Krappwurzel bei uns nicht wild gedeiht, sondern in Syrien und Südeuropa zu finden ist. Sie wurde bei uns jedoch früher angebaut und sogar Pestalozzi hat sich mit diesem Anbau befaßt. Die Wurzel enthält nämlich eine rote Farbe, die zu Färbereizwecken verwendet wurde. Sie war deshalb auch allgemein unter dem Namen Färberwurzel bekannt. Wenn man sie heute zu Heilzwecken verwenden will, muß man sie anpflanzen. Anders ist es mit unserem Wegtritt, auf dem die Bauern meist achtlos herumtreten, ohne zu wissen, welch heilsames Kräutlein sich unter ihren Füßen befindet. Vor Jahren traf ich einmal in einem Engadiner Dorf mit einer armen Frau zusammen, die unter schweren Gallenstörungen litt, was ich aus ihrem Gespräch entnehmen konnte. Da war für mich das Naheliegendste, sie auf den Wegtritt aufmerksam zu machen, als ein Kräutlein, das ihr die beste Hilfe darreichen konnte, das ihr zudem so nahe stand, daß sie es täglich mit Füßen trat, denn es wuchs reichlich zwischen der Rundsteinpflästerung vor ihrem Hause. Ich riet ihr nun, sich doch dieses unscheinbaren Kräutleins zu bedienen, indem sie täglich eine Handvoll frischen Wegritt unter den Salat mische, und siehe da, schon nach einigen Tagen waren die vorher so anhänglichen Leber- und Gallenbeschwerden verschwunden. Noch manche andere Erfahrung dieser Art veranlaßte mich, auch dieses Kräutlein zu Kombinationszwecken in Betracht zu ziehen. Wenn ich durchs Rheintal fuhr, begrüßten mich auf den sommerlichen Fluren längs den Wegrändern stets die feinen, gelben Blüten des Labkrautes, dessen lateinischer Name Galium verum mich unwillkürlich an eine Beziehung zur Galle erinnerte. Schon des öfteren hatte ich auch mit diesem Kraut gute Erfahrungen gemacht, hilft es doch verdauen und ist sogar die einzige Pflanze, welche bei der Käsebereitung den Dienst des Labs aus dem Kälbermagen versieht, so daß es in gewissen Gegenden zu diesem Zwecke verwendet wird. Ein gutes Mittel zur Reinigung der Leber und Galle ist die folgende Kur:

Die ersten zwei Tage wird gefastet und nur Mineralwasser getrunken. Am dritten Tag beginnt man mit Rohkost, indem man die Salate mit

Molkosan und unraffiniertem Öl zubereitet. Dazu genießt man noch etwas Risopan mit Quark und Hefeextrakt Herbaforce. Unterstützt wird diese Kur durch Einnahme von zehn bis fünfzehn Tropfen Boldocynara täglich nach dem Mittagessen. In der Zwischenzeit darf höchstens im Laufe des Morgens und während des Nachmittags je ein Deziliter roher, frischgepreßter Karottensaft getrunken werden.

Wesentlich unterstützt werden kann die Kur durch Auflegen von feuchtheißen Kräutersäcklein, z.B. Heublumen, da dadurch ein schnellerer Erfolg erzielt wird. Es ist vorteilhaft, auch nach der Kur Boldocynara noch einige Zeit einzunehmen. Sehr zu empfehlen ist diese Kur auch, bevor man eine radikale Ölkur gegen Gallensteine durchgeführt, da hierdurch eine günstigere Voraussetzung geschaffen wird.

Die Ölkur als wirksame Gallensteinbehandlung

Wenn man sich die Entfernung der Gallensteine zum Ziele setzt, ist die Behandlung dieser Erkrankung nicht sehr einfach. Als gute, natürliche Anwendung hat sich die Ölkur bewährt. Ich erinnere mich in diesem Zusammenhang noch gut an eine Italienerin, die in meiner Sprechstunde jammerte, weil ihre Hausärztin, die eine Menge Gallensteine bei ihr festgestellt hatte, dringend zur sofortigen Operation riet. Da die Patientin aber vor einem chirurgischen Eingriff große Angst hatte, bat sie mich, ihr doch mit einer anderen Methode zu helfen. Italiener können bekanntlich gut Öl schlucken, und so empfahl ich ihr, die Ölkur durchzuführen. Zu diesem Zweck ist es notwendig, zuerst den Darm gründlich zu reinigen. Dazu verhilft die Einnahme von eingeweichten Zwetschgen oder Feigen, frischgemahlenem Leinsamen oder Linoforce. Sollte dies nicht genügen, dann kann man auch mit einem Klistier nachhelfen. Ist der Darm frei, nimmt man das Öl ein, und zwar 100–200 Milliliter. Danach legt man sich zwei Stunden ruhig und entspannt auf die rechte Seite. Einige Tage nach Durchführung dieser Kur kam die Italienerin freudestrahlend zu mir und erzählte, daß am Morgen nach der Anwendung eine Menge Steine weggegangen seien. Sie habe diese der erstaunten Ärztin, die diesen Erfolg kaum für möglich hielt, vorgezeigt. Eine Röntgenaufnahme bestätigte, daß die Gallenblase von den Steinen befreit und ein chirurgischer Eingriff deshalb nicht mehr notwendig war. Es verläuft allerdings nicht jede Ölkur so einfach, denn nicht jeder Patient kann knapp einen Viertelliter Öl auf einmal einnehmen, wie es die Italienerin vermochte. Da heißt es dann, sich etwas anzupassen und die Öleinnahme in kleineren Mengen auf einige Tage zu verteilen. Dadurch bringt man kleinere Steine weg. Im übrigen aber erwirkt man eine gründliche Reinigung der Leber und vor allem der Gallenblase, so daß auch bei größeren Steinen die Beschwerden für längere Zeit ausbleiben können. Es gibt aber auch alte, chronische Leiden, die plötzlich mit hohem Fieber und einem Ansteigen der weißen Blutkörperchen wieder akut werden. In solchen Fällen muß eine eitrige Entzündung in Betracht gezogen werden, die leider oft einer notwendigen chirurgischen Abhilfe unterliegt.

Wirksamkeit der Ölkur

Die Ölkur wirkt nicht, weil das Öl in die Gallenblase läuft und diese dadurch ausputzt. Das Öl erwirkt einen großen Anreiz zu einer starken Ausscheidung oder besser gesagt, zur Ausschwemmung der Galle, wobei die kleineren und mittleren Steine herausgespült werden können.

Das Öl, welches man zu dieser Kur verwendet, sollte unbedingt unraffiniert sein, da es bedeutend wirksamer ist als die raffinierten Öle. Ob die hochungesättigten Fettsäuren, die in den naturbelassenen Ölen enthalten sind, dabei eine wesentliche Rolle spielen, konnte noch nicht exakt ermittelt werden. Es ist allerdings nicht ausgeschlossen, sondern vollauf möglich. Für die Ölkur eignet sich das unraffinierte Olivenöl, Baumnußöl, Sonnenblumenöl, Sesam- oder Mohnöl. Vorteilhaft ist es, vor der Kur noch ein natürliches, pflanzliches Mittel einzunehmen, das die Galle verflüssigen hilft, wie Boldocynara, ein Präparat aus Artischocken und anderen Heilpflanzen.

Ansichten über Gallensteinkuren

Über die Gallensteine gibt es die verschiedensten und zum Teil auch falsche Ansichten. Es ist richtig, wenn Ärzte den Patienten erklären, daß sich Gallensteine nur sehr schwer auflösen lassen. Was aber nicht stimmt, ist die Behauptung, daß es überhaupt keine auflösenden Mittel geben soll. Weil die Schulmedizin über keinerlei Möglichkeiten verfügt, die Gallensteine aufzulösen, so ist damit noch nicht bewiesen, daß die Naturheilmethode hierzu keine hilfreichen Mittel besitzt. Zudem ist es nicht immer nötig, die Gallensteine aufzulösen. Ist nämlich die Galle schön flüssig, dann hat man auch keine Koliken zu erwarten. Statt nun ein langsam wirkendes Mittel anzuwenden, kann man einfach darum besorgt sein, die Galle immer schön flüssig zu halten, weil sie dadurch in der Lage sein wird, um die Steine herumzufließen und ihre Aufgabe trotz dieser Steine richtig zu lösen. Bei einer allzu üppigen Mahlzeit ist eine übermäßig hohe Gallenmenge erforderlich, wodurch die Möglichkeit entsteht, daß sich ein Gallenstein im Gallenkanal etwas verklemmt. Es herrscht die Ansicht vor, daß nur ganz kleine Gallensteine durchgehen können, da der Gallenkanal zu eng sei, um größere Steine hindurchzulassen. Dies stimmt nicht völlig, denn der Gallenkanal ist, wie alle diese Kanäle aus elastischem Gewebe und kann, wenn man ihn durch heiße Wasseranwendungen gut erweicht, auch noch Steine mittlerer Größe passieren lassen. Steine in der Größe von Baum- oder Haselnüssen gehen niemals durch. Es gibt auch ganz selten so große Steine. Sie bilden auch weit weniger eine Gefahr, da sie sich ohnedies nicht im Gallenkanal festklemmen können. Viele Leute können Gallensteine haben, ohne etwas davon zu wissen. Erst wenn sich die Steine im Gallenkanal festklemmen, verursachen sie Schwierigkeiten, und dies geschieht in der Regel durch Diätfehler. Stellt man durch Röntgen Gallensteine fest, ohne daß diese Störungen verursachen, muß sich der Arzt nicht unbedingt für eine Operation entscheiden. Viel zweckdienlicher ist es, sich in der Ernährung richtig einzustellen und fettgebackene Speisen sowie Süßigkeiten aus weißem Zucker, vor allem Konditoreiwaren, zu meiden, so auch die meisten Früchte. Eine Ausnahme bilden Grapefruit und Beerenfrüchte, vor allem Heidelbeeren. Am besten ist es, wenn man sich vorwiegend mit Naturreis, Gemüsen und Salaten ernährt, wobei die Salate mit Zitronen oder Molkosan zubereitet werden müssen. Zu meiden sind alle solche Gemüse, die in gekochtem Zustand Darmstörungen verursachen. Kohl und Kabis dürfen deshalb nur roh gegessen werden. Wer Störungen und Koliken vermeiden will, muß unbedingt die entsprechende Diät einhalten.

Ölkuren sind von Nutzen, wenn sie richtig durchgeführt werden. Es gibt allerdings Fehlschlüsse, auf die nicht nur die Ärzte, sondern auch die Naturheilmethodiker des öfteren schon hingewiesen haben.

Bei Ölkuren beobachtet man nämlich nicht nur die eigentlichen harten Gallensteine, sondern auch oft grünliche Steine, die an der Luft weich werden und zerfallen. Dies sind nur Kotsteine, die mit den gefürchteten Gallensteinen nichts zu tun haben. Sie werden durch die Ölkur aus den Schlingen des Dickdarmes herausgeschafft. Die Ärzte sind vielfach der Ansicht, daß die Kotsteine sich durch die Ölkur bildeten, indem sich die Galle mit dem Öl verbinde. Es ist kaum anzunehmen, daß sich innerhalb solch kurzer Zeit Kotsteine bilden, sondern viel eher, daß sich diese durch die Einwirkung der Ölkur eben entfernen. Da sie sich mit Galle vermischt haben, sind sie grünlich. Sie enthalten auch noch Glyzerin und andere Stoffe und zerfallen, während die eigentlichen Gallensteine hart bleiben. Eine Ölkur ist auf jeden Fall zu empfehlen. Schon oft wurden Fälle, bei denen die Ärzte durch Röntgen Gallensteine festgestellt hatten und zur Operation rieten, ohne chirurgischen Eingriff behoben, da die Ärzte nach der Ölkur selbst feststellen konnten, daß eine Operation nicht mehr nötig war. Solch drastische Heilwirkungen sollten die Ärzte wirklich selbst erleben, um sich von der Güte der Erfahrensheilkunde überzeugen zu können. Es ist schade, daß solche Erfolge einer natürlichen Behandlung nicht zum Nutzen anderer Ärzte in der schulmedizinischen Literatur bekannt gemacht werden. Wie vielen Patienten könnte dadurch geholfen werden! Wenn die Ölkur nicht das gewünschte Ergebnis bringt, dann kann man eine Operation immer noch in Erwägung ziehen. Es ist auch dann immer noch früh genug dazu. Will man die Gallensteine operativ entfernen lassen, muß man in Zukunft auf seine Gallenblase und auf deren Vorteile verzichten. Anders als durch ein Entfernen der Gallenblase läßt sich die Operation nicht durchführen. Auch die Gallenblase hat eine wichtige Funktion im Körper zu verrichten, denn das Eindicken der Galle ist zur Verdauung verschiedener Speisen notwendig. Fehlt die Gallenblase als Eindickungsorgan, dann wird dadurch auch die Verdauung empfindlicher, denn es steht ja nur noch frische Galle zur Verfügung. Um diese Schwierigkeit, die nachträglich nicht mehr behoben werden kann, zu umgehen, ist es vorteilhafter, sich erst einmal einer vorbeugenden Kur zu unterziehen und zur Operation erst dann zu schreiten, wenn man den gewünschten Erfolg nicht erzielen konnte.

Antworten auf Gallensteinfragen

Obwohl die Fragen über die Ölkur bei Gallensteinen nochmals angesprochen werden, ist dies dennoch interessant und aufschlußreich, weil die Tatsachen mitten aus dem Leben gegriffen sind.

Ein Fragesteller hatte drei Kolikanfälle durchgemacht und seine Röntgenaufnahme zeigte Gallensteine, von denen einer die Größe eines Zwetschgensteines hatte. Dieser lag nahe beim Gallenblasenausgang, und der behandelnde Arzt riet zur Entfernung der Gallenblase, weil ein Eingriff in höherem Alter mit einem größeren Risiko verbunden sein würde. Der Patient schrieb unter anderem: »Ich sprach einmal mit einem Arzt über die viel verbreitete Ansicht, wonach mit Olivenöl-Kuren die Gallensteine abgestoßen werden können. Er erklärte mir, daß es sich dabei nicht unbedingt um einen Trugschluß handeln müsse, es komme vor, daß Gallenschlamm, Gallengrieß und sogar kleine Steinchen abgehen. Größere Steine können aber den engen und gewundenen Gallenkanal nicht passieren. Sie bleiben stecken und verursachen furchtbare Schmerzen. Das jedoch, was vielfach als abgehende Gallensteine im Stuhl angesehen werde, seien in Wirklichkeit Kotsteine, die den Gallensteinen zum Verwechseln ähnlich sind. Ich bitte Sie nun, mir folgende Fragen zu beantworten: 1. Hatten Sie in Ihrer Praxis Fälle, bei welchen Gallensteine ohne Operation weggingen? 2. Würden Sie in meinem Fall eine Operation empfehlen? 3. Wenn nicht, welche Therapie empfehlen Sie mir? Ich sehe Ihrer Nachricht mit Interesse entgegen.«

Die Beantwortung der 1. Frage lautete: »Ich habe in meiner Praxis viele Fälle gehabt, bei denen Gallensteine ohne Operation entfernt werden konnten. Erst vor kurzem habe ich wieder einen telephonischen Bericht erhalten, daß entsprechend einer Röntgenaufnahme die Gallenblase zum Teil mit Steinen gefüllt sei, so daß eine Operation als unbedingt notwendig erachtet werden müsse. Ich habe dann dem Patienten geraten, daß er zuerst eine Ölkur versuchen könne, wenn zur Zeit keine akute Dringlichkeit zu einer Operation vorliege. Der Patient hat daraufhin eine Ölkur korrekt durchgeführt, und es sind derart viele Steine weggegangen, daß sogar der kontrollierende Arzt eine Operation nicht mehr für notwendig erachtete. Er will abwarten, ob sich in nächster Zukunft weitere Koliken oder Schwierigkeiten zeigen. Es ist mit den Gallensteinen nämlich so, daß ganz große Steine mit einer Ölkur nicht weggeschafft werden können. Die Steine müssen in einer Größe sein, die es ihnen ermöglicht, den Gallenkanal zu passieren. Wenn jedoch ganz große Steine vorhanden sind, dann werden diese in der Regel nicht stören, wenn wir mit guten Mitteln wie Chelidonium D_4, Podophyllum D_4 und Boldocynara dafür sorgen, daß die Galle immer gut flüssig bleibt. Es gibt viele Menschen, die mit Gallensteinen herumlaufen und nichts davon merken. Wenn sich irgendein Stein, der nicht unbedingt groß zu sein braucht, sondern klein oder von mittlerer Größe sein kann, im Gallenkanal verhängt, dann merkt man dies, da der Stein weder vorwärts noch rückwärts bewegt werden kann. Dies verursacht dann die schmerzhaften Krämpfe. Oft sieht man beim Röntgen größere Gallensteine, ohne daß der Patient je Schwierigkeiten gehabt hätte. Daß man in einem solchen Fall nicht operiert, ist ja selbstverständlich. Wenn man also für gute Verflüssigung der Galle sorgt, ferner eine normale Diät durchführt, so daß die Galle nicht unnötig gereizt wird, dann gibt es normalerweise auch keine Schwierigkeiten.«

Zur Beantwortung der 2. und 3. Frage wurde dem Patienten geraten, zuerst einmal die Ölkur durchzuführen und die erwähnten Gallenmittel einzunehmen, denn wenn dies nicht zum Ziele führen sollte, konnte man ja immer noch den Weg zur Operation beschreiten. Eine weitere Erklärung machte ihn noch auf die notwendige Einstellung nach der Operation aufmerksam, sie lautete: »Eines müssen Sie noch wissen, daß nach der Wegnahme der Gallenblase eine größere Empfindlichkeit beim Essen beobachtet werden kann. Sie haben dann eben keine konzentrierte und eingedickte Galle mehr, sondern können nur noch mit dem Zufluß der Junggalle rechnen. Es ist daher notwendig, eine gewisse Diät einzuhalten. Fette Speisen, Rahm und anderes mehr muß gemieden werden. Eine gewisse Empfindlichkeit ist eben durch die Entfernung der Gallenblase in Erscheinung getreten, sonst brauchte man diese ja überhaupt nicht, wenn ihr Fehlen nicht in Betracht fallen würde. Man sollte nie vergessen, daß der Schöpfer alles auf Grund eines weisen Zweckes und einer Notwendigkeit geschaffen hat. Entfernen wir etwas davon, dann können wir deshalb trotzdem weiterleben, aber eine gewisse Benachteiligung ist nachher unbedingt da, und dieser muß man Rechnung tragen. Man kann ja auch den Blinddarm, die Mandeln, eine Niere oder Teile der Lunge herausnehmen, aber alles nicht ohne spürbare Nachteile, nicht ohne sich dessen bewußt zu sein, daß man notwendige Funktionen nun nicht mehr in vollem Maße zur Verfügung hat.

Es ist möglich, daß bei einer Ölkur viele Kotsteine weggehen. Ich kenne etliche Institute, die den Leuten nach den Kuren die Kotsteine zeigen und behaupten, es handle sich dabei um Gallensteine. Es ist dies eine kleine Täuschung, die eine spätere Kur rechtfertigen kann, den Patienten aber nicht von seinem Übel befreit. Ein Heilmittel, das mit jeder Sicherheit die Gallensteine in kurzer Zeit auflöst, gibt es bis heute noch nicht. Vom Teufelskrallentee (Harpago) wird es behauptet. Dies bedarf noch der genauen Nachprüfung. Wenn es auch verschiedene Stoffe gibt, die langsam lösen, ist das Problem selbst doch noch nicht gelöst, denn noch kennt man nichts, das die Gallensteine in der Galle schnell aufzulösen und so in flüssiger Form wegzuschaffen vermag.« Dieser allgemeine Aufschluß wird gewiß manchem Leidenden behilflich sein, seine Lage etwas zu mildern, zu verbessern und erträglicher zu gestalten, denn mit einer natürlichen Einstellung kann ja so manches behoben werden, was uns vorher unmöglich schien.

Gelbsucht

Man sollte eine Gelbsucht niemals leicht nehmen, denn sie ist gefährlicher als man glaubt. Eine entsprechende Diät und Behandlung müssen deshalb sehr sorgfältig beachtet werden. Nur zu oft bleibt nach der Gelbsucht eine starke Empfindlichkeit zurück. Läßt man sie unbeachtet, kann dies zu erneuten Schwierigkeiten führen. Es ist daher angebracht, sich in vorbeugendem Sinne einzustellen, denn wer eine Gelbsucht überhaupt umgehen kann, hat gesundheitlich viel, sehr viel gewonnen. Wer aber davon befallen wurde, muß sowohl während der Krankheit als auch im Anschluß daran recht große Vorsicht walten lassen, um nachhaltige Schwierigkeiten verhindern zu können.

Wer nun unter dieser Krankheit leidet, kann die Stauungsgelbsucht oder die infektiöse Gelbsucht haben. Beide sind schlimm. Wie die Bezeichnung Stauungsgelbsucht verrät, handelt es sich dabei um eine Gelbsucht, die durch Stauungen in Erscheinung getreten ist. Infolge schwerer, seelischer Belastung, hervorgerufen durch Ärger und Sorgen, kann sich eine Verkrampfung einstellen, die so stark sein kann, daß die durch die Leber zurückgestaute Galle ins Blut getrieben wird, wodurch die erwähnte Gelbsucht in Erscheinung tritt. Die infektiöse Gelbsucht wird indes durch Viren verursacht.

Es kann auch vorkommen, daß eine Gelbsucht von einer Metallvergiftung herrührt, doch ist dies nur selten der Fall. Hierbei spielt das Kochgeschirr eine große Rolle. Kupfer sollte beispielsweise vom gesundheitlichen Standpunkt aus als Kochgeschirr ausgeschaltet werden, denn es oxydiert sehr leicht. Da sich die Leber bekanntlich mit allen Giftstoffen befassen muß, die ihr von den Verdauungsorganen durch die Pfortader zugeführt werden, kann sie durch regelmäßige Mengen von Metalloxyden oder Metallsalzen so empfindlich geschädigt werden, daß sich dadurch eine Gelbsucht ergeben kann.

Eine weitere Ursache der Gelbsucht kann in der Verwurmung des Patienten liegen, denn es kann vorkommen, daß Darmparasiten durch die Gallenwege in die Leber gelangen, wodurch sie eine schwere Gelbsucht hervorrufen können, aber auch diese ist selten.

Notwendige Diät

Die Behandlung der Gelbsucht bleibt bei jeder Entstehungsart gleich. Zuerst kommen zwei bis drei Fastentage, an denen nur Lehmwasser mit Lachesis D_{12} im Wechsel mit Nierentee und Nephrosolid getrunken wird. Die Unterstützung der Nierentätigkeit ist bei dieser Krankheit gleich von Anfang an unbedingt notwendig. Nach diesen Fastentagen kann man mit Säften beginnen. Täglich sollte man mindestens 1-2 Deziliter Karottensaft einnehmen. Abwechselnd kommen auch der rohe Heidelbeersaft sowie der schwarze Johannisbeersaft in Frage. Alle diese Säfte sind nicht nur nahrhaft, sondern auch heilwirkend.

Nach günstigem Verlauf dieser Safttage dürfen wir allmählich auch Heidelbeeren und Heidelbeermüesli genießen. Auch Bittersalate wie Löwenzahn und Zichorie werden uns neben anderen bitteren Kräutern bekömmlich sein. Gut wirken auch roher Spinat- und junger Lauchsalat sowie alle Kressearten. Dem Karottensalat kann noch etwas Meerrettich beigefügt werden. Auch der Rettich sollte nicht fehlen, da ganz kleine Mengen als Heilmittel wirken, während ein Zuviel Störungen verursacht. Es heißt also dabei vorsichtig sein. Alle Salate werden mit unraffiniertem Öl und Molkosan zubereitet. Allmählich können wir zu den Salaten auch Naturreis geben, denn er ist leicht verdaulich. Wir müssen ihn aber ohne Fett zubereiten. Mit Tomatensauce und Küchenkräutern kann er schmackhaft gewürzt werden. Artischocken sind ebenfalls sehr günstig, da sie heilwirkend sind. Mit der Zeit fügen wir unserer Mahlzeit auch noch Quark als vorzüglichen Eiweißlieferanten bei, und gelegentlich darf auch abwechselnd Joghurt genossen werden. Günstig als Beigabe sind belegte Brötchen aus Vollkornbrot, mit Quark bestrichen und mit etwas Schnittlauch oder anderen Kräutern belegt.

Alle Nahrung muß mäßig eingenommen werden, und alles, was Störungen verursacht, meidet man. Gutes Einspeicheln und gründliches Kauen sind Grundbedingung. Auch die Säfte müssen langsam getrunken und gut eingespeichelt werden. Fettgebackene Speisen kommen unter keinen Umständen in Frage; auch darf die Nahrung nicht mit überhitztem Fett oder Öl in Berührung kommen. Tierische Fette meiden wir, auch verwenden wir nur rohe, naturbelassene Fettstoffe. Wer auch nach der Wiedergesundung diese Grundregeln in seiner Ernährung weiter beachtet, wird weniger Rückfälle und Schwierigkeiten haben.

Naturmittel und physikalische Anwendungen

Wie erwähnt, werden wir also in erster Linie die ganze Zeit hindurch auf die Nierentätigkeit kräftig einwirken, und zwar mit Nierentee, dem wir die Nieren-Tropfen Nephrosolid oder auch nur Solidago virgaurea (Goldrute-Tropfen) beigeben. Auch Zinnkraut (Equisetum arvense), Schließgraswurzeln (Agropyron repens L.), Birkenblätter (Betula pendula) und die mild wirkenden Hagebutten (Rosa canina L.) sind zur Anregung dienlich.

Wenn der Darm nicht richtig arbeitet, muß mit Kräuterklistieren nachgeholfen werden, denn auch die Darmreinigung spielt bei der Pflege der Gelbsucht eine Hauptrolle. Die Galle muß so rasch als möglich aus dem Blut ausgeschieden werden, da sie die Blutkörperchen angreift. Je länger und je konzentrierter sie im Blut verweilt, um so schlimmer wirkt sie sich aus. Nachträglich soll zum Verflüssigen der Galle noch Chelidonium D_4 und Podophyllum D_4 oder Boldocynara genommen werden. Auch ein konzentrierter Karottensaft ist der Leber sehr nützlich. Wasseranwendungen unterstützen die Kur vorteilhaft und sollten nie fehlen. Man legt entweder heiße Kräuterwickel auf die Lebergegend oder duscht sie warm ab. Feuchtheiße Kompressen führt man aus, indem man ein mit Zinnkraut oder Kamille gefülltes Baumwollsäcklein überbrüht, leicht ausdrückt und jeweils 30-40 Minuten auf der Leber liegen läßt. Bevor es abkühlt, muß es erneuert werden. Diese Anwendung wiederholt man täglich. Es ist vorteilhaft, diese Wasseranwendungen selbst dann noch durchzuführen, wenn die Krankheit bereits überwunden zu sein scheint. Nach den Wasseranwendungen lassen wir jeweils Kohlblätterauflagen im täglichen Wechsel mit Lehmwickeln folgen. Wenn alle Ratschläge gewissenhaft befolgt werden, dann kann man mit einer weit kürzeren Dauer der Krankheit rechnen, nämlich mit zwei bis drei Wochen statt mit sechs bis acht Wochen bei chemotherapeutischer Behandlung. Es muß aber auch der Nachkur die größte Sorgfalt entgegengebracht werden. Befolgt man diesen zusätzlichen Rat, dann wird die Heilung nicht nur gefestigt, es werden sich auch keine üblen Folgen einstellen.

Gerstenwasser hilft bei Gelbsucht

Es muß noch erwähnt werden, daß bei Gelbsucht auch die Gerste ihre Hilfe darbietet. In den Tropen ist es allgemein bekannt, daß bei einem inneren Brand und bei Fieber Gerstenwasser vorteilhaft wirkt. Man bereitet es aus dem ganzen Gerstenkorn. Die Nieren werden bei fieberhaften Zuständen dadurch entlastet, und auch die Leber zieht reichlich Nutzen daraus.

Daß dies jedoch nicht nur für die Tropen gilt, sondern auch bei uns entsprechend angewendet werden kann, bestätigt der Bericht einer an schwerer Gelbsucht erkrankten Frau, die sich durch Gerstenkörner kurierte. Diese Frau nahm auf drei bis vier Liter Wasser eine Tasse Gerstenkörner und ließ sie langsam bis zum Weichwerden kochen. Das auf diese Weise gewonnene Gerstenwasser trank sie tagsüber. Der Urin wurde dadurch ganz klar und die Gelbsucht verschwand. Das ist zwar eine sehr einfache Kur, wenn sie aber hilft, warum sollte man sie nicht anwenden? Obwohl mich der Bericht freute, war ich nicht allzusehr erstaunt darüber, weil ich weiß, daß man in den Tropen bei Leberleiden und Gelbsucht mit Gerstenwasser recht gute Erfolge erzielt hat.

Da also auch für uns in diesem bescheidenen Mittel eine beachtenswerte Hilfe liegt, können wir es zusätzlich mit den anderen Naturmitteln gebrauchen und dadurch die allgemeine Kur bei Gelbsucht noch wesentlich unterstützen. Wer nichts anderes als Gerste zur Verfügung hat, sollte versuchen, allein damit auszukommen und je nach den Umständen und seiner gesundheitlichen Grundlage kann es sein, daß er, zusammen mit den physikalischen Anwendungen und der Diät, damit durchkommen kann. Für alle aber, denen es möglich ist, sich auch noch der anderen natürlichen Heilmittel zu bedienen, wird Gerstenwasser eine zusätzliche Unterstützung der Kur bedeuten.

Verdauungsstörungen durch Gelbsucht

Eine Gelbsucht kann nach Jahren noch unliebsame Auswirkungen haben. Dies bekam einer meiner Kollegen auf besondere Weise zu verspüren. Bei einem Besuch bei einer Tante in der Stadt wurde er, wie dies seit seiner Kindheit üblich war, mit ausgezeichnetem Apfelkuchen bedient. Noch immer war die ältere Dame eine gute Köchin, die es verstand, einen Teig zuzubereiten, der so zart war, daß er auf der Zunge fast verging, denn sie sparte nicht mit der Butter und verwendete für den Guß zudem noch reichlich Rahm. Von klein auf war dieser Kuchen ein besonderer Leckerbissen für meinen Freund gewesen, und er verspürte nach seinem Genuß auch nie irgendwelche Störungen. Um so eigenartiger mutete es ihn deshalb an, daß dies plötzlich nicht mehr so sein sollte. Nachdem er nämlich den Kuchen mit der üblichen Wertschätzung und gutem Appetit gegessen hatte, stellten sich Störungen ein, unter denen er früher nie zu leiden hatte. Erst wollte er die Reise mit ihrer Aufregung, das viele Erzählen und das späte Zubettgehen dafür verantwortlich machen. Als sich aber die gleichen Störungen nach dem Genuß dieses Kuchens wiederholten, beriet er sich deshalb mit mir, weil ich mich in der Naturheilmethode gut auskenne, und wir beide kamen zum gleichen Schluß. Weil die Leber vor der Gelbsucht gut arbeitete, verhalf sie auch dazu, den schmackhaften Kuchen gut zu verdauen, denn es war wirklich ein ausgezeichneter Kuchen, der auf naturreiner Grundlage hergestellt war. Nichts Künstliches war verwendet worden, nur wie üblich Mehl, Zucker, Äpfel, reichlich Butter sowie feiner Rahm und geriebene Mandeln. Worauf waren also die Störungen zurückzuführen? Zuerst meldete sich ein leichtes Unwohlsein, dann stellten sich Darmgase und Gärungen ein, die nicht aufhören wollten. Als Folge war am anderen Tag der Stuhl graugelb, zerfetzt und sehr schlecht im Geruch.

Noch eigenartiger muteten diese Störungen an, wenn mein Freund bei einer anderen Tante, die als Bauersfrau ihre Kuchen einfach nur mit Brotteig ohne Butter zubereitete, ohne Bedenken seinen Appetit stillen konnte. Wohl war das Gebäck nicht so zart wie jenes von der Tante in der Stadt. Auch der Rahm fehlte auf dem Guß, der mit etwas Milch, Honig und geriebenen Mandeln zubereitet war. Woran konnte es also liegen, daß dieser Kuchen, den man gründlich kauen mußte, der aber im Grunde genommen auch recht gut war, keine Schwierigkeiten bereitete?

Bei sachlichem Überlegen kommt man von selbst zu der logischen Folgerung, daß die Leber unbedingt einwandfrei arbeiten muß, wenn man eine Zusammenstellung von Mehl, Zucker und Butter, vielleicht sogar von Schweinefett oder Nierenfett störungsfrei verdauen will. Selbst eine gesunde Leber wird durch eine solche Kombination belastet, da diese im gebackenen, gekochten oder erhitzten Zustand Stoffe frei werden läßt wie Fettsäure, Buttersäure und anderes mehr. Wenn damit auch eine gut arbeitende Leber fertig wird, sind diese Stoffe für eine nicht gut funktionierende Leber wie ein ziemlich stark wirkendes Gift. Die akute Störung, die sich einstellt, ist ähnlich einer regelrechten Vergiftung. Was früher nur eine Belastung bedeutete, wird nun wirklich zum Gift. Weil auch die Bauchspeicheldrüse die Stoffe nicht verarbeiten kann, stellen sich Gärungen ein. Die Leber versagt ihren Dienst schockartig und scheidet infolgedessen zu wenig Galle aus, weil sich auf Grund der Giftwirkung sogar gewisse Verkrampfungen auslösen. Daher also der gelbbraune Stuhl. Was bei Leberstörungen nach Wochen vorsichtiger Diät erreicht wird, kann auf solche Weise mit einem Male wieder ins Gegenteil verkehrt werden.

Wer nicht über eine ganz gesunde, einwandfrei arbeitende Leber verfügt, oder wer gar mit einem Leberleiden zu tun hat, sollte Besuche bei Bekannten nie zur Katastrophe werden lassen. Es ist nicht immer leicht, den guten Kuchen abzuschlagen, aber es ist doch besser, den Gastgebern einfach zu erklären, warum man auf diesen Genuß verzichten muß.

Bei einer empfindlichen Leber ergeben Kombinationen von Butter oder anderen Fetten mit weißem Zucker oder Rohrzucker und Stärke, gebacken oder gekocht, immer wieder Störungen.

Das vergessene Gebot

Ruhe nach getaner Arbeit,
Ruhe nach dem frohen Spiel,
Ruhe nach des Lebens Narrheit,
Ruhe nach der Jagd zum Ziel!

Wirk so viel es dir entspricht,
Doch vergiß die Ruhe nicht.

Sophie Vogel Sommer
(Aus dem Gedichtband «Des Lebens Fülle»)

Heilpflanzen für Leber und Galle

Gott läßt die Kräuter aus der Erde wachsen, und ein Vernünftiger verachtet sie nicht.

Seit über sechstausend Jahren, das heißt, seit der Zeit, als die ersten Menschen zwischen Euphrat und Tigris noch ein ideales Leben führen konnten, bis zur Gegenwart, haben die Pflanzen immer wieder den Menschen gedient. Zuerst einmal als Hauptnahrungsmittel mit all den wertvollen Nährstoffen und Vitalstoffen – und dann auch als Heilmittel, wenn irgend etwas im Körper nicht mehr ordnungsgemäß funktionierte.

Jede Pflanze ist ein großartiges, in sich selbst fertiges Rezept des weisen Künstlers, den wir Schöpfer nennen. Die jahrtausendealte Erfahrung hat gezeigt, wie vielfältig und wichtig die Pflanzen für die Gesunderhaltung unseres Körpers und damit auch für das Beheben von Fehlfunktionen und Krankheiten sind. Nach und nach hat die wissenschaftliche Forschung wertvolle Entdeckungen mit der Bestimmung von Grund- und Wirkstoffen gemacht. Vor allem natürlich auch über den Gehalt der Pflanzen, über ihre Inhaltsstoffe und über die funktionsfördernden und lebensnotwendigen Vitalstoffe. Aber nicht alle bekannten und unbekannten Pflanzen konnten bis jetzt analysiert werden. Deshalb bleibt es wohl der gegenwärtigen und zukünftigen Grundlagenforschung vorbehalten, außer den bereits bekannten Gehaltstoffen und Wirkungseffekten immer wieder neue Entdeckungen zu machen und Seite für Seite in dem großen Werk der Gesamtschöpfung aufzuschlagen.

Die Empirie, das Erfahrungsgut durch sorgfältig gemachte Beobachtungen und Feststellungen, hat der Menschheit, vor allem aber den Menschen selbst, außergewöhnlich viele Vorteile geboten. Aber immer wieder entdeckt man neue Wirkungsspektren durch bisher unbekannt gebliebene Stoffe oder Stoffkombinationen, die uns zu unserem eigenen Vorteil geholfen haben, den Körper und den Geist leistungsfähig und gesund zu erhalten. Auch bei vorhandenen Störungen kann eine ordnungsgemäße Funktion, die Voraussetzung der körperlichen Gesundheit, wieder erreicht werden durch Wirkstoffe aus den Heilpflanzen, welche uns in der Erfahrensheilkunde bekannt sind. Dies gilt besonders für die Funktion der größten Entgiftungsdrüse des Körpers: die Leber.

In den letzten hundert Jahren wurde die Phytotherapie (Pflanzenheilkunde) durch die Chemie verstärkt in den Hintergrund gedrängt. Mit sehr großen Erwartungen wurde die Chemotherapie eingeführt und mit noch mehr Hoffnungen forciert. Aber sehr bald bekam der Siegestaumel dieser Chemotherapie einen Dämpfer, weil die vielen und zum Teil sehr kritischen Nebenwirkungen, die sich immer deutlicher gezeigt haben, nicht voraussehbar waren und auch trotz aller exakten Forschung nicht eliminiert werden konnten. Gerade diese ungewollten Nebenwirkungen machen manches chemische Präparat zur großen Gefahr für die Gesundheit.

Heute sind sowohl der Patient wie auch der Arzt etwas vorsichtiger in der Anwendung der rein chemischen Präparate geworden. Die zeitweilig in den Hintergrund getretene Heilpflanze mit ihrem zum Teil sehr großen Wirkungseffekt ist dank der Anstrengung vieler verantwortungsbewußter Naturheilkundiger wieder in das Rampenlicht der Gesundheitspflege und der Gesunderhaltung gerückt worden. Das heißt, daß die Heilpflanzen auch von vielen Schulmedizinern ernst genommen werden. Denn letztlich ist alles, was den Menschen hilft, von größtem Wert. Ein erfreulicher Prozentsatz von Vertretern der Schulmedizin hat sich der Alternativmethode, wie man die Phytotherapie auch bezeichnen kann, zugewandt. Deshalb werden auch immer mehr verantwortungsbewußte Ärzte die Erfahrungen und Kenntnisse der Phytotherapie in ihren Behandlungsplan einbeziehen. Von Mystik, Hokuspokus und Aberglauben befreit, werden heute die Heilpflanzen genau und unvoreingenommen analysiert, geprüft und zum Teil neu formuliert. Von vielen Heilpflanzen konnte man inzwischen die Hauptwirkstoffe erforschen und damit den Ärzten wichtige Grundlagen in die Hände geben. Die Pflanze ist auf dem besten Wege, wieder als die älteste Wohltäterin der Menschheit anerkannt und gewürdigt zu werden.

Die allgemeine Kräftigung des menschlichen Körpers und seiner physischen Stärke ist eines der Hauptanliegen der Erfahrensheilkunde.

Wenn man von dem Grundsatz ausgeht, daß der gesunde, abwehrkräftige Körper von sich aus mit Bakterien und Viren fertig wird, ist es ein durchaus vernünftiges und verständliches Ziel, bei jeder Störung in der Hauptsache die Abwehrkraft des Körpers wieder herzustellen. Das ist wohl auch der Grund, warum so viele Naturheilmaßnahmen einen sehr breiten Indikationsbereich haben. Die Heilpflanzen selbst bieten in ihrer Gesamtheit, in ihren lebendigen Systemen, das beste Beispiel dafür, denn viele von ihnen haben einen sehr breiten Wirkungsbereich.

Heilpflanzen als Frisch-Kräuter angewandt – als Tee, als Extrakt und als Präparat – also in den vielfältigsten Formen, stehen uns heute wieder zur Verfügung. Von ausschlaggebender Bedeutung dürfte die bekannte Tatsache sein, daß nur die Pflanze allein die Fähigkeit hat, unsere eigenen Regenerationskräfte zu mobilisieren und zu fördern und vor allem dem Grundsatz Rechnung zu tragen, »daß der Arzt wohl helfen, aber die Natur allein heilen kann«.

Ingwer (Rhizoma zingiberis)

In Indien und vor allem in Ceylon – im jetzigen Sri Lanka – kommt man oft mit zwei wichtigen Heilmitteln in Berührung, welche in der Ayur-Veda und in der Sanskritliteratur als hervorragende Heilmittel immer wieder gepriesen werden: die Gelbwurzel und die Ingwerwurzel. Beide sind botanisch sicher verwandt und beide sind sehr beliebte malaisische Volksheilmittel. Curcuma wird in erster Linie gegen Leberleiden und Gallestauungen eingesetzt. In den tropischen Gebieten gibt es eine Unmenge Parasiten und demzufolge natürlich auch viele Leberfunktionsstörungen und Leberleiden als Folgen solcher parasitären Vergiftungen. Da ist Curcuma nicht nur ein geschätztes, sondern ein hervorragendes Heilmittel mit einer spezifischen Wirkung auf die Gallebildung und Entleerung der Gallenblase.

Während also Curcuma das souveräne Lebermittel ist, dürfte Ingwer ein besonders gutes Mittel für Magen und Darm sein, besonders bei Blähungskoliken und allem, was mit den Verdauungsorganen irgendwie im Zusammenhang steht. Eine interessante Schilderung hat schon Marco Polo von der Ingwerpflanze gegeben. Von beiden Pflanzen soll man nur kleine Mengen verwenden. Schon Anfang des

16. Jahrhunderts hat Francisco de Mendoza, der Sohn des Vizekönigs von Mexiko, diese Wurzel nach Westindien gebracht. Sie schien dort sehr gut zu gedeihen und ist auch unter der einheimischen Bevölkerung später sehr beliebt geworden.

Die vom Magen ausgehende Übelkeit bei Gleichgewichtsstörungen, welche man auch mit Nux vomica, mit Ipecacuanha und Apomorphinum bekämpft, kann man auch in gewissem Sinne mit Ingwer beeinflussen. Die Übelkeit, welche bei Autofahrten, bei Flügen und auf einer Achterbahn eintreten, werden durch Ingwer nachhaltig gebessert.

Teufelskralle (Harpagophytum procumbens)

Um diese südwestafrikanische Heilpflanze aus der Kalahari und Namibwüste ist es in den letzten Jahren merklich stiller geworden, weil dieses wertvolle Naturheilmittel mit einem übertriebenen und nicht immer korrekten Werbeaufwand besonders in Deutschland als ein Wundermittel vermarktet worden ist. Die Schweizer Behörden verboten deshalb den Verkauf dieser Wurzel vorübergehend. Wegen dieses Vorgehens hatte ich eine Aussprache mit dem Vorsteher eines kantonalen Gesundheitsamtes. Die Begründung, solch strenge Maßnahmen zu ergreifen, war die Tatsache, daß man diese Pflanze bei uns in der Schweiz noch nicht gut genug kannte und daß man darüber besorgt war, mit der gleichen Reklamewelle wie in Deutschland rechnen zu müssen. Auf diese Weise wurde die Teufelskralle zu Unrecht benachteiligt, denn sie stellt tatsächlich ein wirksames Heilmittel mit vielen Vorzügen dar.

Zu jener Zeit, als ich noch die Teufelskralle in Südwestafrika suchte, war diese Pflanze in Europa nahezu unbekannt. Mit meinen deutschen Freunden und deutschsprechenden Hereros und Ovambos gruben wir nach der echten Teufelskralle. Es kostet viel Mühe, bei der Trockenheit und Hitze des Wüstenklimas in einer Tiefe von 50 bis 70 Zentimetern die Wurzeln freizulegen. Die kräftigen Männer des Ovambostammes waren hierbei eine sehr gute Hilfe.

Zurückzuführen ist der Name der Teufelskralle auf ein sonderbares Gebilde, das sich zum Schutze des Samens aus der rotvioletten Trompetenblüte entwickelt. Ist dieses Gebilde vollendet, dann sieht es wie eine bedrohliche Kralle aus, gleichsam wie eine Hand mit gekrümmten Fingern, die als spitzige Dornen enden.

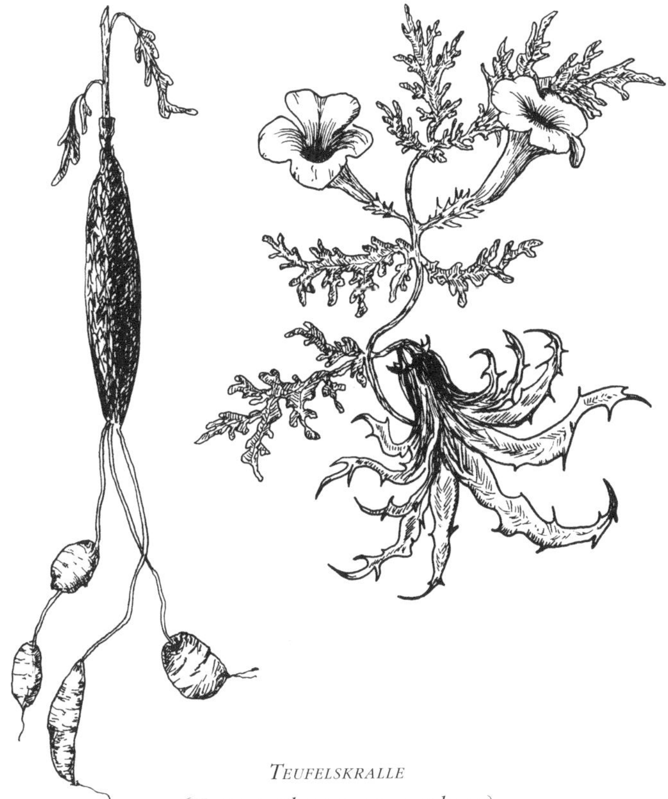

Teufelskralle
(Harpagophytum procumbens)

6

Während dieser Zeit meines Aufenthaltes in den Tropen habe ich mich natürlich auch der Wurzel von der Teufelskralle bedient, wenn ich unter gesundheitlichen Störungen litt. Oft versagte die Leber durch den Einfluß von Parasiten oder durch Nahrungsmittel, welche nicht mehr ganz einwandfrei waren. Im heißen, afrikanischen Klima, besonders auf dem Lande, war dies schon eine Selbstverständlichkeit. Als Folge stellten sich Gärungen und ein gelblich grauer Stuhl ein. Unpäßlichkeit und Appetitlosigkeit waren die Folge und damit ein untrügliches Zeichen dafür, daß die Leber und die Bauchspeicheldrüse zu streiken begannen. Bei solchen Störungen oder Zuständen griff ich jeweils zur Teufelskralle. Eine dünne Scheibe der Speicherwurzel brachte ich im Munde mit dem Speichel in Berührung, um die dadurch gelösten Bitterstoffe tapfer zu schlucken. Dies wiederholte ich für einige Tage und konnte dann immer eine Besserung feststellen. Leber und Bauchspeicheldrüse erholten sich zusehends und die Darmtätigkeit normalisierte sich, was man an der Farbe und der Festigkeit des Stuhls feststellen konnte.

Es ist keineswegs aus der Luft gegriffen, wenn man der Teufelskralle eine vielseitige Wirksamkeit zuschreibt. Sie wurde vor allem gegen Rheuma, Gicht, Arthritis und andere Stoffwechselkrankheiten empfohlen. Viele Berichte bestätigen die ausgezeichneten Erfolge, die bei der Bekämpfung dieser Leiden mit der Teufelskralle als Heilmittel erzielt werden konnten. Auch während der Krebsbehandlung konnten manche Therapeuten mit diesem Mittel erfreuliche Erfolge erzielen. Eigene Erfahrungen und Beobachtungen ließen mich zu der Erkenntnis kommen, daß die Teufelskralle ein gutes Lebermittel ist. Alle weitergehenden Erfolge lassen sich durch die positive Wirkung auf die Leber erklären. Denn alles, was die Leber günstig beeinflußt und ihre Funktion fördert, wirkt sich bei den erwähnten Stoffwechselleiden günstig aus und damit natürlich auch vor allem bei Krebs. Aus dieser Tatsache ergibt sich die Folgerung, daß man zuerst seine Leber schonen und pflegen muß, um gegen negative Einflüsse gewappnet zu sein.

Als eines der besten Lebermittel wird uns zur Gesunderhaltung der Leber die Teufelskralle immer wieder die besten Dienste leisten. Besonderer Wirksamkeit erfreut sich der Wurzeltee, der aus den Speicherwurzeln gewonnen wird. Der Tee ist deshalb so wertvoll, weil er Niere und Leber ausgezeichnet zu reinigen vermag. Vermutlich wird damit auch die gallensteinlösende Fähigkeit der Pflanze zusammenhängen. Verstärkt wird diese Wirkung noch durch eine gleichzeitige Einnahme von Rettichsaft. Infolge gründlicher Ausscheidung der harnpflichtigen Stoffe erweist sich der Teufelskrallentee auch bei Rheuma und Gicht als eine gute Hilfe.

Den Harpagotee sollte man nicht zu stark zubereiten. Eine Anregung der Leber ist nur von Zeit zu Zeit notwendig. Es genügt, wenn man im Jahr zwei- bis dreimal eine Trinkkur von jeweils drei bis vier Wochen zur erfolgreichen Reinigung und Stärkung der Leber durchführt. Man kann sich dadurch vor manchen Leiden schützen. Für eine regelmäßige Pflege der Leber sind neben dem Teufelskrallentee (Harpagotee) auch noch Boldocynara bzw. Leber-Galle-Tropfen zu empfehlen. Die Anwendung sollte am besten abwechslungsweise erfolgen.

Aloe

Nicht vielen von uns ist diese Pflanze bekannt. Sie gedeiht hierzulande höchstens in Treibhäusern. Trotzdem kann sie eine bestimmte Rolle in unserem Leben spielen, weil sie in manchen Fällen als Heilpflanze gute Dienste leistet. Es gibt viele Arten von Aloe. Ursprünglich in Ost und Südafrika beheimatet, verbreitete sie sich im Laufe der Zeit über den Mittelmeerraum bis nach Indien und wurde auch in Amerika heimisch. Allein in Afrika gibt es über 200 wild vorkommende Aloe - Arten, von denen etwa zwei Drittel in Südafrika wachsen. Die bekannteste und wohl auch wichtigste ist die Kap-Aloe, bekannt als Aloe ferox. Sie ist die am meisten verwendete Aloeart für die Herstellung des natürlichen Heilmittels, welches aus dem Saft oder aus dem Pulver gewonnen wird. Auch bei sehr viel Trockenheit hält diese Pflanze durch mit ihren dicken, wasserspeichernden Blättern. Es ist eine stattliche Pflanze. Wenn das hohe Gras goldgelb geworden ist, bildet die Aloepflanze in ihrem satten Olivgrün eine schöne, auffallende Zierde in der subtropischen Landschaft.

Aus den zarten Blüten bereiten die Zulufrauen ein nahrhaftes und recht gut schmeckendes Gemüse zu, indem sie die Blüten kochen. Die Blätter sind ähnlich wie solche von der Agave. Sie sind fleischig und dick. Wenn man sie durchschneidet, fließt ein bitterer Saft aus ihnen heraus. Aus diesem Zellsaft gewinnt man durch Trocknen die Arznei der Aloe. Die Eingeborenen von Südafrika, vor allem jene des Zulustammes, verwenden diesen Saft als Augenstärkungsmittel. Man schließt bei der Anwendung die Augen, reibt den Saft ein oder bindet gequetschte Blätter auf die Augen. Dadurch sollen viele Augenbeschwerden und auch Augenleiden geheilt werden können. Bei uns dagegen verwendet man das Aloepulver. Eine Messerspitze voll davon wird in zwei bis drei Deziliter Wasser aufgekocht. Nach dem Erkalten kann man eitrige, entzündete Augen damit behandeln, indem man die Augen mit der erkalteten Abkochung unter Zuhilfenahme eines Wattebausches auswäscht.

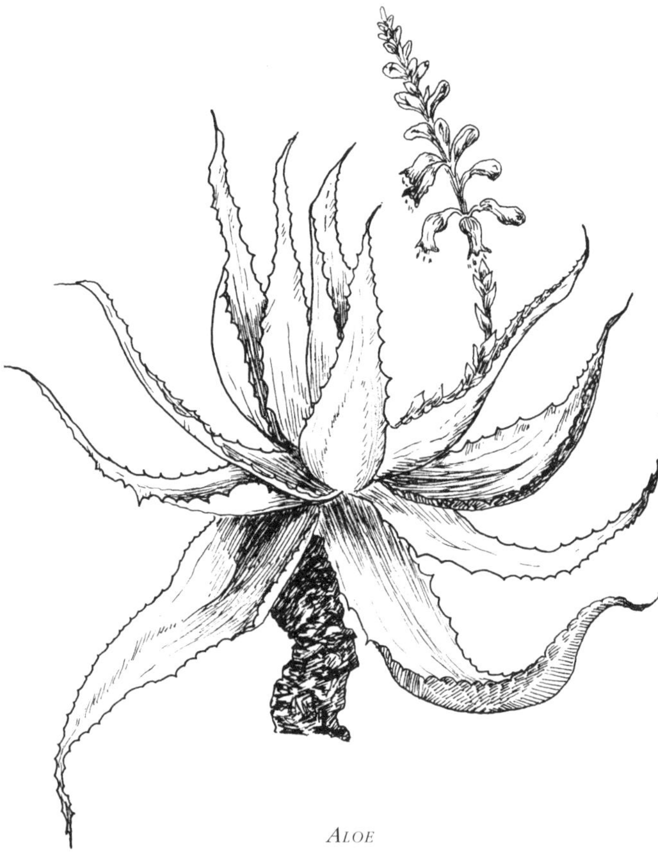

Aloe

Wenn man den Saft einkocht, erhält man eine kolophoniumartige, glänzende Masse, die vor allem in der Kapprovinz hergestellt wird. Aber auch der aus dem Pulver gewonnene, eingedickte Saft ist ein sehr gutes Abführmittel. Man darf nicht außer acht lassen, daß besonders Aloe ein sehr stark dickdarmwirksames Abführmittel ist und mit entsprechender Vorsicht genommen werden muß. Eine kleine Messerspitze voll vom Pulver, also etwa ein halbes Gramm, wirkt schon nach sechs bis zwölf Stunden selbst bei einer hartnäckigen Verstopfung. Während Sennesblätter, die man bei den gleichen Voraussetzungen anwendet, oft Schmerzen und Krämpfe auslösen, ist dies bei Aloe nicht der Fall. Es ist jedoch besonders darauf zu achten, daß man Aloe während einer Schwangerschaft, während der Menstruation sowie bei Genitalblutungen und Hämorrhoiden nur sehr schwach und mit besonderer Vorsicht anwenden darf, weil aloehaltige Präparate zu einer starken Mehrdurchblutung der Organe des kleinen Beckens führen können. Bei empfindlichen oder erkrankten Nieren sowie Entzündungen der Unterleibsorgane dürfen aloehaltige Präparate nur unter strenger Beobachtung angeraten werden. Auch Sebastian Kneipp übersah die Aloe als Heilmittel nicht und schrieb ihr eine große Bedeutung zu. Bei den afrikanischen Völkern, vor allem in Nord-, Ost- und Südafrika ist Aloe als Heilmittel sehr geschätzt. Sie gilt besonders im Somaliland als vorzügliches Wundheilmittel. Man verwendet dazu den inneren Teil der fleischigen Blätter. Die Auflage gequetschter Blätter wirkt sich bei Venenentzündungen günstig aus und bei Thrombophlebitis gelten die gequetschten Blätter als ziemlich rasch wirkendes Heilmittel. Die Zulus verwenden diese Blätter auch bei Schlangenbissen mit einigem Erfolg. Bei schlecht heilenden Wunden kann man nachhelfen mit Watte, die man in Aloewasser tränkt und dann auflegt.

In der Volksheilkunde wird Aloe in niedrigen Dosierungen auch als bitteres Magenmittel und zur Förderung der Gallensekretion angewendet. In Ostafrika ist es unter den Eingeborenen üblich, frischen Aloesaft gegen allerlei Hautleiden und sogar gegen Hautkrebs anzuwenden. Auch bestimmte Darmparasiten und vor allem Würmer können mit Aloe bekämpft werden. Die Äbtissin Hildegard von Bingen empfiehlt Aloe als Zugpflaster zum Aufbrechen von Abszessen und Herausziehen des Eiters. Bei vielen Stämmen der afrikanischen Eingeborenen ist Aloe eine der meist gebrauchten Heilpflanzen überhaupt.

Johanniskraut (Hypericum perforatum)

Das Johanniskraut nimmt in der Naturheilkunde wegen seiner wichtigen Heil- und Wirkstoffe eine hervorragende Stellung ein. Schon aus alten Zeiten gibt es über diese Heilpflanze viele Mythen und Sagen. Der aus den gelben Blüten gewonnene geheimnisvolle, blutrote Saft kommt von einem roten Harz und hat seine weitreichende Wirkung recht oft und bei vielerlei Beschwerden nachgewiesen.

Das Johanniskraut ist in Mitteleuropa sehr verbreitet und wächst an Wegrändern, Dämmen, Feldrainen, in lichten Wäldern und Gebüschen. Auch auf den Bergeshängen begegnet uns das gelbe, leuchtende Johanniskraut. Um Johanni herum wird das Kraut mit seinen vollen Blüten gesammelt. Der Beiname perforatum bezieht sich auf die durchsichtigen Öldrüsen der wie perforiert erscheinenden Blätter. Deshalb kennt man auch die Pflanze als Tüpfeljohanniskraut oder Tüpfelhartheu.

Das Johanniskraut enthält Gerbstoffe, die Farbstoffe Hypericin (rot) und Hyperosid (gelb), ätherische Öle, organische Säuren, Vitamin C, Provitamin A und andere Substanzen. Die Inhaltsstoffe in ihrer Gesamtheit regen die Drüsen der Verdauungsorgane an. Besonders natürlich Leber und Galle. Angezeigt als homöopathisches Heilmittel ist Hypericum in der innerlichen Anwendung bei Verdauungsbeschwerden, vor allem bei Leber- und Galleleiden. Hypericum hilft aber auch bei Entzündungen der Harnwege, bei Bettnässen der Kinder und bei manchen Frauenkrankheiten. Eine stoffwechselanregende und nervenberuhigende Wirkung macht Hypericum zu einem besonders wertvollen Hausmittel, welches deshalb in keiner Hausapotheke fehlen sollte.

Innerlich ist das Johanniskraut ein gutes Naturmittel bei Lungenleiden, bei Magen-, Darm- und Gallebeschwerden sowie bei Nervenschmerzen als Folge von Verletzungen, bei Nervenleiden und besonders auch bei allgemeiner Nervosität. Äußerlich wird es gebraucht zur Wund- und Schmerzbehandlung in Form der öligen Auszüge aus den frischen Blüten. Besonders zur Behandlung von Brandwunden und als Einreibeöl bei Rheuma und Hexenschuß, zur Schmerzlinderung nach Verstauchungen, Verrenkungen und bei Blutergüssen.

Johanniskraut macht lichtempfindlich, und deshalb sollte man bei der Durchführung einer Tee- oder Ölkur das pralle Sonnenlicht meiden. Beim Weidevieh, vor allem bei solchen mit hellem Fell, kann der Genuß des Johanniskrautes wegen seiner photosensibilisierenden Wirkung unter Einwirkung der Sonnenstrahlen Hautkrankheiten hervorrufen. Am wirksamsten ist die Verwendung in Form des Öls oder der Tinktur.

In der Kombination mit anderen Heilpflanzen und deren Möglichkeiten in der Anwendung bei den verschiedensten Beschwerden kann

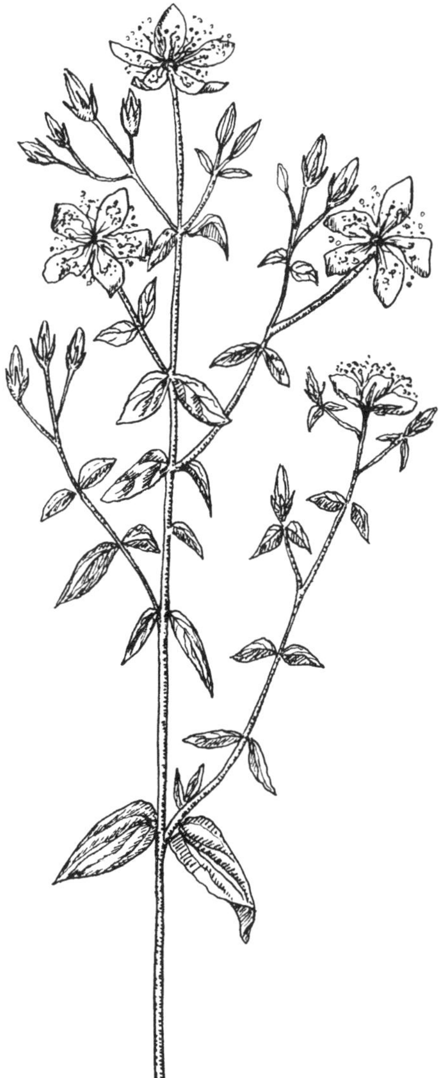

JOHANNISKRAUT
(*Hypericum perforatum*)

6

man in meinem Buch »Der kleine Doktor« noch weitere wichtige Hinweise finden.

Tausendgüldenkraut (Centaurium erythraea: Syn. Centaurium minus, Centaurium umbellatum)

Das Tausendgüldenkraut findet man auf feuchten Wiesen, in Waldlichtungen oder Kahlschlägen und auf sonnigen Hängen. Manchmal wächst es etwas versteckt und öffnet seine Blüten nur bei strahlender Sonne. Es ist eine ein- bis zweijährige Krautpflanze. Zur Blütezeit sammelt man das ganze Kraut. Die Drogenbezeichnung dafür ist Herba Centaurii. Die Droge selbst ist fast geruchlos und schmeckt nachhaltig bitter. Genau wie es in der alten Volksweisheit heißt, daß »eine Arznei bitter schmecken muß, sonst nützt sie nichts«. Die Blüten enthalten etwa den zehnfachen Wert des Bitterstoffgehaltes gegenüber den Stengeln. Die Blätter haben immerhin noch den vierfachen Wert gegenüber den Stengeln. Deshalb darf auch der Gehalt an Stengeln bei einem guten Heilmittel nicht zu hoch sein, weil sonst die Wirksamkeit mangels Bitterstoffgehalt nicht den gewünschten Effekt bringt und damit minderwertig ist.

Durch den bitteren Geschmack werden besonders die an der Verdauung beteiligten Drüsen und Organe angeregt. Damit wird natürlich auch durch eine Appetitanregung eine bessere Nahrungsverwertung erreicht. Bei Appetitlosigkeit, Magenschwäche mit mangelnder Magensaftsekretion (Absonderung), Störungen der Magenentleerung, Blähungen sowie Krampf- und Erschlaffungszuständen des Magens und des Darms und besonders bei mangelnder Fermentproduktion empfiehlt sich die Einnahme von Centaurium als Tee oder als Frischpflanzenpräparat. Man sollte aber immer etwa eine halbe Stunde vor dem Essen dieses natürliche Mittel einnehmen, denn die Anregung von Speichel- und Magensaftproduktion kommt durch Anregung des Lungen-Magen-Nervs (Nervus vagus) und bringt als Folge eine stärkere Durchblutung der Schleimhäute von Magen und Darm sowie eine Förderung der Gallensekretion, verbunden mit einer Anregung der Dünndarmmotorik. Patienten mit Gallensteinen können ihre unruhige Galle mit Centaurium beruhigen und Koliken vorbeugen.

In der Volksheilkunde wird das Tausendgüldenkraut als Hausmittel sehr hoch geschätzt. Zu den bekannten Anwendungsgebieten kom-

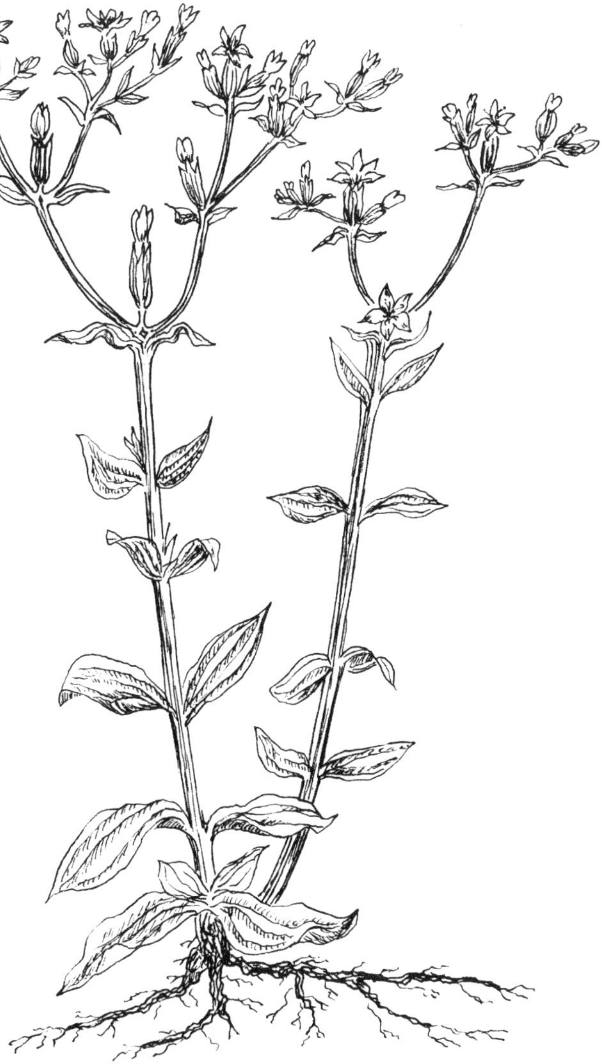

TAUSENDGÜLDENKRAUT
(Centaurium erythraea: Syn. Centaurium minus, Centaurium umbellatum)

6

men die Bleichsucht und Blutarmut sowie Leberleiden und Fettsucht. Besonders angezeigt ist das Centaurium bei Verdauungsstörungen und bei Appetitmangel sowie bei Magenschwäche, Magenkatarrh, Verstopfung und Dyspepsie. Zur vorbeugenden Pflege gegen Magenschleimhautentzündung oder bei Übersäuerung des Magens kann man rohen Kartoffelsaft zusammen mit dem Frischpflanzenpräparat aus Centaurium (Gastrosan, Tausendgüldenkraut-Tropfen) einnehmen.

Zu beachten ist, daß die wichtigen Bitterstoffe sehr hitzeempfindlich sind und in Teeform bei mehrmaligem Aufkochen nach und nach unwirksam werden.

Löwenzahn (Taraxacum officinale)

Der Löwenzahn zählt zu den häufigsten Wiesenpflanzen. Auf den Frühjahrswiesen bilden die goldgelben Blüten oft weithin leuchtende Flächen. Die Pflanze ist anpassungsfähig und eigentlich mit jedem Boden zufrieden. Man kann sie sogar zwischen den Pflastersteinen finden.

Aus den Blättern des jungen Löwenzahns bereitet man einen besonders guten und wirksamen Bittersalat. Bei einer starken Leberstörung können ein bis zwei Tage Rüeblidiät dazu mit Bittersalat wie Löwenzahn, Chicoree oder anderen eine überaus günstige Wirkung erzielen. Wegen des reichen Vitamingehaltes und der harntreibenden Wirkung eignen sich die frischen jungen Blätter auch zu Frühjahrskuren.

Für die Herstellung von Naturheilmitteln wird das Kraut mit der Wurzel verwendet. Die Bezeichnung für diese Droge ist Radix Taraxaci cum herba. Die eigentlichen Wirkstoffe sind das Taraxacin (Bitterstoffe), Inulin, Saponine, Gerbstoffe, Vitamin B und C sowie enzymatisch wirkende Stoffe. Der noch nicht vollständig erforschte Wirkstoff Taraxacin ist im Frühjahr in den Blättern und im Sommer und Herbst besonders reichhaltig in der Wurzel enthalten.

Es ist sicher, daß der Löwenzahn als Heilpflanze die Niere und die Leber zu erhöhter Aktivität anregt und auch auf das Bindegewebe einen günstigen Einfluß ausübt. Denn dieses wird dadurch stärker durchblutet. Dadurch kann verständlicherweise der Zustand geschwächter Menschen vorteilhaft beeinflußt werden. Das Zusammenspiel aller Wirkstoffe des Taraxacins ermöglicht dies.

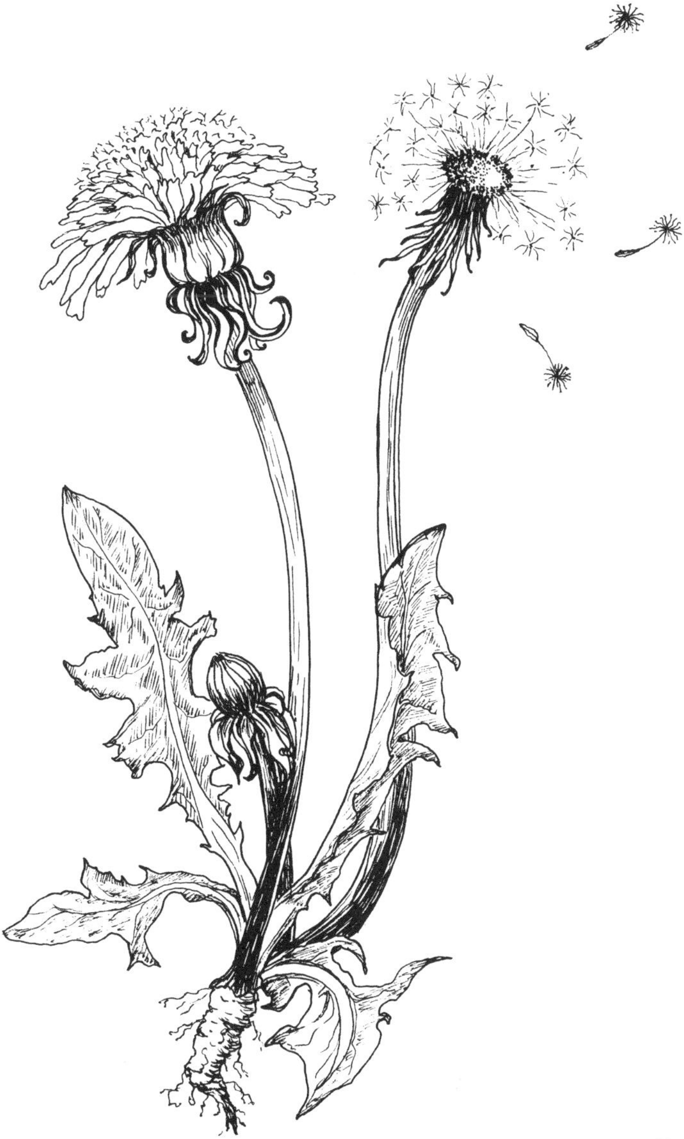

LÖWENZAHN
(Taraxacum officinale)

6

In der Volksmedizin wird der Löwenzahn sehr hoch geschätzt und bei ganz verschiedenen Krankheitsbildern erklärt oder angewendet. Über die Wirkung und Wirksamkeit des Löwenzahns wurden schon wissenschaftliche Arbeiten durchgeführt, die zur Bestätigung des therapeutischen Nutzens hauptsächlich bei Erkrankungen von Leber, Galle und Niere führten. Darüber hinaus konnte eine erfolgreiche Anwendung bei Diabetes, bei Gelbsucht und chronisch rheumatischen sowie arterotischen Prozessen nachgewiesen werden. Die zwei wichtigsten Eigenschaften für die Gesunderhaltung bei Lebererkrankungen und Galleleiden sind die positive Einwirkung auf die Gallebildung und auf die Entwässerung. Diese erfolgt sogar noch, wenn bei Wasserstauung durch Lebererkrankung andere Mittel versagen.

Das Spektrum der Wirksamkeit ist also ziemlich weit gesteckt. In der Literatur wird auch darauf hingewiesen, daß der Löwenzahn nicht nur verdauungsfördernd und stoffwechselanregend ist, sondern auch eingesetzt wird bei Zuckerkrankheit, Blutarmut, Arterienverkalkung und Hämorrhoiden. Selbst der chronische Rheumatismus kann bei einer gezielten Langzeitanwendung noch günstig beeinflußt werden.

Viele Phytotherapeuten wissen, daß gerade der Löwenzahn ein typisches Beispiel dafür ist, wie eine Heilpflanze nicht mit einem Wirkstoff allein gekennzeichnet werden kann. Löwenzahn-Saft und Löwenzahn-Tee in therapeutischen Dosen sind nebenwirkungsfrei. Ein besonderes Augenmerk ist jedoch auf den Löwenzahn-Salat aus frischen, jungen Blättern zu richten, weil dieser für die Reinigung der Leber, zur Unterstützung einer Frühjahrs-Blutreinigungskur und zur Stabilisierung und Aktivierung unserer körpereigenen Abwehrkräfte besonders wirksam ist.

Mistel (Viscum album)

Wer denkt wohl daran, wenn man zu Weihnachten und Neujahr in den Schaufenstern und auf den Märkten so viele Mistelzweige sieht, die mit ihren bräunlich-grünen Zweigen und den schönen weißen Beeren einem alten Brauche dienten, daß in dieser eigenartigen Pflanze wunderbare Heilkräfte enthalten sind. Die Mistel diente nicht nur einer alten Tradition und verschiedenen Bräuchen, sondern auch schon früher den alten Leuten – oder besser gesagt den zu früh gealterten Adern.

Die Mistel ist in ganz Europa, in Asien und Nordafrika beheimatet und zählt zu den Halbschmarotzern, welche Wasser und Mineralstoffe aus ihren Wirtspflanzen beziehen. Der fast kugelige Strauch der Mistel in den Kronenästen kann bis zu einem Meter Durchmesser erreichen. Im März und April erscheinen in der Teilung der Äste unscheinbare, wohlriechende gelbe Blüten, die bis zum Dezember zu durchschimmernden Beeren heranwachsen. Den Vögeln ist es dann vorbehalten, für ihre Verbreitung zu sorgen. Die unverdaulichen, von klebrigem Schleim umgebenen Samen werden durch die Vögel verbreitet.

In der Volksheilkunde läßt sich die arzneiliche Verwendung der Mistel bis ins fünfte vorchristliche Jahrhundert zurückverfolgen. Bei Plinius, im ersten Jahrhundert nach Christi, findet man den Hinweis, daß die Mistel gegen Fallsucht und Schwindelanfälle hilfreich sei. Auch Pfarrer Kneipp empfiehlt die Mistel zur Stillung von Blutflüssen und zur Behandlung von Störungen im Blutumlauf. In der Hauptsache trank man aber den Misteltee gegen die leichten Herzstörungen.

Gegen das Nachlassen der Elastizität der Adern, das heißt also bei Arterienverkalkung und hohem Blutdruck, ist der frische Extrakt aus der Mistel ein durchaus wirksames Heilmittel. Mit Bärlauch und Weißdorn (Crataegus) zusammen können die bereits erwähnten und oft tragisch verlaufenden Alterserscheinungen am besten und ohne Risiko, teilweise sogar ganz, beseitigt werden. Zur entsprechenden Therapie gibt es das Frischpflanzenpräparat Viscum album (Bioforce).

Allerdings muß das Kochsalz und die eiweißreiche Nahrung sehr stark eingeschränkt werden, wenn ein Erfolg erreicht und gefestigt werden soll. Wie wichtig die Mistelpflanze in der Heilkunde ist, zeigt uns das allein in Deutschland jährlich verbrauchte Quantum. Es sind hier unter normalen Verhältnissen jeweils 170 000 bis 190 000 kg Misteln verarbeitet worden. Der Mistelextrakt (Viscum album) hat aber noch eine weitere Wirkung als nur bei hohem Blutdruck. Bei Kopfschmerzen mit leichtem Schwindel, bei Schwindelanfällen mit einer leichten Neigung nach rückwärts zu fallen, bei schwankendem Gange der Kranken mit Platzangst, bei Ameisenlaufen in den Gliedern und auch bei kalten Füßen sind Mistelpräparate eine gute Hilfe. Gegen plötzlich einsetzendes stürmisches Herzklopfen mit Gefäßkrämpfen, Atemnot und nächtlichen asthmatischen Anfällen ist Viscum album

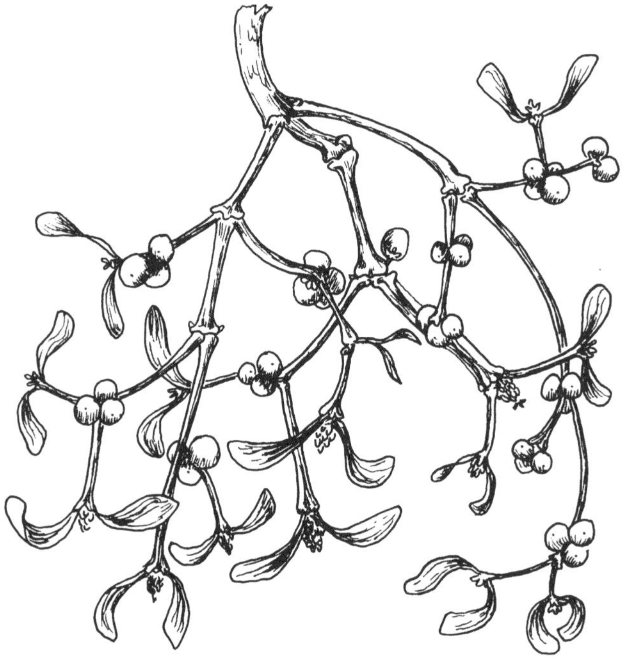

Mistel
(Viscum album)

neben den Herzmitteln eine gute Hilfe. Dreimal bis fünfmal täglich fünf bis zehn Tropfen genügen für eine längerdauernde Therapie.

Auf der Suche nach einem wirksamen Kräutlein bei Krebsleiden hat sich die Mistel neben der Pestwurz schon gut bewährt. Darum sollte keiner, der an bösartigen Wucherungen leidet, auf die Mistel verzichten. Neben der Einnahme des Frischpflanzenpräparates wirken auch die homöopathischen Einspritzungen ganz ausgezeichnet. Auch Patienten, die jahrelang Gelenkschmerzen infolge einer chronischen Arthritis oder einer Arthrose hatten, sind durch homöopathische Misteleinspritzungen geheilt worden.

Für die Herstellung der Droge wird das Mistelkraut, die Stengel und die Blätter verwendet. Besondere Wirkstoffe sind Cholinderivate, Viscotoxin und andere Substanzen, unter ihnen eine Eiweißsubstanz, die bei Versuchen hemmende Auswirkungen auf bösartige Tumore ergeben haben. Es wird also der weiteren Forschung vorbehalten bleiben, hier noch mehr günstige Ergebnisse festzustellen.

Mariendistel (Silybum marianum, Carduus marianus)

Wenig bekannt ist bei uns die stattliche Mariendistel, deren Blütenstengel stolz gen Himmel strebt, als ob er sich dessen bewußt wäre, daß die Blüten, die er trägt, in ihrer eigenartigen Schönheit und straffen Anordnung Bewunderung hervorrufen. Die enge Verwandtschaft mit der in romanischen Ländern als Gemüse beliebten Artischocke ist unverkennbar. Wenn die Pflanze in gutem Boden steht, kann sie bis zu 1,20 Meter hoch werden. Sie ist hauptsächlich im Mittelmeerraum heimisch, gedeiht jedoch auch bei uns in schwerem Lehmboden recht gut. Mit ihren großen grün-weiß marmorierten Blättern und purpurnen Blüten zählt sie zu den schönsten distelartigen Gewächsen.

Der volkstümliche Name Mariendistel weist darauf hin, daß die Pflanze durch heilkundige Mönche nach Europa gebracht und in Klostergärten angepflanzt wurde. Die Äbtissin Hildegard von Bingen kennt bereits die Mariendistel als Mittel gegen Herzstechen. In der alten Literatur wird Silybum marianum viel empfohlen gegen recht unterschiedliche Leiden, wie Blutsturz, Kinderkrämpfe, fliegende Hitze, verstopfte Leber, Seitenstechen, entzündete Leber und auch gegen Zahnweh. Von der Naturheilkunde wird die Mariendistel in der Hauptsache als Leber- und Gallenmittel eingesetzt.

Die leberwirksame Heilsubstanz der Pflanze ist das Silymarin (Silybin). Weitere Inhaltsstoffe sind hauptsächlich Bitterstoffe, ätherisches Öl, Harze, Tyramin, Histamin und Flavone. Für die Herstellung des Frischpflanzenpräparates werden die Früchte verwendet ohne die Haarkrone (Fructus Cardui Mariae).

Die Samen der Mariendistel können zu den besten Heilmitteln gegen Verkrampfungen im vegetativen Nervensystem gerechnet werden. Vor allem aber dient die Heilpflanze als Leber- und Gallenmittel mit zellregenerierender Wirkung. Wenn bei alten Leberschäden nichts mehr helfen will, dann greift man am besten zu einer Verbindung des

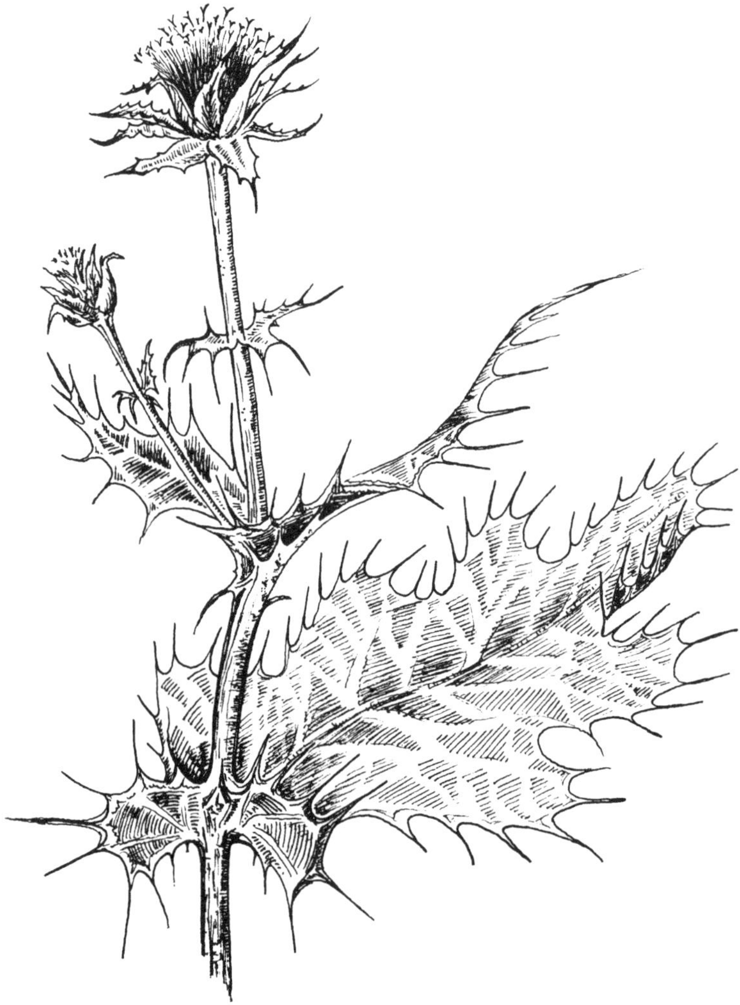

MARIENDISTEL
(Silybum marianum, Carduus marianus)

Extraktes von Mariendistelsamen mit dem Blätterextrakt der in Australien wild wachsenden Artischocke. Die beiden Extrakte finden sich im Frischpflanzenpräparat Boldocynara vor.

Leberschäden sind sehr häufig. Die Leberentzündung, auch bekannt als akute Hepatitis, welche meist mit einer Gelbsucht verbunden ist, kann die Menschen wie bei einer Epidemie befallen. Auch gegen die heute sehr stark verbreitete Fettleber ist es notwendig, daß sich die Leute schützen, ihre Lebensweise überprüfen und im Notwendigkeitsfalle ändern. Die Leber ist dankbar dafür. Denn ihre Kraft und Entgiftungswirkung ist nicht unbeschränkt. Nach den vorliegenden Forschungsergebnissen ist nicht mehr daran zu zweifeln, daß die Mariendistel schützend und regenerierend auf die Leber wirkt. Für Menschen mit einer empfindlichen Leber ist ein Mariendistel-Tee oder das Frischpflanzenpräparat sehr zu empfehlen.

Artischocke (Cynara scolymus)

Es ist nicht ohne Grund, wenn die Botaniker die Artischocke, diese eigentlich subtropische Pflanze, als ein Distelgewächs bezeichnen, denn wenn die Pflanze voll entwickelt ist, kann man ihre Verwandtschaft mit den Disteln genau erkennen.

Die Artischocke hat als feines Gemüse ihren Platz gefunden und ist besonders bei den Feinschmeckern sehr beliebt. Man denke dabei nur an die frischen Artischockenböden. In letzter Zeit hat sich die Artischocke zudem noch als Heilpflanze mit ihren wissenschaftlich nachgewiesenen Wirkstoffen einen nicht unbedeutenden Namen erworben. Ob allerdings das Gemüse als solches ebenfalls heilwirkend ist, konnte noch nicht umfassend festgestellt werden. Sicher würde es sich auch nur um eine bescheidene Wirkung handeln, weil sich die eigentlichen Heilstoffe in den Blättern und Wurzeln befinden. Es sind besonders die stark bitter schmeckenden Aromastoffe, welche die heilenden Wirkstoffe in sich bergen. Diese Wirkstoffe verflüssigen die Galle besser und regen die Lebertätigkeit an. Eine solche Doppelwirkung auf die Organe findet man noch bei der asiatischen Curcumawurzel. Bei unseren Pflanzen kommt dies nur noch bei der Mariendistel vor, welche in gewissem Sinne eine Verwandte der Artischocke ist. Es ist deshalb auch verständlich, daß die Mariendistel mit den gleichen Vorzügen aufwarten kann.

Außer verschiedenen wertvollen Mineralbestandteilen und Enzymen enthält die Artischocke verhältnismäßig viel Vitamin A. Diese Erfahrung machte ich in den Vereinigten Staaten von Amerika. An der Pazifikküste von Kalifornien, in der Nähe von Monterey, findet man die größten Artischockenfelder. Auch in Italien und in einigen Gegenden Frankreichs bepflanzt man heute große Felder mit Artischockenpflanzen, allerdings in erster Linie zur Erzeugung der Blütenkolben, die man in halbentwickeltem Zustand als Gemüse in den Handel bringt. Als Medikament bereitet man aus den Blättern und den Wurzeln eine Frischpflanzentinktur. Zum Teil wird auch ein unter Vakuum hergestellter Extrakt verwendet. Das Frischpflanzenpräparat eignet sich gut in Verbindung mit anderen Frischpflanzentinkturen, die zur Anregung der Leber dienlich sind, zum Beispiel Boldo, wie dies in dem Frischpflanzenpräparat Boldocynara realisiert wurde. Dieses natürliche Heilmittel ist besonders angezeigt bei Leber- und Gallestörungen und besonders zur Anregung der Galleproduktion in der Leber. Günstige Wirkungen werden erzielt bei Leberinsuffizienz, Stoffwechselstörungen, Verdauungsinsuffizienz sowie Dyskinesie der Leber- und Gallenwege.

Bei der heutigen besonders fettreichen Nahrung ist es zu empfehlen, daß man von Zeit zu Zeit ein natürliches Mittel einnimmt, um die Galle besser zu verflüssigen und die Leberfunktion anzuregen. Man kann damit viel besser vorbeugen und läuft weniger Gefahr, einmal mit Gallensteinen Schwierigkeiten zu bekommen. Diesem guten Rat sollte unbedingt die gebührende Achtung geschenkt werden, weil man sich immer dessen bewußt sein muß, daß die Leber ein ganz wichtiger Regulator für die Gesundheit ist.

Die Menschheit des 20. Jahrhunderts wird immer mehr mit Umweltgiften wie Rauch, Staub, toxischen Spurenelementen (Blei, Quecksilber, Cadmium, Thallium), Schwefeldioxyd, Abgasen und Chemikalien aller Art konfrontiert. Dadurch müssen logischerweise die Erkrankungen von Leber und Galle immer weiter steigen und steigen. Vernünftige Menschen aber tun etwas dagegen. Sie schränken die Genußgifte ein oder verzichten am besten ganz darauf und laufen täglich eine Zeit an der frischen Luft. Sie achten auch auf ihre Organe, besonders auf die Leber und unterstützen diese in ihrer lebenswichtigen Funktion der Entgiftung des Körpers. Das Frischpflanzenpräparat aus Artischok-

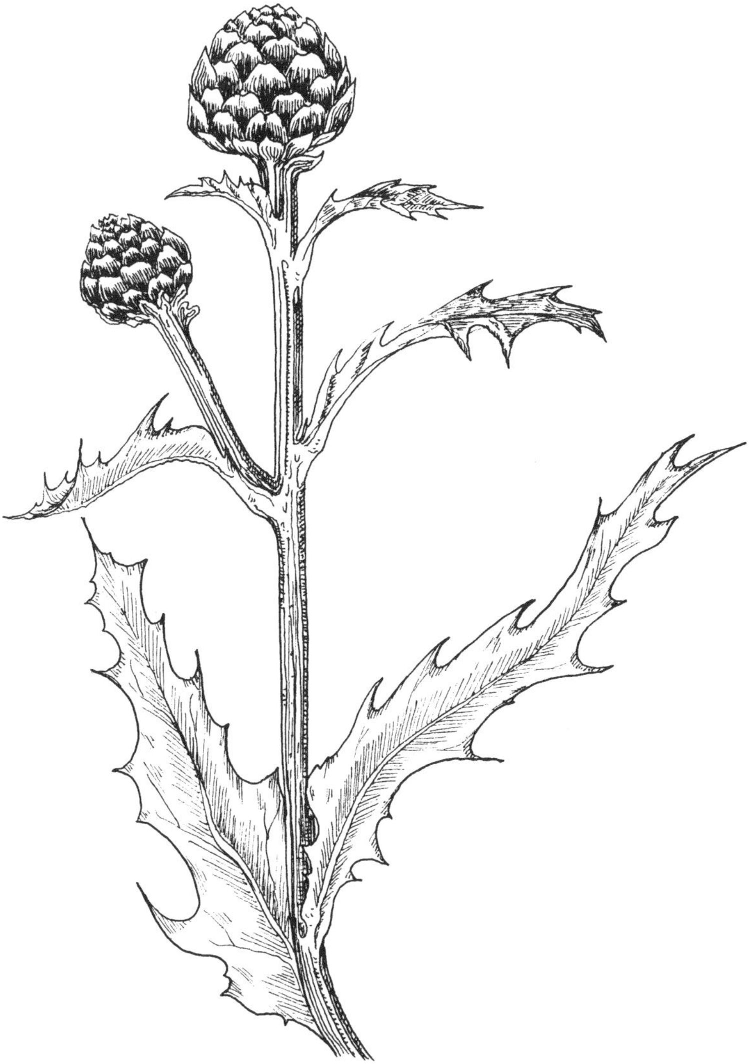

ARTISCHOCKE
(*Cynara scolymus*)

6

ken und Mariendisteln verhindert die Eindickung der Gallenflüssigkeit und beugt dadurch der Gallenstein- und Gallengrießbildung vor. Neben der Regeneration der Leberzellen bewirken die Artischockenwirkstoffe, und hier besonders das Cynarin, sowie die anderen Bitterstoffe und die Vitamine A, B und C mit den Flavonen, dem Wirkstoff Cynaropikrin und einem Ferment mit antidiabetischer Wirkung eine Senkung des Serumcholesterinspiegels. Artischockentinkturen (Boldocynara/Artischocken-Tropfen) werden allen Menschen empfohlen, welche unter Verdauungsstörungen leiden oder über ein Völlegefühl mit unangenehmem Magendruck klagen. Bei Blähungen, Brechreiz und Verstopfung wirken Artischockenpräparate recht günstig.

Melonenbaum (Carica papaya)

Während eines längeren Aufenthaltes in den Tropen, besonders in Lagunas am Maranon, lernte ich die Papaya als wichtige und wertvolle Heilpflanze näher kennen und schätzen. Ich hatte mir angewöhnt, nach jeder Mahlzeit ein Stück von einem Blatt dieser Pflanze zu kauen. Damit hatte ich eigentlich das beste Vorbeugungs- und Verdauungsmittel. Das regelmäßige Kauen dieser Blätter wird mit dazu beigetragen haben, daß mich auf meinen vielen und ausgedehnten Tropenreisen die gefährlichen Parasiten verschont haben – auch wenn ich diese von Fall zu Fall mit der Nahrung eingenommen haben mochte. Trotz aller Vorsicht muß man sich darüber klar sein, daß es dort wimmelt von gefährlichen Amöben, Hakenwürmern, Oxyuren, Ascariden, Geißelwürmern und anderem mehr. Diese furchtbaren Schädlinge vermehren sich durch Millionen von Eiern. Die einen saugen das Blut aus den Schleimhäuten des Darmes, die anderen verursachen Entzündungen, ja sogar Abszesse und Geschwüre. Sie dringen bis in die Leberpartien hinein und Tausende ihrer Opfer gehen an den direkten oder indirekten Folgen langsam aber sicher zugrunde.

Der Melonenbaum, von dem ich die schönsten Pflanzen dieser Art gerade in Lagunas gefunden habe, ist eine stämmige, krautige Baumart mit einer Höhe von drei bis vier Metern und einem Stammdurchmesser von 20 bis 25 Zentimetern. Zwischen den Blattachsen am Stamm wachsen 20 bis 25 Früchte. Unten hängen die reifen gelben Früchte und nach oben werden sie immer kleiner, immer grüner und unreifer. Dort in den Tropen, wo diese Pflanze besonders gut gedeiht, können sich

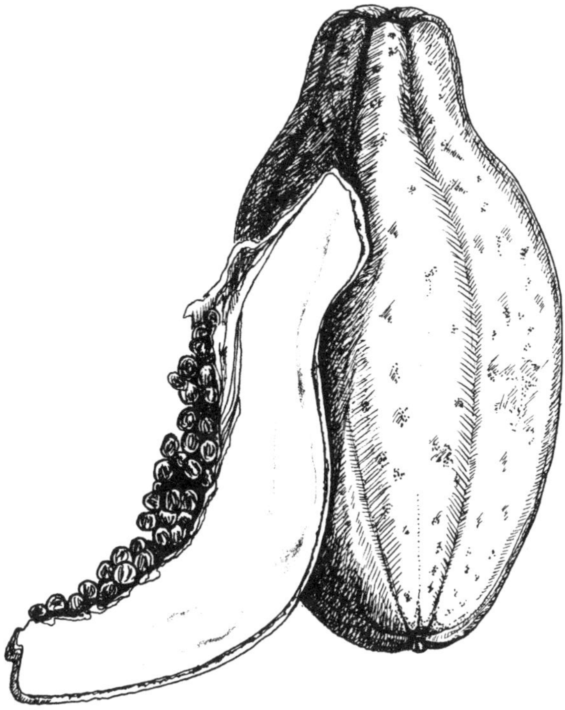

PAPAYA
(Carica papaya)

6

die Bewohner ihre Wirksamkeit zunutze machen. Oft ist diesen Menschen aber noch nicht einmal bekannt, welch gute Hilfe die Papaya gegen Darmparasiten zu leisten vermag. Eiternde und schlecht heilende Wunden kann man mit frisch gequetschten Papayablättern mit Erfolg behandeln. Selbst Tropengeschwüre, die bekannten Ulcera tropica, sprechen positiv auf diese Behandlung an, ebenso auf die Auflagen von frisch gequetschten Breitwegerichblättern.

Die reife Frucht hat im Innern eine Höhlung, welche mit kleinen, glänzend schwarzen und feuchten Kernen ausgefüllt ist. Diese Samenkerne der Frucht besitzen besondere Werte. Sie enthalten Senföl und das wertvolle Enzym Papain. Gerade dieses reinigt den Darm, vernichtet Parasiten und hilft, das Eiweiß besser zu verdauen. Der eigentliche Wirkstoff ist aber vorwiegend in der unreifen Frucht zu finden. Die stark heilwirkenden Stoffe, hier besonders das Papain, sind in der unreifen Frucht, im Samen und in den Blättern enthalten. Das Rohpapain wird deshalb aus den unreifen Früchten gewonnen. Ritzt man die grünen Früchte, dann fließt eine weiße Milch aus der Wunde, ähnlich wie beim Gummibaum. Wenn man nun diese Milch eintrocknen läßt, so entsteht eine gelbliche, gummiartige Masse, welche als Rohpapain bezeichnet wird und ein ganz ausgezeichnetes Heilmittel mit zwei spezifischen Wirkungskreisen ist. Zuerst einmal tötet beziehungsweise verdaut es alle Darmparasiten, also alle jene Kaltblüter, die sich gern im Dickdarm und im Dünndarm ansiedeln. Zum anderen ist es ein besonders gutes Vorbeugungsmittel gegen die verschiedensten Arten von Infektionen. Besonders die Tropenreisenden sollten täglich ein Stück von der Frucht und des Blattes der Papaya einnehmen, um sich vor Amöben und anderen Darmparasiten zu schützen.

Die Frucht kann man genießen, indem man sie teilt, die Kerne entfernt und das Fruchtfleisch mit einem kleinen Löffel aussticht. Die Kerne, etwa ein halbes Teelöffelchen voll, kann man gut zusammen mit der Frucht zu sich nehmen. Der etwas eigenartige Geschmack, der nicht jedem so ohne weiteres zusagt, kann durch Beigabe von Honig und Zucker angenehmer und mit der Beigabe von anderen Früchten auch schmackhafter gemacht werden. Weil auch die Frucht sehr gut verdauen hilft, werden natürlich auch die anderen Früchte leichter verträglich und besser verdaut.

An Multipler Sklerose Erkrankte sollten regelmäßig papainhaltige Präparate einnehmen, da diese die toxische Wirkung des Weizenglutens aufheben. Bei dieser Erkrankung ist es sehr vorteilhaft, weil die Erkrankten oft recht ungünstig auf Gluten ansprechen. Bei Magen- und Darmschleimhautentzündungen, Dysbakterie und mangelhafter Tätigkeit der Bauchspeicheldrüse ist eine Diät von mehreren Tagen mit gleichzeitiger Einnahme von Papaya eine einfache und zuverlässige Hilfe.

Die besonders günstige Wirkung auf die Bauchspeicheldrüse muß hervorgehoben werden, weil Papaya für eine gute Verdauung von Eiweiß sorgt. Wer deshalb nach reichlicher Eiweißnahrung Papaya

(Papaya Fruchttabletten/Papayaforce) genießt, fühlt sich rasch erleichtert, weil das schlappmachende Völlegefühl schon nach wenigen Minuten verschwindet. Es ist deshalb auch nicht verwunderlich, daß sich gerade mit Papaya bei einer zweckentsprechenden Verwendung starke leberschädigende Wurmkuren vermeiden lassen.

Pestwurz (Petasites hybridus, Syn. Petasites officinalis)

Besonders in Waldgebieten gedeiht an den Bächen entlang eine üppige Pflanze mit großen Blättern. Doch die Heilkraft dieser Pflanze liegt nicht nur in den Blättern, sondern hauptsächlich in den Wurzeln. Im 14. Jahrhundert wirkten diese während der großen Pestepidemie wahre Wunder. Wer die Wurzeln regelmäßig kaute, konnte, besonders wenn seine Abwehrkräfte stark genug waren, der Auswirkung dieser fürchterlichen Seuche in vorbeugendem Sinne entgehen. Die Pflanze erwarb sich dadurch den Namen Pestwurz. Übertragen wurde die schreckliche Krankheit in der Regel durch Ratten, deren Flöhe für die unheimliche Ausbreitung sorgten.

Im Laufe der Zeit erkannten auch Fachleute die gute Wirkung von Petasites in bezug auf die Gesunderhaltung und Regeneration der Körperzellen. Deshalb konnte später Petasites auch in der Krebstherapie und bei vielen Geschwulstkrankheiten eine wesentliche Hilfe bringen. Immer mehr kam ihre antikanzerogene Wirksamkeit zur Geltung. Genauso wie es kanzerogene Einflüsse gibt, können wir auch mit solchen rechnen, die gegenteilig wirken. So wissen wir, wie Teerderivate sich äußern. Gefährlich sind diese besonders für die Straßenarbeiter, welche immer mit heißen Teerdämpfen in Berührung kommen. Auch dem Raucher werden Teer- und Phenolstoffe aus dem Tabak reichlich zusetzen. Daß außerdem noch viele Strahlen, wie sie zum Beispiel durch Atomexplosionen entstehen, stark kanzerogen wirken können, mußte ich in einer erschütternden Form in Japan feststellen. Die Spätfolgen der Strahlen kamen nach Jahren noch als Blutkrebs zum Ausbruch.

Auch übermäßige Ultraviolett-Bestrahlungen können stark kanzerogen wirken. Ich weiß von der Frau eines Arztes, welche die Unkenntnis dieser Tatsache bitter zu büßen hatte. Um schön braun zu werden, machte sie immer wieder Sonnenbäder mit nacktem Körper in der Höhensonne im Engadin. Die Folge davon war ein häßlicher, ausgedehnter Hautkrebs. Physikalische und chemische Reize können bekanntlich große Schädigungen verursachen. Deshalb soll nochmals betont werden, daß kleine Reize anregen, große Reize jedoch zerstören. Die Körperzellen sind heute ohnedies immer stärkeren Reizen preisgegeben. Man denke nur an die Gifte in der Nahrung, in den Medikamenten, im Wasser und auch an die Giftgase in der Luft, von denen fast alle als krebserregend erkannt worden sind. Deshalb steigt auch die Krebssterblichkeit trotz aller Gegenmaßnahmen der Wissenschaft. Es ist also notwendig, einen Gegenstrom einzuschalten, weshalb wir dringend auf naturreine, biologisch gezogene Nahrungsmittel und besonders auch auf rein pflanzliche Heilmittel bedacht sein sollten. Einige vorteilhafte Pflanzen sind uns schon bekannt, so daß wir mit deren Hilfe zur Regeneration des krebsgefährdeten Körpers, seiner Säfte und seiner Zellen, erfolgversprechend vorgehen können. Bewährt hat sich die Pestwurz, ferner die Mistel, die südamerikanische Lapachorinde und besonders der Kreosotbusch, der bei den Papagos-Indianern im Kampf gegen alle Geschwulstkrankheiten in großem Ansehen steht. Auch der rote Randensaft (Rote Beete) hilft im Regenerationsgeschehen mit. Zu einer Gemüsemahlzeit sollten wir deshalb täglich einen Deziliter davon trinken.

Die Pestwurz hat sich schon große Anerkennung erworben. Sie wirkt nicht nur ausgezeichnet spasmolytisch, was Verkrampfungen in den Zellen löst und die Schmerzempfindlichkeit der Kranken vermindert, sondern auch antikanzerogen. Kein Wunder, daß es Ärzte gibt, die behaupten, sie hätten nach Operationen viel weniger Metastasen beobachtet, wenn vor und nach der Operation ein gutes Petasitespräparat zur Anwendung gekommen ist. In einigen Fällen konnte man bei gleichzeitiger Umstellung der Lebensweise sogar erstaunliche Erfolge mit dieser einfachen Pflanze beobachten.

Wissenschaftliche Untersuchungen haben aber auch ergeben, daß die Blätter der Pestwurz besonders bei Magenbeschwerden und Galleleiden eine gute spasmolytische (krampflösende) Wirkung haben. Die Bitterstoffdrogen vom Wermut, Beifuß und Tausendgüldenkraut haben sich bei Gallebeschwerden, besonders bei der unruhigen Steingalle gut bewährt. In der Kombination mit Blättern der Pestwurz wird die Wirkungsbreite noch bedeutend verstärkt. In solchen Fällen kann ein Tee aus den Blättern der Pestwurz und des Krautes vom Wermut bei

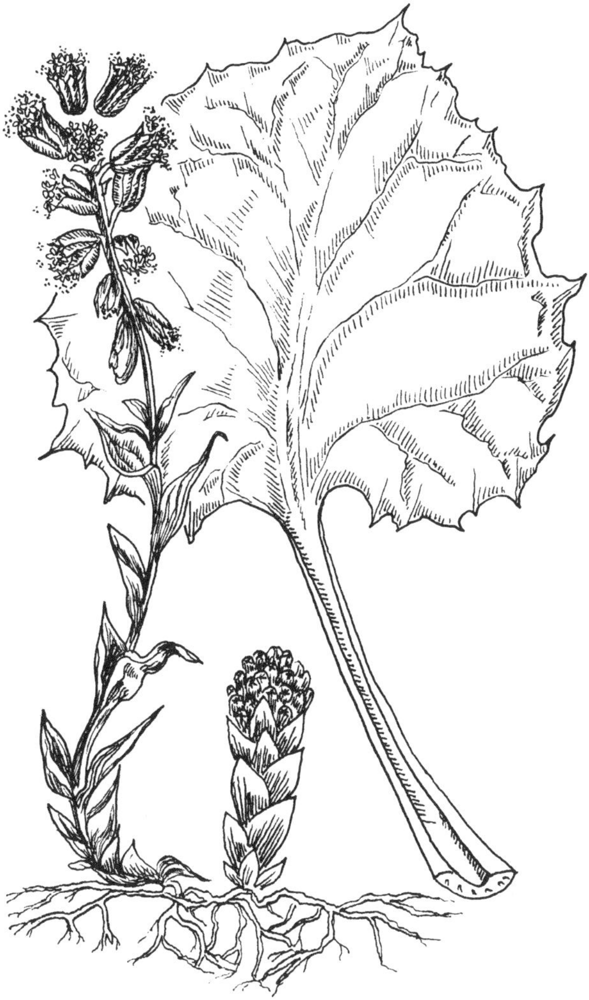

PESTWURZ
(Petasites hybridus, Syn. Petasites officinalis)

6

den ersten Anzeichen einer Gallenkolik noch sehr gut wirken. In den Wurzeln der Pestwurz ist das Petasin enthalten, welches etwa vierzehnmal stärkere Wirkung aufweist als das Papaverin, das als eines der stärksten Spasmolytika aus dem Pflanzenreich bekannt ist.

Roter Sonnenhut (Echinacea purpurea)

In Mexiko traf ich auf dem Hochplateau der Sierra Madre zum erstenmal wildwachsende Rudbeckiapflanzen (Echinacea angustifolia) an. Die echte Echinacea purpurea dagegen ist indes sehr selten. Sie besitzt eine auffallend schöne Blüte in der Art der Margeriten, nur ist sie größer und ihre rosavioletten Blütenblätter hängen leicht nach unten, während der wuchtig gewölbte Blütenboden in dunklerer Farbe der Blüte zusätzlich ein markantes Gepräge gibt. Besonders schön wirkt sich der Anblick dieser hübschen Zierde in einem ganzen Blütenfeld aus. Die ganze Pflanze wird etwa ein Meter hoch und entwickelt ein krautiges Grün mit einer der schönsten Blüten.

Der Sonnenhut stand Jahrhunderte hindurch bei den Indianern in hohem Ansehen, allerdings nicht nur wegen seiner Schönheit, sondern auch wegen seiner außergewöhnlichen Heilkräfte. Dies nicht nur in Mexiko, denn die Echinacea ist auch im übrigen Zentralamerika gut bekannt. Die Pflanze dient in diesen Gegenden hauptsächlich als Wundheilmittel wie auch als Hilfe bei Blutvergiftungen, wobei die Frischpflanzenauflagen als altbewährte Methode zur Anwendung gelangen. Kommt also ein Kranker mit einer schlecht heilenden Wunde oder einer bösartigen Furunkulose zu einem Medizinmann, dann beschafft sich dieser zuerst frische Echinaceablätter, quetscht oder kaut sie, worauf er den entstandenen Pflanzenbrei auf die kranke Stelle auflegt. Um aber nicht nur durch äußere Anwendung allein eine rasche Heilung erwirken zu können, sondern zusätzlich auch von innen mitzuhelfen, wird der Kranke dazu aufgefordert, auch von den Blättern zu essen. In der gleichen Weise wird auch bei einem Schlangenbiß vorgegangen. Wobei die Wunde ausgesaugt oder ausgebrannt wird. Zuverlässig und ziemlich rasch wirkt eine solche Blätterauflage auch bei einer Blutvergiftung. Ganz besonders aber fördert die Pflanze die innere Abwehrkraft gegen Infektionen und dient schon deshalb als gutes Mittel gegen alle Arten von Entzündungen. Hier beweist sich einmal mehr die Tatsache, daß Gesamtauszüge aus Heilpflanzen oft mehr

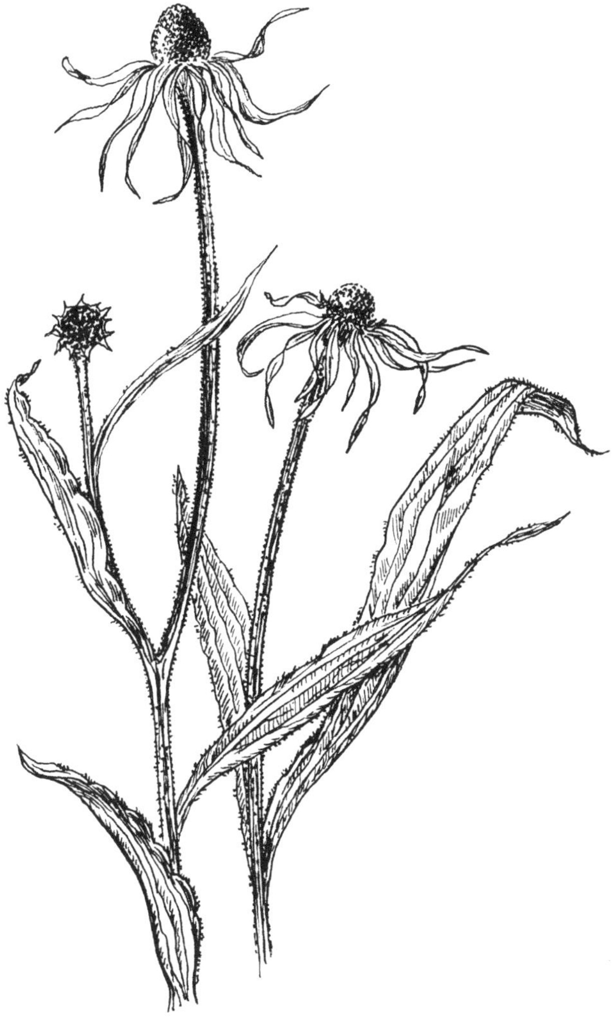

ROTER SONNENHUT
(Echinacea purpurea)

6

vermögen und in den meisten Fällen anders wirken als die einzelnen und isolierten Wirkstoffe.

Natürlich ließ ich mir die Gelegenheit, mit einer solchen wertvollen Heilpflanze Bekanntschaft gemacht zu haben, nicht entgehen. Mit sehr viel Geduld und Ausdauer habe ich diese Tochter des Südens in verschiedenen Höhenlagen in der Schweiz angebaut und die Pflanzen damit akklimatisiert. Mit der Zeit war der Erfolg deutlich sichtbar. Große Anpflanzungen bieten die Gewähr für die Versorgung zur Herstellung des Frischpflanzenpräparates und auch von Seifen und Cremes.

Seither dient diese Pflanze auch bei uns gegen allerlei Arten von Entzündungen der Mundschleimhäute, bei septischer Angina, ja sogar bei Diphtherie. Man kann die Blätter kauen oder besser noch den Hals mit der Tinktur auspinseln. Günstig wirkt das Frischpflanzenpräparat auch bei Blasen- und Darmentzündungen. Bei Durchfällen septischer Art erweist sich Echinaforce sogar als zuverlässige Hilfe, wenn starke, chemische Mittel versagen. Mir ist überhaupt kein anderes Pflanzenmittel bekannt, das so prompt und zuverlässig wirken könnte, wie Echinacea. Da die Pflanze Eigenschaften besitzt, die antibiotisch zu wirken vermögen, wird ihre rasche Hilfe bei akuten Infektionen mit Entzündungen, auch bei grippeartigen Erkrankungen sehr wahrscheinlich auf diesen Vorzug zurückzuführen sein.

Statt gequetschter Blätterauflagen kann man natürlich äußerlich auch mit Echinaforce den gewünschten Erfolg erzielen. Zu diesem Zweck tränkt man einen Wattebausch mit der Tinktur, um diesen statt der Blätter auf die Wunde oder sonstwie erkrankte Stelle zu legen.

Verständlicherweise hat man den Hauptwirkstoff der Pflanze auch für Wundheilsalben verwendet. Aber auch zur Pflege und Gesunderhaltung der Haut wird eine Echinacea-Creme positiv beitragen. Erfreulich ist aber eine weitere Feststellung, denn wenn sich durch zu reichliche Verwendung von Antibiotika eine Resistenz eingestellt hat, so daß der Körper auf antibiotische Mittel nicht mehr reagiert, dann kann die regelmäßige Einnahme von Echinaforce selbst einen solchen Widerstand beheben.

Wir sollten Echinaforce in vorbeugendem Sinne verwenden, besonders aber während Grippeepidemien sowie bei Erkältungen aller Art. Die günstige Beeinflussung durch die Stärkung der Widerstandskraft des Körpers sorgt mit dafür, daß wir gegen Ansteckungen durch

Bakterien- und Vireninfektionen nahezu immun werden. Oft können wir auch ein Aufflackern der Krankheit unterbinden, wenn wir bei einer bereits erfolgten Infektion die häufigere und gezielte Einnahme von Echinacea durchführen, möglichst sogar halbstündlich oder stündlich. Es ist von großem Vorteil, daß auch Kleinkinder auf das Mittel rasch ansprechen, was sehr gut ist, weil der kleine Körper ja erst lernen muß, gegen Bakterien und Viren erfolgreich anzukämpfen. Eine Unterstützung mit Echinacea ist hier meistens zu empfehlen.

Auch Wissenschaftler haben versucht, die besondere Wirkung von Echinacea festzustellen. Es wurde im Blutserum ein Stoff gefunden, den man als Properdin bezeichnete. Dieser Stoff ist zum großen Teil an der Immunisierung des Körpers beteiligt. Echinacea regt nun die Aktivität des Properdins an, weshalb nach Ansicht der Wissenschaftler die entzündungswidrige Wirkung von Echinacea auf diesem Umstand beruhen soll. Des weiteren ist unter den Wirkstoffen besonders das bakteriostatische Echinacosid hervorzuheben. Dieser Wirkstoff befindet sich nicht, wie oft angenommen wurde, nur in der Wurzel, sondern in der ganzen Pflanze. Und es beruht auf Tatsache, daß der Gesamtextrakt aus der ganzen Pflanze eine umfassendere Wirkung aufweist, als wenn nur die Wurzel bei der Extraktbereitung Verwendung findet. Echinaforce, das bereits in vielen Ländern bekannt ist und sehr erfolgreich verwendet wird, stammt aus der gesamten Pflanze. Wegen seiner vorzüglichen Hilfeleistung sollte es in keiner Hausapotheke und vor allem in keinem Reisekoffer fehlen.

Schöllkraut (Chelidonium majus)

Zu den bekannten pflanzlichen Giften, die wir in der Regel mit Alkohol verdünnen, wie Aconitum (Eisenhut), Belladonna (Tollkirsche), Strophanthus, Digitalis (Fingerhut), Convallaria (Maiglöckchen) und Rhus toxicodendron gehört auch Chelidonium (Schöllkraut). Diese alle verwendet man in ihrer verdünnten Form in der Homöopathie. Fast alle Gifte im Pflanzenreich einschließlich bestimmter Schlangen- und Spinnengifte gehören zu den wirksamsten Heilmitteln in der Homöopathie. Dies gilt aber immer nur für eine Verdünnung, welche von der Giftdosis weit entfernt liegt. Der Grundsatz der Simili-Regel in der Homöopathie lautet ja, daß »Ähnliches durch ähnliches geheilt werden kann«. Das heißt, daß eine Krankheit, die ein Gift in seiner konzentrier-

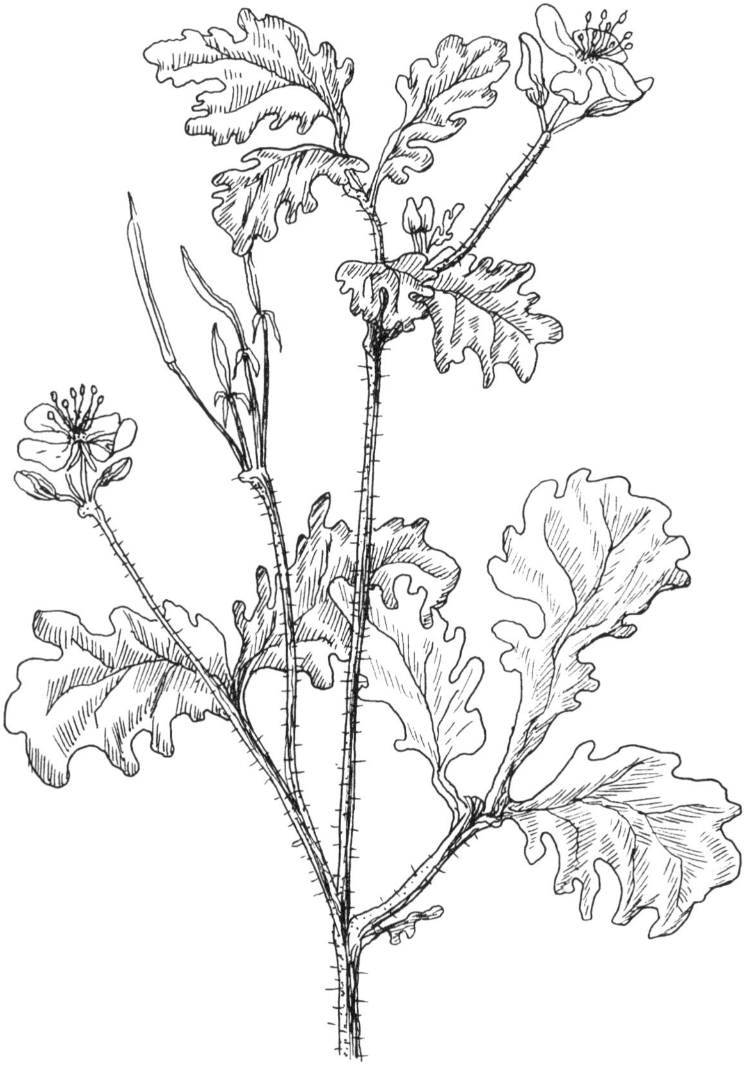

Schöllkraut
(*Chelidonium majus*)

ten Form auszulösen vermag, in der Regel mit dem gleichen Gift in hoher Verdünnung günstig beeinflußt oder sogar geheilt werden kann.

Chelidonium kann neben Podophyllum, Boldocynara, Lycopodium und neben Berberitzenpräparaten sowie allen Pflanzen, die günstig auf die Leber wirken, ebenfalls als eine gute, zusätzliche Hilfe angesprochen werden. Bei Krebs kann man nämlich immer eine mangelhafte Lebertätigkeit beobachten, weshalb es verständlich ist, daß Pflanzen, welche die Lebertätigkeit günstig beeinflussen, auch mithelfen können, den Zustand eines Kranken zu bessern.

Bei einem starken Grippeanfall sollten innerlich Podophyllum D4, Chelidonium D4 und Taraxacum (Löwenzahn) eingegeben werden, um damit günstig auf die Leber einzuwirken. Der rote Rüeblisaft sollte zur Unterstützung nicht fehlen. Nachts werden gequetschte Kohlblätter auf die Lebergegend gelegt. Leberstörungen, Verstopfung oder auch Übermüdung können die Ursache von Augenleiden sein. Hierbei muß stets darauf geachtet werden, daß sämtliche Funktionsstörungen behoben werden. Die Leber muß durch entsprechende Diät, durch Chelidonium D4 und Podophyllum D4 oder Boldocynara-Lebertropfen wieder in Ordnung gebracht werden. Sehr oft verschwindet dabei auch die Verstopfung. Wenn nicht, muß auch gegen diese mit natürlichen Mitteln vorgegangen werden.

Das Homöopathikum »Chelidonium« wird aus der frischen Wurzel gewonnen. Verwendet werden aber sowohl die Blätter als auch die Wurzel. Chelidonium ist ein besonders gutes Kombinationspräparat. In der Literatur wird schon bei Theophrast (372 bis 287 vor Christi) auf diese Heilpflanze vor allem bei Leberschwellung, Gallensteinen und Verstopfung hingewiesen.

Die Inhaltsstoffe bewirken eine fühlbare Beruhigung, eine Krampflösung auf Bronchien, Darm und Gallenblase sowie eine Anregung zur Gallenbildung. Eine Verwendung bei Darmbeschwerden, Magenleiden und Gallestauungen ist demnach angezeigt.

Goldrute (Solidago virgaurea)

Während der Sommerzeit und im Herbst treffen wir auf unseren Wanderungen durch Wälder und Fluren und vor allem auf den Alpenweiden manche wertvolle Heilpflanze an. Eine unter diesen ist die leuchtende Goldrute, die Solidago virgaurea. Sie ist mit den besten Wirkstoffen ausgerüstet. Ihr Name weist auf ihren schlanken Wuchs und ihre goldenen Blüten hin. Sie darf diesen Namen zu Recht tragen, denn wenn sie vom Sonnenlicht beschienen wird, leuchtet sie golden durch die Lichtung der Wälder. In den Alpen ist ihr Wuchs niedriger und gedrungener, als würde sie Schutz suchen vor dem Wind zwischen den Legföhren und Heidelbeersträuchern. Die Höhensonne hilft ihr aber trotzdem, sich die besten Werte anzueignen.

In der Regel verwendet man zur Herstellung des Frischpflanzenextraktes gern die Kräuter aus den verschiedenen Höhenlagen, um eine optimale Wirkung zu erreichen. Während meines ganzen Lebens lernte ich kein besseres Mittel für die Nieren kennen als eben dieses wertvolle Solidago. Da ich seine Wirksamkeit in der Praxis und aus der Erfahrung heraus gut kenne und auch schätzen gelernt habe, gehe ich noch heute auf meinen Bergwanderungen an dieser Pflanze nicht vorüber, ohne von Zeit zu Zeit einige Blüten und junge Blättchen zu essen. Das hat mich mein Vater schon gelehrt, als ich noch ein kleiner Junge war. Die harntreibende Wirkung ließ sich immer schon nach kurzer Zeit feststellen. Geschmacklich ist diese Pflanze so vorteilhaft, daß sich sicher aus ihr auch ein guter Likör zubereiten ließe. Die Zubereitungsart müßte allerdings ohne Alkohol sein, weil dieser der Niere bekanntlich nicht gut bekommt.

Bei Nierenentzündungen sollte man darauf achten, im Wechsel mit Solidago das Frischpflanzenpräparat Echinaforce einzunehmen, da beides zusammen noch vorteilhafter wirkt. Wer ein chronisches Nierenleiden hat, sollte die Hoffnung nicht aufgeben, wenn er sich vernünftig nach folgendem Rat richtet: Er muß sich angewöhnen, völlig salzfrei zu leben. Dreimal täglich müssen zwanzig bis dreißig Tropfen Solidago-Frischpflanzenextrakt eingenommen werden. Am besten einige Zeit vor dem Essen mit etwas Flüssigkeit. Vor dem Schlucken etwas länger im Munde behalten und gut einspeicheln. Nierendiät soll immer reizlos sein, das heißt ohne Schärfe. Rauchen ist strikt verboten und Alkohol in jeder Form ist gänzlich zu meiden. Auch Nahrung,

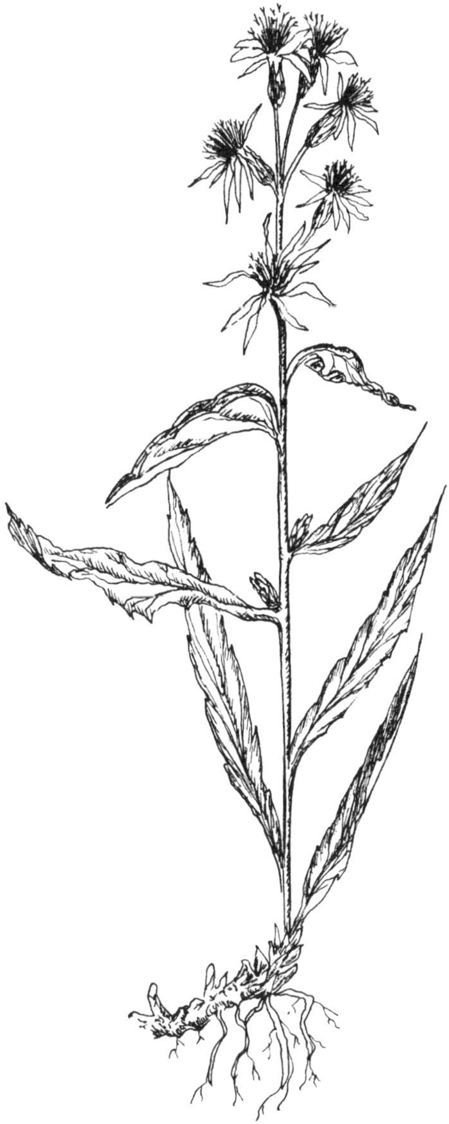

GOLDRUTE
(Solidago virgaurea)

welche mit weißem Zucker zubereitet worden ist, muß weggelassen werden. Es geht hierbei darum, sich alles Schädliche abzugewöhnen und sich an das Bekömmliche zu gewöhnen. Wer fest entschlossen ist, nicht nachzugeben, wird bestimmt erfolgreich durchhalten und einen positiven Nutzen daraus ziehen. Weiterhin ist besonders darauf zu achten, daß man sich vor jeder Erkältung schützt.

Solidago hat sich einen festen Platz bei Nieren- und Blasenentzündungen, bei einer schmerzhaften Harnentleerung und besonders zur Entwässerung erobert. Zur Anregung des Stoffwechsels, bei Hauterkrankungen und auch bei Leberleiden kann Solidago günstig auf die Besserung und Gesundung einwirken. Als Kombinationspräparat wird Solidago besonders bei Blutreinigungspräparaten oft verwendet. In der Homöopathie wird der Wirkstoff »Solidago virgaurea« aus frischen Blüten zubereitet. Es gilt als ein Organspezifikum für die Niere.

Bekannt ist Solidago auch unter dem Namen Heidnisch Wundkraut, was darauf hinweist, daß diese Pflanze auch äußerlich als Heilmittel hinzugezogen wurde. Bei eitrigen Wunden war es üblich, die Pflanze frisch gequetscht aufzulegen. Dies wirkt sich auch heute noch hilfreich aus, wenn man Watte mit Solidagoextrakt tränkt und auf die Wunde legt.

Wer zu Steinbildungen neigt, sollte viel Goldrutentee trinken, weil er dadurch keine Schwierigkeiten mit Nierensteinen bekommen wird. Auch der Nierentee mit Solidago wird gute Dienste leisten. Sehr willkommen ist Solidago auch bei Hautunreinheiten, Ekzemen und skrofulösen Ausschlägen. Sowohl innerlich als auch äußerlich erweist sich Solidago als eine gute und wirksame Hilfe. Wer frische Pflanzen zur Verfügung hat, kann diese kalt ansetzen und sie acht Stunden ziehen lassen, weil die regenerierende Wirkung auf die Nieren auf diese Weise noch größer ist. Am kräftigsten wirkt sich die Pflanze jedoch aus, wenn man sie roh kaut. Das ist nicht abwegig, weil Goldrutenblüten und -blätter einen angenehmen würzigen Geschmack haben und man sich an den Rohgenuß sehr einfach gewöhnen kann.

Auch für Rheumatiker ist Solidago ein vorteilhaftes Mittel, weil dadurch sehr viel Harnsäure ausgeschieden wird. Deshalb sollte diese Heilpflanze ihre gebührende Beachtung erhalten und auch in unserer Hausapotheke nicht fehlen.

Kapuzinerkresse (Tropaeolum majus)

Schon vor mehr als dreißig Jahren machte ich interessante Versuche sowohl mit Meerrettich als auch mit Brunnenkresse, mit Gartenkresse und sogar auch mit der Kapuzinerkresse. Ich beobachtete dabei, daß der Körper durch die regelmäßige Einnahme dieser Pflanzen viel widerstandsfähiger wurde, also weniger den Katarrhen und Infektionskrankheiten ausgesetzt war. Damals wurde man noch ausgelacht, wenn man den Mitmenschen erklärte, daß auch die Kapuzinerkresse zu unserer Ernährung von Nutzen sei. Bei den Naturheilverfahren ist es nun einmal so, daß man eine gute Wirkung bei den verschiedensten Patienten beobachtet und deshalb auch die eine oder andere Pflanze zu deren Wohl anwendet, wenn auch eine wissenschaftliche Erklärung der Ursache noch fehlen mag. Inzwischen ist nun nachgewiesen worden, daß meine damaligen Beobachtungen richtig waren. Damals beobachtete ich aber auch, daß die Kapuzinerkresse tierische Parasiten vernichtet. Eigene Versuche mit einem Rohextrakt aus der Kapuzinerkresse als Spritzmittel zeitigten vorzügliche Ergebnisse bei der Vernichtung von Blattläusen.

Früher galt die Kapuzinerkresse nur als schöne Zierpflanze. Versuchen wir aber einmal, eines ihrer Blätter gründlich zu kauen, so macht sich ein leichtes Brennen auf der Zunge bemerkbar und zeigt uns, daß die Pflanze einen scharfen Stoff enthält. Es handelt sich dabei um ein Benzyl-Senföl. Darin liegt auch die hauptsächliche Heilwirkung dieser Pflanze. Durch die Einnahme von Kapuzinerkresse im Salat können sich viele Bakterien, Viren und auch Pilze gar nicht erst entfalten. Die Tinktur der Kapuzinerkresse erzielt den gleichen Effekt. Es ist von großem Vorteil, während der Vegetationszeit immer frische Blätter zur Verfügung zu haben. Die Pflanze sollte deshalb in keinem Garten fehlen.

Zum Desinfizieren der Mundschleimhäute und des Rachens genügt es, morgens und abends ein Blatt gründlich zu kauen. Sind die Bronchien nicht in Ordnung, dann ist es vorteilhaft, neben der Kapuzinerkresse noch Imperatoria (Meisterwurz) im täglichen Wechsel einzunehmen. Selbst bei Emphysem-Bronchitis wirkt sich diese Behandlung recht zuverlässig und günstig aus. Die gleichzeitige Einnahme von Petadolor (Petaforce) sichert einen Erfolg. Es handelt sich allerdings um ein Leiden, das nur sehr schwer zu heilen ist. Wir sollten deshalb

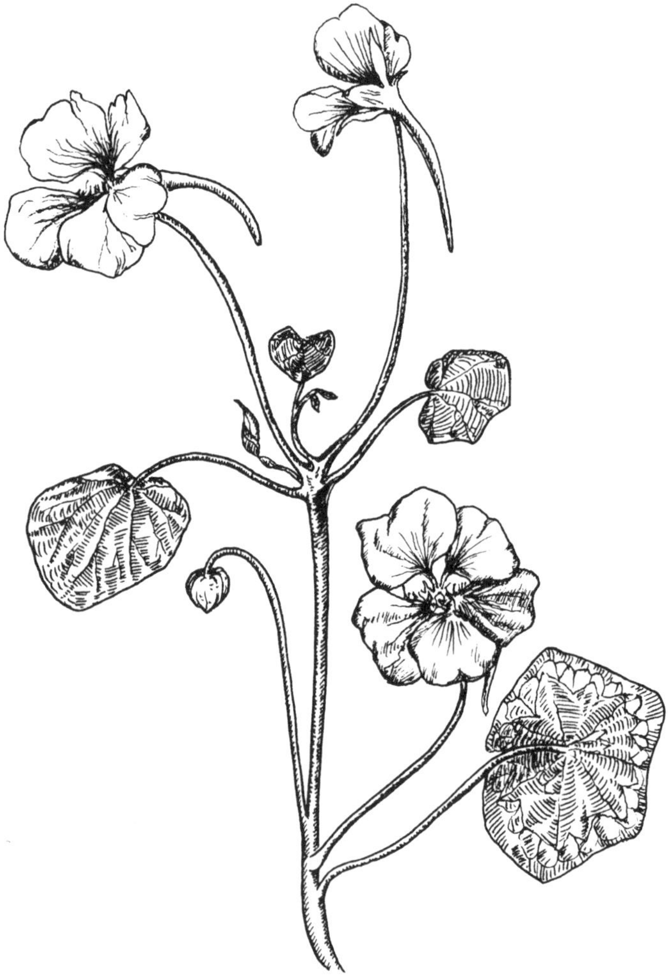

KAPUZINERKRESSE
(*Tropaeolum majus*)

dankbar sein, daß diese drei Pflanzen so erfolgreich zu wirken vermögen. Sogar ein Lungenemphysem hält auf die Dauer bei Einnahme von Kapuzinerkresse, Brunnenkresse, Meisterwurz und Pestwurz nicht stand.

Durch eine Aktivierung der körpereigenen Abwehrkräfte hat die Kapuzinerkresse mit ihrem antibiotischen Wirkstoff eine gute Wirkung bei Infektionskrankheiten besonders im Bereich der Nieren, der ableitenden Harnwege und bei Bronchitis. In der Volksheilkunde werden die frischen Blätter vorwiegend im Salat für die Blutreinigung verwendet. Allerdings sollte man hier nicht übermäßig dosieren, weil es sonst zu Reizerscheinungen im Magen und Darmbereich sowie an den Nieren kommen kann. Auch hier gilt also die alte Wahrheit, daß man das rechte Maß behält.

Schachtelhalm / Zinnkraut (Equisetum arvense)

Ackerschachtelhalm, auch Zinnkraut oder Katzenschwanz genannt, gehört zu dem Kreis der besonders kieselsäurehaltigen Pflanzen, wie der weißgelbblühende Hohlzahn (Galeopsis ochroleuca) und der Vogelknöterich (Polygonum aviculare). Der Schachtelhalm ist als lästiges Unkraut auf Äckern sehr verbreitet, besonders auf feuchtem, lehmigem Sandboden, auf Eisenbahndämmen, auf unkultiviertem Boden, auf Wiesen und an den Rändern von Feldwegen. Dieses Pflänzchen hat auch den Namen Zinnkraut, weil man früher damit die Zinnkannen gereinigt hat. Bei uns gibt es über zwanzig verschiedene Zinnkrautarten. Zu Heilzwecken verwendet man nur den Ackerschachtelhalm (Equisetum arvense). Es gibt auch giftig wirkende Schachtelhalme, wie z.B. Equisetum heleocharis. In diesem ist ein giftiges Alkaloid, das Equisetin, gefunden worden. Diese Equisetum-Art ist größer als unser gewöhnlicher Ackerschachtelhalm. Er ist ähnlich wie Equisetum palustre, der Sumpfschachtelhalm, der ebenfalls nicht zu Heilzwecken verwendet werden soll. Die Equisetumarten waren in der Steinkohlenzeit von sehr großer Bedeutung, denn aus den Strukturen verkohlter Pflanzen sieht man, daß es damals Zinnkrautgewächse in der Größe eines mittelgroßen Baumes gegeben hat.

Wenn wir die Aschenbestandteile des Schachtelhalmes untersuchen, dann sehen wir, daß sie vom gesamten Gehalt an Mineralbestandteilen 60 bis 65 Prozent Kieselsäure und 15 Prozent Kalk ent-

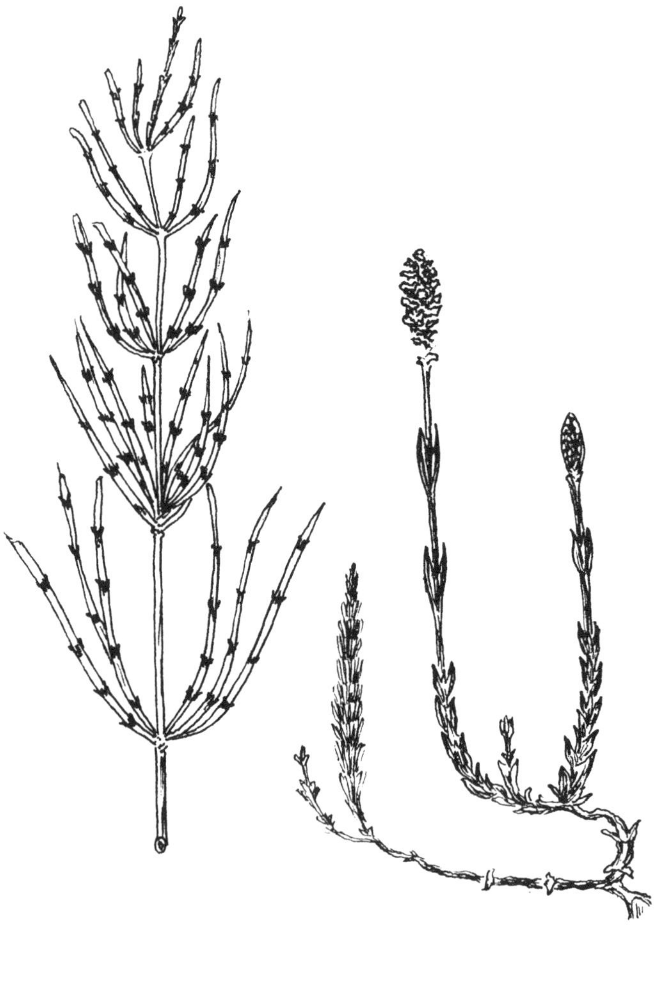

SCHACHTELHALM / ZINNKRAUT
(Equisetum arvense)

halten, so daß für alle anderen Mineralbestandteile 20 Prozent übrigbleiben. Diese Kieselsäure ist besonders an der Heilwirkung des Zinnkrautes beteiligt. Zinnkrauttee wirkt auf die Niere, also harntreibend. Außerdem hat Zinnkraut eine gute Wirkung beim Blutspeien von der Lunge oder vom Magen. Was diese Wirkung anbelangt, kann nur der Blutwurzelextrakt noch mit ebenso prompter Wirkung aufwarten.

Auch für den Wiederaufbau und die Regeneration kranker Gewebe ist Kieselsäure neben dem Kalk von ganz besonderer Wichtigkeit. Besonders bei Erkrankungen der Atmungsorgane (Lunge, Bronchien, Brustfell), sowie bei Drüsenleiden ist die Kieselsäure ein unentbehrliches Heilmittel. Zinnkrauttee und Frischpflanzenextrakt aus dieser Pflanze bewirken bestimmt sehr viel Gutes. Auch auf die Haut wirken die kieselsäurehaltigen Pflanzen sehr gut, weshalb den Zinnkrautbädern auch solche großen Verdienste in der Behandlung von Hautleiden zugeschrieben werden müssen.

Der Schachtelhalm wird als Kombinationspräparat hauptsächlich für Husten- , Rheuma-, Blasen-, Nieren- und Blutreinigungstees verwendet. Als Tee oder auch als Badezusatz wirkt der Schachtelhalm lokal anregend und stärkend für den körpereigenen Widerstand gegen Stoffwechsel- und Durchblutungsstörungen. Weil die meisten rheumatischen Erkrankungen und die Gicht Stoffwechselleiden sind, und die lösliche Kieselsäure beim Baden teilweise vom Körper aufgenommen wird, sind Bäder mit Schachtelhalm auch hier lindernd und zu empfehlen. Schon Sebastian Kneipp war ein großer Fürsprecher des Schachtelhalms bei Husten, bei Bronchial- und Lungenleiden.

Weitere Hinweise über die Wirkung des Schachtelhalms sind in dem Buch »Der kleine Doktor« zu finden.

Thymian (Thymus vulgaris)

Es handelt sich bei der wilden Art des Thymians um den bekannten Quendel, auch kleiner Kostens genannt. Diese Heilpflanze zählt zu den interessantesten und wertvollsten. Es lohnt sich deshalb, sie näher kennenzulernen. Oft treffen wir sie an Wegrändern von ungedüngten Wiesen an. Auch in den Bergen gedeiht sie gern auf Magerwiesen und vor allem auf Natursteinmauern, wo sie oft ganze Teppiche mit ihren rötlich blauen, fein duftenden, niedlichen Blüten bildet. Den Bienen scheinen diese unentbehrlich zu sein, denn in heller Begeisterung wird

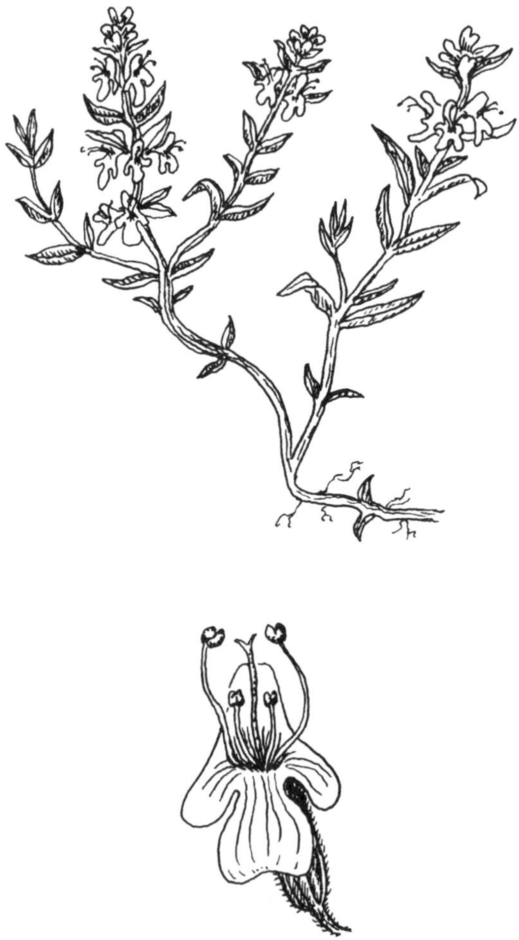

THYMIAN

(Thymus vulgaris)

der wilde Thymian jeweils von ihnen in Scharen besucht. Bei warmem Sonnenschein ist es fast unmöglich, diese Pflanzen zu ernten, ohne Gefahr zu laufen, gestochen zu werden. Für das Volk der Bienen dient nämlich der Nektar der kleinen Blüten als wichtiger Rohstoff zur Honigbereitung.

Auf dem Lande war es in früherer Zeit üblich, die Kleinkinder im abgebrühten Quendelwasser zu baden. Man kannte damals nichts Besseres für die Haut, um sie gründlich zu reinigen und gleichzeitig zu stärken. Bei Neigung zu Schorf und Flechten konnte man die heilende Wirkung durch Beigabe von Storchschnabelabsud noch verstärken.

Der Hauptwirkstoff des Quendels ist das Thymol. Durch diesen wichtigen Bestandteil verfügt die Pflanze über eine stark desinfizierende Wirkung gegen schlecht heilende und eiternde Wunden. Die alten Griechen hatten Erfolg mit dem wilden Thymian bei Schlangenbiß, was sehr wahrscheinlich ebenfalls der Thymolwirkung zuzuschreiben war. Auch die mongolische Medizin benützt Quendel als Desinfektions- und Wundheilmittel. Nicht nur für Kleinkinder sind Quendelbäder stärkend und belebend, sondern auch für Kinder, die skrofulös und lymphatisch sind. Wenn diese wöchentlich ein bis zwei Thymianbäder bekommen, so können sie einen guten Nutzen daraus ziehen.

Thymian wird in der Hauptsache als Tee verwendet. Aber auch bei den verschiedensten Teemischungen ist der Thymian Bestandteil für eine optimale Wirkung. Das gilt besonders für Teemischungen gegen Magenbeschwerden, bei Keuchhusten und bei unreiner Haut. Für Bäder mit Thymian wird das Kräutlein überbrüht. Dann läßt man dem Absud genügend Zeit zum Ziehen und läßt ihn dabei zugedeckt, damit sich die wertvollen, ätherischen Stoffe nicht in die Luft verflüchtigen können.

In Rußland verwendet man den Quendeltee als gutes Mittel gegen die Trunksucht. Wird er längere Zeit zu diesem Zweck eingenommen, so sollen sich dadurch auch die schwierigsten Fälle zum Besseren wenden.

In der Homöopathie wird hauptsächlich aus der frischen blühenden Pflanze eine Urtinktur zubereitet und man verwendet diese in der Potenz D_1 und D_2 bei Magenbeschwerden und Husten.

Kamille (Matricaria chamomilla)

Die Kamille gehört zu unseren wertvollsten und vielseitig verwendeten Heilpflanzen. Beim Kenner gilt sie immer noch als eine wunderbare Hilfe. Schon bei den alten Völkern in der Antike war die Kamille ein vielgebrauchtes Heilmittel. Sie wächst bei uns verwildert an Wegrändern sowie auf Öd- und Schuttplätzen. Wegen ihres hohen Wertes sollten wir ihr aber auch ein Plätzchen in unserem Garten einräumen. Eine Anpflanzung ist äußerst praktisch und ohne große Mühen.

Die Hauptwirkstoffe der Pflanze befinden sich in den Blüten, vor allem das Chamazulen, ein Bitterstoff, Flavonglykoside und Cumarine sowie das ätherische Öl. Gerade dieses in seiner komplizierten Zusammensetzung und der Wirkung mit den anderen Stoffen zusammen ergeben die segensreiche Wirkung der Kamille. Gesammelt werden deshalb von der Kamille hauptsächlich die Blütenköpfchen ohne den Stiel und die anderen krautigen Bestandteile. Große Sorgfalt ist beim Sammeln notwendig. Am besten sammelt man die Blüten etwa vom dritten bis zum fünften Tag nach dem Aufblühen. So erhält man die höchste Wirksamkeit. Das Trocknen sollte an einem luftigen Ort bei nicht zu hoher Temperatur (höchstens bis etwa 40 Grad) erfolgen. Für Badezwecke kann man die ganze Kamille sammeln und verwenden.

Bei Koliken, Blähungen sowie Magen- und Darmstörungen ist es ein großer Vorteil, wenn man auf frische Kamillenblüten aus dem eigenen Garten zurückgreifen kann. Wir überbrühen diese und erhalten dadurch ein wirksames Heilmittel.

Wir kennen doch alle die wohltuende Wirkung bei Anwendung des Absuds vor allem bei Augenleiden und Zahnextraktionen. Eine Kamillenspülung ist nicht nur schmerzlindernd, sondern oft eine ganz besondere Wohltat. Frauen und Mädchen wissen den Kamillenabsud besonders für ein Sitzbad zur Pflege der Unterleibsorgane zu schätzen. Besonders bei Neigungen zu Periodenschmerzen ist eine krampflösende Wirkung durch ein Sitzbad von angenehmer Wirkung.

Die Heilkraft der Kamille hat auch bei schlecht heilenden Wunden mit einem Umschlag oder als Spülungen bei entzündeter Mund- und Rachenschleimhaut schon vielen geholfen. Kamillen-Dampfbäder sind ebenfalls sehr geeignet bei Entzündungen der Nebenhöhlen oder bei Entzündungen und Reizerscheinungen im Anal- und Vaginalbereich.

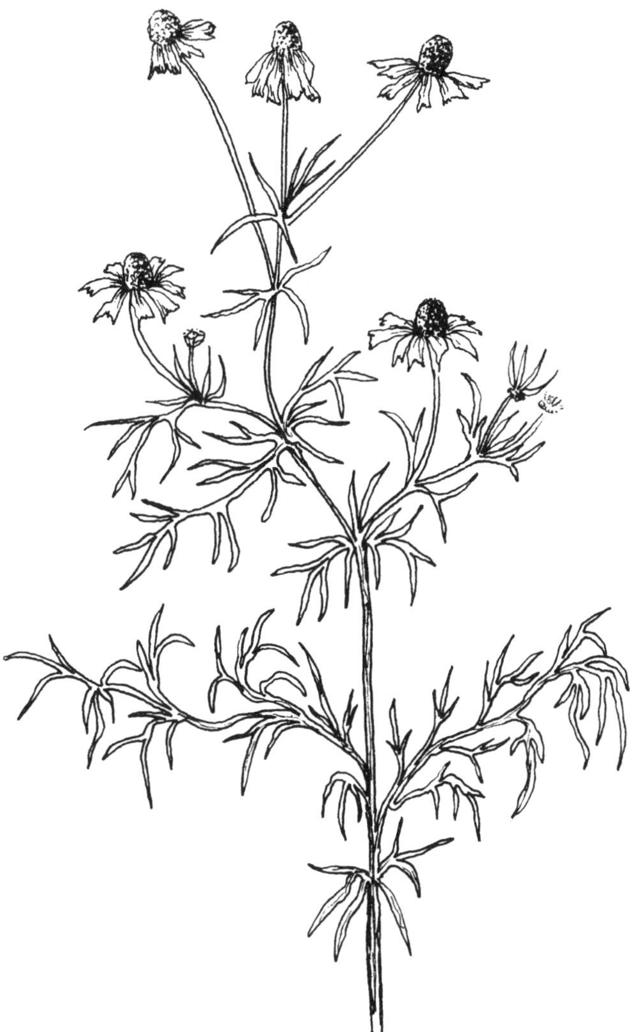

Kamille
(Matricaria chamomilla)

6

Spülungen mit Kamillentee verstärken noch die Wirkung. Bei Magenbeschwerden nervöser Art kann die Kamille zusammen mit der Melisse im gleichen Verhältnis als Tee ein gutes Heilmittel sein.

In der Homöopathie wird Chamomilla hauptsächlich als Heilmittel für das Nervensystem eingesetzt. Bei Neuralgien im Kopf und im Gesicht, bei stechenden Kopfschmerzen, Zahnschmerzen sowie krampfartigen Schmerzen im Bereich der Verdauungsorgane ist Chamomilla ein gutes Heilmittel. Bei Husten und selbst bei Keuchhusten kann Chamomilla noch gut wirken. Auch Glieder- und Muskelschmerzen, wie beim Rheumatismus, können noch positiv durch Chamomilla beeinflußt werden. Meistens wird die Potenz D_6 verwendet.

In der alten Volksheilkunde wird diese Heilpflanze mit ihren günstigen Eigenschaften verständlicherweise recht vielseitig verwendet. Man traut dieser Heilpflanze fast alles zu. Es ist nachgewiesen, daß sie in der Lage ist, Bakteriengifte unschädlich zu machen. Das erklärt natürlich auch, daß der Kamillentee bei Infektionskrankheiten eine gute Allgemeinwirkung hat, und es wird vor allen Dingen auch verständlich, daß die Kamillendämpfe bei Erkrankungen der Bronchien und der Nebenhöhlen eine positive Wirkung haben. In der Kombination mit Echinacea (Echinaforce) wird eine Wirkungssteigerung bei Neuralgien und bei septischen Infektionen erreicht.

Passionsblume (Passiflora incarnata)

Obwohl ich im Süden der Vereinigten Staaten sehr schönen Passiflorapflanzen begegnet bin, hatte ich doch in Mexiko noch weit mehr Gelegenheit, die Schönheit und Blütenpracht dieser einzigartigen Pflanze zu bewundern. Die schönsten Passionsblumen habe ich zwischen den Tempelruinen von Chichenitza und Uxmal gefunden. Die Mayaindianer bauten ihre Tempel dereinst aus gelblich weißem Kalkstein. Heute sind diese von Menschenhand erbauten Werke nur noch Ruinen. An den zerfallenen Mauern ranken Pflanzen der verschiedensten Arten. In dieser Gegend kommen nicht nur die Archäologen, sondern auch die Botaniker zu den interessantesten Funden und Erkenntnissen. An den verwitterten Steinen ranken kräftige Passiflorapflanzen empor und ihre Blüten sind hier ausnehmend schön. Ob den Mayaindianern früherer Zeiten die Heilwerte der Passiflorapflanze schon bekannt waren, so daß sie bereits damals in der Lage waren, diese zur

Beruhigung der Nerven, zum Stillen von Krämpfen und zur Schmerzlinderung hinzuzuziehen, konnte ich auch trotz entsprechender Nachforschungen nicht feststellen.

Die Früchte der Passionsblume jedoch waren ihnen bekannt. Diese sind noch heute bei den Indianerkindern sehr beliebt. Inzwischen sind aber auch diese Früchte durch den Import bei uns bekannt geworden. Die Früchte sind gelb bis rötlich und erreichen ungefähr die Größe einer kleinen Zitrone. Die rötlich-gelbgrünen Schalen sind hart und ungenießbar. Man muß sie auseinanderschneiden, um das Innere der Frucht, das Fruchtfleisch, genießen zu können. Dieses Fruchtfleisch ist eine gallertartige Masse mit vielen Samenkernen in einer etwas schleimigen Verbindung. Der Inhalt der Fruchtkapsel schmeckt recht gut. Die Eingeborenen behaupten, diese Frucht sei eine Kraftnahrung für die Nerven. Geschmacklich ist das Fruchtfleisch etwas süßsäuerlich, erfrischend und anregend, weshalb man nicht vermutet, daß es trotzdem zu besserem Schlafvermögen beitragen kann. Auch der Teeabsud von den Blättern gilt als Nervenberuhigungsmittel, welches man vorteilhaft vor dem Schlafengehen einnehmen sollte. Der Schlaf soll nach einer Tasse Passifloratee viel ruhiger und tiefer sein.
Diese Wirkung wird noch verstärkt, wenn man das Getränk mit Honig süßt. Ich selbst war immer wieder erstaunt, daß ich nach dem Genuß von zwei bis drei Früchten besser schlafen konnte.

Noch kennt man von Passiflora keine anderen Wirkungen oder Wirkungsmöglichkeiten. Die Früchte scheinen viele Vitalstoffe in sich zu bergen. Eine genaue Analyse über die Wirkstoffe dieser außergewöhnlich schönen Pflanze konnte ich bis heute nirgendwo finden. Trotzdem ist die Eigenschaft der natürlichen Beruhigung schon sehr willkommen, denn in unruhigen Zeiten schätzt man jede natürliche Möglichkeit der Beruhigung an Stelle narkotischer Chemotherapeutika.

Passiflora ist bei Schlaflosigkeit eines der besten Mittel, wenn es zusammen mit Avenaforce mit rohem Hafersaft, eingenommen wird. Die Wirkung wird allerdings erst nach einigen Tagen voll eintreten. Darauf muß man achten. Bekannt ist auch, daß bei der Entwöhnung von Alkohol, Nikotin oder Rauschgift eine bestimmte nervöse Unruhe und Schlaflosigkeit eintreten kann. Dagegen hilft dann Passiflora besser als starke chemische Mittel. Nach einer Grippe oder einer anderen Infektionskrankheit wirkt Passiflora besonders gut und nachhaltig, wenn man zehn Tropfen des Frischpflanzenpräparates Passiflora incarnata in Zitronenmelissentee einnimmt. Man fühlt sich dadurch erleichtert und hat einen tieferen und damit erholsameren Schlaf. Kinder und sehr sensible Erwachsene ziehen einen zuverlässigen Nutzen aus diesem beruhigenden und schlafbringenden Pflanzenmittel.

Die Blätter, zum Tee zubereitet, wirken dann am besten, wenn man einen Teelöffel voll auf eine Tasse kaltes Wasser ansetzt, tagsüber ziehen läßt und abends vor dem Schlafengehen langsam schluckweise trinkt. Sehr günstig ist auch die Wirkung bei einer Einnahme von zehn bis zwanzig Tropfen Passiflora incarnata in gesüßtem Honigwasser. Zur Verstärkung genügen zehn Tropfen des Frischpflanzenpräparates Avenaforce. Auch hierbei muß man damit rechnen, daß die eigentliche Wirkung nicht spontan, sondern in der Regel erst nach einigen Tagen voll einsetzt.

Wegen ihrer einzigartig schönen Blüten, die der Passiflorapflanze zu eigen sind, dient sie auch mit Vorliebe als Zimmerschmuck oder wird aus diesem Grunde im Garten gezogen. Die Passiflorapflanze ist sehr frostempfindlich und muß im Winter ins Haus versetzt werden. Das Leben der außergewöhnlich schönen Blüte währt eigenartigerweise nur einen Tag. Ein Grund mehr, weshalb man ihre Blütezeit besonders wertschätzen muß.

Säftereinigungskur

Wie in anderen fernen Ländern setzte ich mich auch in Indien mit einheimischen Ärzten und Heilkundigen in Verbindung. Dabei erfuhr ich viel Wertvolles über alte indische Heilpflanzen und Heilmethoden. Besonders auffallend war die immer wieder vertretene Ansicht der Prüfung der Körpersäfte als Voraussetzung zur Gesundheit. Die Ärzte und Heilkundigen kümmerten sich deshalb weniger um gesunde und kranke Organe, wie dies bei uns selbstverständlich ist, sondern in erster Linie um gesunde und kranke Säfte. Die Grundsätzlichkeit der Erhaltung gesunder Säfte bedeutet, daß gesunde Säfte auch gesunde Organe zur Folge haben müssen. Die Ärzte, die ich kennenlernte, achteten fast ausschließlich auf die Erhaltung gesunder Säfte. Nach ihrer Meinung und Überzeugung beruhen diese gesunden Säfte auf einer gesunden Lebensweise mit natürlicher Ernährung und einer analogen geistig aufbauenden Einstellung. Dabei wurde immer strikt dar-

Mit der A.Vogel Kur zu mehr Wohlbefinden

Als Weiterführung der in diesem Buch beschriebenen Erkenntnisse wurde 1993 Die A.Vogel Kur geschaffen. Mit ihrem detaillierten 5-Tage-Kurplan ist sie eine einfache, praktische und höchst wirksame Methode zur Blut- und Säftereinigung, Entschlackung und Entgiftung.

Die Wirkung der A.Vogel Kur beruht auf einem sorgfältig zusammengestellten Diätplan mit Naturreis, Gemüsen und Früchten, Molkosan, Biocarottin, Säften und Gelée Royale als Aufbaumittel. Unterstützende Naturheilmittel wie Boldocynara, Nephrosolid und Kräutertees helfen dem Körper bei der Aufräumarbeit, wirken abführend und entwässernd.

Körper und Geist werden in diesen fünf Tagen wieder spürbar vitaler und leistungsfähiger, während sich eine verstärkte Sensibilität für die Bedürfnisse und Abläufe des Organismus fast automatisch einstellt.

Das Buch »Die A.Vogel Kur« zeigt den Weg auf.

Die A.Vogel Kur,
1993, 96 Seiten,
Verlag A.Vogel AG,
CH-9053 Teufen,
Fr. 12.50 / DM 14.50

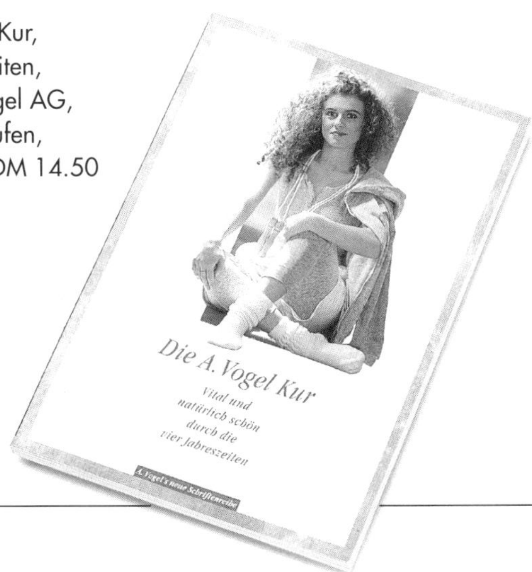

auf geachtet, daß die Funktion des Darmes, der Leber und der Nieren makellos verlaufen muß. Gärungen im Darm müssen unter allen Umständen vermieden werden, weil diese die Säfte zu vergiften vermögen. Dadurch werden unerwünschte Zustände hervorgerufen und die Gesundheit der Säfte angegriffen.

Inder sind stets darauf bedacht, viel schleimbildende Samen zu sich zu nehmen, wobei Psyllium, auch bekannt als Flohsamen, eine wichtige Rolle spielt. Es ist üblich, mindestens zweimal im Jahr eine Säftereinigungskur durchzuführen. Es sind inzwischen auch viele Europäer von der Idee dieser indischen Heilweise begeistert und verwenden die fremdländischen Pflanzen aus dem Orient gern, um damit festgesetzte Körperschlacken loszuwerden und in gewissem Sinne damit eine wohltuende Verjüngung der Lebenskräfte zu erreichen.

Früher war es auf dem Lande üblich, jährlich im Frühling eine Blutreinigungskur durchzuführen. Hierzu wurde ein Grüntee gesammelt, überbrüht und morgens und abends getrunken. Dieser Grüntee bestand aus den frischen, grünen Blättern der Brombeeren, der Himbeeren, der Erdbeeren, des Spitzwegerichs sowie aus Huflattichblüten und wenn möglich auch noch aus Schlüsselblumen. Statt mit Zucker wurde dieser Tee mit Honig gesüßt.

Die Ernährung

Ernährung als Wissenschaft

Es ist unverständlich, daß man sich bewußt dagegen sträubt, einen Lehrstuhl für Ernährungstherapie an den Universitäten einzurichten. In wissenschaftlichen Kreisen weiß man heute doch sehr gut und genau, wie wichtig die Nahrung als Heilfaktor zu werten ist. Will sich ein verantwortungsbewußter Arzt für seine Praxis in der Ernährungstherapie weiterbilden, so muß er sich diesen Vorteil im Selbststudium aneignen. Die meisten Ärzte sind jedoch schon überbeschäftigt und können sich für Ernährungsfragen nicht die notwendige Zeit nehmen. Aus diesem Grunde wissen die wenigsten Ärzte Grundlegendes über die Heilwirkung der Nahrung, wenn eine solche richtig gewählt wird, wie auch über die schädigende Wirkung einer falschen Ernährungsweise, wobei besonders die Qualität und Reinheit der Nahrungsmittel eine wesentliche Rolle spielen.

Ärzte oder auch Naturärzte, welche die Ernährung nicht in ihren Therapieplan einbeziehen, begehen einen nicht zu übersehenden Fehler, denn die eigentliche Arbeit ist nur halb getan. Die befriedigenden Heilerfolge bleiben aus. Kollegen, die auf dem Ernährungsgebiet bewandert sind, können die besten Erfolge erzielen.

Wenn jemand zuviel oder zuwenig Eiweiß einnimmt, handelt er genauso falsch wie jemand, der eine schlechte Eiweißqualität verbraucht. Es ist bekannt, daß zuviel Fett oder zuviel Zucker sehr schlimme Folgen haben können. Zuviel oder zuwenig Vitamine können sich ebenfalls tragisch auswirken, besonders wenn man glaubt, künstliche Vitamine unbeschränkt genießen zu dürfen. Ein Zuviel wirkt sich gerade bei den künstlichen ungünstig aus. Natürliche Vitamine schaffen selbst einen notwendigen Ausgleich. Fehlen Mineralstoffe wie Kalk, Kalium, Magnesium, Jod oder sonstige Spurenelemente, können schwere gesundheitliche Störungen auftreten. Diese können wir durch kein Medikament, es mag noch so vorzüglich sein, ja nicht einmal mit den besten Naturmitteln beheben. Nur die Zufuhr der fehlenden Mineralien wird den Mangel ausgleichen können, wodurch die störenden Symptome verschwinden werden.

Was ein Mangel an Grundstoffen für unseren Organismus bedeutet, lernen wir erkennen, wenn uns bewußt wird, daß Störungen im Herzen, in der Leber, im Lymphsystem und sogar im Gehirn entstehen können. Eine Zufuhr des mangelnden Stoffes kann wie eine Wunderheilung anmuten. Bekommt das Herz zuwenig Kalium, Magnesium und Sauerstoff, dann kann dies die Auslösung eines Herzinfarktes erwirken. Zuwenig oder zuviel Jod kann der Schilddrüse gefährlich werden und eine große Gewichtszunahme oder einen dementsprechenden Gewichtsverlust zur Folge haben. Kalk- und Vitamin-D-Mangel können sich für das Lymphsystem nachteilig auswirken, weil dadurch die Abwehr gegen Viren und Bakterien abgeschwächt und allerlei Infektionskrankheiten der Weg zu einer Gesundheitsgefährdung geebnet wird.

Da die fehlenden Stoffe durch eine richtige Ernährungstherapie dem Körper zugeführt werden können, ist die Lösung zu einer Behebung der verschiedenen Störungen leicht zu verwirklichen; denn durch die Zufuhr der Grundstoffe verschwinden die Störungen wieder. So ist denn die Ernährungstherapie eine Wissenschaft, die man erlernen muß, wenn man ihre Vorteile nutzen will. Es wäre in Anbetracht der schwerwiegenden neuzeitlichen Erkrankungen, die teilweise sogar auf iatrogene Krankheiten zurückzuführen sind, wirklich an der Zeit, daß man an unseren Universitäten begreifen sollte, welch wichtige Rolle die Errichtung eines entsprechenden Lehrstuhles spielen könnte, wenn die Vorurteile endlich eliminiert würden. Dadurch wäre es möglich, eine noch immer unverständliche Lücke auszufüllen. Die Ernährung ist für die Gesunderhaltung und Heilung eine der wesentlichsten Voraussetzungen. Wann wird die Wissenschaft und die Forschung dieser Tatsache Rechnung tragen?

Die Wanderung der täglichen Nahrung

Unsere tägliche Nahrung unternimmt vom Mund bis zu den Darmschlingen eine interessante Wanderung, ohne daß wir uns darum zu kümmern und zu sorgen brauchen. So kommt es eigentlich, daß die wenigsten von uns in Gedanken je einmal diese Reise verfolgt haben. Erst, wenn unsere Organe irgendeine Störung melden, merken wir, wie unschätzbar ihre treue, gewissenhafte Pflichterfüllung für uns ist, und wir beginnen, uns etwas mehr um ihre Aufgaben und damit um ihre Gesunderhaltung zu kümmern.

Wenn wir nun einmal unsere Nahrung auf ihrer Wanderung begleiten wollen, werden wir uns zuerst mit der Aufgabe der Speicheldrüsen vertraut machen müssen. In der Regel kennen wir diese nicht genau, denn alles, was sich ohne unser bewußtes Mitwirken in unserem Körper abspielt, beachten wir kaum. Was mag also einem Stück Flokkenbrot auf seinem Wege durch die verschiedenen Verdauungswerkzeuge unseres Körpers hindurch begegnen? Zuerst werden ihm die Zähne durch tüchtiges Kauen zusetzen, damit aus ihm ein angenehm süßer Speisebrei wird, der leicht durch die Speiseröhre den Hals hinuntergleiten kann. Durch das rege Kauen werden auch die Speicheldrüsen sofort in Tätigkeit versetzt, und zwar bei der Verdauung von Brot vorwiegend die Ohrspeicheldrüsen. Wo diese sitzen, wissen alle, die einmal in ihrer Kindheit an Mumps (Mumpf) erkrankt sind. Kaum konnten sie damals mehr aus den Augen schauen, so dick geschwollen war der Kopf infolge dieser Erkrankung, die eine Entzündung der beiden Ohrspeicheldrüsen oder einer Erkrankung der Drüsen (Ohrspeichel- und Unterkieferdrüsen) ist. Bauchspeicheldrüse, Eierstöcke und Hoden können ebenfalls in Mitleidenschaft gezogen werden. Wenn nun jemand Fleisch ißt, dann setzt sich nicht die Ohrspeicheldrüse in Tätigkeit, um ihren Speichelsaft abzusondern, sondern die Unterzungenspeicheldrüse, deren Speichel zähflüssig und schleimig ist und sich von dem wässerigen Speichel der Ohrspeicheldrüse wesentlich unterscheidet. Wenn wir mit unserem Speichel Briefmarken anfeuchten, muß der Speichel gemischt sein, damit sich der Leim besser lösen und klebfähig werden kann. Einen solch gemischten, wässerig schleimigen Speichel sondern die beiden Unterkieferspeicheldrüsen ab.

Die Aufgabe der Mundspeicheldrüsen

Alle Ausscheidungen der Mundspeicheldrüsen sind alkalisch, doch sind sie in ihrer Zusammensetzung je nach der zu verarbeitenden Nahrung voneinander verschieden. Schon allein der Geruch einer Speise genügt der Speicheldrüse als Appell, den Speichel richtig zusammenzusetzen. Die bloße Vorstellung eines feinen Menüs kann die Speicheldrüse dermaßen anregen, daß sich der Speichel im Munde sammelt, bereit, seine Vorverdauungsarbeit gewissenhaft durchzuführen. Nicht vergebens heißt es im Volksmund, das Wasser sei einem im Munde zusammengelaufen. Je nach der Vorstellung, die eine Speise in uns weckt, je nach dem Duft, den sie verbreitet, beginnen die Speicheldrüsen zu arbeiten, denn sie passen sich der Nahrung genau an, was man als kleines Wunder bezeichnen kann. Wenn wir mittags mit hungrigem Magen an einer Hotelküche vorbeigehen, in der Fleisch auf dem Grillrost gebraten wird, dann beginnen durch den bloßen Geruch, der aus dem geöffneten Fenster entweicht, unsere Unterzungenspeicheldrüsen, womöglich auch noch die Unterkieferspeicheldrüsen ihren Speichel abzusondern. Gehen wir aber an einem Früchtestand vorbei, wo es nach frischen Orangen duftet, oder kommen wir an einem Bäckerladen vorüber, in dem frische Brötchen zum Verkaufe bereit liegen, dann wird das Wasser, das uns dieserhalb im Munde zusammenläuft, von den Ohrspeicheldrüsen stammen. Wenn wir etwas Saures essen, dann wird der alkalische Speichel neutralisierend wirken. Frischgepreßter Zitronensaft verliert an Säure, wenn wir ihn gut einspeicheln, und er wird uns beim Schlucken im Halse weder kratzen noch beißen, wie dies der Fall ist, wenn wir ihn uneingespeichelt schlucken. Der Speichel kann Fett lösen und emulgieren. Wenn wir ein Stück Flockenbrot, das wir mit Butter oder Margarine bestrichen haben, tüchtig kauen und gut durchspeicheln, dann wird das Fett emulgiert, also in kleine Teilchen zerlegt, wie dies auch bei der Milch der Fall ist.

Es ist interessant, wahrnehmen zu können, daß der Speichel auch eine entgiftende Wirkung besitzen kann. Während einer Hungersnot in Afrika aßen die Eingeborenen giftige Wurzeln, weil ihnen die darin enthaltene Stärke als Nahrung dienen mußte. Durch ein besonders und ausreichend gutes Kauen wurde das Gift unschädlich gemacht, da es durch das gute Einspeicheln neutralisiert werden konnte. Die Eingeborenen deuten einen solchen Vorgang anders, wenn sie behaupten, daß böse Geister in den Wurzeln stecken, die durch das gute Kauen hinausbefördert werden können. Immerhin zeigt dieses Geschehnis, daß gründliches Einspeicheln von überaus großer Wichtigkeit ist. Das ist auch der Grund, warum man die altväterliche Gewohnheit, sich Brot in den Milchkaffee zu brocken, bleiben lassen sollte; denn eingeweichtes Brot enthebt die Speicheldrüsen ihrer wichtigen und gesundheitsfördernden Arbeit. Schnellesser sollten sich nicht beklagen, wenn sie magenleidend werden und mit Verdauungsstörungen herumplagen müssen. Es ist auch nicht zu empfehlen, während des Essens aufregende Radionachrichten anzuhören oder die neuesten Zeitungsberichte zu lesen, während man die Speisen hastig in den Mund steckt, um sie ungenügend gekaut zu schlucken. Kein Wunder, wenn der Geist von aufregenden Nachrichten auf den Leser oder Hörer übergeht, so daß er nicht gewahr wird, mit welch gesundheitsschädigender Unruhe er sein Essen hinunterschlingt.

Wer aber seine tägliche Nahrung stets gut einspeichelt, der schont seinen Magen, weil das Kauen die notwendige Vorverdauung im Munde gewährleistet. Sobald der auf diese Weise gut vorbereitete Speisebrei in den Magen gelangt, öffnen sich in ihm viele Hähnchen, worauf Pepsin, verdünnte Salzsäure nebst etwas Labferment ausgeschieden wird. Nun wird der Speisebrei mit diesen sauren Elementen durchdrungen, wobei es überaus interessant ist, zu erkennen, daß die Salzsäure nur beim Vorhandensein von Pepsin aktiv wird, und daß andererseits das Pepsin nur angreift, wenn sich genügend Salzsäure vorfindet. Ein besseres Bild von einer guten Zusammenarbeit kann man sich kaum vorstellen. So mag es in einer guten Ehe sein, wenn sich jeder in seiner vollen Kraft aktiv entfalten kann und wenn der andere Partner dabei mitwirkt.

Die Fettverdauung

Hat das saure Element seine abbauende Funktion erledigt, dann öffnet sich der Pförtner, also die kräftigen Muskelpartien am Magenausgang, und der Speisebrei wird aus dem Magen herausgeschafft, um nun in den Zwölffingerdarm zu gelangen. Hier wird er von der Galle und den Fermenten der Bauchspeicheldrüse angepackt. Die Galle empfängt das Fett und spaltet es in Fettsäure und Glyzerin mit Hilfe der sogenannten Bauchspeichellipase. Ohne dieses Ferment der Bauchspeicheldrüse wäre dies nicht möglich. Hierauf wandern Fettsäure und Glyzerin auf getrennten Wegen in den Körper, gleich einem Ehepaar, das auf getrennten Wegen nach Italien reist, indem der Mann zu Fuß über den Gotthard wandert, während die Frau mit der Eisenbahn durch den Tunnel fährt. Beide treffen sich dann an der Riviera wieder, wo sie gemeinsam die Badefreuden genießen. Auch Fettsäure und Glyzerin können wieder zusammenkommen, wenn das Glyzerin zu wenig ausgeschieden wird. Diese Verbindung ist nicht allen Menschen angenehm, weil sie an Körperteilen ungewünschte Fettpolster zu bilden vermag, die nicht einmal die geschickteste Schneiderin gänzlich verstecken kann.

Die Stärkeverdauung

Was aber geschieht mit unserem Stück Flockenbrot, das wir eigentlich auf seiner Verdauungsreise begleiten wollten? Die vorverdaute Stärke wird von dem Ferment Diastase, das nach neueren Bezeichnungen Amylase genannt wird, in Malzzucker zerlegt, denn Stärkekörner können nicht verdaut oder assimiliert werden. Ein Stärkekorn wäre viel zu groß, um durch die feinen Düsen der Darmzotten hindurchzukommen. Das Größenverhältnis ist etwa so, wie wenn wir den Stein einer Kirsche durch ein Nadelöhr zu bringen versuchten. Aus diesem Grunde ist es verständlich, daß alle Stärke in Malzzucker, also in einen Zuckersirup umgewandelt werden muß, damit sie aufgenommen werden kann. Bei den Menschen, die eine zu geringe Stärkefermentausscheidung haben, wird die Stärke höchstens wie ein Kleister aufgequollen. Dieser Stärkekleister kann aber im Dünndarm nicht aufgenommen werden, weshalb ihn dieser in den Dickdarm abschiebt. Dort wird er eingedickt und bildet eine harte, zähe Masse, die der gefürchteten Verstopfung Vorschub leistet. Es ist nun überaus vorteilhaft, daß die Mundspeicheldrüsen, vor allem die Ohrspeicheldrüsen ungefähr das gleiche stärkelösende Ferment ausscheiden wie die Bauchspeicheldrüse. Das hat zur Folge, daß wir durch gutes Einspeicheln die Bauchspeicheldrüse genügend unterstützen können, um dadurch eine geringe Unterfunktion auszugleichen oder ganz verschwinden zu lassen.

Das Ferment der Diastase bzw. Amylase finden wir auch im Weizenkorn. Ein Korn, welches in der Erde durch die Feuchtigkeit unter der Einwirkung der Sonne zu keimen beginnt, sondert Diastase ab, verwandelt somit die Stärke in Malzsirup, den der Keimling trinkt, wie ein Säugling die süße Milch und dabei wächst und gedeiht. Zuerst bilden sich nun die Würzelchen wie kleine Zähnchen, dann stößt das zweite Keimblatt nach oben, und wenn die Würzelchen stark genug sind, dann holt der Keimling seine Nahrung aus der Erde selbst hervor. Auch das Gerstenkorn kann man durch Wärme und Feuchtigkeit zum Keimen bringen, worauf wir es trocknen, mahlen und mit Wasser auslaugen. Wenn der sich lösende Malzzucker filtriert ist, kann er unter Vakuum eingedickt werden, und wir haben einen reinen Malzextrakt. Ähnlich wie in der Pflanze, ja sogar oft gleichartig ist das Naturgeschehen in unserem Körper. Schon daraus kann man ersehen, daß die gleiche Intelligenz, der gleiche schöpferische Geist, alles entworfen und geschaffen hat.

Die Eiweißnahrung

Nun haben wir noch die Verdauung der Eiweißnahrung zu betrachten, was für uns von großer Wichtigkeit ist. Wenn wir an Gewicht nicht ständig abnehmen wollen, dann müssen wir darum besorgt sein, daß wir das Eiweiß richtig verarbeiten. Dies ist besonders bei Schorfkindern zu beachten, da diese das Kuhmilcheiweiß nicht vertragen und das Nußeiweiß oft nicht aufnehmen.

Im Magen ist das Eiweiß durch das Pepsin schon angegriffen worden und kommt nun in den Dünndarm, wo es im alkalischen Element mit dem Eiweißferment Trypsin zusammentrifft. Durch dieses Ferment, das von der Bauchspeicheldrüse geliefert wird, wird das Eiweiß in seine Grundbestandteile, also in die letzten Spaltprodukte, in die Aminosäuren, zerlegt. Aus den Aminosäuren der verschiedenen eingenommenen Eiweißnahrungsmittel muß sich der Körper sein arteigenes Eiweiß aufbauen. Dies ist nicht immer leicht, denn wir können vielerlei Arten von Eiweiß essen, ohne daß wir zunehmen. Dies ist der Fall, wenn der Körper nicht in der Lage ist, aus einer Menge von unvollkommenem Eiweiß die 18 notwendigen Aminosäuren herauszuziehen, um sein arteigenes Körpereiweiß aufzubauen. Aus diesem Grunde ist es doppelt nötig, daß vor allem der Leberleidende ein wertvolles Eiweiß einnimmt. Ein solches ist das Milcheiweiß, das im Quark und Joghurt besonders vorteilhaft zur Geltung kommt. Auch die Sojabohne liefert ein wertvolles Eiweiß. Bei vielen Verdauungsstörungen, vor allem bei Erkrankung der Leber, ist die Einnahme von Quark besser bekömmlich als von süßer Milch. Dies ist dem Umstand zuzuschreiben, daß bei den Kranken die Produktion der Fermente in der Regel stark reduziert ist. Die Milch benötigt zu ihrer Verdauung Labferment im Magen. Da bei der Zubereitung von Weißkäse, also von Quark, das Labferment vom Käser beigefügt wird, kann es sich bei der Verdauung wirksam erweisen, und es ist nicht nötig, daß der Körper dieses selbst schafft. Bei Erkrankung und Unterfunktion der Leber und Bauchspeicheldrüse bildet das aus der Papayapflanze gewonnene Papain eine wunderbare, unterstützende Hilfe. Dieses rein pflanzliche Ferment, welches dem Trypsin verwandt ist, wirkt bekanntlich ebenfalls eiweißabbauend, besonders dann, wenn es durch die Fruchtsäure aktiviert werden kann, die in der unreifen, frischen Papayafrucht enthalten ist. Der Leberkranke, der immer unter einer gewissen Funktionsstörung der Bauchspeicheldrüse zu leiden hat, sollte unbedingt seiner Verdauung mit einem guten Papaya-Präparat (Papaya-Fruchttabletten/Papayaforce) nachhelfen.

Die Mineralstoffe, auch Nährsalze genannt, werden durch die Speicheldrüse gelöst und gehen so in wässeriger Lösung durch das Pfortadersystem in die Leber und von da mit dem Blut durch die Hohlvene in den Körper.

Nachdem wir nun die Verdauung von Fett, von Stärke und Eiweiß betrachtet haben, konnten wir in großen Zügen die wesentlichen Merkmale der Nahrungswanderung verfolgen und manches wird uns sicher klarer geworden sein, so daß wir in Zukunft unseren Körper gewiß besser unterstützen können. Eine zusätzliche Hilfe bietet das spezifische Naturmittel Sojaforce.

Naturreine oder entwertete Nahrung

Es gibt viele Menschen, denen es sehr lästig ist, wenn man ihnen klarzumachen versucht, daß es keineswegs gleichgültig ist, was man ißt. Viele empfinden es als Vorwurf, wenn man sie darauf aufmerksam macht, daß das, was wir heute genießen, allgemein stark entwertet, oft sogar, streng genommen, vergiftet ist. Wer jedoch darauf bedacht ist, sich die Nahrung so zu erhalten, wie sie dem Menschen durch die Weisheit des Schöpfers zugedacht war, der ist bestimmt besser daran als jener, welcher das Entwertete höher einschätzt als das Naturgegebene. Daß besonders für Leber und Galle eine unverfälschte Naturkost von größter Bedeutung ist, geht aus den Aufgaben, die diesen beiden

Organen zugewiesen worden sind, deutlich und einwandfrei hervor. Wir sollten daher prüfen, was wir zum Aufbau unseres Körpers, zu seiner Gesunderhaltung, wie auch zur Wiedergesundung im Krankheitsfalle zu uns nehmen: naturreine und vollwertige oder entwertete Nahrung, denn darauf kommt es schließlich an.

In einer Erzählung von Tolstoi wird uns der Kernpunkt dieser Frage bildlich eindrucksvoll vor Augen geführt.

Ein betagter Greis, sein hochbetagter Vater und der uralte Urgroßvater spielen darin eine Rolle. Dies ist nichts Außergewöhnliches, außergewöhnlich und sehr verwunderlich dabei ist nur, daß sich der greisenhafte Sohn nur mühsam an Krücken vorwärts bewegen und kaum mehr hören und sehen konnte, während sein viel älterer Vater noch rüstig am Stock voranschritt und noch verhältnismäßig gut hörte und sah. Erstaunlicherweise aber überholte ihn der Großvater an Rüstigkeit und geistiger Frische, denn er brauchte keinen Stock, auch hörte und sah er noch wie ein Junger. Es stellte sich nun heraus, daß in seiner Jugendzeit das Roggenkorn noch überaus groß, äußerst schmackhaft und sehr gehaltvoll war. Durch die steigende Habgier der Menschen wandelte sich dies jedoch alles. Der Boden konnte keine solch große Roggenkörner mehr hervorbringen und die Nahrung war nicht mehr so gehaltvoll wie zuvor. Dies begann sich nebst dem unruhevolleren Leben immer nachteiliger auf die Lebenskraft und Lebensdauer der Menschen auszuwirken. Wenn auch die Darstellung nur bildhaft zu verstehen ist, hat sie doch ihr deutliches Abbild in unseren Tagen, denn allgemein zehren unsere Lebenskraft und unsere Gesundheit von den Reserven unserer Ahnen, hatten sich diese doch in ihrer Genügsamkeit mit reiner Naturkost eine Zähigkeit und Widerstandskraft verschafft, die wir heute immer mehr vermissen. Das will nun allerdings nicht sagen, daß es nicht auch heute noch Menschen mit gesunder, kraftvoller Grundlage gibt. Aber auch die vorzüglichsten Grundlagen können schließlich durch die Beraubung der natürlichen Voraussetzungen untergraben werden. Der Hauptfehler liegt dabei in der Entwertung unserer Nahrungsmittel.

Das unübertreffliche Rezept

Eine geheimnisvolle Kraftquelle steckt in der Tat in diesen vielen, kleinen, unscheinbaren Körnchen, die im Herbst oder Frühling der

Erde anvertraut werden, und die bei guten Voraussetzungen dreißig-, sechzig- und hundertfaltig Frucht tragen. Was der Körper für den täglichen Verbrauch benötigt, steckt im richtigen Verhältnis im kleinen Korn verborgen, und zwar bekannte und unbekannte Nährstoffe und Nährsalze, Fermente und allerlei Vitalstoffe. Es handelt sich dabei tatsächlich um ein Rezept des Schöpfers, das ans Wunderbare grenzt. Allerdings kann es nur zur vollen Auswirkung gelangen, wenn die Körnerfrüchte in ihrer Ganzheit belassen werden. Nur das ganze Korn trägt den segenbringenden Nutzen in sich. Nur wenn wir der wohldurchdachten Schöpferidee volle Achtung zollen, werden uns ihre Erzeugnisse gesunde Leistungsfähigkeit bringen. Was unseren Vorfahren, was Milliarden Menschen vor uns gedient hat, wird auch uns zum Wohle gereichen. Alle raffinierten Teilprodukte jedoch sind eine Mangelnahrung, die uns früher oder später krank werden läßt, da sie das stoffliche Gleichgewicht stört und somit das ganze Stoffwechselgeschehen aus den normalen Bahnen bringt.

Eine Getreidenahrung, die aus dem ganzen Korn frisch zubereitet wird, bildet auch für den modernen Menschen die Grundlage einer Ernährung, die selbst den Krafterfordernissen der heutigen Zeit vollauf Rechnung zu tragen vermag, handle es sich dabei nun um Brot oder verschiedene andere Speisen.

Das von Gott geschaffene Verhältnis in allen Nahrungsmitteln, sowohl im Getreide, im Gemüse, als auch in den Früchten ist für uns unumstößlich. Selbst wissenschaftlich kann dies heute bewiesen werden, denn es ist eine bekannte Tatsache, daß beispielsweise irgendein Korn nicht nur mit dem Innern, der Stärke, dient, sondern vor allem auch mit den äußeren Schichten, der Kleie und dem Keimling, liegen darin doch wertvolle Mineralbestandteile, Vitalstoffe, Vitamine und Spurenelemente, kurzum bekannte und noch unbekannte Stoffe und Wirksamkeiten. Es mag sogar sein, daß gerade das noch Unbekannte, das vielleicht in kleineren Mengen vorhanden ist, noch wesentlicher und wichtiger ist als die Spurenelemente, deren Bedeutung man inzwischen auch erkannt hat. Der Grundsatz der Ganzheit sollte daher in unserer Ernährung stets beachtet und berücksichtigt werden, denn zwischen naturreiner und chemisch bearbeiteter Kost besteht ein Unterschied wie zwischen Tod und Leben. Die naturreine, unverdorbene Nahrung birgt alles in sich, was wir zum Aufbau und zur Gesunderhaltung unseres Körpers benötigen. Wenn wir aber durch eine falsche Düngung, durch Spritz- und Konservierungsmittel, durch Farben und Aromen, durch Abbrühen und Raffinieren unsere Nahrung entwerten, vergiften und verfälschen, statt sie im richtigen Gleichgewicht zu lassen, müssen wir uns nicht wundern, wenn auch wir dadurch mit der Zeit selbst gesundheitlich aus dem Gleichgewicht geraten. Wie aus dem bisher Geschriebenen klar ersichtlich ist, werden dadurch auch Leber und Galle überlastet, und es ist kein Wunder, wenn sie schließlich versagen.

Die Kunst der Nahrungszusammenstellung

Eine richtige Nahrungszusammenstellung ist besonders beim Leberleidenden notwendig. Man kann dabei wirklich von einer Kunst sprechen, denn vielen scheint die Geschicklichkeit ganz abzugehen, nicht nur dem Gaumen, sondern auch der Gesundheit Rechnung zu tragen. Sicherlich wissen viele Leute genau, welche Nahrung gesund ist. Sie verstehen es sogar, einen Vorrat von wirklich guter, naturgemäßer Nahrung anzulegen. Womöglich ziehen sie sogar im eigenen Garten oder auf eigenen Kulturen gesunde, biologisch gepflegte Gemüse und Beeren, aber trotzdem fehlt ihnen zu einer richtig gesunden Ernährungsweise noch ein wesentlicher Punkt, nämlich die geeignete Zusammenstellung der Nahrung; denn auch diese hilft wesentlich mit, körperliche Störungen zu vermeiden. Wenn trotz guter Rohstoffe besonders bei mangelhafter Nieren-, Leber- oder Bauchspeicheldrüsentätigkeit, immer wieder Störungen auftreten, darf man nicht unwillig werden und daraus den Schluß ziehen, daß die neuzeitliche Ernährungsweise doch nicht zum Erfolg führe, da bei Gemischtkost oder bei einseitiger Fleischnahrung weniger Störungen vorgekommen seien. Auch mit einer gewissen Geschicklichkeit können solche Störungen bei vegetarischer Ernährung behoben werden. Um dies zu erreichen, sollte man aber nicht wahllos Gemüse und Früchte durcheinander genießen. Von Vorteil ist ein völliges Auseinanderhalten von Gemüse und Fruchtnahrung, indem man die Fruchtnahrung grundsätzlich nur morgens und abends zu sich nimmt.

Obwohl selbst neuzeitlich eingestellte Ärzte dieser wichtigen Frage keine Beachtung schenken, weil sie keinen wissenschaftlichen Grund dafür finden können, zeigt die Praxis dennoch, daß viele Menschen unter Verdauungsstörungen und Darmgasen zu leiden haben, sobald sie Gemüse und Fruchtnahrung nicht getrennt halten. Am wenigsten Störung mögen Äpfel mit Gemüse zusammen verursachen. Völlig verkehrt wäre es aber, wenn man zu einem Früchteauflauf noch eine Gemüsesuppe, Salatplatte und Käse nebst gezuckertem Tee servieren würde. Das hätte üble Gärungen zur Folge, während ein Bambu-Früchtekaffee infolge seiner Bitterstoffe vorzüglich hilft, das Süße etwas auszugleichen. Käse eignet sich zu gedämpften Gemüsen und Salaten, nicht aber zu Früchten, zu Frucht- und Süßspeisen, da diese Zusammenstellung ebenfalls Störungen verursacht. Wählt man sich mittags eine Salatplatte aus verschiedenen Salaten, dann gehört Quark als ergänzende Eiweißnahrung dazu. Bei schlechter Leber- und Bauchspeicheldrüsentätigkeit bewährt sich der Quark vorzüglich, denn man hat bei ihm mit weniger Störungen zu rechnen als beim Käse. Er ist gesünder und besser bekömmlich als dieser und besitzt zudem genau die gleichen Nährstoffe. Ein besonders beachtenswerter Vorteil von Quark im Vergleich zu Käse ist, daß Quark nicht stopft, wohl aber der Käse. Viele begehen auch den Fehler, zum Frühstück neben Kaffee, Brot, Butter und Konfitüre noch Käse zu essen. Auch hierzu eignet sich der Käse nicht, wohl aber zusammen mit belegten Brötchen, die mit gutem Vollkornbrot mit Butter und etwas Vitamin-B-Hefeextrakt zubereitet werden. Auf diese Brötchen legt man dünne Käsescheibchen, und dies schmeckt wunderbar zu einem Kaffee, aber niemals zu Konfitüre und Honig. Wenn wir diese Süßspeisen vorziehen, dann sollten wir das Frühstück mit Früchten, nicht aber mit Käse bereichern.

Es ist auch keineswegs gleichgültig, welche Getränke wir zu den Mahlzeiten einnehmen. Zu einer richtigen Zusammenstellung von Pellkartoffeln mit Butter und Quark sowie verschiedenen Salaten und einem gedämpften Gemüse gehört ganz bestimmt kein Süßmost, denn er paßt keineswegs zur Gemüsenahrung. Statt seiner sollten wir ein Glas rohe Vorzugsmilch trinken, vorteilhaft ist auch Buttermilch oder verdünntes Molkenkonzentrat, das zugleich verdauen hilft. Wer Mineralwasser bevorzugt, sollte eines mit wenig Kohlensäure wählen und niemals ein gesüßtes. Vorzüglich als Getränk zu Gemüsemahlzeiten eignen sich auch Gemüsesäfte. Prießnitz hat seinerzeit den verwöhntesten Kurgästen zu den Mahlzeiten gewöhnliches Wasser aufgestellt.

Im Grunde genommen ist es eigentlich vorteilhafter, zu den Mahlzeiten überhaupt nicht zu trinken, damit man nicht in Versuchung kommt, den Speisebrei, der gut gekaut und durchspeichelt werden sollte, einfach mit Flüssigkeit hinunterzuschwemmen. Auf diese Weise stört man die notwendige Vorverdauung durch den Speichel, was wiederum zu Verdauungsstörungen führen kann.

Nach dem bisher Erwähnten kann sicher von jedem verstanden werden, daß ein süßes Dessert nach dem Essen keineswegs angebracht ist. Die beste Zusammenstellung wird gestört und es ist nur eine Angelegenheit des Gaumens, wenn wir meinen, so vielseitig sein zu müssen, denn dies ist keineswegs nötig, da der Körper aus einer einfachen, gesunden Zusammenstellung erhält, was er braucht. Jedenfalls ist es sehr schade, wenn wir ein gesundheitlich einwandfreies Essen durch das übliche Dessert benachteiligen, weil dieses Störungen, Gärungen oder gar Durchfall verursacht. Wer nach dem Essen sein Süßigkeitsbedürfnis stillen möchte, kann zu einem Glas frischgepreßtem, rohem Rüeblisaft greifen. Er befriedigt den Gaumen und stört die Verdauung keineswegs und ist deshalb ein guter Ausweg.

Eine weitere Regel gilt dem Zuckergenuß. Auch dieser sollte maßvoll sein. Das Süßigkeitsbedürfnis kann jederzeit wunderbar mit naturreinen Trockenfrüchten gestillt werden, mit denen man sich keineswegs schaden kann. Sie helfen uns im Gegenteil reichlich nähren, denn ihr Zuckergehalt geht rasch ins Blut über. Sogar der Leberleidende, der sich allgemein vor Süßigkeiten hüten muß, kann sich an getrockneten Bauernbirnen gütlich tun, da diese bei Leberstörungen eine positive Wirkung haben und mit kleinen Korinthen zusammen das Blut aufzufrischen helfen.

Trinken wir zu einer Gemüsemahlzeit einen Kräuter- oder Hagebuttentee, dann sollten wir ihn ohne Zucker genießen, da dieser nicht zu den Gemüsen und Salaten paßt, weil auch er unliebsame Gärungen verursachen kann. Völlig widersinnig aber ist Zucker am Salat. Zum Säuern verwenden wir Zitronensaft oder Molkosan. Auch Sauermilch oder Joghurt kann dazu genommen werden. Ein gutes, unraffiniertes, kaltgepreßtes Öl wird beigegeben, niemals aber Zucker. Viel passender wäre es, der Salatsauce eine kräftige, unschädliche Würze, wie Paprika, Meerrettich oder ein anderes gesundheitsförderndes Gewürz beizufügen, damit der Salat kräftig wird. Dies ist gut und vernünftig, während Zucker nicht am Platze ist, sondern eine ganz ungesunde Geschmacksverirrung bedeutet.

Einfachheit statt Vielseitigkeit

In der Einfachheit unserer Ernährungsweise liegt eine beachtenswerte Möglichkeit, unsere Organe, vor allem die Leber und die Galle, zu schonen. Einfachheit hat in diesem Sinne aber nichts mit Einseitigkeit zu tun, denn auch eine einfache Mahlzeit kann so reichhaltig sein, daß sie die notwendigen Nährstoffe, Mineralbestandteile und Vitamine enthält, während bei Einseitigkeit in dieser Hinsicht gewisse Mängel in Erscheinung treten. Unangebrachte Vielseitigkeit aber ist eine Doppelspurigkeit, die beispielsweise mehr als eine Eiweiß- oder Stärkeart zur gleichen Mahlzeit aufbietet.

Statt der ohnedies schon sehr stark beanspruchten Leber und auch der Bauchspeicheldrüse noch mehr Schwierigkeiten aufzuladen, ist es besser, auf Schonung bedacht zu sein. Einfachheit und richtige Zusammenstellung der Mahlzeiten wirken in diesem Sinne unterstützend. Sehr schonend für die Leber ist auch die tägliche Einnahme von Bitterstoffen. Manche Störung kann dadurch beseitigt werden. Bittere Salate, wie Zichorie oder Löwenzahn sollten auf der Salatplatte nicht fehlen. Sogar zur Fruchtnahrung oder zu Süßigkeiten paßt ein bitterer Ausgleich in Form eines Bambu-Früchtekaffees. Die Eicheln, die er zusammen mit anderen pflanzlichen Bitterstoffen enthält, schaffen einen günstigen Ausgleich zu Süßspeisen. Wenn ein solcher Kaffee ohne Zucker getrunken wird, so kann er Gärungen verhindern; denn die Bitterstoffe vermögen die Leber und die Bauchspeicheldrüse zu beruhigen, wenn diese Organe auf Süßspeisen nicht gerade günstig ansprechen.

Ernährungslichtlinien für den Leberkranken

Das Quantum

Der Leberkranke muß bezüglich des Nahrungsmittelquantums sehr vorsichtig sein. Er sollte eher etwas zu wenig als zu viel essen. Schon mit ein wenig zu viel kann er sich unangenehm schaden. Die Quantität soll also immer klein, die Zubereitung aber gut und schmackhaft sein. Am besten ist es, wenn man auf das Hungergefühl achtet und nur ißt, wenn sich dieses einstellt. Nimmt man dann wenig zu sich, so ergibt sich nie eine zu starke Reizung der Leber, weil eben nicht zu viel Galle produziert werden muß zur Verdauung dieser kleinen Mengen an Nahrung.

Fette und Öle

Besonders vorsichtig zu handhaben sind vor allem die Fette. Butter, die nicht mehr ganz frisch ist, kann nicht nur sehr nachteilig wirken, sondern äußerst schaden. Nur ganz frische Butter darf der Leberkranke in bescheidenem Quantum aufs Brot gestrichen erhalten, nie aber solche, die oxydiert oder ranzig ist. Man muß sich darüber nicht wundern, daß der Leberkranke sehr empfindlich ist und das, was dem Gesunden immer noch bekommt, in keiner Weise mehr vertragen kann. Nur unraffinierte, kaltgeschlagene Naturöle, die nicht nur die Nährwerte, sondern auch noch die Heilwerte enthalten, worunter vor allem die hochungesättigten Fettsäuren zu verstehen sind, dürfen dem Leberkranken in einer richtigen Dosierung verabfolgt werden.

Kombinationen

Es muß auch streng darauf geachtet werden, daß der Leberkranke nicht zur gleichen Mahlzeit Gemüse und Früchte zusammen genießt, denn dies kann zu recht großen Störungen führen. Man muß sogar sehr vorsichtig sein, wenn man gekochte und rohe Nahrung zusammen kombiniert. In der Regel verursacht dies nicht immer Schwierigkeiten, aber es gibt dennoch Fälle, die auch in dieser Hinsicht eine Berücksichtigung verlangen, weil dadurch auch Störungen auftreten können. Nimmt man zuerst die rohe Nahrung ein, und zwar langsam und unter gutem Kauen und Durchspeicheln, dann kann man unter Umständen vorsichtig auch noch etwas gekochte Nahrung folgen lassen. Kohlarten sind in gekochtem Zustand unmöglich, und hier vor allem der Rosenkohl und der Grünkohl. Kartoffelspeisen dürfen nur in kleinen Mengen genossen werden und unter keinen Umständen solche, die mit Fett gebacken worden sind. Auch damit kann man sich sehr schädigen. Pellkartoffeln sind noch am ehesten bekömmlich.

Ein Fasttag

Man sollte sich streng an diese Tatsachen aus der Erfahrensheilkunde halten. Vor allem sollte man nur essen, wenn sich der

Hunger meldet. Ohne Hungergefühl darf man ruhig einmal einen Tag fasten, denn dies schadet gar nicht. Es wäre im Gegenteil sogar von Vorteil, jede Woche einen Fasttag einzuschalten. Einen solchen Tag empfindet die Leber als Erholung, und sie kann sich dabei auch wirklich wieder erholen.

An solch einem Fasttag trinkt der Leberkranke am besten Rüeblisaft. Hat er besonderes Verlangen nach rohen Äpfeln, dann kann er solche am besten am Morgen genießen. Er sollte sich aber möglichst kein Müesli daraus zubereiten, sondern seine eigenen Zähne als gründliche Raffel benützen. Dies bekommt der Leber besser, als wenn der Apfel mit einer Metallraffel geraffelt wird und nachträglich mit dem Sauerstoff eine Verbindung eingehen und oxydieren kann. Dieser Umstand mag für den Gesunden kaum eine Rolle spielen, während es für den Leberkranken doch schon sehr wesentlich ist. Leisten ihm aber seine Zähne nicht mehr den notwendigen Dienst, dann kann er sich einer feinen Bircherraffel bedienen, sollte aber gleichwohl darauf achten, den Speisebrei gut einzuspeicheln, denn der Speichel sorgt für die notwendige Vorverdauung im Mund. Wenn also der Gebrauch einer Raffel umgangen werden kann, dann ist dies besser, denn alles, was mit Metallen in Berührung gekommen ist, kann für den Leberkranken bereits schon ein Risiko darstellen. Darum heißt es vorsichtig sein. Vorteilhaft könnte auch eine Glasraffel den Dienst versehen.

Büchsenkonserven

Es ist also auch aus dem erwähnten Gesichtspunkt heraus nicht ratsam, einem Leberkranken Nahrung aus Büchsenkonserven zu verabreichen. Was man selbst in Gläsern eingemacht hat, kann er unter Umständen noch vertragen, was aber aus der Büchse kommt, ist ein Risiko.

Alle diese wichtigen Erkenntnisse, welche auf der Basis von jahrzehntelangen Erfahrungen gesammelt worden sind, sollte man bei der Leberdiät unbedingt berücksichtigen. Schon durch kleine Fehler kann man das Allgemeinbefinden stören, was von großem Nachteil für die Regenerierung der Körperenergie und der Körperfunktionen ist. Man muß deshalb also sehr vorsichtig sein, selbst wenn es uns übertrieben erscheinen mag, auf Kleinigkeiten zu achten, die dem Gesunden nichts anhaben mögen, wie zum Beispiel eine Einwirkung der Metalle. Deshalb sollte auch das Kochen in Töpfen aus Aluminium für den Leberkranken auf alle Fälle vermieden werden.

Allgemeine Grundsätze

Die Ernährung des Leberkranken sollte auf die Dauer nicht eiweißarm oder gar eiweißfrei gehalten werden. Zur Regenerierung benötigt die Leber eine ausgeglichene, gesunde Naturnahrung, die im Verdauungsapparat möglichst keine Störungen hervorruft und dadurch die Entwicklung von Stoffwechselgiften vermeiden kann. Der Leberkranke sollte nicht zu wenig, aber auch nicht zuviel Nahrung einnehmen und sollte sie langsam und gründlich kauen. Die beste, natürlichste Nahrung hilft einer kranken Leber zur Genesung, denn auf diese Weise kann sie sich unter Berücksichtigung der gegebenen Ratschläge wieder erholen und als erstarktes Organ den vielseitigen Aufgaben erneut nachkommen.

Selten kann sich ein Gesunder in die Lage des Kranken versetzen, sonst müßten nicht so viele Regeln zur Berücksichtigung aufgestellt werden. Wer aber nachfühlen kann, wie schwer es ist, ohne Wohlbefinden leben zu müssen, der wird darauf achten, alles Schädliche zu meiden. In der Regel ist es so, daß sich gerade der Leberkranke nie recht wohl fühlt. Stellt sich nun aber wieder ein allgemeines Wohlbefinden ein, indem er sich innerlich entspannt fühlt, so daß er wieder von innen heraus Lebens- und Arbeitsfreude empfindet, dann bedeutet dies schon das erste Zeichen der Gesundung.

Roter Sonnenhut

*Margeriten mir gefallen,
Doch von allen liebe ich Echinaceen,
Wenn in Reih und Glied sie stehen.
Auch als roter Sonnenhut
Kennt man diese Pflanze gut.
Stattlich schön, mit tiefem Duft,
Schaut sie in die klare Luft.
Statt der Blütenblättchen weiß
Dienen wohl zu frohem Preis
Rosaviolette Farben,
Auch das Krönchen muß nicht darben,
Stolz es in der Mitte steht,
Jeder, der vorübergeht,
Freut sich an dem starken Ton,
Den es sich statt gold'nem Lohn
Passend auserkoren hat. Wahrlich,
leicht wird man nicht satt
Von dem Anblick und dem Duft,
Wenn uns diese Pflanze ruft,
Sie zu schauen in dem Garten,
Wenn die Julitage warten,
Wenn sie ihre Wärme spenden,
Froh, mit reichen Geberhänden.
Auch Echinacea gibt,
Weil sie gern zu helfen liebt.
Nicht nur Schönheit, Duft und Pracht
Aus Echinacea lacht,
Nein, sie hat noch weit viel mehr.
Hilfe spenden ist nicht schwer,
Wenn man soviel reiche Gaben
Darf wie diese Pflanze haben.*

Sophie Vogel-Sommer
(Aus dem Gedichtband »Des Lebens Fülle«)

Wert und Unwert unserer Nahrung

Öle und Fette: Helfer im Dienste der Gesundheit

Unter den vielen Ursachen, die zu einer Erkrankung führen, spielt die Ernährung eine wichtige Rolle. Mancher Mangel ist schon erkannt und beanstandet worden, nur einer von ihnen ist lange unbeachtet geblieben. Als eine der besten Stützen unserer Gesundheit kann das Fehlen auf schwere Krankheiten einen bedeutenden Einfluß ausüben. Es handelt sich dabei um die hochungesättigten Fettsäuren, die in den natürlichen Ölen und Fetten enthalten sind. Ihre Wichtigkeit und hoher Wert sind erst durch die neueren Forschungen bekannt geworden. Weil das Fehlen dieser Stoffe tiefgreifende Störungen im Zellstoffwechsel verursacht, kann dadurch das ganze Krankheitsgeschehen negativ beeinflußt werden. Zur ungeschmälerten Naturnahrung gehören deshalb notwendigerweise Öle und Fette, die völlig naturbelassen sind. Durch hohes Erhitzen, Raffinieren, Härten und andere Manipulationen werden die hochungesättigten Fettsäuren zerstört, was man leider allzulange übersehen hat. Nachdem man aber die Wichtigkeit der hochungesättigten Fettsäuren erforscht hat, ist man auch in der Lage, deren Mangel in unserer Ernährung zu verhindern, wodurch eine der vielen Ursachen im Krankheitsgeschehen beseitigt wird.

Das Wesentliche über Öle und Fette

Wir müssen hinter den Ölen und Fetten nun allerdings keine besonderen Stoffe suchen, bestehen sie doch aus den einfachen Elementen Kohlenstoff, Wasserstoff und Sauerstoff. Sämtliche Öle und Fette, mit denen wir uns ernähren, enthalten eine oder mehrere Arten von Fettsäuren, deren es drei gibt, nämlich die gesättigte, die einfach ungesättigte und die hochungesättigte. Die gesättigten Fettsäuren, in den raffinierten Ölen und Fetten enthalten, sind sauerstoffarme Verbindungen, weshalb sie viel Sauerstoff erfordern. Das ist der Grund, warum wir uns nach ihrem Genuß müde und schlapp fühlen und am liebsten schlafen möchten. Statt dies zu tun, wäre es besser, gleich nach dem Essen einen tüchtigen Lauf mit Tiefatmung vorzunehmen.

Die gesättigten Fettsäuren mit höherem Schmelzpunkt sind vorwiegend in den tierischen Fetten zu finden. Die Pflanzenfette und Pflanzenöle weisen einen tieferen Schmelzpunkt auf. Sie sind reicher an ungesättigten, ja sogar an hochungesättigten Fettsäuren. Das ist der Grund, warum die naturbelassenen Öle so besonders wertvoll sind. Das Härten ist jedoch für die Industrie einfacher, weshalb sie dieses vorzieht, obwohl es entschiedene Nachteile hat. Durch das Verfahren des Härtens können sogar Metallverbindungen in homöopathischer Form zurückbleiben. Des weiteren sind die ungesättigten Fettsäuren, die doch den gesundheitlichen Wert der Öle darstellen, in hochschmelzende Stearinsäuren übergeführt worden. Es ist deshalb gut, die gehärteten Fette zu meiden.

Worin liegt nun aber der Vorzug der ungesättigten oder hochungesättigten Fettsäuren? Diese Frage kann leicht beantwortet werden, denn das Ungesättigte kann noch gesättigt werden, ist also noch verbindungsbereit. Dies ist der Grund, weshalb sich die ungesättigten Fettsäuren im Körper mit Mineralstoffen, mit Eiweißstoffen und Sauerstoff verbinden können, was ihnen ermöglicht, zu einem normalen Zellstoffwechsel und einer richtigen Zellatmung beizutragen. Dies ist der große Vorteil, den naturbelassene Öle und Fette durch die hochungesättigten Fettsäuren bieten, während gehärtete Fette und raffinierte Öle durch ihre gesättigten Fettsäuren dieser Fähigkeit beraubt sind. Wenn nun aber der Zellstoffwechsel und die Zellatmung jahre- oder jahrzehntelang nicht mehr in Ordnung sind, dann degenerieren Zellen und als Folge tritt die Krankheit in der einen oder anderen Form in Erscheinung. Noch beizufügen ist, daß auch die Ölfrüchte, wie sie uns in den verschiedenen Nüssen und Samen zur Verfügung stehen, die hochungesättigten Fettsäuren enthalten, weshalb sie als Fettlieferant und auch wegen ihres Gehalts an wertvollem Eiweiß in unserer Ernährung nicht fehlen sollten.

Wichtig für den Leberkranken

Wenn schon die Öl- und Fettfrage im allgemeinen Krankheitsgeschehen eine solch wichtige Rolle spielt, daß in unserer Küche überhaupt nur noch naturbelassene Fette und Öle verwendet werden sollten, dann ist diese Vorsichtsmaßnahme zur Schonung und Heilung unserer Leber doppelt angebracht. Gerade die Leber benötigt die hochungesättigten Fettsäuren, da dadurch ihre Arbeit erleichtert wird. Immer und immer wieder wird auch betont, daß Leberleidende gekochte und vor allem erhitzte Öle und Fette völlig meiden sollten, da sie empfindliche Störungen verursachen können. In Fett oder Öl gebackene und gebratene Speisen gehören deshalb keinesfalls auf den Tisch des Leberkranken.

Bekömmliche Öle

Ein gutes Öl für Leberleidende ist das Baumnußöl. Es ist sehr beliebt, da es geschmacklich noch ziemlich neutral ist. Leider ist es nicht überall erhältlich. Wenn es nicht zu bekommen ist, kann es durch kaltgepreßtes Sonnenblumenöl, das sowohl leicht verdaulich als auch angenehm im Geschmack ist, ersetzt werden. Aber auch das Sesamöl ist hervorragend, da es 43 % hochungesättigte Fettsäuren enthält. Sesamsamen weist zudem noch interessante Verbindungen mit Mineralstoffen und Eiweißkörpern auf, wodurch Sesam für uns zu einem sehr wertvollen Lebensmittel wird. Auch das kaltgepreßte Olivenöl gehört in die Reihe gesunder Öle, nur lehnen es manche wegen seines Geschmacks ab, doch kann man sich auch daran gewöhnen. In Kriegszeiten hat man oft auch das Mohnöl verwendet, das ebenfalls zu den Ölen gezählt werden kann, die infolge ihres Gehaltes an hochungesättigten Fettsäuren den notwendigen Beitrag zur Gesunderhaltung unseres Körpers leisten. Frisches Leinöl ist als Speiseöl weniger bekannt, obwohl auch dieses reich an hochungesättigten Fettsäuren ist. Es darf allerdings nur in frisch gepreßtem Zustand verwendet werden, da es nicht haltbar ist, sondern sich sehr rasch verändert. Aus diesem Grund kann es nur dort als Speiseöl zugezogen werden, wo es stets frisch gepreßt oder in hermetisch verschlossenen Gebinden erhältlich ist. Muß man in solch einem Fall auf das Öl verzichten, so kann man sich doch die Vorzüge des Leinsamens durch Leinsamenprodukte wie Linoforce beschaffen.

Fette

Fette sind bei Leberstörungen und Leberleiden sehr vorsichtig zu gebrauchen. Auf alle Fälle darf man nur naturbelassene Fette verwenden. Diese Pflanzenfette werden verhältnismäßig gut vertragen. Selbst rohe, frische Butter kann sparsam genommen werden. Noch mehr als beim Öl gilt bei den Fetten der Grundsatz, daß man sie für den Leberkranken nicht erhitzen darf. Möchte man den Geschmack der Speisen durch eine Fettbeigabe etwas bereichern und abrunden, dann kann man das Fett nach vollendetem Kochprozeß in leicht zerlassenem Zustand, aber niemals erhitzt unter die Speisen mengen oder einfach nur darüber geben.

Vitamin-F-haltige Nahrung

Die Bedeutung der ungesättigten, essentiellen Fettsäuren kann für die Leber nicht genug hervorgehoben werden. Es handelt sich hierbei um Linol- und Linolensäuren, also um das wichtige Vitamin F. Bei Leber- und Gallenerkrankungen wird die Krankheitsdauer verkürzt durch Einnahme von Vitamin-F-haltiger Nahrung. Auch die Beschwerden der Leberkranken werden dadurch rascher gemildert. Warum ist dies so? Weil die essentielle Fettsäuren vom Linol- und Linolensäuretypus für den Fettumsatz unentbehrlich sind und zudem notwendige Aufbaustoffe darstellen. Wissenschaftliche Forschungen haben gezeigt, daß diese ungesättigten, essentiellen Fettsäuren auch für den Glykogenaufbau in der Leber unentbehrlich sind.

Sowohl Fettleibige als auch zu Magere mögen sich merken, daß die genannten Fettsäuren auch die Fettablagerungen in den Geweben regulieren. Somit ist die Erhaltung der richtigen proportionierten Linie sehr davon abhängig, daß wir genügend Vitamin-F-haltige Nahrung einnehmen.

Wo finden wir nun die Vitamin-F-Lieferanten in der Natur? In erster Linie sind es die Ölfrüchte, wie die Sonnenblumenkerne, der Leinsamen, der Mohnsamen, die Sesam- und Pinienkerne, die Oliven und Mandeln. Auch Pasten, Cremen und Brotaufstriche, welche aus diesen Ölfrüchten hergestellt sind, enthalten Vitamin F. Vorausgesetzt, daß sie natürlich, ohne künstliche Zusätze und ohne Erhitzung verarbeitet worden sind. Öle, die keinerlei Raffinade erlitten haben und kalt gepreßt sind, enthalten ebenfalls die für unsere Gesundheit so wichtigen Fettsäuren.

Daß diese ungesättigten Fettsäuren auch bei der Entstehung und Heilung von Krebs eine sehr wesentliche Rolle spielen, sei nur nebenbei erwähnt, denn sie bilden einen empfindlichen Mangel, wenn sie fehlen, und helfen heilen, wenn sie dem Kranken zugänglich sind.

Wenn wir diese Grundsätzlichkeiten überprüfen, dann erkennen wir deutlich, daß eine Diät bei Gallen- und Leberleiden mit naturreinen Fettstoffen richtig ist. Was uns also die Natur seit Jahrzehnten gezeigt hat, wird heute von den neuesten wissenschaftlichen Forschungen klar und deutlich bestätigt. Auch auf diesem Gebiet geht somit, wie bei vielen anderen Gesundheitsfragen, die richtige Beobachtung und das Erfahrungsgut des Praktikers der exakten Forschung voraus.

Nicht nur der Leidende, sondern auch der Gesunde sollte um eine Vitamin-F-reiche Naturnahrung besorgt sein, denn diese erhält unsere Leber gesund, bewahrt uns vor Gallenstörungen und verschafft uns die notwendige Widerstandskraft gegen vielerlei Infektionskrankheiten.

Der Körper braucht natürliche Vitamine

Vitamine sind lebenswichtige Vitalstoffe, die der Körper braucht, sie aber selber nicht produzieren kann und die ihm daher mit der Nahrung zugeführt werden müssen.

Unsere Vorfahren haben nichts von Vitaminen gewußt, und alle Völker, die ihre Nahrung so wählten, wie sie in der freien Natur zur Verfügung stand, sind stärker und widerstandsfähiger gewesen, als die heutige, zum Teil sehr verweichlichte menschliche Gesellschaft.

Durch die Raffinationsmethoden (Schälen, Bleichen, Enthülsen, Verfeinern) im ganzen Bereiche der Nahrungsmittelindustrie wird die Nahrung verändert und notwendiger Vitalstoffe beraubt. Erinnert sei hier besonders an die unausgewogene Ernährung in Schnellimbißstuben und Kantinen.

Eine teilentwertete Zivilisationsnahrung braucht einen entsprechenden Zusatz. Für den modernen Menschen sind demnach vitamin- und mineralstoffhaltige Präparate bzw. Produkte notwendig.

Zu beachten ist, daß es selbst bei gesundheitsbewußter und vollwertiger Ernährung Zustände und Situationen gibt, in denen der Bedarf an Vitaminen schwankt und der Körper mehr als sonst benötigt.

Als Zeiten erhöhten Vitaminbedarfs gelten insbesondere die Infektionsgefahr, Rekonvaleszenz, Schwangerschaft und Stillzeit, Frühjahrsmüdigkeit sowie bei Durchführung einer Diät, bei Abmagerungskuren, Appetitlosigkeit und Resorptionsstörungen.

Die natürlichen Vitamine unterscheiden sich grundsätzlich von den synthetischen Vitaminen. Diese haben nicht den vollen Wert oder Wirkungseffekt. Von den natürlichen Vitaminen benötigt man wesentlich kleinere Mengen, da vorhandene natürliche Begleitstoffe die Aufnahme im Körper verbessern. Obwohl Vitamine überall in der Natur vorkommen, wird eine genügend hohe Konzentration nur in wenigen Naturprodukten erreicht.

Ein besonders gutes Naturprodukt sind die Multivitamin-Kapseln (Bioforce). Diese vereinen die natürlichen Vitamine A und D aus dem Lebertran, C aus Acerola und Hagebutte, E aus dem Weizenkeimöl, den B-Komplex aus der Hefe sowie die essentiellen Fettsäuren des Safloröls. Safloröl enthält etwa 75 % Fettsäuren, zur Hauptsache Linolsäure. Die essentiellen Fettsäuren (frühere Bezeichnung Vitamin F) sind für den Organismus ebenfalls unentbehrlich. Sie spielen in mannigfacher Weise im Stoffwechsel eine große Rolle.

Diese Zusammensetzung erwies sich als eine ideale und für den Körper leicht zu verarbeitende Vitalstoffkombination.

Ein hervorragender Vitamin C-Lieferant sind Bio C-Lutschtabletten mit verschiedenen Fruchtextrakten.

Vitamin A

Vitamin A ist wichtig für die Intakthaltung der Haut und der Schleimhäute sowie für den Sehvorgang in der Dunkelheit.

Vitamin B_1

ist mitverantwortlich für den Kohlenhydratstoffwechsel. Zudem beeinflußt es das Nervensystem und den Herzmuskel positiv.

Vitamin B_2

wirkt am gesamten Stoffwechselgeschehen mit und ist somit im ganzen Körper zu finden. Beteiligt ist dieses Vitamin auch am Fett-, Eiweiß und Kohlenhydratauf- und abbau und ist auch mitverantwortlich am Sauerstofftransport zur Aufrechterhaltung der Zellatmung.

Vitamin B_6

ist das ideale Vitamin, das einesteils gegen die Auto-, Flug- und Seekrankheit einen gewissen Schutz bietet und zudem das Wachstum der neu aufgebauten Zellen günstig beeinflußt, was vor allem bei schwangeren Frauen eine bedeutsame Rolle spielt, wie auch bei gewissen Formen der Anämie. Leider wird dieses auch für Herz, Leber und Gehirn so wichtige Vitamin durch einige chemische Substanzen in Antibiotikas und sogar durch die heute oft so leichtfertig verwendete Antibabypille zerstört. Krämpfe und sogar geistige Störungen und Depressionen bei Kindern und sensiblen Erwachsenen werden durch Vitamin B6 sehr positiv beeinflußt.

Vitamin C

die sogenannte Askorbinsäure, wie sie sonst in den Zitrusfrüchten und im Sauerkraut enthalten ist, kann skorbutartige Erscheinungen beseitigen. Ein Mangel kommt durch regelmäßige Zahnfleischblutungen, Müdigkeit und Anfälligkeit für Infektionskrankheiten zum Ausdruck.

Vitamin D

Besonders für Kleinkinder und auch für jeden Jugendlichen, solange er sich im Wachstumsalter befindet, ist Vitamin D von großer Bedeutung, denn ohne dieses Vitamin kann das Kalzium nicht aufgenommen werden. Rachitische und lymphatische Kinder mit schlechten Zähnen, porösem Knochenbau und mangelnder Widerstandskraft gegen Infektionskrankheiten haben einen Vitamin-D-Mangel. Außer in der Hefe ist Vitamin D in pflanzlicher Nahrung wenig vorhanden, während in Milch, Vollgetreide, Eigelb und vor allem in Lebertran, genügende Mengen von Vitamin D, oder genauer gesagt, von Provitamin D zu finden ist, das sich in der Haut durch Sonneneinstrahlung in eigentliches Vitamin D umwandelt. Da der wichtige Kalziumstoffwechsel ohne Vitamin D nicht stattfinden kann, ist es sehr bedeutsam, daß genügend Vitamin D eingenommen wird.

Weil bei der Zubereitung der Nahrung durch Auslaugen im Wasser, Überhitzung, durch ungeeignetes Kochgeschirr, durch zu langes Warmhalten, wie durch viele andere küchentechnische Fehler sehr oft das sehr empfindliche Vitamin D geschädigt oder zerstört wird, ist eine stete Einnahme in kleinen regelmäßigen Mengen angezeigt, was mit einem guten Multivitamin-Präparat möglich ist.

Vitamin E

ist das sogenannte Fruchtbarkeitsvitamin, womit das werdende Leben gefördert und zugleich auch das Altern verzögert wird. Eine wunderbare Zusammenarbeit mit Vitamin A und den B-Vitaminen garantiert eine gute Funktion der Keimdrüsen.

Ein guter Vitamin E-Lieferant ist Weizenkeimöl, das Vitamin E-reichste Öl überhaupt. A.Vogel's Weizenkeimöl wird aus naturbelassenen frischen Weizenkeimen durch kalte Pressung gewonnen. Eine Tagesdosis von 3-4 Teelöffeln (auch in Salaten und anderen Speisen) genügt. Noch einfacher ist die Einnahme von Weizenkeimöl-Konzentraten.

Gelée royale – ein Wunder der Natur

Viele Jahre eingehender Forschung waren notwendig, um einen Einblick in die Geheimnisse der Insektenwelt zu haben. Eine Arbeitsbiene verausgabt sich zum Beispiel derart, daß sie nur etwa 30 Tage lebt, während eine Königin zirka fünf Jahre leben kann und in dieser Zeit 350 000 bis 450 000 Eier legt. Daß dies nur durch eine konzentrierte Kraftquelle möglich ist, hat die exakte Forschung und Beobachtung nachgewiesen. Die Forscher haben erkannt, daß diese konzentrierte Nahrung, Gelée royale genannt, als ausschließliches Futter für Königinnen-Larven reserviert wird und daß Gelée royale Substanzen enthält, die den Zerfall der Zellen verlangsamen und somit verjüngend wirken.

Eine derart reiche Auswahl an Spurenelementen, Enzymen, Hormonen und Vitaminen findet man nicht in einem anderen Naturprodukt wie im Gelée royale. Dazu enthält es auch antibiotische und mikrobentötende Eigenschaften.

An Vitaminen sind im Gelée royale gefunden worden:

Vitamin B_1

Das sonst vorwiegend in Getreidekleie und -keimen vorhandene wasserlösliche Vitamin B_1, welches als Antiberiberistoff schwere Muskellähmungen zu beseitigen vermag, die bei der Beriberikrankheit so tragische Folgen haben können.

Vitamin A

(für die Haut und die Augen)

Vitamin B_2

(für das Stoffwechselgeschehen, und für die Zellatmung)

Vitamin B_6

(das ideale Vitamin für das Zellenwachstum)

Vitamin E

(für das werdende Leben)

Vitamin C

(gegen Müdigkeit und Infektionsgefahren) sowie

Vitamin H oder Biotin

(wahrscheinlich zum Aufbau von verschiedenen Proteinen).

Die Tatsache, daß im Futter der Bienenköniginnen, im Gelée royale, die wichtigsten Vitamine enthalten sind, ist ein wirkliches Naturwunder, das nur verständlich wird, wenn man ihre unglaubliche Leistungsfähigkeit von einigen hunderttausend gesunden Eiern in Betracht zieht. 8

Da Gelée royale im Honig, dem eigenen von der Biene selbst erzeugten Medium am besten konserviert bleibt, haben wir diesen konzentrierten Naturstoff in alkoholischer Honiglösung unter der Bezeichnung Apiforce in den Handel gebracht. Es ist ein A.Vogel-Produkt, welches ohne Konservierungsmittel gut haltbar ist.

Die Vorteile der vielen Vitamine vermögen unserem Körper, wenn wir einigermaßen vernünftig leben, vermehrte Spannkraft zurückzugeben, was heute, in Zeiten erhöhter Beanspruchung, von großer Bedeutung sein kann.

Aus anderen Berichten können wir feststellen, daß Gelée royale nicht nur belebend und verjüngend wirkt, weil es die endokrinen Drüsen günstig beeinflußt, sondern auch bei Keuchhusten und Asthma, und zwar besonders im Kindesalter, auffallend erfolgreich eingesetzt werden kann. Auch bei schwächlichen Kindern stellte man fest, daß sie sich durch die Einnahme von Gelée royale rascher erholten und besseren Appetit hatten. Ebenso wird Bronchitis mit Erfolg beeinflußt, ja sogar Migräne und Verdauungsstörungen, wie auch jene eigenartige Müdigkeit, die infolge schlechter Funktion endokriner Drüsen auftreten kann.

Es wird behauptet, daß gegen die Krebsdisposition die regelmäßige Einnahme von Gelée royale vorzüglich wirken soll.

Ölfrucht Sesam

Bei den Orientalen gehört Sesam zu den konzentrierten Nahrungsmitteln. Sesam wird auch gern als Zwischennahrung und auf Wanderungen genossen. Auch bei uns wird der Same der subtropischen Sesampflanze immer mehr bekannt und mehr geschätzt. Da im Orient in verschiedenen Gegenden, besonders dort, wo wenig Milchwirtschaft getrieben wird, die Fett- und Eiweißnahrung knapp ist, gehört der Sesam als vorzüglicher Fett- und Eiweißspender zu den wichtigsten und damit auch wertvollsten Nahrungsmitteln. Bekanntlich ist dieser kleine, unscheinbare Same sehr mineralreich, denn er besitzt viel Kalk, Eisen, Phosphor, Kiesel und besonders Kieselsäure. Was aber nach den neuesten Forschungen vor allem überaus wichtig ist, ist die Tatsache, daß Sesam auch sehr reich ist an hochungesättigten Fettsäuren, welche besonders für die Nervenzellen des Körpers und besonders auch für die Leber sehr wertvoll sind.

Bestätigte Forschungsergebnisse

Neuere Forschungen bestätigen nur, was der Instinkt der Naturvölker eigentlich schon längst gezeigt hat. Seit einigen Jahren werden die neuesten Forschungsergebnisse in den Resolutionen des Internationalen Vitalstoff- und Ernährungskomitees festgehalten. Wenn wir unseren Organismus gesund erhalten wollen, dann benötigen wir unbedingt hochungesättigte Fettsäuren, denn diese sind unentbehrlich für uns. Das ist der Grund, warum auch von uns Ölsamen mit einem größeren Gehalt an Linolsäuren in unserer Ernährung täglich verwendet werden sollten. Aus den Reden und Aufsätzen der Vitalstoff-Forscher geht hervor, daß die bisherige Ernährung der zivilisierten Völker einen Mangel an hochungesättigten Fettsäuren vom Typ der Linolsäure aufweist. Gleichzeitig stellen die Forscher aber auch ein Zuviel an gesättigten Fettsäuren fest, wie dies bei den gehärteten Fetten und vielen tierischen Fetten gefunden wird. Leider ist die vollwertige Nahrung durch die raffinierten und geschonten Nahrungsmittel weitgehend verdrängt worden, weshalb unsere heutige Ernährung im allgemeinen ihres lebenswichtigen Gehaltes schon fühlbar entblößt ist. Aber dies ist nicht der einzige Schaden, denn sie enthält infolge der verschiedenen Raffinierungs- und Verschönerungsmethoden auch Fremd- und Giftstoffe. Selbst die Frischkost ist beeinträchtigt durch die Verwendung von chemischen Pflanzenschutzmitteln, durch chemisches Düngen, Spritzen und durch radioaktive Strahlen. Nach Aussage der Ernährungsforscher hängt damit das Überhandnehmen von Stoffwechselkrankheiten, Leberstörungen, Arteriosklerose, Nervenschäden, Multiple Sklerose, Ekzemen und Krebs eng zusammen. Auch der Mißbrauch antibiotischer Heilmittel und anderer chemotherapeutischer Medikamente wird von diesen Forschern als ein wichtiges Negativum gewertet.

Der Konsum von Nüssen und Ölsamen, wie auch die Verwendung von hochungesättigten Fettsäuren ist deshalb von größter Bedeutung, um die Abwehr- und Heilkräfte des Menschen zu mobilisieren und zu stärken. Diesen Kampf unterstützen der Sesamsamen und die daraus hergestellten Sesamprodukte. Sie bilden ein Nahrungsmittel, das in unseren Kreisen tatsächlich eine besondere Aufmerksamkeit verdient.

Das Eiweißoptimum des Leberleidenden

In meiner früheren langjährigen Praxis im eigenen Kurhaus habe ich erfahren, daß der Leberkranke genausoviel Eiweiß braucht wie der Gesunde. Täglich entsprechen etwa ein halbes Gramm pro kg Körpergewicht der ungefähr notwendigen Menge, vorausgesetzt, daß es sich um eine Eiweißart handelt, die der Leberkranke gut aufnehmen kann. Das tierische Eiweiß aus Eiern, Fisch und Fleisch eignet sich sehr schlecht, da es die Fäulnisvorgänge im Darm eher vermehrt. Pflanzeneiweiß von Sesam, Nüssen, Soja und den Weizenkeimen ist gut, jedoch nur dann genügend, wenn noch Milcheiweiß, vor allem in Form von Quark, dazukommt. Die gesäuerten Milchprodukte werden erfahrungsgemäß leichter vertragen und besser verdaut als Frischmilch.

Da ein Eiweißmangel zu starken Leberschädigungen wie beispielsweise zu Verfettung und Nekrosen der Leberzellen führt, sollte dieser unbedingt umgangen werden. In Guatemala konnte ich bei Kindern von Indianern furchtbare Folgen von Eiweißunterernährung feststellen. Diese waren in Erscheinung getreten, nachdem die Eltern ihre Naturnahrung mit schlechter Zivilisationskost vertauscht hatten.

Fett- und Eiweißnahrung für den Leberkranken

Allgemeiner Fettbedarf

Es ist interessant, daß gerade der Leberkranke, der doch Öle und Fette bekanntlicherweise nicht gut verträgt, dennoch Öle und Fette dringend nötig hat. Worin liegt nun des Rätsels Lösung? Je einfacher wir diese scheinbar verwickelten Fragen betrachten, desto leichter lassen sie sich beantworten. Es liegt gewissermaßen auf der Hand, daß in der Regel ganz einfach die richtige Form der Fettnahrung nicht erkannt und gewählt worden ist. So sind gerade gekochte Öle und raffinierte Fette für eine kranke Leber ganz unzuträglich, da sie aus der ursprünglichen Form, wie sie uns die Natur darbietet, herausgeholt wurden. Wenn der Leberkranke Ölfrüchte genießt, in welchen sowohl das Fett, als auch das Eiweiß in einer guten, natürlichen Verbindung vorhanden ist, dann verträgt der Leberkranke erstaunlicherweise Öle und Fette. Er kann sogar gesunden, und zwar gerade infolge der Mithilfe von Ölen und Fetten, die neben seiner übrigen Naturnahrung nicht fehlen sollten. Wissenschaftlich ausgedrückt, müssen für den Leberkranken ganz einfach die essentiellen Fettsäuren und Aminosäuren in der richtigen Proportion und Form vorhanden sein. Er kann diese Kombination selbst schaffen, indem er rohe Öle, sei es nun frisches Leinöl oder Baumnußöl, mit Quark vermengt. Noch leichter ist indes für ihn das Problem gelöst, wenn er Ölfrüchte, also entweder Baumnüsse, Mandeln, Pinien, Sonnenblumenkerne oder Sesamprodukte in Form von Brotaufstrich verwendet.

Das Weglassen von Stoffen, die man notwendig hat, aber nicht verträgt, führt zur Entwöhnung. Der Leberkranke muß sich daher wieder an Fettnahrung gewöhnen, wenn er langsam aber sicher gesunden und erstarken will. Die Leber muß unbedingt wieder in normale Funktion treten. Man muß ihr hierzu nur die richtigen Stoffe in kleinen Mengen geben und nicht glauben, es habe keine Bewandtnis, in welcher Form und Quantität dies geschehe. So wie die Funktionsfähigkeit zunimmt, so darf auch das Quantum gesteigert werden. Bei diesen Fragen gehört etwas Geschick und Fingerspitzengefühl dazu, und zwar nicht nur vom behandelnden Arzt, sondern vom Patienten selbst. Es ist eine Feststellung, die man nicht umgehen kann, daß man nämlich nicht schematisieren darf, sondern daß man stets individuell arbeiten muß, wenn man Erfolg haben will, sei es nun in schweren oder leichteren Fällen.

Das Eiweißerfordernis

Erfahrungsgemäß darf man beim Leberkranken nicht eiweißarme oder gar eiweißfreie Ernährung einschalten. Jahrzehntelang habe ich bei Hunderten und Aberhunderten von Versuchen beobachten können, daß indes das gekochte Eiweiß für Leberkranke eher ungünstig ist. Man sollte demnach unbedingt darauf achten, möglichst rohes Eiweiß zu geben. Dabei kann man sich auch überlegen, ob pflanzliches oder tierisches Eiweiß besser ist, denn man kann nicht ohne weiteres dem einen oder anderen den vollen Vorzug geben. Sowohl unter dem pflanzlichen wie auch unter dem tierischen Eiweiß gibt es hervorragende Eiweißnahrungsmittel, die dem Leberkranken sehr wohl bekömmlich sind. Es ist auch nicht möglich, in der Wahl der Eiweißnahrung genau schematisch vorzugehen, da jeder Patient individuell auf dieses oder jenes anspricht. Es seien hier also die verschiedenen fraglichen Eiweißnahrungsmittel der Reihe nach erwähnt.

Pflanzliches Eiweiß

Das pflanzliche Eiweiß finden wir vorwiegend in Nüssen und Samen. Auch die Hülsenfrüchte sind eiweißreich, und hervorragend ist das Eiweiß der Sojabohne.

In erster Linie möchten wir also unsere Aufmerksamkeit den verschiedenen Nußarten zuwenden, die natürlich alle stets sehr gut gekaut werden müssen und am besten mit Vollkornbrot zusammen genossen werden.

Pinienkerne

Für den Leberkranken haben sich frische Pinienkerne am besten bewährt. Darum ist es zu empfehlen, sie im Müesli oder mit Heidelbeeren zusammen als Eiweiß- und Fettlieferant zu verwerten. Es ist dabei jedoch darauf zu achten, daß sie frisch und geschmacklich einwandfrei, also schön weiß und nicht etwa gelb sind.

Pinienkerne haben auch noch den Vorteil, günstig auf die Atmungsorgane einzuwirken. Sie besitzen zudem ein ausgezeichnetes Fett, welches die Leber nicht belastet. Aus diesen Gründen sollte diesem Fett und Eiweißnahrungsmittel unbedingt vermehrte Beachtung geschenkt werden.

Baumnüsse

An zweiter Stelle sind unsere Baumnüsse dem Leberkranken zuträglich, nur müssen auch sie frisch sein. Wir müssen daher darauf achten, daß wir bei unserem Einkauf im Reformhaus, im Früchte- oder Delikatessengeschäft nur Nüsse neuester Ernte einkaufen, denn alte, ranzige Ware kann Störungen verursachen, was besonders bei einer leidenden Leber vermieden werden sollte. Man muß also vorsichtig sein, daß man dem Leberkranken immer frische, aromatische Nüsse anbietet. Statt die Nüsse ungeprüft in der Schale zu kaufen, muß man sich zuerst durch Aufknacken vergewissern, ob es sich um einwandfreie Ware handelt. Auch das Öl der Baumnüsse wirkt als Fettstoff ausgezeichnet auf die Leber, weshalb Baumnußöl nicht nur als Nahrungsmittel, sondern auch als Heilmittel bezeichnet werden kann. Selbst bei Verstopfung sind Baumnüsse gut, da sie die Darmtätigkeit leicht anregen.

Kokosnüsse

Wenn wir die Reihe der Nüsse prüfend durchgehen, dann können wir erkennen, daß Kokosnußraspel für den Leberkranken an dritter Stelle zu stehen kommt, weshalb diese Nußart ebenfalls sehr zu empfehlen ist. Die geraspelte Kokosnuß kann unter das Heidelbeermüesli gemengt werden, das ja auch dem Leberkranken bekömmlich ist. Sie kann auch zusammen mir Nespeln genossen werden, nur muß sie immer sehr gründlich gekaut werden. Selbstverständlich muß auch der Kokosnußraspel, den wir dem Leberkranken servieren, stets fein aromatisch sein, weil er dann die Gewähr bietet, daß er frisch ist. Man darf nun aber nicht in den Fehler verfallen und glauben, weil dieser Raspel gut ist, sei er nun auch in Kokosnußmakrönli und anderen Süßigkeiten bekömmlich. Leberleidende sollten überhaupt alle Zuckerwaren meiden.

Sonnenblumenkerne

Sonnenblumenkerne, die bei uns meist als Vogelfutter Verwendung finden, sind auch dem Leberkranken bekömmlich. In südlichen Ländern werden sie oft in kleinen Tüten zum Verkauf feilgeboten. Es ist dort viel verbreiteter, den Samen auch als notwendige Beilage in die Ernährung aufzunehmen. Wir finden diese Gewohnheit auch bei den Arabern und Indianern, deren spärliche Nahrungsmittel dadurch stets bereichert werden. Die Kerne der Sonnenblume sind aber nicht lange haltbar, weshalb man besonders darauf achten muß, daß man sie frisch bekommt und nie alt werden läßt. Ihre gute Wirkung für den Leberkranken liegt vor allem in ihrem Gehalt an ungesättigter Fettsäure, durch welche die Verdaulichkeit gefördert wird.

Auch die Verwendung von kaltgepreßtem Sonnenblumenöl ist empfehlenswert.

Sesamsamen

Neuerdings wurde der Sesamsamen, der im Orient viel gegessen wird, auch bei uns bekannt, denn auch er weist die gleichen Vorzüge auf wie die Sonnenblumenkerne, weshalb sich der Leberkranke seiner vorteilhaft bedient. Er kann die Samen auf ein gutes Vollkornbrot streuen, was sehr schmackhaft ist, oder sie auch im Heidelbeermüesli verwerten. Vor oder nach den Mahlzeiten ein Löffelchen voll davon genossen, ist recht vorteilhaft für die Verdauung. Sie müssen aber gut gekaut werden, denn die ganzen Samen werden schlecht verdaut. Sonst aber helfen sie dazu, infolge ihres Gehaltes an ungesättigter Fettsäure, die Verdauung zu fördern.

Mandeln

Es ist gut, daß uns viele andere Nußarten zur Verfügung stehen, und wir nicht auf die Mandeln angewiesen sind; denn in den letzten Jahren sind diese sehr teuer geworden. Auch müssen wir darauf achten, daß wir einwandfreie, gesunde und frische Ware einkaufen, die möglichst keine Bittermandeln enthält, denn diese sind nicht bekömmlich, wohl aber die anderen, wenn sie gut gekaut werden. Zusammen mit Weinbeeren bilden sie einen Leckerbissen für den Leberkranken.

Pistazien

In den südlichen Ländern, wo die Pistazien heimisch sind, werden diese gerne bei Leberstörungen hinzugezogen. Als Fett- und Eiweißlieferant sind sie auch für den Leberkranken sehr günstig. Zudem enthalten sie noch, wie ihre grüne Farbe leicht verraten läßt, das für uns so wertvolle Chlorophyll. Leider herrscht in südlichen Ländern die ungeschickte Methode, sämtliche Nußarten zu rösten und zu salzen, was sich recht ungünstig auswirkt. Nüsse, so auch die Pistazien, sollten stets in frischem Zustand genossen werden, denn nur so sind sie als Eiweiß- und Fettlieferant zu empfehlen.

Haselnüsse

Wohl sind Haselnüsse bei uns heimisch und damit leichter erhältlich als manche andere Nußart, aber trotzdem darf sich der Leberkranke ihrer nur dann und wann zur Abwechslung bedienen und nur in ganz kleinen Mengen, denn ihr Eiweiß und Fett, das sie uns liefern, sind weniger empfehlenswert. Der Leberkranke sollte sich also möglichst mit den erwähnten Nüssen und Kernen zufrieden geben.

Erdnüsse

Obwohl die Erdnüsse für den Leberkranken in keiner Weise zuträglich sind, müssen sie doch erwähnt werden, denn nur zu oft werden sie eingekauft, weil man sie für wertvoll hält. In rohem Zustand sind sie nicht schmackhaft, und geröstet fast unverdaulich. Sie gehören zu den wertlosesten Nußprodukten, die es gibt, wenn man sie überhaupt unter die Nüsse einreihen kann. Streng genommen sind sie eigentlich eher eine Bohnenart. Aus diesen Gründen sollte deshalb für den Leberkranken auch das Erdnußöl nicht verwendet werden.

Hülsenfrüchte und Sojabohnen

Wie bereits beschrieben, sind auch die Hülsenfrüchte eiweißreich, aber für die Leber nur schwer verträglich, weshalb auch sie von der Liste der Eiweißlieferanten für den Leberkranken gestrichen werden müssen. Das wertvollste Eiweiß unter ihnen liefert allerdings die Sojabohne, die weniger Schwierigkeiten bereitet und deshalb abwechslungsweise besonders in Flocken- und Mehlform zugezogen werden kann. Die Sojabohne enthält auch noch etwas Lezithin, das auf die Nerven günstig wirkt und zudem noch verschiedene Fermente, welche die Leber anregen und die Verdauung leicht zu fördern vermögen.

Die Sojabohnen enthalten im nichttierischen Nahrungsbereich die höchste Menge an allen zehn wichtigen (essentiellen) Aminosäuren und deshalb den höchsten Eiweißgehalt (35 – 38 %). Kohlenhydrate (20 – 25 %), Lezithin (18 %). Mineralstoffe wie Natrium, Kalium, Kalzium, Eisen und Phosphor sowie Vitamine der B-Gruppe, Provitamin A, Provitamin D und Vitamin E und K machen Soja zu einer vorzüglichen Eiweißquelle für Vegetarier und alle, die tierisches Eiweiß einschränken wollen oder müssen, wie Leber-, Nieren- und Herzkranke sowie bei allen, die unter Asthma, Rheuma, Gicht und Arthrose leiden oder Probleme mit ihrer Haut haben.

Tierisches Eiweiß

Es gibt viele Vegetarier, die das tierische Eiweiß auch in Form von Milch und Milchprodukten gänzlich ablehnen. Sie werden es dann allerdings nicht leicht haben, ihren Eiweißbedarf zu decken. Der Lactovegetarier ist weniger in Verlegenheit, denn er sucht sich unter dem tierischen Eiweiß das bekömmlichste aus, während der Gemischtkostesser es wieder schwerer haben wird, im Krankheitsfalle auf gewisse Delikatessen zu verzichten.

In der Regel sind Eiweiß und Fett in einem Nahrungsmittel vereinigt und diese Vereinigung ist in gewissem Sinne sehr gut und günstig. Verschiedene Erfahrungen haben mir jedoch gezeigt, daß die Trennung von Eiweiß und Fett in irgendeinem Produkt für den Leberkranken immer nachteiliger ist, als wenn man die natürliche Kombination beibehält, wie sie beispielsweise in der Milch als tierisches Nahrungsmittel so ideal gelöst ist. Sie bildet die beste Kombination zwischen Eiweiß, Fett und Mineralstoffen. Jede Trennung dieser Kombination in Butter und Magermilch wirkt für sich einzeln eingenommen, nicht so günstig wie die von der Natur geschaffene Gesamtheit, die Vollmilch selbst. In dieser Hinsicht ist demnach eine gute, rohe Vollmilch am empfehlenswertesten von allen Milchprodukten. Wer sie jedoch nicht gut verdaut, kann sie auch angesäuert genießen, wodurch sie zwar leichter verdaulich, gehaltlich jedoch bestimmt nicht besser wird. Wenn man statt Vollmilch gern Joghurt oder Sauermilch genießt, dann ist dies wegen der besseren Verdaulichkeit der beiden Produkte vorteilhaft, denn die Assimilation ist leichter; was aber den Gehalt in bezug auf Nährstoffe anbetrifft, verdient die Vollmilch den Vorzug. Joghurt und Sauermilch sind leichter verdaulich, weil Milchsäure und Milchsäurebakterien günstig auf die Darmtätigkeit wirken, wodurch diese Bakterien unter Umständen sogar Störungen in der Darmflora wieder in Ordnung bringen können. Das ist der große Vorteil, den uns das Joghurt bieten kann. Seit einiger Zeit verlegt man sich hauptsächlich auf den Acidophilus-Bazillus, der zur Wiedergesundung der Darmflora besonders vorteilhaft mitwirken soll. Völlig verkehrt ist es indes, Joghurt mit Fruchtsäften oder Zucker zu vermengen, da Milchsäure mit Fruchtsäure und Zucker nicht harmonieren und dadurch Gärungen hervorgerufen werden können. Leberkranke sollten diesen Umstand beachten und lieber auf Joghurt verzichten, wenn er ihnen ohne die erwähnten Zusätze nicht munden will. Verhältnismäßig gut verträglich ist auch die Buttermilch.

Vollmilch

Von Natur aus ist die Milch als Nahrungsmittel bestimmt. Wer kein Liebhaber davon ist, mag einwenden, daß diese dem Säugling vorbehalten sei. Dieses Argument kann nicht einfach von der Hand gewiesen werden. Es ist wahr, daß die Milch bei Mensch und Tier nur für das kleine, saugende Geschöpf bestimmt ist. Das will aber nicht heißen, daß der Erwachsene die Milch nicht auch gebrauchen sollte. Sicherlich kann der erwachsene Mensch ohne Milch auskommen. Wenn nun aber jemand die Milch besser verträgt als ein anderes zur Verfügung stehendes Nahrungsmittel, dann sollte die Milch einem Kranken nicht vorenthalten werden. Selbst ein vegetarisch einseitiger Standpunkt mag in solch einem Falle nicht angebracht sein. Auch dem Leberkranken ist rohe Milch als Fett- und Eiweißnahrungsmittel meist bekömmlich. Es gibt allerdings besonders heikle Fälle, wo auch sie gemieden werden muß oder nur ganz spärlich eingenommen werden darf. Gekochte Milch besitzt nicht den gleichen Vorteil wie die rohe und kann Störungen auslösen. Wenn man die Milch nicht gern kalt einnimmt, kann man sie im Wasserbad wärmen, wobei die Wärme aber auf keinen Fall über 38 – 40° C steigen darf, denn bei hoher Erhitzung koaguliert das Eiweiß, wodurch es weniger wertvoll und für den Leberkranken schwerer verdaulich wird.

Angst vor roher Milch

Manche kochen die Milch aus Angst vor der Tuberkuloseanstekkung. Diese Angst ist in der Regel jedoch unbegründet, denn verhältnismäßig wenig Menschen erkranken an Rindertuberkulose. Ein gesunder Mensch wird nicht darum herumkommen, durch irgendein Milchprodukt einmal Tuberkelbazillen zu schlucken. Man müßte den Rahm, die Butter, den Quark und sämtliche andere Milchprodukte pasteurisieren, wie dies bei der Vorzugsmilch geschieht, wenn man wirklich jede Gefahrenmöglichkeit ausschalten wollte. Es gibt Leute, die mit peinlicher Sorgfalt alle Milch kochen, während sie ohne jegliche Bedenken den Rahm roh verwerten. Auch den Quark essen sie in rohem Zustande, was mit der Ängstlichkeit nicht übereinstimmt, denn folgerichtig sollten sie auch in dieser Hinsicht gleich ängstlich sein.

Ich selbst habe jahrzehntelang rohe Milch getrunken, sei es in den Alpen, sei es irgendwo auf dem Lande, und nie konnte ich deshalb irgendwelche Störungen feststellen. In den Städten habe ich es meist vermieden, rohe Milch zu trinken, weil mir die Qualität nicht zusagte. Wenn aber die Gefahr so groß wäre, wie viele glauben, hätte ich während dieser Zeit längst einmal an Rindertuberkulose erkranken können. Ich kenne eine große Anzahl von Menschen, die trotz eines regelmäßigen Genusses von roher Milch nie eine diesbezügliche Erkrankung feststellen konnten. Ängstliche können immerhin ohne Gefahr die Vorzugsmilch, die heute an den meisten Orten erhältlich ist, benutzen. Schlimmer als die Gefahr der Tuberkulose ist in gewissen Gegenden diejenige der Bangschen Erkrankung durch Rohmilchgenuß. Glücklicherweise wird jedoch durch geeignete Maßnahmen diese

Krankheit bei den Kühen immer mehr ausgemerzt. In Berggegenden, wie im Engadin, herrscht sie schon lange nicht mehr.

Wer den Rohmilchgeschmack nicht liebt, kann ihn mit Ovomaltine oder ähnlichen Beigaben aromatisieren. Auch der Bambu-Früchtekaffee eignet sich dazu. Es kommt stets auf den Zustand des Kranken an, wieviel Milch er vertragen kann. Unter Umständen können ihm zwei Deziliter schon zuviel sein, vielleicht sind ihm täglich aber auch bis zu einem halben Liter bekömmlich.

Käse

Leberkranke sollten von scharfem Käse Abstand nehmen, denn dieser kann unter Umständen erhebliche Schädigungen verursachen. Dies ist besonders dann der Fall, wenn der Leberkranke noch unter Arthritis leidet. Er sollte dann den Käse völlig meiden, denn für Arthritis und rheumatische Leiden ist der Käse ganz ungünstig. An seiner Stelle füllt der Quark die Lücke aus. Auch alle Weichkäse, die aus saurem Quark hergestellt sind, können als befriedigender Ersatz dienen. Selbst wenn man den gewöhnlichen Käse nur als Würze verwenden möchte, besteht eine gewisse Gefahr, daß er Störungen hervorrufen kann. Auf alle Fälle darf er nur sehr spärlich gebraucht werden. Es ist deshalb streng darauf zu achten, größte Vorsicht walten zu lassen und lieber auf den Käsegenuß zu verzichten, als dadurch Störungen hervorzurufen.

Quark

Quark, auch bekannt als Weißkäse, ist bestimmt unter den tierischen Nahrungsmitteln außer der Milch der beste Fett- und Eiweißlieferant. Man kann ihn auf verschiedene Arten verwenden. Als Reiseproviant halten wir ihn in einer Dose frisch und bestreichen zur gegebenen Zeit unser Vollkornbrot damit, wenn wir gerade das Bedürfnis haben, gleichzeitig noch eine Tomate zu verspeisen. Das ist erfrischend und belebend, besonders wenn wir dazu ein Glas frische Bergmilch trinken.

Wenn wir den Quark als Beigabe zu Gemüsemahlzeiten verabreichen wollen, dann ist es vorteilhaft, ihn besonders dafür zuzubereiten. Wir zerdrücken ihn in einer kleinen Schüssel am besten mit einem flachen Schwingbesen und rühren ihn unter Beigabe von Milch zu einem feinen, sahnigen aber dennoch festen Brei an. Nach Belieben kann dieser noch besonders gewürzt werden, und zwar mit Knoblauch, den wir durch die kleine Knoblauchpresse gedrückt haben oder auch mit geraffeltem Meerrettich. Haben wir pulverisierte Gewürzkräuter, dann können wir je nach Bedürfnis auch mit diesen schmackhaft würzen, auch Kümmel eignet sich gut dazu, wie auch frische Gemüsesäfte. Diesen Quarkbrei, gewürzt oder ungewürzt, können wir als Grundlage zu belegten Brötchen verwenden. Wunderbar schmeckt er auch mit Pellkartoffeln zusammen. Man kann ihn auch zum Füllen von Tomaten, Peperoni und ähnlichen Gemüsen verwerten. Überhaupt sollte man es sich unbedingt zur Regel machen, daß zu keiner Salat- oder Gemüseplatte Quark fehlen darf. Auch die Salatsauce können wir mit Hilfe von Quark reichhaltig gestalten. Wir vermengen den zubereiteten Quarkbrei noch mit Öl und fügen tropfenweise Zitronensaft oder Molkosan bei. Mit Küchenkräutern gewürzt, schmeckt diese Salatsauce appetitanregend, was besonders bei Leberfunktionsstörungen zu begrüßen ist.

Wer eine Abneigung gegen den Quark hat, kann diese meist dadurch beheben, daß er auf sorgfältige Zubereitung achtet, denn wenn der Quark sahnig fein statt grützelig ist, schmeckt er auch einem verwöhnten Gaumen.

Wem das rohe Öl nicht bekömmlich ist, sollte es mit Quark vermengen, wodurch es gut verdaut werden kann. Rohes, frischgepreßtes Leinöl unter den Quarkbrei verrührt, ergibt eine hervorragende Heilnahrung. Auch rohes Mohnöl, Nußöl oder Sonnenblumenöl ist sehr wertvoll dazu. Quark enthält zwar schon Fettstoffe, aber durch die Kombination von Fett und Öl wird sowohl das Eiweiß wie auch der Fettkörper besser aufgenommen, und zwar ohne Störung. Auf diese Weise kann man bei Funktionsstörungen der Leber oder bei Lebererkrankung oft noch eine gewisse Gewichtszunahme erwirken, die auf andere Art nicht mehr möglich ist. Seit Jahren schon konnte ich mit dieser Kombination gute Erfahrungen machen.

Quark sollte als grundlegender Eiweiß- und Fettlieferant möglichst bei keiner Gemüsemahlzeit fehlen, weil er Gesunden und Kranken, besonders bei Leberstörungen, vorzügliche Dienste leistet. Mit Quark kann auch eine gesundheitlich gut bekömmliche Mayonnaise zubereitet werden, die bei einer Verwendung von Molkosan auch für die

Leber zulässig ist. Genaue Angaben über die Zubereitung werden in den Quarkrezepten im Teil 10 gegeben.

Eier

Da das Ei einem wachsenden Hühnchen als Vorratsnahrung dient, ist es verständlich, daß es eine gehaltvolle Eiweißnahrung darstellt. Gleichwohl heißt es mit dem Genuß von Eiern vorsichtig zu sein. Dies gilt vor allem den gekochten Eiern und der Verwendung von Eiern zum Kochen. Viele Erfahrungen haben gezeigt, daß das gekochte Eiweiß sehr ungünstig wirkt. Das rohe Eiweiß ist zuträglicher. Für Rheumatiker sind Eier nicht zulässig, weil diese noch größere Harnsäurebildner als das Fleisch sind.

Wenn wir vernünftigerweise vom gekochten Ei Abstand nehmen sollen, wie können wir dann das rohe Ei vorteilhaft verwenden? Sehr einfach, wir schlagen es und rühren es unter eine bereits angerichtete Suppe. Auch unter die Salatsauce können wir das geschlagene rohe Ei verarbeiten. Sie wird dadurch manchem besser munden, da sie feiner und reichhaltiger wird und damit kann man den Vorteil ohne Nachteil genießen. Hartgesottene Eier sollte man nicht einmal zum Garnieren verwenden, da sie empfindliche Störungen auslösen können. Ein erreichter Fortschritt, der monatelange Arbeit und Ausdauer erfordert hat, könnte dadurch wieder gefährdet werden. Es ist besser, zu verzichten, als ungünstige Versuche vorzunehmen. Wenn man glaubt, zur Stärkung unbedingt ein Ei zu benötigen, dann ist es am vorteilhaftesten, ein solches roh auszutrinken, doch ist dies nicht jedermanns Sache, auch müssen die Eier dann frisch und völlig einwandfrei sein. Die Wirkung solch roher Eier ist gut, und man kann auf diese Weise besonders bei körperlich anstrengender Arbeit unter Umständen sogar einen Zustand der Schwäche rasch überbrücken. Trotzdem sollten Eier nur in ganz mäßiger Menge genossen werden. Hie und da eines genügt für gewöhnlich. Es gibt aber viele, die gänzlich darauf verzichten und sich doch völlig in Ordnung fühlen. Wenn der Kranke glaubt, sich dadurch eher stärken zu können, sollte er täglich höchstens ein Ei zu sich nehmen, und dies nur für kürzere Zeit. Widersteht ihm ein rohes Ei, dann kann er es auch mit einem Zweiminutenei versuchen. Ein solches wird nur kurz zwei Minuten gekocht. Für gesunde Jugendliche gelten diese Ratschläge nicht, denn bei ihnen kann der regelmäßige

Genuß roher Eier unliebsame Störungen verursachen. Nur selten ein Ei mag angehen, nötig ist es indes nicht, und gekochte Eier sollten ohnedies zur wesentlichen Erleichterung gemieden werden. Dies nur als Hinweis für junge Menschen, damit diese sich nicht veranlaßt sehen, dem Eiergenuß zu frönen.

Fleisch

Fleisch ist als Eiweißlieferant für den Leberkranken weniger günstig als die Milchprodukte. Ich hatte immer einen besseren Erfolg zu verzeichnen bei der Behandlung von Leberkranken, die sich ohne Fleisch ernährten, als bei jenen, die darauf nicht verzichten wollten. Der Genuß von Fleisch ist für den Leberkranken mit vielen Nachteilen verbunden. Wer daher gleichwohl Fleisch als Eiweißnahrung in Betracht ziehen will, der soll sich nur an Kalb- oder Rindfleisch halten, und dabei auf ganz einwandfreie und frische Qualität achten. Alles fette Fleisch ist ungünstig, vor allem aber Schweinefleisch, ferner Pferdefleisch, sowie Kaninchen und andere Fleischarten. Fleischkonserven sollten ebenfalls gemieden werden und auch Wurstwaren, weil bei deren Zubereitung Salpeter und verschiedene andere Zusätze und Würzstoffe verwendet werden, die eine äußerst nachteilige Rolle spielen. Mageres Schaffleisch kann zur Abwechslung zugezogen werden, wie auch das luftgetrocknete Fleisch aus dem Kanton Graubünden. Man findet zwar meist nur noch in abgelegenen Tälern das natürlich zubereitete Bündnerfleisch, während das sich im Handel befindliche mit Salpeter bearbeitet wird.

Alle diese erwähnten Zugeständnisse sind jedoch nur erwähnt, um allfälligen Lebensgewohnheiten des Patienten entgegenzukommen. Nötig wären sie nicht, denn das Fleisch hat nicht den Vorteil des rohen Eiweißstoffes, weil es gekocht werden muß. Die Fleischzubereitung sollte für den Leberkranken ohne Fett, am vorteilhaftesten auf dem Grill erfolgen. Es weist in dieser Form weniger Nachteile auf, sondern läßt die Vorteile eher hervortreten und ist auch geschmacklich für den Fleischesser genußreicher. Falsch wäre es jedoch, einem Vegetarier, dessen äußere Sekretion ohnedies nicht auf Fleisch eingestellt ist, damit aufzuwarten, denn dies würde unangenehme Folgen mit sich bringen.

In ganz schweren Fällen muß man leider als Heilmittel, also weniger als Nahrungsmittel, etwas rohe Leber verabreichen. Sympathisch ist diese Methode allerdings nicht. Sie kann auch durch Leberextrakt ersetzt werden. Dieser sollte jedoch nur kurzfristig genommen werden, einzig, um dadurch eine schwierige Lage zu überbrücken. Dann aber wird man wieder mit den natürlichen Möglichkeiten fortfahren, um durch sie zu einer besseren Funktion der darniederliegenden Leber zu gelangen und schließlich ihre Heilung zu erwirken.

Fischnahrung

Bei dem Genuß von Fischen ist allergrößte Vorsicht geboten, weil dabei die Gefahr einer Fischvergiftung besteht, was für den Leberkranken den Tod bedeuten könnte. In Fett gebackene Fische kommen ohnedies nicht in Frage. Fische sollen also nur im Wasser oder noch vorteilhafter ohne Fett auf dem Grill zubereitet werden. Stets ist darauf zu achten, daß es sich um ganz frische, einwandfreie Fische handelt. Besser wäre es, wenn man sie vorher noch lebend gesehen hat. Die übliche Zugabe von zerlassener Butter oder Mayonnaise für gesottene Fische darf dem Leberkranken nicht serviert werden. Als Ersatz kann das folgende Rezept dafür realisiert werden: Man verarbeitet Rahmquark mit Milch zu einem sahnigen Brei, fügt je nach dem Quantum ungefähr 1 Eßlöffel kaltgepreßtes Öl und den Saft einer Zitrone oder einen Eßlöffel voll Molkosan bei, und schlägt das Ganze mit dem Schwingbesen beliebig fest. Diese Mayonnaise wird auch dem Leberkranken zuträglich sein. Sollte ihm dies auch noch Störungen verursachen, dann muß er davon abstehen. In solchen Fällen wäre es dann aber auch besser, auf Fisch- und Fleischnahrung ganz zu verzichten.

Eiweiß-Qualitäten

Immer wenn ich Kindern den Aufbau unseres Körpers zu erklären hatte, verglich ich den menschlichen Organismus mit einem großen Neubau. Das Eiweiß könnte man mit den Bausteinen vergleichen und die Vitalstoffe, Vitamine und Mineralien mit dem Mörtel, der die Bausteine zusammenhält. Die Heizung, die das Haus erwärmt, entspricht den Kohlenhydraten, dem Zucker und der Stärke, wobei die Stärke zuerst in Zucker umgewandelt werden muß, um als Verbrennungswert dem Körper von Nutzen zu sein. Das Eiweiß besteht aus Aminosäuren. Wenn die Wissenschaftler recht haben, benötigen wir für unser körpereigenes Eiweiß 20 Aminosäuren. Wenn der Körper zuwenig Eiweiß hat, so hungert er und magert ab. Es gibt in diesem Zusammenhang allerlei Krankheitserscheinungen, wie zum Beispiel die sogenannten Hungerödeme. In den meisten unterentwickelten Ländern leidet die Bevölkerung unter Eiweißmangel. Darum findet man in den Großstädten Indiens und anderen Ländern des Fernen Ostens so viele bis zum Skelett abgemagerte Kinder mit aufgetriebenen Bäuchen, welche die Symptome von Hungerödemen aufweisen. Ein Mangel an Eiweiß und Vitalstoffen, also ein Mangel an Bausteinen und Mörtel – der die Bausteine zusammenhalten sollte – machen ein Haus wacklig. So kann es den Stürmen der Umwelt nicht standhalten. Der Körper wird anfällig für allerlei Krankheiten. Darum können auch Seuchen in den unterentwickelten Ländern so rasch ausbrechen und sich ausbreiten. Millionen Menschen gehen daher jährlich an Eiweiß- und Vitalstoffmangel zugrunde.

In den wohlhabenden Ländern ist das Umgekehrte der Fall. Dort kann von einer zu reichlichen Eiweißernährung gesprochen werden, einer Eiweißüberfütterung. In den westlichen Ländern ist der Eiweißkonsum etwa doppelt so hoch, als er sein sollte, um den Aufbau und die Funktion des Körpers gesund zu erhalten. Was macht der Körper, wenn er zuviel Eiweiß bekommt? Er muß etwas damit tun. Er verbrennt dies an Stelle von Kohlenhydraten, Zucker und Stärke. Beim Verbrennen von Kohlenhydraten bildet sich Kohlensäure, die man leicht ausatmen kann. Beim Verbrennen von Eiweiß jedoch gibt es allerlei Schlakken, die nur schwer ausgeschieden werden.

Sie können nicht gasförmig durch die Lunge ausgeatmet werden, sondern es bilden sich feste Schlacken als harnpflichtige Stoffe, welche die Nieren belasten. Wenn diese Stoffwechselprodukte nicht genügend ausgeschieden werden, so lösen sie Krankheiten aus, wie Rheuma und Gicht. Nicht zuletzt bilden diese zelldegenerierenden Giftstoffe aber auch eine Voraussetzung für die Entstehung von Geschwulsterkrankungen, also Krebs. Die Eiweißüberfütterung ist auch mit eine Ursache, welche die schlimmen Folgen der immer kritischeren Zivilisationskrankheiten auslöst.

Besonders wichtig ist die Quelle, aus welcher wir unser Eiweiß beziehen. Es ist ein wesentlicher Unterschied für unsere Gesundheit, ob wir das Eiweiß nun aus Schweinefleisch, aus Eiern, aus Milchprodukten oder aus Pflanzen zu uns nehmen. In allen diesen Eiweißquellen sind die für uns so notwendigen Aminosäuren enthalten. Vergleichen wir unser Eiweiß mit Gold oder einem anderen Metall, so wissen wir, daß Gold ganz selten in reinem Zustand gewonnen wird, denn es ist mit anderen Mineralien und Metallen vermischt, und erst beim Schmelzen fallen verschiedene Schlacken ab. Ähnlich verhält es sich mit dem Abbau von Eiweiß in unserem Körper, denn dem Eiweiß haften ebenfalls Begleitstoffe an. Und gerade diese Begleitstoffe, die mit den reinen Aminosäuren verbunden sind, zeigen den eigentlichen Wert der Rohstoffe, so daß es wirklich nicht auf das gleiche herauskommt, ob wir pflanzliches oder tierisches Eiweiß essen. Alle Eiweißstoffe sind im Grunde genommen gut, aber die damit verbundenen Begleitstoffe mit ihrer mehr oder weniger starken Schlackenbildung beim Herausschmelzen der Aminosäuren, spielen eine große Rolle. Die Wissenschaft hat nachgewiesen, daß Schweinefleisch als einer der schlechtesten Eiweißlieferanten bezeichnet werden muß. Eier sind zwar auch keine schlechten Eiweißlieferanten, verlieren jedoch, wie die Forschung gezeigt hat, durch das Kochen an Wert. Ein hart gekochtes Ei ist eine schlechtere Eiweißquelle als ein weichgekochtes. Es wird auch schwerer verdaut und bildet sogar im Magen, je nachdem, wie die Säureproduktion und das Pepsin funktioniert, viel schweflige Säure. Man merkt es dadurch, daß einem die hartgekochten Eier aufstoßen. Dies wirkt sich sehr ungünstig für Rheumatiker und Arthritiker aus. Somit kommt es bei den Eiern hauptsächlich auf die Zubereitung an. Je weicher ein Ei, das heißt, je mehr es roh bleibt, um so weniger nachteilig ist es für unseren Körper.

Beim Milcheiweiß kommt es auf die Verdaulichkeit an. Rohe, frische Milch ist bestimmt gut, wenn sie aber in den Magen gelangt, koaguliert sie und wird fest wie Quark. Wenn wir aber Milch mit Kaffee vermengen, gerinnt sie im Magen feinflockig und wird deshalb verdaulicher. Auch die Milchsäurebakterien, wie sie im Joghurt, in der Sauermilch, in Buttermilch oder im Kefir zur Geltung kommen, erleichtern die Verdaulichkeit von Milcheiweiß. Quark ist also verdaulicher als Käse, vor allem gegenüber dem Hartkäse.

Pflanzliches Eiweiß – eine Idealnahrung

Bei den pflanzlichen Eiweißarten: Bohnen, Erbsen und Linsen, ist das Eiweiß nicht immer durch den Körper gleichermaßen leicht zu verwerten. Am besten hat sich das Soja-Eiweiß bewährt. Darum kann Soja für die unterentwickelten Länder die Lösung des Eiweißproblems bedeuten. Deshalb sollte man den Anbau von Soja viel mehr fördern. Eine Sojamilch zum Beispiel hat ein sehr leicht verdauliches Eiweiß und ist mit ihren Mineral- und Vitalstoffen der Kuhmilch ebenbürtig, wenn nicht sogar überlegen. Mit Sojamilch könnte man, vor allem bei den unterentwickelten Völkern und bei allen, die Eiweiß schlecht verdauen, eine große Lücke ausfüllen und die gesundheitlichen Mängel beheben, die sich heute noch so katastrophal auswirken.

Glücklicherweise ist Sojamilch in Pulverform und auch in Dosen erhältlich. Dies ist ein großer Segen für Säuglinge, Kleinkinder und auch für ältere Menschen und Rekonvaleszente. Sojamilch ist deshalb eine gute Lösung des Eiweißproblems.

Die Stärkenahrung des Leberleidenden

Oft wird auch in den Kreisen biologisch eingestellter Menschen das Getreide als Nahrung zweiter Klasse bewertet. Man stützt sich dabei auf die sonst überaus wertvollen Analysenergebnisse von Dr. Ragnar Berg und anderen Physiologen, die bei Getreide einen Säureüberschuß gefunden haben. Analytisch ist dies sicher richtig. Die Schlußfolgerung aber, daß Getreidenahrung als Säurebildner für den Körper zweitrangig sein soll, kann ganz falsch sein. Könnte man die vom Körper ausgewerteten Stoffe jenen, die nicht verarbeitet worden sind, gegenüber stellen, dann würde meines Erachtens bestimmt ein Basenüberschuß zutage treten. Zu dieser Schlußfolgerung kam ich durch entsprechende Beobachtungen bei Indianerstämmen, deren Hauptnahrung aus Getreide, vor allem aus Mais, besteht. Außer dem Vollgetreide genießen diese Indianer auch noch Fleisch und Fisch, also ebenfalls eine Nahrung, welche einen Säureüberschuß aufweist. Was die Indianer sonst noch an Gemüse und Früchten, also an basenüberschüssiger Nahrung einnehmen, genügt nicht, um der Gesamtnahrung einen Basenüberschuß zu verschaffen. Demnach müßten die Indianer infolgedessen an Übersäuerung leiden, und Rheuma, Arthritis, Leberleiden und sogar Krebs wären auch bei diesen natürlich lebenden Indianerstämmen heimisch. Dem ist aber nicht so, denn ich fand bei ihnen keines dieser Leiden vor. Im Gegenteil konnte ich feststellen, daß in diesen Stämmen viele alte Leute lebten, die über hundert Jahre zählten. Diese Feststellungen beweisen, daß Vollgetreide nicht nur nach der Analyse, sondern nach der tatsächlichen Wirkung im Körper selbst beurteilt werden muß. Schließlich hat das in der Praxis beobachtete gute Ergebnis einen bedeutsamen Wert.

Wenn es für den Gesunden eine Notwendigkeit ist, Vollkornprodukte zu genießen, um seiner Gesundheit den besten Dienst zu erweisen, dann ist es doppelt notwendig, daß auch der Leberkranke diesem Grundsatz Rechnung trägt. Weißmehlprodukte, die für den Körper eine Mangelwirtschaft darstellen, sind unter keinen Umständen zu empfehlen. Weißmehl und daraus zubereitete Teigwaren, wie Weißbrot, weiße Weggli, kurz jede denaturierte Nahrung, ist unter allen Umständen abzulehnen und zu meiden. Auch Zwieback, der aus weißem Mehl hergestellt ist, kann nicht empfohlen werden. Man sollte also nur naturreine Stärkenahrung genießen. Denn nur das, was die Natur hervorbringt und die Form, in der sie es uns darreicht, ist für uns von realem Nutzen. Auch bei der Stärkenahrung gilt die Forderung, daß Nahrungsmittel gewissermaßen Heilmittel sein sollten. Diese Pflicht erfüllt allein die Naturnahrung, also in dieser Hinsicht die Vollkornerzeugnisse, die zu Heil- und Diätzwecken vorzügliche Dienste zu leisten vermögen.

Der Naturreis

Es ist uns allen sicherlich bekannt, daß in der Reiskleie heilwirkende Stoffe enthalten sind, die dem ganzen Körper, vor allem aber auch der Leber, zugute kommen. Kein Wunder, daß besonders bei jenen Völkern, die viel Naturreis genießen, verhältnismäßig wenig Leberstörungen zu verzeichnen sind. Man sollte also die Reiskleie noch zusätzlich verwenden, als den Fehler zu begehen, sie dem Reis zu entziehen.

Wer gewohnt ist, Naturreis zu genießen, merkt, wie wohlgenährt er dadurch ist. Er braucht keine großen Mengen zu essen, um gesättigt zu sein und rasch wieder Hunger zu verspüren, denn ein Gericht aus Naturreis hält an. Dadurch wird auch die Bauchspeicheldrüse entlastet und geschont, was wiederum der Leber zugute kommen kann. Der

Naturreis ist zudem viel schmackhafter als der übliche weiße Reis, nur braucht er etwas länger, bis er genügend weich ist. Wenn wir ihn morgens nach gründlicher Reinigung mit genügend Wasser fünf Minuten kochen lassen, dann wird er bis zur üblichen Kochzeit den Rest des Wassers aufgesogen haben und so weit aufgequollen sein, daß er nur noch eine kurze Kochzeit benötigt, um schmackhaft körnig zu bleiben. Wer Kartoffelspeisen vorzieht, hat oft Mühe, sich an Reisnahrung zu gewöhnen, obwohl diese bedeutend wertvoller ist, als es Kartoffeln sein können. Ein Beweis liegt in der Ausdauer und Stärke der chinesischen Kulis, die oft fast ausschließlich von Naturreis leben. Um nun diese Werte auch jenen zugänglich zu machen, die keine Vorliebe zum Reis haben, ist es notwendig, ihn stets sorgfältig und vor allem recht schmackhaft zuzubereiten. Eine grundlegend gute Würze ist der Knoblauch. Auch die Beigabe von Küchenkräutern ist vorzüglich und anregend, so vor allem Thymian. Tomaten sind als Beigabe ebenfalls beliebt. Sie können zur angenehmen Abwechslung dienen, denn wir dürfen ruhig zwei bis dreimal wöchentlich Reisspeisen genießen, insbesondere, wenn wir über gewisse Störungen zu klagen haben, denn auch der Leber ist der Reis sehr bekömmlich. Risopan, ein nahrhaftes Reisknusperbrot, hat alle Vorteile des Naturreises und ist zudem sehr schmackhaft.

Der Roggen

Obwohl auch die Vollroggennahrung im gleichen Sinne auf unserem Speisezettel nicht fehlen sollte, ist es doch sicher in den wenigsten Familien üblich, daß der Roggen regelmäßig oder überhaupt je einmal als Vollkorngericht zugezogen wird, und doch würde er unserer Gesundheit gute Dienste leisten. Bekannt ist ja die ausgezeichnete Wirkung des Roggenbrotes für unsere Zähne und Knochen. Wer davon absehen möchte, den Roggen in ganzen Körnern zu kochen, kann diese auch in ihrem Vollgehalt geschrotet verwenden. Unser Vollwertbrot enthält biologischen Roggen und Weizen und ist als Beigabe zur Rohkost eine vollwertige Nahrung. Auch das Knäckebrot besteht zum Teil aus vollem Roggen, wie auch das Roggenbrot mit Kümmel, das man vielerorts erhält und das ebenfalls sehr zuträglich und daher zu empfehlen ist. Es ist bestimmt gut, wenn Vollroggen in vielfacher Art in der Ernährung des Kranken Verwendung findet. Zu beachten ist bei allen Getreidearten, daß der Vollwert nur im biologisch gezogenen Getreide enthalten ist.

Der Weizen

Sofort nach dem Roggen kommt der Vollweizen. Was daher vom Roggen gesagt werden kann, gilt auch für den Weizen, denn ein Gericht aus Vollweizenkörnern ist überaus kräftig und schmackhaft. Im Grunde genommen wird der Weizen besser bewertet als der Roggen, aber die Erfahrung hat gezeigt, daß in gewisser Hinsicht dem Roggen der Vorzug gehört, denn er besitzt prozentual mehr Mineralstoffe und weniger Stärke, weshalb er besonders bei einer gestörten Leberfunktion als günstiger bezeichnet werden kann. Immerhin sollte zur Abwechslung auch der Weizen verwendet werden, denn jede Getreideart hat wieder einen anderen Gehalt und besitzt demnach für den Körper wieder eine andere Bedeutung. Auch den Weizen kann man auf verschiedene Arten zubereiten wie den Roggen, indem man die ganzen Körner verwertet oder sie schrotet.

Der Hafer

Bekannt ist uns allen, daß Pferde mit Hafer sehr gut gedeihen. Er kann also auch uns Kraft verleihen. Besonders den Nerven ist der Hafer sehr bekömmlich, bereitet man doch aus dem Saft der biologisch gezogenen, blühenden Pflanze das beste nutritive Nervenmittel, bekannt als Avenaforce. Es ist der Gehalt an Avenin, der diese günstige Wirkung auf das Nervensystem auszuüben vermag. Dies ist der Grund, weshalb es vorteilhaft ist, öfters Hafer zu verwenden. Auch bei Durchfall ist er großartig in seiner Wirkung. Mancher Durchfall mag verschwinden durch eine ausschließliche Diät mit Haferflocken, die man gründlich kauen und gut durchspeicheln muß. Da Hafer demnach trocknet, sollte er bei Verstopfung quantitativ etwas eingeschränkt werden. Bekanntlich verwendet man zum Bircher- oder Fruchtmüesli Haferflocken. Man kann jedoch auch aus den ganzen Körnern eine schmackhafte Speise bereiten. Sehr nahrhaft und bekömmlich sind Hafersuppen oder für ganz Empfindliche Haferschleime. Vorzüglich schmecken sie, wenn sie mit Knoblauch und Küchenkräutern gewürzt werden. Eine gute Hafersuppe, dazu belegte Vollkornbrötchen und Salat ist besonders für den Kranken eine vollwertige Mahlzeit.

Die Gerste

Nicht alle lieben die Gerste und vielerorts kommt sie überhaupt nicht auf den Tisch, obwohl auch sie ihre ganz bestimmten Vorzüge besitzt. Regelmäßige Einnahme von Gerste hilft den inneren Brand rasch zu stillen, der besonders bei Leberfunktionsstörungen öfters auftritt. Wenn man das ganze Korn überbrüht und ziehen läßt, erhält man einen Tee, der ebenfalls den inneren Brand zu stillen vermag. Dieses Gerstenwasser ist auch in den Tropen bekannt, wo es als ausgezeichnetes Mittel gegen Durst, fieberhafte Zustände und ebenfalls gegen den erwähnten inneren Brand angewendet wird. Bekannt ist ja auch allenthalben die Gerstensuppe, die wirklich nicht zu verachten ist, wenn sie schmackhaft zubereitet wird.

Der Buchweizen

Nicht alle kennen den Buchweizen, und doch ist er unter den Stärkeprodukten eine angenehme Abwechslung. Er ist zudem leicht verdaulich und zu Salaten und Gemüsen eine angenehme Beigabe. Der ganze Buchweizen kann einfach nur als Brei zubereitet werden, indem man ihn mit frischen Suppen- und Küchenkräutern schmackhaft würzt. Man kann ihn aber auch im Ofen gratinieren oder man kann ihn nach dem Kochen in einer Form abkühlen lassen, worauf man die Masse stürzt, um sie alsdann kalt zu Salaten zu servieren. Buchweizen in dieser Form schmeckt ausgezeichnet und bildet auf unserem Speisezettel eine willkommene Bereicherung.

Gehaltlich ist Buchweizen sehr reich. Ungefähr 50 % sind Stärke und 30 – 35 % fettes Öl, was zur leichten Verdaulichkeit beiträgt und besonders günstig für die Leber ist. Von den Mineralstoffen ist der reiche Gehalt an Kieselsäure von großer Bedeutung. Ungefähr 8 % Eiweiß sind ebenfalls darin enthalten.

Früher war der Buchweizen bekannter als heute. Seiner Werte wegen sollte er allgemein wieder mehr Beachtung finden, denn neben seinem eigentlichen Nährgehalt ist er auch noch heilwirkend.

Die Hirse

Früher war diese Stärkenahrung allgemein bekannt. Dann aber geriet sie für längere Zeit in Vergessenheit, um heute in der neuzeitlich geführten Küche wiederum eine Rolle zu spielen. Dies mit Recht, denn die Hirse ist sehr kieselsäurereich, hilft also überall da flicken, wo es notwendig ist. Dies kommt auch dem Allgemeinzustand zugute, denn alles, was in Ordnung ist, hilft mit, die Ordnung aufrechtzuerhalten, was auch für unseren Körperhaushalt gilt. Hirse nährt zudem vorzüglich, weshalb sie dem Hunger der heranwachsenden Jugend Rechnung tragen kann. Wir können sie sowohl als Süßspeise verwenden oder auch mit Kräutern gewürzt als Brei, können sie ferner im Ofen gratinieren und zu Salaten und Gemüsen servieren. Sie bildet eine vollwertige Abwechslung mit anderer Stärkenahrung.

Der Mais

Mais ist eine wertvolle Stärkenahrung. Dies beweist uns der Indianer, für den er ein unentbehrliches Hauptnährmittel bedeutet. Auch bei uns ist er vielerorts so eingebürgert, daß er fast täglich auf den Tisch kommt. Man kennt ihn aber in der Hauptsache als Maisgrieß und bereitet daraus Maisbrei, Maisschnitten oder bäckt ihn im Ofen. Zum Teil verwendet man zu den Mahlzeiten auch den Süßmais, indem man die ganzen Maiskolben schwellt oder grillt und mit etwas süßer Butter genießt. Doch auch ohne Butter ist er schmackhaft und süß, und besitzt in dieser Form noch einen gewissen Heilwert.

Die beste Verwendungsart der Körnerfrüchte

Da Vollgetreide seine unverändert hohen Werte nur im unverletzten, noch keimfähigen Zustand besitzt, ist es wichtig, bei jeder Zubereitungs- oder Verarbeitungsart darauf zu achten, daß das Getreide möglichst rasch nach dem Mahlen verwertet und gegessen wird. Sobald die schützende Zellulose, also die äußerste Schicht verletzt wird, beginnt die zerstörende Oxydation. Das ist der Grund, warum es vorteilhafter ist, wenn wir uns viel mehr von ganzen Körnern ernähren. In jedem gesund geführten Haushalt sollten daher ganze Körner von Weizen, Roggen, Gerste, Hafer, Buchweizen und Hirse vorhanden sein. Man dreht die tags zuvor eingeweichten Körner durch die Mühle oder schrotet sie frisch und verarbeitet sie zu Brei oder Müesli. Auf diese Weise ist es möglich, den ganzen, hervorragenden Wert des Vollgetreides genießen zu können, genauso wie es den gesunden Naturvölkern möglich ist, die Vollgetreide in Breiform essen. Gesundheitlich vorteilhaft ist natürlich auch das angekeimte oder gewälzte

Getreidekorn, welches zudem noch den Vorzug einer leichten Verdaulichkeit aufweist.

Getreideflocken sind für die Hausfrau eine große Erleichterung. Es darf dabei aber nicht vergessen werden, daß sie an Wert verlieren, je älter sie werden. Man sollte daher, wenn man sich ihrer bedienen will, sehr darauf achten, sie im Spezialgeschäft, welches immer frische Ware auf Lager hat, einzukaufen.

Vollkornbrote

Aus dieser Überlegung heraus habe ich auch ein Brot geschaffen, das aus frischgemahlenem Getreide hergestellt, sofort verarbeitet, also verteigt und gebacken wird. Zudem wird das Getreide mit Stein gemahlen und kommt also beim Zerkleinern nicht mit Metall in Berührung, wodurch es ein Maximum von wertvollen Stoffen bekannter und unbekannter Art beibehält. Wenn wir schon verarbeitetes Getreide essen, dann in der bestmöglichen Form. Diese Art der Brotzubereitung habe ich bei jenen Indianern beobachtet, die kein Nomadenleben führen und auf ihren festen Wohnplätzen kleine Backöfen zur Brotbereitung besitzen.

Alle hochwertigen Vollkornbrote, vorwiegend Roggenbrote, wie auch das bekannte schwedische Knäckebrot sind für die Leber zu empfehlen. Die Leber sollte vor allen Weißmehlprodukten, also auch vor weißen Teigwaren und allerlei weißem Backwerk verschont werden. Vollkornbrote eignen sich vorzüglich für belegte Brötchen.

Der Leberleidende muß besonders darauf bedacht sein, auch beim Kauen das Brot gut einzuspeicheln, damit durch die Wirkung des Speichels schon ein Teil der Nährstoffe erschlossen werden kann. Bei der Wahl der Brote achte man auf solche, bei denen Hefe oder Sauerteig, niemals aber Treibsalz verwendet wurde und auch darauf, daß sie gut durchgebacken sind.

Bekömmliche Gemüse für die Leber

Die Gemüse sind sehr mineralstoffhaltig, besitzen viele Nährsalze, und dazu Vitamine, Fermente und andere Vitalstoffe zusammen mit einem wertvollen Eiweiß. Mit der Gemüsenahrung nehmen wir demnach sowohl Nährstoffe als auch Heilstoffe auf, denn es gibt viele Gemüsearten, die infolge ihrer Werte eine Heilwirkung besitzen. Über die einzelnen Wirkstoffe, die uns in den Gemüsen, Früchten und den verschiedenen Nahrungsmitteln zur Verfügung stehen, ist schon in vielen Büchern geschrieben worden. Denken wir aber einmal an all die vielen chemischen Düngemethoden, die beim Gemüsebau Anwendung finden und an all die vielen Spritzmittel, mit denen die Früchte behandelt werden, dann werden wir durch Berechnungen von Vitamin- und Mineralstoffen möglicherweise sehr stark getäuscht. Durch die chemische Beeinflussung ernten wir nämlich nicht die erwartete Heilnahrung. Nur für diejenigen, welche sich biologisch gezogenes Gemüse entweder selbst pflanzen oder aus zuverlässiger Quelle beschaffen können, mögen die interessanten Feststellungen gelten, wie sie Dr. Bircher über Heilnahrung und konzentrierte Sonnenenergie schildert. Auch die Ergebnisse und Beobachtungen genauer Forschung, die Prof. Kollath über Lebensmittel und Nahrungsmittel bekanntgibt, können für diejenigen stimmen, denen naturreine Nahrung zur Verfügung steht, worunter allerdings nur die Nahrung zu verstehen ist, welche uns die Natur in ihrer reinen Unberührtheit verschafft – also ohne jede chemische Beeinflussung.

Düngungsfragen

Eine notwendige und wichtige Voraussetzung bildet die Bearbeitung und Düngung des Bodens. Wir laufen sonst Gefahr, trotz aller guten Berechnungen und trotz gewissenhaften Einhaltens der gegebenen Regeln dennoch fehlzugehen. Eine biologische Düngung vermag den Wert der Gemüse wesentlich zu erhöhen. Der Gehalt unserer Gemüsenahrung mit seinen wichtigen Nähr- und Heilwerten hängt also sehr davon ab, wie wir die Gemüse ziehen. Es ist dabei von großer Bedeutung, daß die Bodenverhältnisse dem Gemüse die Möglichkeit geben, ein Maximum an Nähr- und Heilstoffen hervorzubringen. Falsche Düngung, Massivdüngung, ein phosphorüberschwängerter Boden oder Pflanzland, das mit irgendwelchen chemischen Mitteln bearbeitet worden ist, ergeben, was Geschmack und Haltbarkeit anbetrifft, ein ganz anderes Gemüse als solches aus einem gesunden, biologisch zubereiteten Boden. Nur eine gesunde Erde kann wirklich gesundes Gemüse liefern.

Roh oder gekocht

In der Regel sind Rohgemüse als Heilmittel viel wertvoller als die gleichen Gemüse in gekochtem Zustand. Will man sich also die Heilwirkung der Gemüse möglichst in großem Maße zunutze machen, dann ist es angebracht, immer einen Teil davon roh zu essen. Kocht man die Gemüse, so ist besonders darauf zu achten, daß man sie leicht dämpft statt abzubrühen, und zwar nur in soviel Wasser, als gerade nötig ist, um das Gemüse angenehm schmackhaft zuzubereiten. Es soll möglichst keine überflüssige Gemüsebrühe zurückbleiben. Diese enthält wichtige, gelöste Werte, deren der Körper nicht verlustig gehen sollte. Die Gemüsebrühe sollte auf keinen Fall weggeschüttet werden, damit sie im Notfall als Grundlage einer Suppe dienen kann. Nur leicht gedämpftes Gemüse hat den Vorzug, schmackhafter und seiner Werte nicht beraubt zu sein, während beim Abbrühen die Gefahr besteht, daß das Gemüse durch den Kochprozeß richtiggehend ausgelaugt und entwertet wird, wodurch es natürlich auch seine geschmacklichen Vorteile einbüßt. Es ist kein Wunder, daß dann die Gemüsenahrung nicht schmeckt und auch nicht genügt, während sie bei einer richtigen Zubereitung fast alles enthält, was der Mensch braucht .

Am wenigsten laufen wir daher Gefahr, unsere Gemüsenahrung zu entwerten, wenn wir sie als Rohsalate genießen. Bei deren Zubereitung verwenden wir nur kaltgepreßtes, also unraffiniertes Öl und Zitrone oder zu einer besseren Leberschonung Molkosan. Da Rohgemüse noch den vollen Gehalt an Mineralsalzen besitzt, sollte es nie gesalzen werden, noch weniger aber darf man Zucker dazu verwenden. Will man herzhafter würzen, dann gebraucht man dazu schmackhafte Küchenkräuter. Auch mit Meerrettich und Knoblauch kann günstig nachgeholfen werden.

Gemüseplatte für den Leberkranken

Weil das Gemüse die Hauptnahrung für den Leberkranken darstellt, sollte man ihm jeweils eine möglichst reichhaltige Gemüseplatte aufstellen. In rohem Zustand sind fast alle Gemüse für ihn zuträglich, sogar Weißkohl, also Kabis und auch die verschiedenen Kohlarten, die in gekochtem Zustand starke Gärungen verursachen. Merken wir uns also, daß diese Gemüse nur roh auf dem Tisch des Leberleidenden erscheinen dürfen, denn in dieser Form bieten sie ihm gewisse Heilwerte dar. Vorzüglich sind für die Leber vor allen Dingen Bittersalate wie Löwenzahn, Zichorie und Endivie, denn alle Bitterstoffe wirken heilsam auf die Leber. Auch junger Lauchsalat und roher Spinatsalat sind gut, wie auch sämtliche Blattsalate, der Schnittsalat, Nüßlisalat, Kopfsalat und Lattich neben den bereits erwähnten Bittersalaten. Nur ganz bescheiden dürfen Rettich und Sellerie verwendet werden, während vor allem Karottensalat und auch Randensalat gut sind. Die Karotte ist ohnedies eine ausgesprochene Heilnahrung für die Leber. Nicht zu vergessen ist diesbezüglich auch die Artischocke, die gewissermaßen an erster Stelle steht. Auch der Fenchel ist gut. Bei Leberstörungen sollen Bohnen, Erbsen und Kefen gemieden werden, da ihre Verdauung eine zu große Belastung für die erkrankte Leber ist.

Wildpflanzen

Eine Heilnahrung, die uns besonders im Frühling und im Frühsommer zur Verfügung steht, sind die Wildpflanzen. Unter ihnen vermag uns die Brennessel (Urtica dioica, Urtica urens) mit ihrem Kalk- und Vitamin-D-Gehalt und mit ihrem Mineralstoffreichtum überaus viel zu geben. Aus ganz jungen, feingeschnittenen Brennesseln können wir einen Salat zubereiten, können aber auch einen Löffel voll, feingewiegt, jeweils in eine angerichtete Suppe geben. Wir können aber auch ganz junge Schößchen mit Knoblauch zu einem schmackhaften Brennesselspinat zubereiten. Auf diese verschiedenen Arten können wir die jungen Brennesseln verwerten, denn diese Wildpflanze ist eine wirkliche Heilnahrung für uns. Gleichzeitig werden wir im Frühling auch den Löwenzahn (Taraxacum off.) als Salat nicht vergessen, denn Löwenzahn wirkt sehr gut auf die Leber, da er diese reinigt. Solange die Pflanzen noch klein sind, sollten wir diese auf biologisch gedüngten Wiesen oder Brachäckern ernten. Wollen wir den Sommer über auf diese Heilnahrung nicht verzichten, dann pflanzen wir uns den Löwenzahn in einem Gartenbeet an. Zu diesem Zweck ziehen wir 10 cm tiefe Rillen, legen die Wurzeln waagrecht hinein und decken Torfmull mit Sand gemischt darüber. Wenn die jungen Triebe ungefähr 5 cm hoch sind, können wir sie ernten, indem wir den Torfmull etwas beiseite schieben und nachher die Rillen wieder schließen. In manchen Wäldchen und an Bachläufen entlang gedeiht zur Frühlingszeit der Bärlauch (Allium ursinum), der die Blutdruckverhältnisse zu regeln vermag, das Gefäßsystem regeneriert und gegen Alterserscheinungen günstig wirkt. Wir ernten die Blätter, die den Maiglöckchenblättern ähneln, aber einen starken Geruch wie Knoblauch ausströmen. Wie die Brennesselschößchen können wir sie zu Salat verwenden oder sie wie Spinatblätter dämpfen. All diese verschiedenen Wildgemüse, die uns zur Verfügung stehen, beheben in uns auch einen gewissen Vitamin- und Vitalstoffmangel, der im Winter durch das Lagergemüse und die Lagerfrüchte entstehen kann. Denn durch eine Lagerung gibt es von Tag zu Tag eine gewisse Wertminderung.

Spinat

Auch der Spinat gehört zu den notwendigen Vitaminlieferanten, welche mithelfen, die Frühjahrsmüdigkeit zu überbrücken. Wir sollten deshalb darauf bedacht sein, schon im frühen Frühling die ersten Spinatblättchen als Salat zuzubereiten. Für den Leberleidenden bedeutet er eine förmliche Heilnahrung, aber selbst bei einfachen Leberstörungen ist er uns von großem Nutzen.

Nach den Regeln, welche die Voraussetzungen für ein gesundes Gemüse gewährleisten, sind wir besonders auch beim Spinat darum besorgt, ihn auf biologisch einwandfreiem Boden zu pflanzen. Mit Jauche und Kunstdünger leisten wir ihm den denkbar schlechtesten Dienst, denn als Blattgemüse kann er die ihm verabfolgten Stoffe nicht filtrieren, sondern muß alles, was er erhält, in sich aufnehmen. Kein Wunder also, wenn unbiologisch gezogener Spinat einen gräßlichen Geschmack aufweist und unserer Leber nicht zuträglich ist. Halten wir uns also auch beim Spinat an die goldene Regel biologischer Düngung und Pflege, denn es wäre schade, wenn wir auf seinen Genuß verzichten müßten, nur weil wir ihn falsch behandelten, besitzt er doch viel Eisen und Chlorophyll, was für das Blut sehr wichtig ist. Wer keinen eigenen Garten besitzt, sollte unbedingt darauf achten, biologisch gezogenen Spinat zu kaufen. Wegen seiner Heilwerte sollte er während der ganzen Erntezeit möglichst täglich als Rohsalat genossen werden. Je nach Wunsch schneiden wir uns den Salat fein zu, denn er schmeckt durch diese Zubereitungsart auch dann noch angenehm, wenn die Blätter bereits größer geworden sind.

Sollten wir den Spinat kochen, so ist es besonders für Leberleidende gut, wenn wir ihn ohne Fett im eigenen Saft dämpfen. Dies kann vorteilhaft in den neuen Stahlpfannen mit Doppelboden geschehen oder auch im Dampfkochtopf. Als Würze, die dabei erforderlich sein mag, ist eine kleine Beigabe von Knoblauch und sehr wenig Trocomare zu empfehlen. Blattspinat, der regelrecht durchs Wasser gezogen wurde, ist seiner Werte beraubt. Auch gehackter Spinat wird oft so zubereitet, und sehr zu hüten hat man sich vor dem Büchsenspinat, der dann neben dem Mangel durch Beraubung noch die Schädigung des Auffärbens aufweist. Leberkranke haben diesen auf alle Fälle zu meiden. Eine angenehme Abwechslung auf unserem Speisezettel sind auch die weniger bekannten Spinatspätzli oder in Schweizerdeutsch Spinatknöpfli, die wir mit rohem Spinatsaft und Vollmehl zubereiten. Hie und da mag auch ein halbes Glas (50 ml) roher Spinatsaft unsere Mahlzeit vorteilhaft bereichern.

Rettich

Es ist uns schon längst bekannt, daß der Rettich in kleinen Mengen eine vorzügliche Wirkung auf die Leber ausübt. Genießen wir aber reichlich von diesem aromatischen Wurzelgewächs, dann ist seine Wirksamkeit umgekehrt, weshalb wir uns davor hüten müssen, zuviel Rettich zu essen. Besonders der schwarze Rettich, in lateinischer Sprache als Raphanus sativus bekannt, gilt als eines der besten Lebermittel. Öfters in kleinen Mengen genossen, kann er manchen Leberleidenden vor Gallensteinkoliken und allerlei Verdauungsbeschwerden bewahren. Auch die rohe Rettichessenz, also das Raphanus-Perkolat, wirkt bei Gallenleiden ausgezeichnet.

Karotten (Gelbe Rüben)

Bei Leberstörungen und auch bei ausgesprochenem Leberleiden dürfen rohe Karotten auf dem Speisezettel nicht fehlen, denn ihre Wirkung ist äußerst heilsam. So genügt es bei leichteren Leberstörungen schon, drei bis vier Tage mit Karottensaft zu fasten, um wieder in Ordnung zu kommen. Was bei dieser Hilfeleistung in erster Linie als heilsamer Stoff wirkt, ob das Karotin, das Provitamin A oder etwas anderes, ist noch unbekannt. Die Erfahrung hat jedoch gezeigt, daß besonders die Karotten eines der besten Gemüse für Leberleidende sind. Dabei ist allerdings zu beachten, daß die Karotten in rohem Zustand genossen werden müssen, da sie gekocht die erwähnte Heilwirkung nicht mehr besitzen. So sind wir denn genötigt, die Karotten entweder in Saftform einzunehmen oder aber als Salat in geraffeltem Zustand. Es ist am besten, die Saftdiät nur vorübergehend durchzuführen oder den Rohsaft als zusätzliches Heilgetränk zu verwenden. Am besten ist die Zubereitung als geraffelter Rohsalat.

Bedenken wegen Wurmgefahr und Kolibakterien, die schon oft gegen den Rohsaft geäußert worden sind, finden keinen Anhaltspunkt, wenn wir die Karotten in gutem Boden biologisch ziehen oder von jemandem erhalten können, der die biologischen Erfordernisse beachtet. Chemische Dünger und Jauche führen bei Karotten ohnedies ertragsmäßig zu Mißerfolgen. Karotten, die unbiologisch gezogen wurden, müssen überaus gut gereinigt werden. Man darf sie auch nicht längere Zeit im Wasser liegen lassen, weil dadurch ein Teil der Wirkstoffe und auch des Zuckers herausgezogen werden. Es ist gut, die Karotten unter fließendem Wasser kräftig zu bürsten, um sie nachträglich zu schaben oder leicht zu schälen. Kinder holen sich die Karotten gern aus dem Garten und essen diese, ohne sie genügend zu reinigen. Das sollte ihnen untersagt werden, denn es ist besser, vorsichtig zu sein, als unliebsame Folgen tragen zu müssen. Wer keine Saftpresse besitzt, kann sich auch einer kleinen Handpresse bedienen, nur müssen die Karotten dann zuerst geraffelt werden. Es gibt heute gute Saftpressen, die man auch zum Raffeln der Gemüse benützen kann, was eine gewisse Arbeitserleichterung bedeutet. Immerhin leistet auch die Bircherraffel gute Dienste. Sie ist zudem rasch gereinigt. Vergessen wir also nie, für unsere Leber in vorbeugendem und heilendem Sinn regelmäßig rohe Karotten zu genießen.

Es gibt auch die Möglichkeit, ein Karottenkonzentrat in den Salat oder unters Müesli zu mischen, um die tägliche Zufuhr zu vereinfachen. Dazu gibt es Biocarottin in dickflüssiger oder getrockneter Form (instant).

Artischocken

Auch die Artischocken zählen neben den Karotten zu den besten Heilgemüsen bei Leberstörungen und Leberleiden. Ich konnte bei Leberleidenden nach der Einnahme von rohen Artischocken schon nach zwei bis drei Tagen eine solch wesentliche Besserung beobachten, daß mich diese Feststellung immer wieder überraschte. Rohe Artischocken sind nicht nur ein Diätnahrungsmittel, sondern auch ein hervorragendes Heilmittel für Leberleidende. Man genießt die rohen Artischocken genau wie die gekochten, indem man Blättchen für Blättchen ablöst, um jeweils die weichen Bestandteile in den inneren Blättern und auch das in der Mitte liegende Herz der Pflanze zu essen. Gewöhnlich gibt man zur gedämpften Artischocke eine Mayonnaise und diese kann auch als Beigabe zur rohen dienen. Gesundheitlich ist eine solche Mayonnaise für die Leber günstig, wenn wir Quark mit Milch zu einem sahnigen Brei anrühren und zu kaltgepreßtem Nuß-, Oliven- oder Sonnenblumenöl noch Zitronensaft oder Molkosan beifügen. Bekanntlich wirkt Molkosan sehr günstig auf die Bauchspeicheldrüse und fördert die Verdauung, weshalb es auch unserer Leber zugute kommt, weil der Zitronensaft nicht ohne weiteres für die Leber bekömmlich ist. Man taucht den unteren Teil des Blattes in die Mayonnaise und ißt das Zarte davon. Besonders zart ist das Herz, das die günstigsten Wirkstoffe besitzt. Wer gekochte Artischocken den rohen vorzieht, kann abwechselnd einmal rohe, das nächste Mal gekochte essen, denn die Heilkraft der rohen ist stärker als die der gekochten. Mindestens zwei bis dreimal sollte sich der Leberleidende wöchentlich Artischocken gestatten. Noch besser wäre es sogar, sie täglich zu genießen, um die hervorragende Heilwirkung dieses wertvollen Gemüses voll ausnützen zu können. Stark heilwirkend auf die Leber ist der bittere Tee aus den Blättern der Artischocken.

Kabis/Weißkohl

Kabis nennt man in der Schweiz, wie auch in etlichen Gegenden Süddeutschlands, den Weißkohl. Daß es auch noch eine Kabispalme geben soll, die im Süden der Vereinigten Staaten wächst, wissen die wenigsten. Diese Palme heißt tatsächlich so, weil die Indianer diese, bevor der weiße Mann bei ihnen herrschte, als Gemüse gebrauchten. An dieser Palme, deren Stamm sechs bis acht Meter hoch wird, wachsen nun allerdings keine Kabisköpfe. Ihren Namen hat sie erst durch die Weißen erhalten, und es mag sein, daß es Schweizer oder Süddeutsche waren, die beobachteten, wie die Indianer eine solche Palme mit ihren fächerartigen Blättern fällten und das Herz im Fächergewirr der Blätter herausschnitten. Sonderbarerweise sieht dieses Herz tatsächlich aus wie ein Kabis und ergibt auch ein ähnliches Gemüse. Wir, die wir so selten Palmen zu sehen bekommen, staunen tatsächlich darüber, daß wegen einem Kabisgemüse eine hoch gewachsene Palme ihr Leben lassen sollte. Wir haben aber trotzdem keinen Grund, nun dieserhalb unseren bescheidenen Kabis zu unterschätzen. Gerade wenn der Winter zur Neige geht, steht uns nur noch wenig vitaminreiches Frischgemüse zur Verfügung, weshalb wir den Kabis doppelt wertschätzen sollten. Rohen Kabissalat, mit Öl und Molkosan zubereitet, vertragen auch diejenigen, welche sonst vom gekochten Kabis Störungen bekommen. Man muß ihn allerdings sehr gut kauen. Ganz Empfindliche können zur gleichen Mahlzeit noch ein Joghurt oder eine gute Hafersuppe essen, und sie werden alsdann den Kabissalat mit all seinen Vorzügen bestimmt gut vertragen. Als Vitamin-C-Nahrung ist der Kabis längst schon geschätzt, daß er aber auch einer der besten Kalklieferanten für uns ist, ist weniger bekannt. Gerade aus diesem Grund, wie auch wegen seinem anderweitigen Mineralreichtum ist er für die Leber sehr günstig.

Reformsauerkraut

Oft erhöht eine bestimmte Zubereitungsart auch den Heilwert eines Gemüses, was wir besonders beim Sauerkraut feststellen können. Durch eine Milchsäuregärung gesellen sich neue Heilstoffe zu den bereits vorhandenen hinzu. Rohes Sauerkraut besitzt demnach nicht nur alle Vorteile des rohen Weißkrautes, sondern hat zudem noch die Möglichkeit, durch die natürliche, sich entwickelnde Milchsäure, auch günstig auf die Bauchspeicheldrüse und Darmflora einzuwirken.

Das bekannte Reformsauerkraut wird aus biologisch gezogenem Kabis ohne scharfe Würze hergestellt. Es kann und sollte daher ruhig roh gegessen werden, denn es schmeckt auf diese Weise nicht nur sehr vorzüglich, sondern ist auch gehaltvoller, weil durch das Kochen wertvolle Stoffe verloren gehen. Lassen wir also auf unserer Salatplatte das rohe Sauerkraut nie fehlen. Es bereichert das Mittagessen sowohl geschmacklich als auch gesundheitlich.

Man sollte das Sauerkraut stets sehr gut kauen, denn dadurch hebt man seine Werte und verhindert irgendwelche Störungen, denn besonders Rohgemüse muß durch gutes Einspeicheln im Munde vorverdaut werden.

Kartoffeln

Unentbehrlich scheinen uns heute die Kartoffeln zu sein, obwohl sie früher bei uns nicht heimisch waren. Hafer war die eigentliche Kraftnahrung unserer Vorfahren, bis sich die Kartoffeln aus Amerika auch bei uns einbürgerten und nun meist zum Nationalgericht geworden sind, das auf mannigfache Art zubereitet werden kann. Dem Leberleidenden sind jedoch fettgebackene Kartoffeln nicht zuträglich. Am bekömmlichsten sind für ihn die geschwellten Kartoffeln (Pellkartoffeln), die mit Quark und Salat eine vollwertige und schmackhafte Mahlzeit ergeben. Man sollte sie jedoch nicht im Wasser kochen, sondern auf einem Gemüsedämpfer oder im Dampfkochtopf dämpfen.

Obwohl rohe Kartoffeln geschmacklich nicht gut sind, stellen sie doch ein nicht zu unterschätzendes Heilmittel dar. Am besten kann man sie feingeraffelt einer guten Gemüsesuppe roh beigeben. Mit rohem Kartoffelsaft erzielt man bekanntlich bei Geschwüren wunderbare Heilerfolge. Ebenso günstig wirkt der Kartoffelsaft bei Rheuma und Arthritis und auch, wenn infolge eines Leberleidens noch Störungen im Dickdarm, vor allem Durchfälle und Schleimhautentzündungen, vorhanden sind. Mit frischgepreßtem Karottensaft kann der Kartoffelsaft geschmacklich wunderbar verbessert werden.

Vom Wert der Gemüsesäfte

Säftekuren

Immer mehr werden die Gemüsesäfte als Heilspender bekannt. Bei ihnen ist die spezifische Wirkung noch stärker als bei den Fruchtsäften. Was die Einnahme der Säfte anbetrifft, so sollte grundsätzlich folgendes beachtet werden: Man sollte Säfte nie längere Zeit kurmäßig einnehmen, sondern nur kurz, bis das erreicht ist, was man mit den Säften erwirken will und kann. Hat man dies zustande gebracht, dann sollte man wieder zum Vollprodukt, also zur ganzen Pflanze übergehen, denn die Säfte können bei längerem ausschließlichem Gebrauch einen kleinen Nachteil haben, da sie im Grunde genommen ja nur einen Teil der Pflanze darstellen. Weil sie sehr viele und sehr konzentrierte Vital- und Nährstoffe zur Verfügung halten, besteht in gewissem Sinne durch sie die Möglichkeit, eine einseitige Wirkung auszulösen.

Der Grundsatz der Ganzheit erfordert von uns deshalb, ausschließliche Säftekuren nur vorübergehend einzuschalten, denn nur die ganze Pflanze vermag schließlich unseren Zustand im Gleichgewicht zu erhalten. Wollen wir eine Reinigung durch Säfte bezwecken oder ein mögliches Manko durch konzentrierte Saftnahrung zu beheben suchen, dann können wir ruhig einige Zeit Säfte gebrauchen. Sobald das gewünschte Ziel aber erreicht ist, sollten wir wieder zur ganzen Pflanze übergehen. Das schließt hingegen nicht aus, daß wir gewisse neutrale Säfte, wie den Karottensaft, in kleineren Mengen zum Mittagessen als Getränk und Zusatz längere Zeit ohne Nachteil genießen dürfen. Handelt es sich aber um größere Quantitäten, dann muß man immer in Betracht ziehen, daß der Körper mit diesen Stoffen übersättigt werden kann, und dies ganz besonders, wenn man eine einseitige Kur damit durchführt, was bei einem Saftfasten der Fall ist. Sobald der Körper gesättigt oder genügend gereinigt ist, geht man daher wieder zur Einnahme der ganzen Pflanze über, denn wer glaubt, sich nur von Säften ernähren zu können, irrt sich, da wir nicht nur die leicht assimilierbaren Säfte notwendig haben, sondern eben auch noch andere Stoffe, solche, die unverdaulich sind wie die Zellulose. Mit den Säften allein würde man den Darm mit der Zeit verwöhnen. Säfte sind deshalb zur Entlastung, nicht aber zur beständigen Einnahme zu empfehlen.

Wöchentlicher Safttag

Es ist von großem gesundheitlichen Vorteil, wöchentlich einen Saftkurtag durchzuführen, denn während eines solchen Tages kann der ganze Körper ruhen. Es ist daher kein Wunder, wenn damit gute Erfolge erzielt werden. Der Darm arbeitet an solchen Tagen alle möglichen Stoffwechselreste auf und reinigt dadurch die Darmzotten. Auch die Niere, die Leber und alle inneren Organe, die sich mit dem Stoffwechsel zu befassen haben, können aufarbeiten. Zudem haben die Säfte den Vorteil, daß sie das Basen-Säuregleichgewicht günstig beeinflussen, denn fast alle Säfte verfügen über einen Basenüberschuß. Dadurch erhält der Körper überschüssige basische Stoffe, die sich mit den vorhandenen freien Säuren verbinden können, was zur Folge hat, daß Stoffwechselgifte, Harnsäure, Salzsäure und verschiedene Säuren in gebundener Form als Salze durch den Urin zur Ausscheidung gelangen können.

Für einen ausschließlichen Gemüsesafttag eignen sich der Kohl-, Kabis-, Karotten- und Randensaft. Dabei ist streng darauf zu achten, daß diese Säfte nur aus biologisch gezogenem Gemüse hergestellt werden. Vom Gemüsesaft sollte man täglich nicht mehr als vier- bis sechsmal einen Deziliter einnehmen, und zwar jeweils unter gutem Einspeicheln. Wer eine richtige Reinigungskur durchführen will, um Harnsäurestoffe oder harnpflichtige Stoffe vermehrt zur Ausscheidung zu bringen, der schalte zuerst einmal alle 14 Tage und nachher alle 8 Tage einen Safttag ein. Viele, welche die Wohltat und den Erfolg eines solchen Safttages kennen und schätzen gelernt haben, halten ihn auch später mindestens alle 14 Tage ein, weil sie ihn nicht mehr missen möchten.

Die Wirksamkeit verschiedener Säfte

Der Karottensaft eignet sich besonders vorteilhaft zur Einnahme nach Gemüsemahlzeiten, denn er ersetzt vorzüglich das süße Dessert, ohne Verdauungsstörungen zu verursachen. Er wirkt günstig auf Leber und Galle. Allerdings darf nicht zuviel davon eingenommen werden. Infolge der konzentrierten Nährstoffe, die er enthält, erhöht er den Hämoglobingehalt wesentlich und erwirkt also eine positive Wirkung auf das Blut. Wer bereits ein gutes Blutbild aufweist, sollte keine ausschließliche Kur mit Karottensaft durchführen, sondern sich mit der zeitweisen Einnahme zur Gemüsemahlzeit begnügen. Das gleiche gilt auch für solche, die den Blutdruck eher senken, statt ansteigen lassen wollen, denn der Karottensaft beeinflußt auch die Druckverhältnisse in den Adern, wodurch der Blutdruck leicht steigen kann. Dies ist jedoch nur bei einer einseitigen Saftdiät der Fall. Nehmen wir aber nur dann und wann zur Gemüsemahlzeit einen Deziliter Karottensaft ein, dann ist bei dieser geringen Menge eine Nebenwirkung nicht zu befürchten.

Auch Spinat- und Randensaft aus dem rohen Gemüse erhöhen den Hämoglobingehalt und wirken sehr günstig auf die Leber ein. Andere Säfte, wie Petersilien-, Sellerie-, Kresse- und Rettichsaft dürfen nur vorsichtig, also mit sehr viel Zurückhaltung verwendet werden. Nur wenn man die Dosierung sehr geschickt den Körperverhältnissen anpaßt, kann man eine gute Wirkung erwarten. So kann beispielsweise ein Deziliter Rettichsaft bei Gallensteinen eine starke Kolik auslösen, während ein Teelöffel voll die Galle verflüssigen und die Leber in ihrer Funktion unterstützen kann, wodurch wir eine wunderbare Wirkung erzielen können. Denken wir indes, viel hilft viel, dann kommen wir mit dem eigenartigen homöopathischen Prinzip in Konflikt, das uns zeigt, daß kleine Reize anregen, während große Reize zerstören. Es heißt darum, selbst die besten Heilsäfte zu dosieren und auf die vom Körper benötigte Menge zu beschränken, wenn man einen vollen Erfolg erzielen will. Wem rohe Säfte, vor allem Kohl- und Kabissaft geschmacklich widerstehen, der kann sie vorteilhaft auch einer Suppe beifügen, ohne sie mitzukochen. Den Kartoffelsaft, dessen Wirksamkeit wir bereits bei der Kartoffelnahrung erwähnt haben, können wir ebenfalls der Suppe beigeben oder ihn mit Karottensaft vermengen, wodurch er geschmacklich angenehmer wird.

Man kann die Rohsäfte auch eindicken. Auf diese Weise stellen sie konzentrierte Nahrungswerte dar. So hat sich der eingedickte Rüeblisaft (Biocarottin) und der eingedickte Randensaft (Biorandin), für die Lebertherapie als sehr gut erwiesen.

Beim Trinken der Rohsäfte sollte man stets darauf bedacht sein, sie gut einzuspeichern. Man kann sie je nach Bedürfnis auch mit Molkosan leicht ansäuern, da sie dadurch geschmacklich manchem angenehmer sind. Gehaltlich bereichert die Beigabe von Molke die Säfte und erhöht ihren Heilwert.

Milchsäurehaltige Gemüsesäfte

Der Vorteil der Milchsäuregärung, der schon bei der Sauerkrautbereitung erwähnt wurde, kommt auch bei lacto-fermentierten Gemüsesäften zur Geltung. Sie dienen zum Nutzen der schwachen Verdauungsorgane und ergänzen einen knappen Gemüsegenuß vorzüglich. Sie sind also nicht nur eine wertvolle Bereicherung gesunder, flüssiger Nahrungsmittel, sondern bilden auch eine befriedigende Lösung für alle jene, die sich den Heilwert der verschiedenen Gemüsesäfte ohne große Mühewaltung im Alltag zunutze machen wollen.

Obst und Beerenfrüchte für die gesunde und erkrankte Leber

Nachteile des gestörten biologischen Gleichgewichts

So wichtig wie das Prinzip der Ganzheit ist auch das Prinzip des biologischen Gleichgewichts. An dessen Erhaltung ist unter anderem unsere frohgemute Vogelwelt beteiligt, denn sie ist nicht nur zu unserer Freude geschaffen. Sicher, ihr Anblick wird uns stets gefallen, ihre

Lieder uns immerdar erbauen, aber sie hilft auch noch an einer ernsten Arbeitsleistung mit, indem sie Insekten und andere Schädlinge bekämpft, da ihr diese bekanntlich zur Nahrung dienen. Solange eine genügend große Vogelschar über Schädlinge in der Natur Herr zu werden vermochte, war kein Spritzen mit empfindlichen Giftmitteln notwendig. Darum sollten wir diesen gefiederten Freunden das Leben annehmbar bereiten und ihnen ihre Nist- und Futterplätze mit schützendem Baum-, Busch- und Strauchwerk erhalten, statt sie aus Geschäftsgeist oder anderen Gründen zu beseitigen. Wenn durch eine falsche Einstellung die Vögel vertrieben werden, können die Schädlinge der Pflanzenwelt wesentlich zunehmen, so daß uns der Eingriff durch Spritzen gerechtfertigt erscheint. Diese Maßnahme schadet zwar den verschiedenen Schädlingen, gleichzeitig gefährdet sie aber auch die Vogelschar. Diese hat keine Kenntnis davon, daß ihre Leckerbissen vergiftet worden sind, wodurch auch sie ihrerseits vergiftet werden können. Daher wird auch die Zahl der emsigen Helfer zu unseren Ungunsten wesentlich vermindert.

Durch das Stören des biologischen Gleichgewichts ist ein Kreislauf von weiteren Störungen verursacht worden, denn auch die Pflanzenwelt wird geschädigt, da die Giftspritzerei ihre Widerstandsfähigkeit schwächt und somit erneutes Spritzen bedingt. Wie sehr aber gespritztes Obst schaden kann, weiß jeder, der sich dadurch schon eine Vergiftung zugezogen hat. Auch die beliebten Zitrusfrüchte unterliegen heute vielerorts der Behandlung durch chemische Mittel, um unter anderem Schimmelbildung verhüten zu können. Ein weiterer, schädigender Einfluß auf unsere Obstnahrung ist das Vergasen der Trockenfrüchte. Um unseren Organismus vor Schädigungen möglichst zu bewahren, heißt es beim Einkauf und Reinigen der Früchte sehr vorsichtig zu sein. Früher war man immer gegen das Schälen des Obstes, weil unter der Haut oft die besten Nährsalze zu finden sind. Heute aber muß man zum Schälen mahnen, weil der Schaden, der durch die Spritzmittel verursacht werden kann, größer ist als der Nutzen, wenn wir die Früchte mitsamt der Schale genießen.

Selbst die Zitrusfrüchte sind trotz ihrer schützenden Schale gefährdet, und es ist ratsam, sich nach dem Schälen die Hände zu waschen, damit chemische Mittel, mit denen die Schalen behandelt worden sind, nicht an den Händen haften bleiben und die Früchte verunreinigen. Es ist bedenklich, daß wir uns heute auf jede Weise vor Schaden hüten müssen. Aber Vorbeugen ist auch in dieser Hinsicht geboten, vor allem zur Schonung unserer Leber.

Ein weiterer Nachteil muß erwähnt werden, denn leider kommen heute viele unreife Früchte in den Handel. Nicht bei allen kann durch Nachreifen der Schaden behoben werden, weshalb es gut ist, wenn wir uns auch in dieser Hinsicht vorsehen, damit wir unsere Gesundheit nicht unnütz benachteiligen müssen.

Unsere Fruchtnahrung

Man glaubt im allgemeinen, daß der Genuß roher Früchte bei jeder Gelegenheit gesund sei, weshalb man bei Krankheiten nicht fehlgehen könne, wenn man rohe Beeren und manches Obst genießt. Fragen wir aber einmal einen Kranken, dessen Leber sehr empfindlich ist und zu Störungen neigt, oder gar einen ernstlich Leberleidenden, ob er sich nach dem Genuß von Früchten störungsfrei und wohl fühle, dann werden wir die Antwort erhalten, daß dies nur bei einer bestimmten Auswahl der Fall ist. Diese Tatsache zwingt uns, einmal nachzuforschen, welche Früchte und Beeren empfehlenswert, ja sogar heilsam sind, und welche nicht.

Zitrusfrüchte

Allgemein beliebt sind Zitrusfrüchte, besonders Orangen, deren Gehalt für den Gesunden sehr wertvoll ist. Leider sind sie jedoch dem Leberkranken nicht bekömmlich und sie sollten selbst bei zeitweiligen Leberstörungen möglichst gemieden werden, da sie auch dann nicht zuträglich sind.

Wie verhält es sich aber mit der Verwendung von Zitronen? Für den Salat haben wir bereits den Essig ausgeschaltet. Sollen wir nun auch die Zitronen meiden? Bei guter Lebertätigkeit wird die Zitrone nach wie vor ihren Ehrenplatz einnehmen. Wollen wir aber unsere Leber äußerst schonen, dann ersetzen wir die Zitrone durch Molkosan, sowohl im Salat als auch als Getränk, denn dieses Milchsäureprodukt hilft verdauen durch seine äußerst günstige Wirkung auf die Bauchspeicheldrüse.

Als weitere Zitrusfrucht haben wir noch die Grapefruit. Von dieser kann gesagt werden, daß sie auch den Leberleidenden bekömmlich ist. Ihre Bitterstoffe wirken sich günstig aus und die Leber kann davon ihren Nutzen ziehen.

Kernobst

Es herrscht die Ansicht, daß ein Apfel ohne weiteres gesund sei, aber trotzdem ist er nicht jeder Leber gleich zuträglich. Es gibt Kranke, die besonders empfindlich sind und deshalb auch den Apfel meiden müssen. Aber nicht bei allen ist dies so. Wer vom Apfelgenuß keine Störungen bekommt, kann ruhig dann und wann einen milden Apfel genießen. Er muß ihn nur gründlich kauen und gut einspeicheln, damit die Säure dadurch besser neutralisiert wird.

Mit den Birnen heißt es vorsichtig zu sein. Die Leber und die Harnorgane können durch den Genuß von Birnen gestört werden. Bei empfindlicher Leber sollte man sowieso darauf achten, daß die Harnorgane nicht überreizt werden, da dies eine ungünstige Wirkung auf die Leber auslöst. Die getrockneten Bauernbirnen sind auch bei Leberstörungen und Lebererkrankung bekömmlich, wenn sie gut gekaut und eingespeichelt werden. Geschwefelte Trockenfrüchte müssen jedoch unbedingt gemieden werden.

Steinobst

Eigentlich sollte auch das Steinobst von Leberkranken möglichst gemieden werden, denn selbst bei leichten Störungen ist es ihnen nicht zuträglich. Auf alle Fälle müssen diese Früchte vollreif sein, sollten aber auch dann äußerst vorsichtig genossen werden und nur, wenn sich dadurch keine Störungen melden. Eigenartigerweise gilt bei den Trockenfrüchten nicht die gleiche Vorsichtsmaßnahme, da besonders getrocknete Zwetschgen bekömmlich sind und die Darmtätigkeit regeln helfen, was für die richtige Pflege unserer Leber eine wichtige Vorbedingung ist.

Beim Genuß von Trockenfrüchten achte man immer auf ungeschwefelte Ware, was bei den Zwetschgen ja ohnedies der Fall sein wird. Ungespritzte Kirschen sind noch immer ein Leckerbissen, den selbst Leberkranke, wenn mäßig genossen, nicht unbedingt zu meiden haben.

Trauben

Der Traubenzucker ist bekanntlich sehr wertvoll, und wenn der Leberleidende Trauben ohne Störung genießen kann, wäre es schade, darauf zu verzichten. Auf alle Fälle wird er dabei gut tun, sie gründlich zu reinigen, damit er sich durch die Spritzmittel nicht schädigt. Auch sollte er Häute und Kerne überhaupt nicht essen, sondern entfernen. Getrocknete Weinbeeren mögen, wenn sie gut gekaut werden, dann und wann ebenfalls eine angenehme, wertvolle Zusatznahrung sein.

Fruchtsalate

Da Fruchtsalate an die Verdauung eine gewisse Anforderung stellen, ist es sehr fraglich, ob sie der Leberleidende ohne Schädigung genießen kann. Er meidet sie also vorsichtshalber besser und wartet damit zu, bis sich seine Lebertätigkeit wieder erholt hat, so daß er das Gemisch von Früchten störungslos verdauen kann.

Einige heilsame Spezialitäten

Nespeln, die im Süden Europas gedeihen, sind eine wunderbare Heilnahrung bei Leberstörungen und selbst bei größter Empfindlichkeit sind sie eine wertvolle Hilfe. Schade, daß sie bei uns nicht wachsen, denn jene, die man in Delikatessengeschäften einkaufen kann, sind nicht so gut ausgereift und schmackhaft wie an Ort und Stelle, wo sie heimisch sind.

Unter den tropischen Früchten finden wir auch einige, die der Leber sehr zuträglich sind, ja sogar heilsam auf sie wirken, und dazu gehört vor allem die Papaya. Diese melonenartige Baumfrucht ist in tropischen und subtropischen Ländern sehr beliebt, und wird daher zum Frühstück oder auch zum Dessert gerne genossen. Diese Frucht besitzt ein eiweißabbauendes Ferment, weshalb sie der Verdauung wunderbare Dienste zu leisten in der Lage ist. 8

Die bei uns unbekannte Mangofrucht gedeiht ausschließlich in den Tropen und ist für uns nur in guten Lebensmittelgeschäften erhältlich. Geschmacklich stellt sie ein eigenartiges Gemisch dar. Einesteils mundet sie wie eine vollreife Aprikose, und wir freuen uns darüber, wenn nur der Nachgeschmack von Terpentin nicht wäre, an den wir uns nur langsam und mit etwas Widerwillen gewöhnen. Da diese Frucht für die Leber heilsam ist, dient sie vor allem jenen, bei denen sie gedeiht. Allerdings darf sie nur mäßig genossen werden, weil sie die Leber reizen kann.

Ananas, die wir dann und wann einkaufen mögen, sind mit ihrer scharfen Fruchtsäure bei Leberstörungen eher zu meiden, während Bananen, die sich ja bereits schon allenthalben eingebürgert haben, bei einem starkem Hungergefühl nicht abzuweisen sind. Nur wer es schwer hat, Stärke gut zu verdauen, muß sich vor ihnen etwas hüten und darf diese Frucht nur in kleinen Mengen genießen. Auch hier gilt natürlich immer die Voraussetzung des guten Kauens und Einspeichelns.

Beerenfrüchte

Keine anderen Früchte besitzen so viele konzentrierte Heilstoffe, wie gerade die Beerenfrüchte. Sie stehen besonders uns in den gemässigten Zonen bisher immer noch reichlich zur Verfügung. Sogar bis in den hohen Norden hinauf können sie als Heilnahrung zugezogen werden. So finden wir in unseren hohen Berglagen, im Berner Oberland, im Engadin und in den höchsten Tälern des Wallis Erdbeeren, Himbeeren, wilde Johannisbeeren, Heidelbeeren, Preiselbeeren und noch andere weniger bekannte Sorten. Die Brombeere erträgt die große Kälte nicht und kommt mehr im Tiefland und im Süden vor, denn sie ist eine Tochter subtropischer Gegenden. Es ist eigenartig, daß man in den Tropen die bei uns bekannten Beerenfrüchte nicht findet. Dort ersetzen infolge ähnlicher Wirkstoffe beispielsweise die Mangos und die Papayafrüchte einige unserer Beeren, weil sie auf die Bauchspeicheldrüse und auf die Leber den gleich günstigen Einfluß auszuüben vermögen wie die Beerenfrüchte.

Aus alten Überlieferungen geht hervor, daß schon zur Zeit der Helvetier, der Alemannen und Germanen die Beerenfrüchte als eine wichtige Heilnahrung bekannt waren. Ihr Zucker- und Vitamingehalt, ihre heilwirkenden Stoffe neben vielen anderen bekannten und unbekannten Vitalstoffen und Heilfaktoren, sind uns allen tatsächlich von großem Nutzen, wenn man sich heute auch ihrer Heilwirkung noch nicht in vollem Ausmaß bewußt ist.

Da hauptsächlich ihre großen Heilwerte in rohem Zustand der Beerenfrüchte zur Geltung kommen und ausgewertet werden können, sollten wir in erster Linie darum besorgt sein, während der Beerenzeit stets genügend rohe Beeren zu genießen. Sie bilden auf diese Weise eine Heilnahrungsmedizin, wie wir sie nirgends sonst in der Natur vorfinden, höchstens noch bei einzelnen Kräutern. Keine andere Fruchtnahrung aber wird die gleiche konzentrierte Heilwirkung erreichen. So kehren wir denn in Zukunft unsere Gewohnheit um, indem wir nur das, was nach genügendem Rohgenuß noch an Vorrat übrig bleibt, einkochen und konservieren. Genießen wir die Beeren roh, dann brauchen wir dazu nicht unbedingt noch Zucker beizufügen. Wenn wir aber dennoch süßen wollen, dann sollten wir nie zum weißen Zucker greifen, sondern zum Rohrzucker, wenn wir es nicht vorziehen, um seiner Heilwerte wegen, Honig dazu zu verwenden. Auch zum Einmachen sollte man nie weißen Zucker gebrauchen, sondern Rohrzucker oder noch besser Honig. Oft ist es auch am falschen Ort gespart, wenn man bei der Zubereitung der Nahrung nicht die wertvollsten Beigaben wählt, denn, wenn unsere Nahrung aus vollwertigen Bestandteilen besteht, dann sind wir viel rascher satt und benötigen von vollwertiger Nahrung viel weniger als von einer anderen, die aus minderwertigen Stoffen hergestellt ist. Auch dient es zur Schonung unserer Verdauungsorgane, wenn wir in weniger Nahrung eine reichlichere Energiequelle finden. Noch besser als Rohrzucker sind Frucht- oder Traubensaftkonzentrate.

Günstige Heilwirkung

Beweise, wie heilwirkend und wie gut zuträglich Beerenfrüchte sind, verschaffen uns vor allem jene Kranken, bei denen die Bauchspeicheldrüse und die Leber nicht mehr gut arbeiten oder erkrankt sind. Keine andere Frucht, die bei uns wächst, wird von diesen Kranken so gut vertragen, wie gerade die Beerenfrüchte. Denken wir nur an die Heidelbeeren, die ein schwer Leberkranker ohne Bedenken genießen kann, da sie eines der besten Heilmittel darstellen, die es für ihn überhaupt gibt. Ihre Heil- und Vitalstoffe sind für ihn wirklich von beachtenswerter Bedeutung.

Neben der Leber und der Bauchspeicheldrüse ziehen auch noch andere Organe reichlich Nutzen aus dem Beerengenuß. Nur sind dabei die Wildbeeren, die auf urwüchsigem Boden wachsen, den Kulturpflanzen vorzuziehen. Zwar besitzen auch diese die erwähnten Vorzüge, wenn sie biologisch gezogen sind. Bei der Wildpflanze finden wir indes stets einen vom Schöpfer geregelten und gesteuerten biologischen Wirkungskreis, den wir Menschen nur mit ganz guter Sachkenntnis und mit einer ganz naturgemäßen Einstellung einigermaßen nachahmen können.

Saure Beeren und ihre Eigenart

Etwas Eigenartiges, für viele Menschen fast Rätselhaftes, ist die Beurteilung der Mineralbestandteile bei den Beeren. Ein großer Teil der von uns benötigten Mineralstoffe oder Nährsalze und sogar der Spurenelemente sind in den Beeren enthalten. Viele Menschen meiden saure Beeren, weil sie glauben, sie würden ihren Körper versäuern. Es ist jedoch ein Irrtum, wenn man glaubt, der stark saure Geschmack stehe mit einem Säureüberschuß in Verbindung. Da täuscht uns ganz einfach der Geschmackssinn, der uns über die chemische Reaktion nicht immer den richtigen Aufschluß vermittelt, denn rein chemisch reagiert nicht alles, was für die Zunge sauer schmeckt, auch chemisch sauer. Selbst solche Beeren, die einen stark sauren Geschmack aufweisen, haben erstaunlicherweise noch einen sehr großen Basenüberschuß, denn die basischen Stoffe sind reicher vorhanden als die sauren Stoffe. Nur eine Beere, die nicht einmal sonderlich sauer schmeckt, nämlich die Preiselbeere, besitzt einen Säureüberschuß. Alle anderen dagegen sind basenüberschüssig und können bei übersäuerten Menschen eher zur Entsäuerung verhelfen.

Beeren und Beerensäfte

Beerenfrüchte eignen sich vor allem zum Frühstück und zum Abendessen. Das Müesli kann mit keiner anderen Frucht schmackhafter zubereitet werden als mit Beerenfrüchten. Die Praxis hat gezeigt, daß die Beerenfrüchte mehr Heilstoffe enthalten, als wir ahnen und bis heute kennen. Fast alle Beerenfrüchte sind Vitamin-C-reich, weshalb wir unseren diesbezüglichen Bedarf weitgehend mit ihnen decken können.

Auch die Beerensäfte sind natürlich eine ganz hervorragende Heilnahrung. Allerdings dürfen wir nicht vergessen, daß der Genuß der ganzen Vollfrucht besser und wertvoller ist als der Saft allein. Während der Erntezeit der Beeren sollten wir daher vorwiegend die ganzen Früchte genießen, denn in den Rückständen sind noch wertvolle, vor allem basische Mineralstoffe vorhanden.

Sogar die Kerne sind oft noch heilwirkend, weshalb die Vollfrucht immer das beste ist. Als Getränk sind die Rohsäfte der Beeren bestimmt das Wertvollste, was wir zu trinken bekommen können und was uns ein Getränk bieten kann. Bekannt ist die wunderbare Wirkung des schwarzen Johannisbeersaftes. Auch der Heidelbeersaft wirkt besonders auf Leberleidende vorzüglich. Die Farbstoffe enthalten Heilkräfte, die noch nicht genügend erforscht sind.

Beeren für Leberkranke

Da Erdbeeren die Harnorgane reizen können, sind sie bei Leberleiden sehr vorsichtig zu gebrauchen. Besonders, wenn die Beeren mit chemischen Düngemitteln getrieben sind, sollten sie ganz gemieden werden. Biologisch gezogene, vollreife Früchte können in mäßigen Mengen abwechslungsweise genossen werden, wenn sich dadurch keine Störungen einstellen. Walderdbeeren sind noch am ehesten zuträglich. Doch geht man verhältnismäßig selten auf deren Suche, und auf dem Markt oder in Obstgeschäften sind sie nur noch ganz selten anzutreffen.

Himbeeren sind günstig, wenn sie keine Störungen verursachen. Auf alle Fälle wird es deshalb besser sein, aus ihnen mit Haferflocken ein Müesli zuzubereiten. Dieses darf jedoch unter keinen Umständen mit weißem Zucker gesüßt werden. Honig, Traubennährzucker oder Birnendicksaft können dazu dienen. Traubennährzucker muß aus Traubenbeeren hergestellt sein.

Gut ausgereifte Brombeeren dürfen regelmäßig genossen werden, da sie der Leber bekömmlich sind. Auch sie lassen sich sehr gut zum Vollwert-Müesli verwenden und sind sowohl geschmacklich als auch gehaltlich ausgezeichnet.

Johannisbeeren mit ihrer scharfen Fruchtsäure eignen sich nur für gesunde Organe, wohingegen die schwarzen Johannisbeeren eine rühmliche Ausnahme bilden.

Eine besonders heilsame Beerenfrucht ist die Heidelbeere, wirkt sie doch leicht anregend auf die Gallenproduktion, was natürlich als nicht geringer Vorzug bewertet werden muß. Auch die innere und äußere Sekretion der Bauchspeicheldrüse wird durch den Genuß roher Heidelbeeren leicht angeregt, was einen weiteren Vorzug bedeutet, weshalb sie besonders auch für Zuckerkranke eine gute Diät und Heilnahrung bilden. Die Stoffe, welche die Heidelbeeren enthalten, wirken auch auf die Leber selbst ein, so daß Leberfunktionsstörungen dadurch günstig beeinflußt werden können.

Heidelbeeren für die Leberdiät

Natürliche Vorteile

Wenn wir über den weichen, moosigen Boden der Nadelwälder gehen, werden wir da und dort, besonders in den Bergen, und zwar bis weit hinauf, den zierlichen Heidelbeersträuchern begegnen. Untersuchen wir die Erde, in der sie gedeihen, so finden wir einen humusreichen, schwarzen, feinduftenden, moorartigen Boden. Diesen liebt die Heidelbeere, denn sie braucht das ganze Gemisch der Bodenbakterien. Damit sie ihre gesunden Früchte hervorbringen kann, setzt sie sich überall da gemütlich hin, wo für sie die entsprechenden biologischen Verhältnisse vorhanden sind. Auch die Natur benötigt nämlich gewisse Rohstoffe, um ein wertvolles Erzeugnis zustande zu bringen. Auf der Wiese im prallen Sonnenschein würde die Heidelbeere niemals gedeihen, obwohl sie dort in reich gedüngtem Boden stehen könnte. Mit Recht liebt sie aber den Dünger überhaupt nicht, sondern verlangt einen bakterienreichen Boden mit feindosierten Nährstoffen. Die unangetastete Natürlichkeit dieser Wildfrucht ist daher von beachtenswertem Vorteil für uns, denn da sie nie mit chemischen Mitteln gedüngt wird, büßt sie auch ihr biologisches Gleichgewicht nicht ein. Ebenso ist beim Genuß der Beeren auch keine vergiftende Wirkung durch irgendwelche Spritzmittel zu befürchten, da die Pflanze nicht gespritzt wird. So ist die Heidelbeere in unserer Zeit eine der wenigen Früchte, die selten Vergiftungsmöglichkeit in sich birgt, denn sie kann sich noch immer an unverdorbenen und unveränderten Lebensverhältnissen, die sie benötigt, erfreuen. Einzig die allzu reiche Nässe eines regnerischen Sommers kann ihr zusetzen, vergiftet sie aber keineswegs.

Heilwerte der Beerenfrüchte

Die Zusammensetzung der Beeren ist ganz eigenartig. Sie enthalten nur mäßig Zucker, dafür aber um so mehr Mineralstoffe. Wie neuere Beobachtungen gezeigt haben, ist dies ein besonderer Vorzug für die Leber und für die Bauchspeicheldrüse. Leberkranke und solche, die an Leberstörungen leiden und keine anderen Früchte mehr vertragen, können die Heidelbeeren ohne Schwierigkeit genießen. Aus diesem Grunde sollte man diesen Beeren viel mehr Beachtung schenken, denn die darin enthaltenen Heilstoffe wirken regenerierend auf die Leber und auch auf die Bauchspeicheldrüse, so daß der ganze Verdauungstrakt mit Einschluß der Darmflora durch sie sehr günstig beeinflußt wird. Es ist daher einleuchtend, daß man Heidelbeeren genießen sollte, so oft sich die Gelegenheit dazu bietet, mindestens zwei bis dreimal in der Woche oder noch besser sogar täglich. Schöne, reife Früchte benötigen keine Zuckerbeigabe. Wenn es der Leberkranke wünscht, darf er allerdings ein wenig Honig oder etwas Rohrzucker dazu verwenden, wobei allerdings der Honig vorzuziehen ist. Zucker, vor allem der weiße Zucker, kann sich für die Leber nachteilig auswirken. Zu einer gesunden Heilfrucht gehört auch ein heilwirkender Süßstoff, und Honig ist nun einmal der am besten wirkende Stoff zum Süßen. Wird er in mäßigen Mengen verwendet, dann ist er auch der Leber zuträglich. Dieser Ratschlag gilt natürlich nicht nur für die Heidelbeere, sondern auch für alle anderen Beerenfrüchte. Sehr schmackhaft ist auch das A.Vogel-Müesli, wenn es mit Heidelbeeren zubereitet wird. Vergessen wir also während der Heidelbeerzeit nie, diese wertvollen Früchte regelmäßig zu genießen, denn es wird sich für unsere Gesundheit sicher lohnen.

Der vorteilhafte Heidelbeersafttag

Wenn der Leberkranke nichts mehr verträgt, kann ihm immer noch Heidelbeersaft oder auch ein Schälchen Heidelbeeren gegeben werden. In ganz kritischen Fällen sollte unbedingt jede Woche ein Heidelbeersafttag eingeschaltet werden, und zwar ist diese vorteilhafte Kur während der ganzen Erntezeit der Heidelbeeren durchzuführen. Jede zweite Stunde wird ein Deziliter Heidelbeersaft langsam mit gutem Durchspeicheln schluckweise getrunken. Wer den Saft nicht so gerne hat wie die ganzen Beeren, kann ruhig jeweils jede Stunde ein Tellerchen Heidelbeeren genießen. Diese müssen unbedingt stets gut gekaut und tüchtig durchspeichelt werden. Zwischenhinein kann man vielleicht auch einmal ein Glas Buttermilch trinken. Selbst bei entzündlichen Zuständen haben die Heidelbeeren eine entzündungswidrige Wirkung. Oft schon habe ich bei Leberkranken mit Heidelbeeren Wunder erlebt. Auch wenn Galle und Leber streiken und gar keine Galle mehr ausgeschieden wird, können die Heidelbeeren wieder eine mäßige Funktionstüchtigkeit der beiden Organe erwirken.

Empfehlenswerte Vorsorge

Um die Vorteile der Heidelbeeren möglichst das ganze Jahr hindurch genießen zu können, ist es angebracht, während der Erntezeit diese wertvollen Früchte in Gläsern selbst zu konservieren oder einzufrieren. Büchsenkonserven sollten nur in Ausnahmefällen gebraucht werden, denn die Oxydation des Bleches kann dem Leberkranken empfindlich schaden. Früchte, die man selbst konserviert, besitzen zudem noch einen Teil der Wirkstoffe und sind dem Kranken zuträglicher als viele andere Frischsubstanzen.

Schwarze Johannisbeeren als Heilnahrung

Bekanntlich sind die schwarzen Johannisbeeren weniger beliebt als die Heidelbeeren, denn ihr eigenartiger Geschmack sagt nicht jedem zu. Im Müesli mag er sich wohl etwas verlieren. Auch in Saftform kommt er nicht mehr so unliebsam zur Geltung. Es ist gut, wenn wir die Abneigung gegen diese Beeren überwinden, besitzen sie doch den unschätzbaren Vorteil, nicht nur günstig, sondern sogar heilsam auf Leber und Galle einzuwirken. So konnte ich bei Leber- und Gallenstörungen, sogar bei Gallensteinen mit ganz akuten, krampfartigen Schmerzen beobachten, wie nach der Einnahme von Johannisbeersaft die Beschwerden spontan verschwanden. Auch der Johannisbeerlikör, wie man ihn da und dort auf dem Lande herstellt, leistet gute Dienste. Man setzt zu diesem Zweck die schwarzen Johannisbeeren mit Zucker und Alkohol an, ohne sie zu kochen, also roh, denn der Alkohol wirkt da schon bei einer ungefähr zehnprozentigen Beigabe als Konservierungsmittel. Nach einigen Tagen wird der Saft abgepreßt und die Medizin ist fertig.

Bekanntlich sind die schwarzen Johannisbeeren sehr Vitamin-C-reich und daher als gesunde Nahrung sehr zu empfehlen. Sie wirken auch günstig auf die Nerven und die Nieren ein.

Der schwarze Johannisbeersaft

Es ist vorteilhaft, daß der schwarze Johannisbeersaft auch bereits im Handel, ja sogar in vielen Gaststätten erhältlich ist, bildet er doch eine rühmliche Ausnahme gegenüber anderen, meist nicht naturreinen Süßwassern. Wenn wir auf diese Weise die schwarzen Johannisbeeren in flüssiger Form genießen, dann müssen wir darauf achten, daß wir sie, wie jedes andere Getränk, gut einspeicheln und langsam trinken. Bei schlechter Leber- und Bauchspeicheldrüsentätigkeit ist es notwendig, daß der Mundspeichel mithilft, den Mangel zu überbrücken, denn dadurch wird eher eine gute, störungslose Verwertung flüssiger und fester Nahrung gewährleistet. Ist die Erntezeit der Beeren vorüber, dann können wir uns ihre Vorzüge durch den Saft immer noch das ganze Jahr hindurch zunutze machen. Vergessen wir also nicht, uns dieser Beeren so viel als möglich zu bedienen.

Süßigkeitsprobleme

Allerlei Schädigungen

Wohl noch nie war es so dringend notwendig, sich Klarheit über den gesundheitlichen Wert von Süßigkeiten zu beschaffen wie gerade heute, wo dem Süßigkeitsbedürfnis übermäßig gehuldigt wird. Betrachten wir nur einmal, wieviel Schädigendes in dieser Hinsicht unserem Organismus zugemutet wird, einzig um den begehrlichen Gaumen befriedigen zu können. Besonders an Festtagen bilden die vielen Schleckereien, die aufgetischt werden, eine große Gefahr für unseren Gesundheitszustand. Kein Wunder, wenn sich nach dem üppigen Genuß allerlei Erkrankungen melden. Nicht nur der Magen, sondern auch die Leber ist verstimmt und Gallenstörungen treten auf, begleitet von Erbrechen und Schlechtsein. Selbst die Nieren und die Blase mögen in Mitleidenschaft gezogen sein, und all dies nur wegen der übermäßigen Einnahme von Schleckzeug. Ist aber wirklich nur das Übermaß schuld daran? Ist es nicht vielmehr auch deshalb, weil diese Süßigkeiten vorwiegend aus weißem Zucker und Weißmehl hergestellt sind und weil unser Körper die Kombination von weißem Zucker, Weißmehl und denaturiertem Fett schlecht verträgt? Das Mißachten des Ganzheitsprinzips führt natürlich auch zu Gleichgewichtsstörungen in unserem Körperhaushalt. Wenn unsere tägliche Nahrung aus vollwertiger Naturkost bestehen muß, damit Mangelerscheinungen vermieden werden können, sollte notwendigerweise auch unser Süßigkeitsbedürfnis durch vollwertige Erzeugnisse befriedigt werden.

Mangelerscheinungen

Woher kann überhaupt ein übermäßiges Verlangen nach Süßigkeiten kommen? Beobachten wir uns selbst wirklich gut, dann können wir feststellen, daß sich dieses Verlangen meistens in den Zeiten einer mangelhaften und entwerteten Ernährung einstellt. Arbeitet die Leber oder die Bauchspeicheldrüse ungenügend oder ist eine Darmschleimhautreizung vorhanden, dann werden die Speisen schlecht verdaut. In der Regel fehlt es dabei vorwiegend am richtigen Kauen. Oft besteht auch die Neigung zum Durchfall. Die Nahrung geht unverwertet fort, und es ist durchaus begreiflich, daß sich unter diesen Umständen eine Mangelerscheinung meldet, und zwar nicht nur ein Mangel an Nährsalzen und Vitaminen, sondern auch an Nährstoffen, vor allem an Kohlenhydraten. Als Folge dieses Mangels kann sich ein übermäßiges Verlangen nach Süßigkeiten einstellen, und zwar nach Schleckereien aller Art. Wird dieses Verlangen durch Weißzucker- und Weißmehlprodukte gestillt, dann meldet sich der geschwächte Organismus ziemlich rasch mit unangenehmen Symptomen. Es liegt daher auf der Hand, daß vor allem bei Leberstörungen und bei einer empfindlichen Bauchspeicheldrüse oder gar bei deren ernstlicher Erkrankung alle diese Produkte unbedingt gemieden werden sollten.

Eine vernünftige Lösung

Aus diesen Tatsachen geht deutlich hervor, daß wir das gestörte Gleichgewicht nur wieder herstellen können, wenn wir auf eine Nahrung achten, die dem Gleichgewicht des Ganzheitsprinzips volle Beachtung schenkt. Auf diese Weise wird auch das Bedürfnis nach Süßigkeit wieder in normale Bahnen gelenkt. Damit es aber nicht erneut gefährdet wird, ist es notwendig, daß auch die Süßigkeiten, welche wir genießen, möglichst aus der unverdorbenen Schatzkammer der Natur stammen. Den besten Süßstoff, den sie für uns bereithält, ist ein wunderbares, viel zu wenig beachtetes Geschenk der Natur für uns.

Wertvoller Honig

Der Honig ist eines von den Wundererzeugnissen in der Natur, die unsere volle Aufmerksamkeit verdienen. Unmöglich wäre es für uns, all den vielen Süßstoff aus den Blüten zu sammeln, um ihn zu Honig umzuarbeiten. Nicht nur die Zeit würde uns dazu fehlen, noch viele andere Fähigkeiten mangelten uns, denn bis der Honig wirklich Honig ist, braucht es eben gerade jene Geschicklichkeit, die der Schöpfer den

Bienen zugedacht hat. Wie liebevoll, daß diese kleinen, geflügelten Diener ihr Leben dafür einsetzen, um uns durch ihr besonderes Können und ihren unermüdlichen Fleiß dieses Geschenk darzubieten. Wäre ihr kleiner Körper dazu nicht wundersam eingerichtet, auch ihnen würde die Kunst der Honigbereitung nicht gelingen. Es ist also gar nicht so selbstverständlich, daß wir uns dieses wertvollen Süßstoffes stetig erfreuen können. Doch selbst zur Winterszeit, wenn die Blumenpracht dahin ist, und deshalb die Urheberinnen unseres Honigs die Ruhe pflegen dürfen, steht dieser infolge seiner wunderbaren Haltbarkeit stets in unverminderter Güte zu unserer Verfügung. Wenn die ganze Pflanzenwelt unter einer weißen Schneedecke liegt, erquickt und stärkt uns doch immer noch der Süßstoff, den sie zur Blütezeit dem kleinen Bienenvolk bereitgestellt hat.

Bedenkt man dies alles, dann kann selbst jeder, der auch nur ein bescheidenes Wissen über den Fleiß und die Arbeit der Bienen besitzt, sicherlich begreifen, daß der Honig mehr als nur ein gewöhnlicher Süßstoff ist. Er enthält 40 % Dextrose und 35 % Lävulose. Dextrose ist Süßstoff, den die Bienen so umgearbeitet haben, daß er unmittelbar ins Blut übergehen und daher als rasch spürbarer Kraftspender wirken kann. Kein anderes Kohlenhydrat besitzt diesen Vorzug. Lävulose dagegen ist ein noch nicht umgearbeiteter Süßstoff, der daher nur langsam assimiliert wird und eben deshalb den Vorzug einer gewissen Art Kraftreserve besitzt, die dem Körper langsam, aber sicher zugute kommt. Honig enthält auch ganz wichtige Spurenelemente, wie beispielsweise Kupfer, Mangan und sogar ein leicht assimilierbares Eisen. Auch vielerlei Vitamine sind im Honig enthalten, zwar nicht in sehr großen Mengen, dafür aber in einem für den Körper zweckdienlichen Verhältnis.

Wenn man alle diese Vorzüge des Honigs in Betracht zieht, dann kann man begreifen, daß er als der wertvollste Süßstoff überhaupt angesprochen werden kann. Man sollte daher an Stelle von anderen Zuckerarten viel mehr Honig genießen. Zum Süßen von Tee und anderen Getränken sollte statt weißem Zucker besser Honig verwendet werden. Auch alle Arten von Müesli und viele andere Nahrungszusammenstellungen können mit Honig gesüßt werden. Menschen mit einer schlechten Verdauung, vor allem mit mangelhafter Bauchspeicheldrüsentätigkeit finden im Honig ein praktisches Kohlenhydrat, das eigentlich streng genommen im Bienenkörper bereits vorverdaut worden ist.

Beim Genuß von Honig muß allerdings darauf geachtet werden, daß er trotz seiner guten Wirkung gleichwohl nicht im Übermaß genossen werden darf, da es sich hierbei um eine sehr konzentrierte Nahrung handelt.

Natürlicher Traubenzucker

An der zweiten Stelle vorzüglicher Süßstofflieferanten steht der natürliche Traubenzucker. Wir erhalten heute in genügenden Mengen getrocknete Weinbeeren, Malagatrauben, Rosinen und Sultaninen. In all diesen Traubenarten finden wir den Zucker, der für unsere Ernährung neben dem Honig als der beste bezeichnet werden kann. Man muß dabei aber immer darauf achten, daß man nur naturreine Produkte erhält. Helle Trauben sind meist geschwefelt und gebleicht. Solche Sultaninen und Weinbeeren sollten nicht eingekauft werden, es sei denn, es handle sich um Erzeugnisse aus Südgriechenland, die als helle, ungebleichte Sultaninen in den Handel kommen. Diese Trauben werden, wie ich dies mit eigenen Augen sehen konnte, in der Sonne getrocknet und sind somit als reines Naturprodukt anzusprechen, besonders da, wo noch nicht mit Kupfervitriol gearbeitet wird. Leider hat aber auch in Griechenland diese Unsitte seit einigen Jahren Eingang gefunden, wenn auch noch nicht überall.

Damit uns die getrockneten Traubenarten zum Süßen der Nahrung dienlich sein können, sollten wir sie nach dem Einweichen durch die Hackmaschine drehen oder im Mixer verarbeiten. Süßen wir mit diesen Traubenzuckerarten, dann haben wir wirklich einen der besten Süßstoffe angewandt. Auch die Naturvölker süßen ihre Nahrung auf diese Weise mit gutem Erfolg.

Der chemische Traubenzucker

Wenn von Traubenzucker die Rede ist, glauben viele, es handle sich dabei um den künstlich hergestellten, der als weißes Pulver oder in Tablettenform erhältlich ist. Der künstliche Traubenzucker trägt jedoch seinen Namen nur, weil seine chemische Formel auf den gleichen Nenner gebracht werden kann, weil er also chemisch dem anderen, nämlich dem echten Traubenzucker ähnlich ist. Er wird jedoch aus Stärke hergestellt, entweder aus Kartoffelstärke oder aus

Maisstärke. Somit ist dieser Traubenzucker gewissermaßen ein Stärkezucker und verdient trotz seiner Formelübereinstimmung den er in der Chemie einnimmt, vom Gesichtspunkt des Verbrauchers aus den Namen Traubenzucker nicht.

Dies werden wir also in Zukunft beachten und uns zum Süßen unserer Nahrung lieber des natürlichen Traubenzuckers bedienen, der übrigens auch in konzentrierter Form erhältlich ist, wodurch uns das Süßen wesentlich erleichtert wird.

Der Rohrzucker

In der Zuckerbewertung kommt also nach dem Honig der natürliche Traubenzucker, und nach diesem der Fruchtzucker, wie wir ihn in frischen Früchten genießen können. Der Rohrzucker kann nur dann zu den wertvollen Zuckerarten gezählt werden, wenn er unraffiniert ist. Der im Handel erhältliche und bekannte Rohrzucker entspricht allerdings nicht ganz dem, was wir uns eigentlich streng genommen wünschen. Der eingedickte Zuckerrohrsaft, also der sogenannte Basensirup, besitzt dagegen die vollen Werte, die wir suchen. Wird dieser Basensirup noch weiter eingedickt, wie ihn die Eingeborenen zu einer braunen, festen Masse einkochen, die durch das Lagern abstirbt und krümelig wird, dann haben wir in diesem Zucker das Ideale für den neuzeitlich eingestellten Menschen. Der gewöhnliche, im Handel übliche Rohrzucker weist leider auch die Nachteile der Kalkmilchbehandlung auf, hat aber dennoch dem weißen Zucker gegenüber gewisse Vorteile, da er noch ungefähr 2 % Mineralstoffe enthält, während diese beim weißen Zucker gänzlich fehlen. 80 % der vorhandenen Mineralstoffe reagieren basisch und 20 % sauer. Dies nun ist dem weißen Zucker gegenüber ein Vorteil, wie praktische Erfahrungen und Versuche gezeigt haben. Der Rohrzucker ist aber dessenungeachtet dem Trauben- und Fruchtzucker keineswegs ebenbürtig. Deshalb ist es vorteilhafter, unser Fruchtmüesli mit Frucht- oder Traubenzucker zuzubereiten.

Trockenbirnen

Einen weiteren Süßstoff, welcher der Leber zuträglich ist und somit unser Süßigkeitsbedürfnis ebenfalls stillen kann, finden wir in den Trockenbirnen. Wir werden sie zwar nicht benützen, um damit unsere Speisen zu süßen, dafür aber werden sie unser Süßigkeitsbedürfnis reichlich stillen helfen. Die Kupferverbindung, die sie enthalten, ist für die Leber und den gesunden Aufbau des Blutes bedeutungsvoll. Kein Wunder, daß die getrockneten Birnen ein altbewährtes Blutbildungsmittel sind. Diese Ehre besitzen aber nur die naturreinen, ungeschwefelten, dunklen Bauernbirnen. Neuere Forschungen haben gezeigt, daß nicht nur, wie man früher glaubte, der Eisengehalt die blutbildende Wirkung hervorruft, sondern auch der viel größere Gehalt an Kupfer, vor allem als Bestandteil von Enzymen zum Abbau von Sauerstoffverbindungen. Es kommt im Blut vor, in der Leber, in der Galle und in anderen Organen. Man kann sicher nicht einfach sagen, daß es nur zufälligerweise da ist. Rademacher hat dem Kupfer viel Bedeutung beigemessen, und zu seiner Zeit wurde Kupfer als Medikament für innere und äußere Anwendungen gebraucht. Man hat aber lange Zeit nicht beachtet, daß ein sehr großer Unterschied zwischen einer anorganischen Kupferverbindung und einem organisch, besser gesagt, pflanzlich gebundenem Kupfer, besteht. Die Kupferverbindung, die sich in den getrockneten Birnen vorfindet, ist dem Körper sehr zuträglich und vor allem, wie erwähnt, für die Leber und den gesunden Aufbau des Blutes von großer Bedeutung. Dies sind bestimmt stichhaltige Gründe, weshalb die naturreinen Trockenbirnen als gesunder Süßigkeitsspender wieder mehr zu Ehren kommen sollten.

Zuträgliche Getränke

Bereits der Grundsatz, daß Nahrungsmittel Heilmittel und Heilmittel Nahrungsmittel sein sollten, hat schon bei vielen Mitmenschen ein volles Verständnis gefunden. Da aber auch die Getränke in unserer Ernährung eine recht wichtige Rolle spielen, sind sie natürlich auch dieser vorteilhaften Regel unterstellt. So ist es denn selbstverständlich, daß wir auch für den Leberleidenden nach gesunden Getränken Ausschau halten, denn bekanntlich sind gerade die Leberkranken oft sehr durstig.

Alkoholische Getränke

Der Leberkranke sollte alkoholische Getränke möglichst ganz meiden. Wer gewöhnt war, hie und da ein Gläschen Wein zu trinken und davon nicht lassen möchte, kann in sehr bescheidenen Mengen Rotwein trinken. Dabei muß er aber unbedingt darauf achten, daß er nicht irgendwie behandelte, also frisierte oder mit Chemikalien durchsetzte Weine trinkt, da diese für den Leberkranken sehr gefährlich sein können.

Molkosan

Gesundheitlich von großem Vorzug ist verdünntes Molkosan. Das Molkosan ist ein vergorenes Molkenkonzentrat mit natürlicher rechtsdrehender (L+) Milchsäure. Besonders bei starkem Durstgefühl ist Molkosan von Vorteil, da dieses den Durst am besten stillt und auch für die Bauchspeicheldrüse heilwirkend ist. Wer Mineralwasser liebt, kann dieses vorzüglich mit Molkosan anreichern. Er erhält dadurch ein anregendes und erfrischendes Getränk.

Obst und Gemüsesäfte

Über die Einnahme von Obst- und Gemüsesäften wird ausführlicher im Speiseplan (Teil 10) geschrieben. Gemüse- oder Fruchtsäfte können als bekömmliches Getränk jeweils bis zur Hälfte mit einem kohlesäurearmen Mineralwasser verdünnt werden.

Kaffee

Statt starken Bohnenkaffee zu trinken, der dem Leberkranken sowieso keine Heilwerte zu bieten vermag, sollte der Leberkranke vorteilhaft zum schmackhaften Vogelkaffee Bambu greifen, welcher infolge seines Gehaltes an Bitterstoffen in Form von Eicheln und Zichorie günstig auf die Lebertätigkeit einwirkt. Zur Schonung der Leber soll nur wenig Milch beigegeben werden, denn dieser Kaffee darf ohne Risiko stark getrunken werden.

Welchen Tee?

Auch den üblichen Schwarztee benötigen wir nicht. Vorteilhaft genießen wir statt dessen dann und wann einen Pfefferminztee, weil dieser die Lebertätigkeit und Gallenabsonderung leicht anregt, was sich wiederum auf die Verdauung günstig auswirkt. Abwechselnd können wir auch aus Waldmeister, Erdbeer- oder Himbeerblättern einen gesunden, anregenden Genußtee zubereiten, der neben seiner Schmackhaftigkeit die Leber zugleich günstig beeinflussen kann. Ein neutraler Tee, der sich auch für die Fruchtnahrung günstig eignet, ist der beliebte Hagebuttentee. Bekanntlich ist er besonders der Niere gut bekömmlich, was sich auch auf die Leber entlastend auswirken kann.

Das sind einige Hinweise auf vorteilhafte Getränke bei Leberstörungen und Leberleiden. Natürlich sind alle aufgeführten Getränke auch einer gesunden Leber sehr bekömmlich.

Heilwirkendes Würzen

Welchen Zweck soll es erfüllen?

Im Würzen liegt die Kunst des Kochens. Das habe ich verstehen gelernt, als ich seinerzeit dem kleinen, geschmeidigen Franzosen Escoffier zuschaute, wie er mit viel Liebe und Geschicklichkeit die Speisen zubereitete, aber auch, wie er sie mit viel Vorsicht würzte. Nicht umsonst nannte man ihn den König der Köche und Meister der Kochkunst.

Das Würzen ist viel wichtiger als man glaubt, denn es soll mehr als nur einen Zweck erfüllen. Erstens soll eine Speise gut schmecken, wodurch auch der Appetit angeregt wird, zweitens sollen die Würzstoffe die Verdauung anregen, und drittens sollen sie selbst infolge ihres Gehaltes an Vitaminen und Mineralbestandteilen die Heilwirkungen der Nahrung unterstützen und ergänzen. Da es für Kranke, vor allem für Nieren- und Leberkranke, von sehr großer Wichtigkeit ist, wie und womit gewürzt wird, sind die folgenden Hinweise und Ratschläge für eine entsprechende Diät besonders beachtenswert.

Hefeextrakthaltige Würzen

Wenn hefeextrakthaltige Würzen ohne chemische Hilfsmittel gewonnen werden, sind sie sehr wertvoll, da sie gehaltsmäßig sehr viel bieten und auch geschmacklich eine willkommene Bereicherung der Diätküche darstellen.

Als Vitamin-B-Träger sind Hefeextrakte besonders für die Leberdiät von großer Bedeutung. Die Erfahrung der letzten Jahre hat gezeigt, daß es besser ist, wenn wir den Vitaminbedarf durch die Nahrung decken, als durch die Verabreichung von konzentrierten Vitaminpräparaten, da diese das Gleichgewicht im Vitaminhaushalt sehr leicht stören können, was besonders bei Leberkranken oft unangenehme Komplikationen auslösen kann. In der Abhandlung eines Arztes, der als Spezialist in einem bekannten Institut für Ernährungstherapie tätig ist, habe ich gelesen, daß nach seiner Erfahrung in den Indikationen der Vitamintherapie ein großes Durcheinander herrsche. Bei der Vitamin- und Hormontherapie sind die Erfahrungen noch nicht ausgereift genug, als daß man die Gefahren einer Überdosierung schon ganz ausschließen könnte. Es ist deshalb ratsam, sich möglichst der natürlichen Vitaminlieferanten zu bedienen. Bestimmt ist der Hefeextrakt einer der wertvollsten Vitaminspender, denn ein Großteil des B-Komplexes ist darin enthalten. Dies ist für die gesunde Entwicklung der Darmbakterien, für den Zucker und Eiweißabbau, sowie zur Gewährleistung einer guten Hautfunktion und einer normalen Lebertätigkeit von großer Bedeutung.

Herbaforce

Ein bewährter Hefeextrakt ist Herbaforce. Es besitzt den Vorteil des Zusatzes von Frischgemüseextrakten, vor allem, um die damit gewürzten Speisen geschmacklich angenehm zu bereichern.

Als Brotaufstrich eignet sich Herbaforce ausgezeichnet und belegte Brötchen schmecken sehr angenehm, wenn das Brot hauchdünn mit diesem Kräuterhefeextrakt bestrichen wird. Suppen, Saucen und Gemüse, selbst Salatsaucen können mit Herbaforce geschmacklich und gehaltlich angereichert werden.

Plantaforce und Plantaforce salzarm

Ein pflanzliches Suppenkonzentrat, welches durch die Verwendung von Pflanzenfett reich an essentiellen Fettsäuren und damit leicht verdaulich ist. Plantaforce wird aber nicht nur als Suppenkonzentrat, sondern auch als aromatisches und wohlschmeckendes Würzmittel zur Zubereitung von Saucen, Reis und Teigwaren verwendet. Mit heißem Wasser überbrüht und gut verrührt, ergeben 25 Gramm etwa einen Liter köstlich schmeckende Gemüsebrühe.

Plantaforce salzarm ist ein diätetisches, pflanzliches Suppenkonzentrat für klare, salzarme Suppen und für Saucengrundlagen mit dem guten Aroma von Gemüsen und Würzkräutern. Für gesundheitsbewußte Menschen eine willkommene Bereicherung des Speiseplanes.

Meerrettich (Armoracia rusticana)

Diese heilwirkende Würze verdient eigentlich einen viel reichlicheren Gebrauch. Karottensalat ist wegen seines milden, süßen Geschmacks nicht gerade sehr beliebt. Durch Beigabe von Meerrettich wird auch ein verwöhnter Gaumen befriedigt werden können. Quark mit Meerrettich ist ein förmlicher Leckerbissen und viele, die sonst Milchprodukte ablehnen, essen Meerrettichquark mit großer Vorliebe. Rührt man davon einen Teelöffel voll unter eine Salatsauce, dann kann auch diese dadurch vorteilhaft bereichert werden.

Meerrettich wirkt auf Mund- und Darmbakterien stark regenerierend. Bakterien, die Katarrhe und Darmgärungen hervorrufen können, werden durch den antibiotisch wirkenden Einfluß des Meerrettichs in ihrer Entwicklung und Verbreitung stark gehemmt.

Vorzüge der Kressearten

Sowohl die Gartenkresse als auch die Brunnenkresse, ja sogar die Kapuzinerkresse besitzen ebenfalls antibiotisch wirkende Stoffe und verfügen zugleich über eine angenehme Würzkraft. Man sollte in die Salate sowie zum Garnieren und Bestreuen der Gemüse immer eine dieser Kressearten zur Verfügung haben.

Aus dem Gewürzgarten

Majoran, Thymian, Bohnenkraut, Liebstöckel, Schnittlauch, Knoblauch, Lauch, Zwiebelröhrchen, Zwiebeln und Sellerie sind alles Gewürzarten, die in richtiger Dosierung dem Leberleidenden sehr gute Dienste leisten. Sie sollten uns daher abwechslungsweise zur Verfügung stehen. Wenn wir die Blättchen der aromatischen Küchenkräuter trocknen, können wir sie fein zerkleinert oder zerrieben den Winter hindurch unseren Speisen beifügen. Wir brauchen also auf deren angenehme Würzkraft nicht für längere Zeit zu verzichten.

Herbamare

Dies ist auch der Fall, wenn wir die Kräuterwürze Herbamare benützen. Der größte Teil der angeführten Gewürzpflanzen ist in diesem aromatischen Gewürzsalz enthalten. Es ist deshalb hauptsächlich an Stelle von Kochsalz zum Würzen aller Speisen geeignet. Da Salz, generell gesehen, sehr sparsam verwendet werden sollte, eignet sich dieses gesundheitlich vorzügliche Gewürzsalz für die Leberdiät ausgezeichnet. Herbamare ist besonders wertvoll durch seinen Gehalt an Mineralstoffen und Spurenelementen, insbesondere von Jod in natürlicher Verbindung (aus der Meeresalge Kelp).

Trocomare

Dieses mit Meersalz hergestellte Gewürzsalz enthält Paprika und Pfefferschoten sowie Kressearten und Meerrettich als Gewürzpflanzen, die biologisch gezogen und frisch aus den eigenen Kulturen verarbeitet werden. Wer unter Dysbakterie leidet und sich über Störungen mit Gärungen und Darmgasen zu beklagen hat, verwendet vorteilhaft Trocomare. Sowohl Herbamare als auch Trocomare wirken dem unerwünschten Ansetzen von Fett sehr stark entgegen und helfen deshalb bei jeder Schlankheitskur tüchtig mit.

A. Vogel's Kräutermischungen

Die fertigen Kräutermischungen in den Versionen mild, pikant und scharf sind praktische Zutaten in der gesunden Küche. Bis zu zehn verschiedene Kräuter, aus biologischem Anbau, wurden sorgfältig zusammengestellt.

Paprika

Dies ist ein sehr gutes und vitaminreiches Gewürz, welches den Appetit vorzüglich anregt. Für die Diätküche darf allerdings nur die als edelsüß bezeichnete capsicinfreie Qualität verwendet werden, da mit der gewöhnlichen Paprika die Nieren und die Leber gereizt würden.

Peperoni

Die milderen, ausgereiften Peperoni, die ebenfalls sehr vitaminreich sind, dürfen zur Abwechslung ebenfalls als Würzstoff in der Leberdiät verwendet werden. Beide, Paprika und Peperoni, fördern die Wasserausscheidung und sollten deshalb in der Diätküche einen gebührenden Platz finden.

Die Mühe lohnt sich

Aus den Hinweisen und Ratschlägen geht hervor, daß wir viel abwechslungsreiche und gesunde Würzmöglichkeiten besitzen, die sowohl unseren Appetit auf natürliche Weise anzuregen als auch gesundheitsfördernd zu wirken vermögen. Zudem werden unsere Speisen dadurch auch geschmacklich noch angenehm bereichert, so daß wir für die kleine Mühewaltung, die durch die Umstellung in unserer Würzmethode in Erscheinung tritt, in jeder Hinsicht entschädigt werden. Selbstverständlich ist diese Art des Würzens nicht nur für den Kranken vorteilhaft. Da es sich sowohl um ein schonendes, als auch ein aufbauendes Würzen handelt, kommt es auch unseren gesunden Organen zugute, und warum sollen wir uns immer erst dann nach gesundheitlich vorteilhaften Werten umsehen, wenn wir bereits erkrankt sind? Entlasten wir also die Nieren und die Leber durch ein gesundes Würzen früh genug. Damit leisten wir unserer Gesundheit einen wertvollen Dienst.

Grundsätze zur Ernährung

Die Notwendigkeit vollwertiger Ernährung

Immer wenn ich Gelegenheit hatte, bei den Eingeborenen in Afrika, Asien oder Südamerika zu weilen, erfreuten mich die gesunden, weißen Zahnreihen der Kinder. Welch ein Unterschied bestand doch im Vergleich zu unseren Schulkindern, die alle mehr oder weniger unter Zahnkaries leiden, und dies trotz sorgfältiger Zahnpflege. Was ist wohl die Ursache dieses Unterschieds?

Wer in der Ernährungskonzeption einigermaßen bewandert ist, wundert sich über solche Fragen nicht. Er weiß, daß sämtliche Nahrungsbedürfnisse für uns mit dem gedeckt werden sollten, was uns die Erde durch ihren vollwertigen Reichtum bietet. Unsere Zähne würden nicht so schnell zugrunde gehen, und wir würden keine Mangelerscheinungen haben, wenn uns stets die unverfälschten Erzeugnisse der Natur zur Verfügung stehen würden. Waren oder sind es berechnende Überlegungen der Geschäftswelt, die Nahrungsmittel aus dem Gleichgewicht ihres Vollwertes zu reißen? Ein Beispiel zur Beantwortung solch einer schwerwiegenden Frage ist die Behandlung der Reisernten. Statt darauf bedacht zu sein, uns den Naturreis in seinem vollen Wert zu erhalten, ist es zur Gewohnheit geworden, ihn durch Raffinieren und Polieren schön weiß zu gewinnen und ihn damit seiner wertvollen Nährstoffe zu berauben. Die Älteren unter uns haben es noch miterlebt, daß man bei der Beriberikrankheit lange Zeit nach einem Erreger suchte, ohne ihn zu finden. Ganz zufällig kam man schließlich bei Hühnern, die ebenfalls unter dieser Krankheit litten, dem Geheimnis auf die Spur. Man beobachtete, wie sich der Zustand dieser erkrankten Tiere zusehends zu bessern begann, wenn sie sich mit vollwertigen Reiskörnern ernähren konnten. So hatte man das Heilmittel gefunden, das offensichtlich im entfernten Keimling und den Kleieschichten lag. Die Ursache der Erkrankung wies also eindeutig auf Mangelerscheinungen hin.

Heute ist es in Ländern, in denen Reis das Hauptnahrungsmittel ist, teilweise fast unmöglich, den unentwerteten Naturreis wieder zu Ehren kommen zu lassen. Kein Wunder, wenn es auch bei uns an dem richtigen Verständnis fehlt.

Schmackhafte Zubereitung

Seit die Fleischnahrung bei den meisten von uns zur Hauptnahrung geworden ist, wendet man dieser die ganze Sorgfalt einer schmackhaften Zubereitung zu, während Stärkeprodukte und Gemüse meist als nebensächliche Zutaten nur sehr kurz gehalten sind. Das Gemüse, welches aus dem Brühwasser gezogen wird, verliert seine kostbaren Werte an Vitalstoffen. Bei der Getreidenahrung gehen die Vitalstoffe durch Entzug der Stoffe verlustig, wie dies beim Reis immer noch in starkem Maße üblich ist. Mit dem richtigen Verständnis jedoch können wir sämtliche vollwertige Nahrungsmittel unter Verwendung passender Gewürzkräuter so schmackhaft zubereiten, daß sie einer Fleischnahrung nicht nachstehen und damit bedeutend mehr als nur eine spärliche Beigabe zu ihr bedeuten. Wie viele wertvolle Mineralstoffe können doch durch die richtige Zubereitung der Nahrung dem Körper hilfreich zugute kommen! Auch beim Naturreis ist es so. Er kann zum Leckerbissen und durch Beigabe von Pilzen zum völligen Fleischersatz werden.

Verwerten oder vernichten?

Diese ernstgemeinten Hinweise können vielleicht das Verständnis für vollwertige Nahrung, also auch für Vollkornprodukte bei einigen wecken. Auf uns selbst kommt es an, ob wir die vorhandenen Werte vernichten oder nutzen. Gleichermaßen verhält es sich mit dem Süßigkeitsbedürfnis. Decken wir unser Verlangen nach süßer Nahrung mit entwerteten Stoffen, dann dürfen wir uns nicht wundern, wenn sich der Körper dagegen sträubt und negativ reagiert.

Es ist eine weise Regel der Natur, ihre Erzeugnisse im richtig bemessenen Aufbau darzubieten, und auf diese natürliche Weise sichert sie natürlich auch deren Verdaulichkeit. Durch Entwertung der Nahrungsmittel fehlen wichtige Enzyme und Mineralstoffe, und um das, was entwertet worden ist, verarbeiten zu können, muß der Körper auf seine eigenen Vorräte zurückgreifen. So kommt es dann, wie wir dies beim entwerteten Zucker erfahren, daß die fehlenden Mineralstoffe aus den Zähnen und Knochen entzogen werden, was dann zur Zahnkaries führt. Weißer Zucker und Weißzuckerprodukte fördern den Zerfall der Zähne trotz guter Pflege.

Wenn wir bedenken, daß der Zuckerverbrauch in den letzten sechzig Jahren um das Siebenfache gestiegen ist, dann müssen wir bei der Beurteilung unseres allgemeinen Gesundheitszustandes diesen ungünstigen Umstand in Betracht ziehen. Da wir durch die kritische Umweltverschmutzung genügend Schädigungen ausgesetzt sind, sollten wir weitere Schädigungen zu vermeiden suchen. Durch die Beachtung biologischer Grundlagen in der Pflege unserer Obstbäume und Beerenkulturen sowie unseres Gemüseanbaues erlangen wir wertvolle Vorteile, die wir nicht unterschätzen sollten. Je mehr wir unser Süßigkeitsbedürfnis durch Obst, Beeren und vollwertige, unverfälschte Trokkenfrüchte decken, um so weniger sind wir den Nachteilen entwerteter Zuckerstoffe ausgesetzt. Diese Überlegungen beziehen sich auch auf andere entwertete Nahrungsmittel und können nicht umgangen werden, ohne Mangelerscheinungen zur Folge zu haben.

Vor- und Nachteile roher, gekochter und aufgewärmter Nahrung

Es ist eine wissenschaftlich fundierte Tatsache, daß sowohl bei Gemüsen wie auch bei Früchten der Gehalt an Nährstoffen (Eiweiß, Vitamine, Mineralstoffe) im rohen Zustand, also in der eigentlichen Rohkost, am höchsten ist. Wer sich ausschließlich von Rohkost ernähren will, muß lernen, langsam zu essen und gut einzuspeicheln. Außerdem muß er eine ausgezeichnete Leber- und Bauchspeicheldrüsentätigkeit haben. Es gibt viele Leute, die reine Rohkost nicht vertragen und bei denen vor allem Salate unverdaut, oft noch grün in der Farbe, weggehen. Es ist also bei Rohkost eine intakte Funktion der Verdauungsorgane notwendig. Leichter dagegen verträgt man die Rohkost in Form von Säften. Gemüsesäfte sind, wenn man sie gut durchspeichelt, bedeutend bekömmlicher. Sie enthalten vor allem eine Menge Vitalstoffe (Vitamine). Fruchtsäfte werden zum Teil besser vertragen, wenn man sie mit Mandelmilch oder Sojamilch zusammen einnimmt. Zu diesem Zweck mischt man Sojamilch mit der gleichen Menge Fruchtsaft. Das ergibt ein wunderbares, vitalstoffreiches Getränk bzw. eine flüssige

Rohkost. Kranke und Rekonvaleszenten sprechen gut auf dieses Getränk an.

Gekochte Speisen: Vor- und Nachteile

Das Kochen von Speisen hat grundsätzlich den Sinn, eine Nahrung zu erschließen und leichter verdaulich zu machen. Es wird wohl kaum jemandem in den Sinn kommen, Naturreis oder ganzes Getreide roh zu essen. Wenn man Getreide roh essen will, tut man es in geflockter oder gemahlener Form zum Beispiel mit Früchten gemischt als Müesli. Naturreis eignet sich nicht zum Rohessen. Beim Reis ist das Kochen eine gegebene Voraussetzung, um dieses wertvolle Nahrungsmittel verdaulicher zu machen. Auch rohe Kartoffeln wird niemand als Nahrung gebrauchen, höchstens als Medikament. Bei Rüebli und Bohnen, bei Blumenkohl und Sellerieknollen ist es besser, wenn man diese, statt aufzuwärmen, als Salat zubereitet. Dann gibt es keine Wertverluste und keine Störungen.

Sehr ungünstig wirken sich Gemüse aus, wenn sie fettgebacken sind und später aufgewärmt werden. Dabei liegt das Schädliche weniger im Gemüse als in den aufgewärmten Fetten.

Fische sollte man unter keinen Umständen aufwärmen. Besonders wenn man Fische in den Eisschrank legt und dann wieder aufwärmt, kann es sehr folgenschwere Fischvergiftungen von abgebautem Eiweiß geben. Fische sollten möglichst frisch sein, denn das Fischeiweiß baut sich schneller ab, als das Fleischeiweiß. Möglichst frisch bedeutet hier: Lebend gefangen, getötet, gereinigt und in die Pfanne gegeben. Was man nicht aufessen kann, kann als Tierfutter verwertet werden, denn Tiere reagieren auf abgebautes Eiweiß in der Regel weniger empfindlich als Menschen.

Pilze sollte man sofort nach der Zubereitung frisch essen und nicht wieder aufwärmen, denn der Geschmack geht verloren, und es können unangenehme Gärungen im Darm entstehen.

Generell kann gesagt werden: Aufgewärmte Speisen, die an und für sich durch das Kochen schon eine gewisse Verminderung an Vitalstoffen erleiden, sollten möglichst nicht aufgewärmt werden. Sie würden dadurch nur einer nochmaligen Verminderung oder des Verlustes aller Vitamine ausgesetzt. Besser und richtiger wäre es, das Essensquantum so zu bemessen, daß es aufgegessen wird. Speisen, die ein bis zwei Stunden oder länger warmgehalten werden, verlieren erheblich an Qualität. Deshalb sollte sich die ganze Familie pünktlich zum Essen einstellen.

Eiweißhaltige Nahrungsmittel sind immer mit Risiken verbunden, wenn man sie aufwärmt und verzehrt. Der Verlust liegt hier weniger bei den Mineralstoffen als bei den Vitaminen, die höchstens durch Wasser, das man zum Kochen verwendet und wegschüttet, verlorengehen. Man sollte sich deshalb zur Gewohnheit machen, das Gemüsewasser nicht auszuschütten, sondern auszutrinken oder als Suppengrundlage zu verwenden.

Achten wir also auf die Zubereitung, damit uns nicht unnötig wertvolle und lebenserhaltende Vitalstoffe verlorengehen.

Die Unbeständigkeit der Wirkstoffe

Bekanntlich enthalten unsere Nahrungsmittel Eiweiß, Fett und Kohlenhydrate als weniger empfindliche Nährstoffe. Empfindlich sind dagegen die Vitamine, Enzyme, Geruchs- und Geschmackstoffe. Gesamthaft auch als Vitalstoffe bezeichnet. Sie sind gewissermaßen die Wirkstoffe oder Bausteine des Lebens. Als nachteilig ist zu werten, daß sie sehr unbeständig sind. Je feiner wir sie darstellen, um so mehr sind sie dem raschen Zerfall preisgegeben.

Das kommt hauptsächlich beim Lagern zur Geltung, weil diese Vitalstoffe dadurch dem Abbau und Verderben ausgesetzt sind. Aus diesem Grunde ist es auch nicht einfach, Konzentrate von Vitalstoffen herzustellen, ohne daß diese von Tag zu Tag an Wert verlieren, wenn man sie lagern muß. Das bedeutet also, daß wir uns auf den bleibenden Wert dieser Wirkstoffe nicht verlassen können. Basische, also alkalische Stoffe, gehen sehr gern und leicht mit einer Säure, besonders mit Sauerstoff eine Verbindung ein. Vitalstoffe, die bereits mit ihren Begleit- oder Ballaststoffen verbunden sein können, werden dadurch beständiger und in der Wirksamkeit intensiver. Man kann sie aus dieser Verbindung herausreißen durch die sogenannte Reindarstellung, was wiederum aber zu einem Problem führt, weil es dadurch schwieriger wird, ihre Haltbarkeit zu erreichen. Vor Jahren besprach ich diese Schwierigkeit mit Prof. Abderhalden von der Zürcher Universität, wobei wir Versuche durchführten, um Vitamin C im Hagebuttenmark längere Haltbarkeit beschaffen zu können. Nicht nur in Konzentraten und Extrakten, sondern auch in einer natürlichen Verbindung mit Begleit- und Ballaststoffen können sich die Vitalstoffe täglich in ihrer Wirksamkeit vermindern. Es ist daher nicht erstaunlich, daß auch Gemüse und Früchte durch Lagerung an Vitalstoffen abnehmen. Das kommt im Winter und hauptsächlich aber im Frühjahr zur Geltung, weil es schwer ist, zu dieser Zeit den Bedarf an Vitalstoffen zu decken, was übrigens auch mit der lästigen Frühjahrsmüdigkeit zusammenhängen mag. Es bietet einen gewissen Vorteil, daß man aus südlichen Ländern frische Früchte und Gemüse über den Luftverkehr erhalten kann, trägt dies doch dazu bei, auch in ungünstiger Jahreszeit den Vitalstoffbedarf besser decken zu helfen. Kühl gelagerte Früchte und Gemüse, wie auch tiefgefrorene Früchte, sind wertvoller und vitalstoffreicher als zusammengeschrumpftes Lagergut aus Kellerräumen, vor allem, wenn diese durch die Zentralheizung benachteiligt werden.

Außer den Tinkturen gibt es bestimmte Heilmittel, die durch eine Lagerung an Wirkstoffen verlieren. Müdigkeitserscheinungen sowie ein Nachlassen geistiger und körperlicher Leistungsfähigkeit sind oft einem Mangel an Vitalstoffen zuzuschreiben. Alle, die sich an raffinierte Nahrung gewöhnt haben, sollten sich darüber nicht wundern, daß entwertete Nahrungsmittel wie Weißmehl und Weißzuckerprodukte sie nicht vollwertig ernähren können, weil sie zu arm an Vitalstoffen sind. Diese Nahrungsmittel können uns die notwendige Spannkraft nicht beschaffen, auch wenn wir noch soviel davon essen mögen. Die aktiven Lebensvorgänge sind nicht vom Nahrungsquantum, sondern von der Qualität der Nahrungsmittel abhängig, vor allem von deren Gehalt an Vitalstoffen.

Auch Lichteinflüsse können Wirkstoffe und Vitalstoffe schädigen oder zerstören. Aus diesem Grunde wählt man für verschiedene Präparate zur Verpackung braunes Glas. Auch steht auf den Etiketten oft der Vermerk: »Vor Licht zu schützen, kühl und trocken aufbewahren.« Es ist bemerkenswert, daß das gleiche Licht, welches Wirk- und Vitalstoffe aufbaut, diese auch wieder abbauen kann, sobald dem aktiven Lebenskreis etwas Wichtiges entnommen wird. Eine Pflanze, die durch Photosynthese und andere biologische Vorgänge Wirk- und Vitalstoffe aufbaut, muß vor Licht geschützt werden, sobald sie geerntet ist, weil dadurch der aktive Strom des Lebens unterbrochen wird. Darum müssen Heilpflanzen auch sofort nach dem Ernten verarbeitet werden. Grüne Kräuter trocknet man stets im Schatten, nicht an der Sonne. Wenn man die biologischen Gesetze und Vorgänge aufmerksam beobachtet und kennenlernt, kann man sie auch zum Nutzen und zum Wohle aller voll auswerten.

Ist das Essen von Salaten wirklich noch empfehlenswert und gesund?

In meinen vielen Vorträgen und Veröffentlichungen habe ich immer wieder darauf hingewiesen, daß der Mensch weniger Fleisch, Eier und Käse, dafür aber mehr Salate und Gemüse essen sollte. Es drängt sich nun die große Frage auf, ob diese Empfehlung auch heute noch vollumfänglich gültig ist. Die frischen Gemüse und Salate enthalten viele Mineralstoffe und Vitamine, die für uns so lebensnotwendig und wichtig sind. Nun wird in der Presse und in anderen Medien immer wieder behauptet, daß der Vegetarier in bezug auf Schadstoffe, vor allem auch kanzerogen wirkender Stoffe, schlechter daran sei als der Fleischesser. Was sollen wir von diesen Behauptungen und den verschiedenen Argumenten halten, die sich zum Teil widersprechen und wie sollen wir uns dazu einstellen?

Künstlicher Dünger – ein Fortschritt?

Ältere Leute wissen, daß man früher weder Gemüse noch Früchte mit irgendwelchen Giften besprüht hat. Ein Salat war eben ein Salatkopf, so wie er gewachsen war. Die Äpfel hatten Schorfflecken, hie und da war einer wurmstichig. Das Unbrauchbare hat man ausgeschnitten und den Rest verspeist. Schorf hat man mitgegessen; kein Mensch wurde gesundheitlich benachteiligt oder dadurch geschädigt. Heute ist alles anders. Wenn heute beim Anbau von Früchten und Gemüse mit zuviel chemischen Stickstoffen gedüngt wird, so kann man entgegnen, daß früher auch Stickstoffe verwendet wurden. Ein vernünftiger Landwirt hat im Herbst richtig gemistet. Bis zum Frühling war dies Kompost. Er hat im Winter vielleicht noch eine scharfe Jauche aufs Feld gefahren und auf diese Art die Mäuse vertrieben. Aber bis zum Frühjahr war dieser Stickstoff abgebaut. Ein kluger und moderner Bauer hat sogar Kalk, vor allem Algenkalk, in die Jauche gegeben. Er hat so den Stickstoff gebunden, die Jauche hat nicht mehr schlecht gerochen. Auf diese Weise hat der Boden gebundene, zum Teil schon vorbereitete Nährstoffe erhalten.

Heute arbeitet man mit chemischen Düngern und gibt in der Regel viel zuviel Stickstoff in den Boden. Das schadet zum Teil auch den Früchten. Weil bei ihnen ein Stamm dazwischen liegt, der als Filteranlage dient, kommt dies nicht so stark zur Geltung wie beim Gemüse oder bei den Salaten. Bei der Analyse ist es begreiflich, daß man dann viel zuviel Nitrate in den Salaten feststellt und daß Randen (Rote Beete), Spinat, Kohlrabi, Rettich, Radieschen und andere besonders davon betroffen sind. Hier ist keine Filteranlage dazwischen wie bei einem Stamm, und so nimmt das Gemüse alle Schadstoffe direkt auf. Bei den Salaten muß man damit rechnen, daß die Produzenten, weil sie keinen Schaden erleiden wollen, noch gegen Fäulnisbakterien spritzen. Dann hat man noch ein weiteres Gift neben den Nitraten. Bei der Einfuhr von ausländischem Gemüse und Salat wird an der Grenze stichprobenweise kontrolliert. Aber der Salat ist bereits auf dem Markt, bis die Stichproben im Labor untersucht sind und ein Ergebnis vorliegt. Man kennt noch keine Schnellmethode, welche bei einer Stichprobe sofort ein entsprechendes Resultat zeigt. Sicherlich wäre dies technisch möglich bei den heutigen analytischen Routineuntersuchungen. Und ich muß gestehen, daß ich aufgehört habe, mich an einem schönen, gemischten Salat, einer Salatplatte, die ich immer gerne bestellt und gegessen habe, zu freuen. Ich müßte schon genau wissen, daß dafür biologisch gezogenes Gemüse verwendet wurde. Wie froh kann man sein, wenn man aus dem eigenen Garten die Salate ernten kann oder wenn man bei Bekannten Salat aus einem Garten essen kann, der biologisch bearbeitet und gepflegt wird.

Nitratarme Gemüsesorten

Was kann man heute tun, wenn man seinen Mineralstoff-, vor allem seinen Kalium- und Vitaminbedarf, decken will? Wenn man gerne Salate essen möchte, muß man sich auf diejenigen Gemüsearten konzentrieren, die am wenigsten Nitrate aufnehmen. Das ist vorrangig beim Kabis oder Weißkraut der Fall. Der Stengel wirkt schon als ein gewisser Filter. Es liegt in der Art des Weißkrautes, weniger Nitrate aufzunehmen, auch wenn der Boden etwas zu stickstoffreich gedüngt wurde. Zudem platzt der Kabis gerne auf, wenn man eine zu stickstoffreiche Nahrung in den Boden gibt. Auch die Karotten nehmen weniger Nitrate auf. Bei Lauch erkennt man an der Größe und an dem Geschmack, ob er zu stark mit Stickstoff getrieben wurde. Man kann auch Kartoffelsalat essen. Am besten von allen ist der Nüßlisalat, der sich auf unserem Acker, wenn er einmal da ist, immer wieder selbst verbreitet. Er verwildert und steht im Frühling immer wieder zur Verfügung. Man kann auch Kresse in einem Kästchen selbst säen. So hat man davon immer etwas verfügbar.

Wer die Möglichkeit hat, einen, wenn auch nur kleinen, Garten zu bebauen, der sollte die Gelegenheit nutzen, damit er seinen eigenen Pflücksalat und später auch vollreife Tomaten ernten kann. Tomaten enthalten ebenfalls nur wenig Nitrate. Mit Zwiebeln und einer feinen Sauce kann man damit einen wohlschmeckenden und bekömmlichen Salat zubereiten.

Randen (Rote Beete)

Wir wissen seit geraumer Zeit, daß Randen in der Krebsdiät und der Krebstherapie eine große Rolle spielen. Nun aber wird behauptet, sie seien sogar eher krebserregend als eine diätische Hilfe. Es kommt dabei nämlich sehr darauf an, wie die Randen gezogen werden. Vor Jahren habe ich den Versuch gemacht, Randen auf stickstoffarmem Boden zu ziehen und habe dazu sehr viel Algenkalk verwendet. Ich war erstaunt, daß meine Randen nach diesem ersten Versuch schon zwei bis dreimal so groß wurden wie vorher, auf einem Kompost, also stickstoffarmen Boden. Die Randen haben nur ein Minimum an Nitrat enthalten. Denn jede Pflanze beinhaltet ein bißchen Nitrat, also auch jedes Gemüse. Bis zu einer gewissen Menge ist das auch ohne weiteres in Ordnung und zuträglich. Der Boden war damals arm an bestimmten Mineralien, vor allem an Jod. Die Jod- und Spurenelemente aus dem Algenkalk haben eine erfreuliche Wachstumsaktivität ausgelöst. Der Boden wurde über einige Jahre hinweg viel fruchtbarer und ertragreicher, vor allem für Knollengewächse wie Randen, Kohlrabi und Knollensellerie.

Zeitmangel zum Essen erfordert Zeit zum Kranksein

Heute leiden viele Menschen unter der schlechten Gewohnheit eines zu hastigen Essens. Dadurch können wir die Nahrung nur schlecht auswerten, die wenigsten Schnellesser überlegen sich dies. Sie bedenken nicht, daß Nahrung, die man wegen der üblichen Hast ungenügend einspeichelt, auch schwerer verdaut werden kann. Magen und Darm haben infolgedessen mehr Mühe und die Organe werden unnötig überlastet. Es ist erwiesen, daß sich Schnellesser Magen und Darmbeschwerden zuziehen können, doch sucht meist nicht einmal der Arzt den Grund hierzu bei dem zu schnellen Essen.

Vorzüge der Speicheldrüsen

Wer weiß eigentlich seine Speicheldrüsen richtig einzuschätzen, weil er ihre Aufgabe kennt? Nur wenige denken über diese scheinbar geringfügige Angelegenheit nach. Dabei arbeiten diese Drüsen auf eine recht interessante Weise, indem sie die wertvollen Alkalien ausscheiden. Mit diesen ist es möglich, saure Stoffe zu neutralisieren sowie Fette zu lösen und zu emulgieren. Man kann also schon von einer Vorverdauung sprechen. Der Mundspeichel entlastet die Bauchspeicheldrüse, denn er entwickelt ähnliche Eigenschaften wie diese. Wenn die Tätigkeit der Bauchspeicheldrüse mangelhaft ist, so kann durch gutes Einspeicheln der Nahrung mit Hilfe der Mundspeicheldrüsen diese bis zu einem gewissen Grade unterstützt werden. Da wir der wichtigen Aufgabe der Bauchspeicheldrüse sorgfältige Aufmerksamkeit zukommen lassen sollten, ist es deshalb schon angebracht, sich jeweils in aller Ruhe die notwendige Zeit einzuräumen, um die Nahrung gründlich durchspeicheln zu können.

Es ist nicht vielen bekannt, daß der Speichel sogar eine entgiftende Wirkung aufweist. Aus diesem Grund wagen es Naturvölker bei Hungersnöten, leicht giftige Wurzeln mit gutem Nährwert zu essen. Diese Wurzeln werden ohne Schaden vertragen, wenn man sie sehr gut einspeichelt und sie deshalb lange und gründlich kaut. Wer Magenschleimhautentzündungen oder sogar Magengeschwüre heilen möchte, lerne zuerst einmal langsam zu essen und gründlich einzuspeicheln.

Wird zusätzlich noch roher Kartoffelsaft eingenommen, dann sind die Geschwüre bald verschwunden. Solch großartige Wirkungen kann die richtige Nutzung unserer wertvollen Verdauungseinrichtungen bewerkstelligen. Es ist deshalb ungeschickt, alle diese Vorzüge zu übersehen, nur weil man glaubt, man müsse sich von der Hast und dem heutigen Tempo unbedingt leiten lassen. Durch eine solche Einstellung wird man für das Essen nicht genügend Zeit haben, was dann zur Folge haben wird, daß man sich aus diesem Grunde Zeit zum Kranksein nehmen muß. Prägen wir uns also nochmals ein: »Wer sich keine Zeit zum Essen nimmt, wird Zeit zum Kranksein haben müssen.«

Wie kann man trotz Streß, Umweltverschmutzung und dem Druck politischer Unsicherheit geistig, seelisch und körperlich gesund bleiben?

Vor kurzer Zeit kam ein Abgesandter eines europäischen Königshauses zu mir in die Schweiz, um sich bei mir Rat zu holen. Er wollte von mir hören, was ich gegen Lebensunlust und Depressionen in Form von natürlichen Mitteln empfehlen könnte. Denn auch die höheren Kreise werden von der Last der Verhältnisse nicht verschont. Also nicht nur der einfache Mensch von der Straße, das Mütterchen im Altenheim oder jemand auf dem Lande, die noch die schönen Zeiten vor dem ersten Weltkrieg miterlebt haben, sind heute ängstlich und besorgt, sondern auch die Wohlhabenden und Mächtigen. Zeitungen, Radio und Fernsehen bringen mehr unglückliche Botschaften und deprimierende Berichte, als glückliche, aufmunternde Begebenheiten. Es ist ganz sicher nicht leicht, Ratschläge zu geben, um das Leben wirklich lebenswert zu gestalten. Ein gesundheitsbewußter Mensch muß sich selbst sagen, daß alles, was er einkauft, bezüglich der Reinheit bei den Nahrungsmitteln mehr als fraglich ist. Man kann essen wo man will und was man will, man weiß nicht, welche Rückstände von Insektiziden und Fungiziden, Konservierungsmitteln, Farben und anderen für den Körper schädlichen Stoffe, darin enthalten sind. Robuste Menschen werden daran nicht gerade zugrunde gehen, vielleicht wird ihre Lebenserwartung verkürzt oder ihre Disposition für Erkrankungen verstärkt.

Sensiblere Menschen mit einer schwachen Konstitution leiden schon eher unter der belastenden Umwelt. Dazu kommen in den meisten Fällen noch der tägliche Streß und seelische Konflikte. In der Not greift man, besonders wenn man nicht schlafen kann, zu einem Beruhigungsmittel oder einem Schlafmittel. Wenn sich da und dort irgendwelche Schmerzen einstellen, greift man zu einem Schmerzmittel. So wird man langsam aber sicher in einen Teufelskreis der Chemie hineingeschleust. Es ist sehr schwer, da wieder herauszukommen. Was können wir ändern? Welchen Giften können wir entgehen? Wo können wir die Situation verbessern? An der Luft vermögen wir nichts zu ändern, das ist Sache des Staates. Wir können höchstens unsere Freizeit und unsere Ferien in den Bergen, am Meer, einfach in guter Luft zubringen, um für eine gewisse Zeit wieder reine Luft einzuatmen, was unserem Körper, vor allem unserem Lymphdrüsensystem zugute kommt.

Für unsere tägliche Nahrung können wir schon mehr tun. Wir können uns dafür einsetzen, daß wir biologisch gezogene Nahrungsmittel erhalten. Es gibt Möglichkeiten in der Schweiz und auch in den Nachbarstaaten, sich regelmäßig Postpakete senden zu lassen mit biologisch gezogenen Lebensmitteln, die nur einen Bruchteil an Schadstoffen enthalten, verglichen mit der sonstigen Marktware. Völlig frei von Schadstoffen bekommen wir auch diese Nahrung nicht mehr, so wie es vor dem 1. Weltkriege war, als noch keine Flugzeuge und Autos verkehrten. Es gab nur sehr wenige Verbrennungsmotoren, die Fabriken waren noch nicht so industrialisiert und darum war die Luft noch verhältnismäßig sauber. Aber diese Zeiten sind vorbei. Also müssen wir mit gewissen Schadstoffen rechnen. Auch im biologischen Garten gibt es schädliche Niederschläge, die zum Beispiel von Flugzeugen kommen. Darum muß man auch biologisch gezogene Ware gut waschen, bevor man sie verarbeitet. Heute kann man auch ungespritzte, biologisch gewachsene Früchte bekommen, aber man muß sich darum bemühen. Es gibt sogar in der Schweiz einige Musterbetriebe, die noch eine einwandfreie nicht pasteurisierte, rohe Milch liefern. Sie hat noch den Geschmack, wie ihn die Älteren von uns in ihrer Jugendzeit gewohnt waren.

Beim Fleisch ist das Problem etwas anders. Da hängt es davon ab, woher das Fleisch kommt und wo man Fleisch ißt. Wenn man zum Beispiel in Arizona oder irgendwo im Wilden Westen, wo die Farmer Zehntausende von Rindern haben, die frei und halbwild herumlaufen, Fleisch ißt, so ist das Risiko erheblich kleiner. Ich habe diese Farmen besucht und weiß, daß das Fleisch von diesen Tieren einen ganz anderen Geschmack hat, als von Tieren aus Europa, die unter Verwendung von Antibiotika, Hormonen und ähnlichen Stoffen, gewichtsmäßig hochgezüchtet wurden.

Sojanahrung

Man kann gut auf Fleisch verzichten und statt dessen Sojanahrung einnehmen. Ein Sojaburger ist geschmacklich genauso gut wie ein Bratling aus Fleisch und vor allem in bezug auf den Gehalt von Schadstoffen einwandfrei. Dadurch, daß man heute gute Sojaprodukte bekommt, kann man gut auf Fleisch verzichten, und man kann der übermäßigen Fleischnahrung auf elegante Art aus dem Wege gehen. Schwieriger haben es die Leute, die tagsüber arbeiten und in einer Betriebskantine oder einem Restaurant essen müssen, wo sie keine Kontrolle haben über die Rohstoffe, die verwendet werden. Da ist es oft besser, statt eines Mittagessens etwas Rohkost zu nehmen, wie Früchte und ein gutes Vollkornbrot mit etwas Butter. Die Hauptmahlzeit könnte man dann zu Hause zu sich nehmen. Wer in der Essenstechnik gut geschult ist und auch gewohnt langsam zu essen, und gut einzuspeicheln, braucht viel weniger an Menge. Eine qualitativ gute Nahrung kann eine Quantitätsreduktion bis zu 50 Prozent bringen. Von einem Vollkornbrot, aus biologisch gezogenem Roggen und Weizen, braucht man nur etwa die Hälfte der Menge zu essen wie von Weißbrot. Dazu hat man immer noch höhere Nährwerte, vor allem was Vitamine bzw. Vitalstoffe anbetrifft. Vom Naturreis, wenn er gut zubereitet ist, braucht man etwa ein Drittel der Quantität, die man vom weißen Reis nehmen müßte, um dem Körper das zu geben, was er qualitativ und quantitativ braucht. So ist es mit vielen Vollwertprodukten in ähnlichem Sinne. Es ist nicht genügend, wenn wir dem Schöpfer »Dankeschön« sagen dafür, daß wir uns sattessen können. Wir müssen auch mit Dankbarkeit essen! Wer mit Wertschätzung und Dankbarkeit ißt – langsam ißt und gut einspeichelt – wertet die Nahrung ganz anders aus und wird Verdauungsstörungen vermeiden helfen. Wer seine Nahrung in vernünftiger Weise zusammenstellt und bei Neigung zu Gärungen nicht Gemüse und Früchte zur gleichen Mahlzeit nimmt, wer nicht alles durcheinander ißt, sondern eine bestimmte Linie einhält, wird verhältnismäßig beschwerdefrei sein. Im Buch »Der kleine Doktor« wird auf diese Grundwahrheiten noch ausführlicher eingegangen.

Unnötige Gifte meiden

Körpergifte wie Nikotin müssen wir ganz meiden und Alkohol auf kleinste Mengen beschränken. Wir können auch die ganze Tablettenschluckerei einschränken gegen Kopfweh, gegen Müdigkeit und Schlaflosigkeit sowie gegen die verschiedensten Beschwerden. Unsere Leber wird uns dafür dankbar sein, sie braucht viel weniger Gifte zu verarbeiten und zu neutralisieren. Wir können auch die vielen Süßigkeiten und Schleckereien weglassen, wenn wir unserem Körper Schädigungen und Risiken ersparen wollen. Das untersteht voll unserem eigenen Willen. Es gibt andererseits aber auch eine Menge Leute, die wir darauf aufmerksam machen müssen, daß sie zu wenig Flüssigkeit trinken. Dann hat die Niere nicht genügend flüssiges Material, um harnpflichtige Stoffe auszuscheiden. Es kann durchaus notwendig sein, daß wir unter Umständen mehr Mineralwasser trinken sollten, wenn möglich mit wenig Kohlensäure. Man könnte auch gutes Quellwasser nehmen, sofern man es bekommt. Das Hinzufügen einer kleinen Menge Molkosan macht das Getränk bekömmlich und vor allem enthält es viele Mineralstoffe. Es gibt auch gute Fruchtsäfte, die man zwischendurch trinken kann und die nähren, weil sie natürlichen Trauben- oder Fruchtzucker enthalten und dem Körper die erforderliche Flüssigkeit verschaffen. Es gibt Menschen, die haben einfach keinen Durst, das ist aber schon fast ein Krankheitssymptom. Man kann sagen, sie trocknen aus. Auch wenn man keinen spürbaren Durst hat, sollte man sich doch daran gewöhnen, eine gewisse Flüssigkeitsmenge pro Tag zu sich nehmen, aus den erwähnten Gründen.

Ältere und auch jüngere Leute, die Angst haben vor der Zukunft, vor der immer kritischer werdenden Umweltverschmutzung oder einem drohenden Krieg, müssen sich in ein gewisses Vertrauen hineinbeten, in das Vertrauen in den Schöpfer. Er hat die Erde nicht geschaffen, damit sie zerstört wird, sondern er hat im Buch der Bücher ganz klar gesagt, daß sie dem Menschen eine glückliche Wohnstätte sein soll. Und er hat den Menschen den Auftrag gegeben »Bebauet die Erde und machet sie euch untertan«. Er hat nicht erlaubt, sie zu berauben, sie zu vergiften oder zu zerstören. Wenn man die ganze Energie, die ganze technische Kapazität dazu verwenden würde, die Erde zu bebauen, dann könnten wir heute ein halbes Paradies schaffen. Und das wäre schon genügend, um den Menschen alles zu geben, was sie sich zu einem friedlichen, bescheidenen Leben wünschen können. Dieses Vertrauen sollte jeder haben und dem biblischen Worte glauben, das sagt: »Ich werde die verderben, die den Erdkreis verderben.« Gott wird also nicht zulassen, daß man die Erde verwüstet und zerstört. Wer diesen Glauben besitzt, kann innerlich wieder beruhigt sein. Auch ältere Leute, die hilflos sind und denen durch die Angst schlaflose Stunden bereitet werden, sollten an diese Aussicht denken. Dann können sie wieder innerlich ruhig sein. Wir sollen und können so viel Gutes tun, wie es uns möglich ist. Die ganze Verantwortung für das große Geschehen jedoch können wir nicht übernehmen, die müssen wir der höchsten Instanz überlassen.

Grundregeln für Gesunde und Kranke

Für den Gesunden wirken sich diese Ratschläge vorbeugend aus, während sie dem Kranken zusätzlich zu den therapeutischen Verordnungen zum Wohle gereichen werden. Wer als Patient diese Regeln beachtet, wird bei jeglicher Behandlung einen besseren Erfolg erzielen.

1. Die Eiweißüberfütterung ist eine der Hauptursachen der Zivilisationskrankheiten. Es heißt also, gewissenhaft das Eiweißoptimum zu beachten, indem man pro Tag möglichst nicht mehr als 40 Gramm Eiweiß (0,5 g pro kg Körpergewicht) einnimmt. Dies wäre ungefähr die Hälfte oder ein Drittel von dem bei uns üblichen Eiweißverbrauch pro Tag.
2. Die Wahl der Nahrung sollte ausschließlich auf Naturkost ausgerichtet sein, weshalb man raffinierte, also entwertete Produkte ausschaltet. Zugleich sollte man sich biologisches Getreide und ebensolche Früchte und Gemüse beschaffen.
3. Das Nachtessen mit schwerer Eiweißnahrung beeinträchtigt den gesunden Schlaf. Man kann sich leicht an ein Vollwertmüesli mit frischen Früchten der jeweiligen Jahreszeit gewöhnen. Etwas Risopanbrot mit wenig Butter, sowie eine Tasse Bambukaffee oder Hagebuttentee genügen zur Ergänzung.
4. Ratsam ist ein wöchentlicher Fasttag mit biologischem Gemüsesaft. Man trinkt tagsüber einen halben Liter Gemüsesaft und etwa 1½ Liter leichten Nierentee.
5. Richtige Eßgewohnheiten erleichtern die Verdauung. Man muß deshalb jede Nahrung gut einspeicheln und damit in gewissem Sinne vorverdauen. Wer sich zum gründlichen Kauen keine Zeit

nehmen will, wird schließlich zum Kranksein Zeit erübrigen müssen.

6. Naturheilmittel sind regelmäßig einzunehmen. Beim Auftreten starker Reaktionen nimmt man weniger als vorgeschrieben, bis sich keine Störungen mehr melden.
7. Die Belastungen durch Umweltgifte und andere negative Komponenten belasten den Körper genug, weshalb wir uns stets bemühen sollten, zusätzliche Gifte zu meiden. Wir nehmen also Abstand davon, uns durch Nikotin, Alkohol oder gar Drogen zu schwächen.
8. Die tägliche Forderung lautet: Mehr Sauerstoff tanken statt Benzin. Das bedeutet: jeden Tag für genügend Bewegung im Freien zu sorgen.
9. Man darf nicht vergessen, daß die übliche Hetze und der belastende Streß unserer Tage nicht nur die Nerven überfordern, sondern auch schmerzhafte Verkrampfungen und Kreislaufstörungen zur Folge haben können. Lassen wir uns daher nicht unnötig mitreißen. Als hilfreiches Gegengewicht hilft das Einschalten innerer Ruhe. Dies schont uns, erspart uns Kraft und gereicht zur wohltuenden Erholung.
10. Ärger und Unfriede schaden der Leber. Es heißt also, gegen menschliche Schwächen nachsichtig zu sein. Wer Lasten tragen hilft, wahrt den Frieden, der ernährt, während der Unfriede zerstört, was wertvoll ist.
11. Die Stille der Dämmerstunde verschafft Entspannung und Zeit zu friedlichem Nachdenken. War der Tag mit der fleißigen Erfüllung notwendiger Pflichten gesättigt, dann sollten wir uns durch Fernsehprogramme nicht unnütz aufregen lassen. Erbauende, geistige Nahrung beruhigt. Kurzes Anhören sanfter Musik kann ebenfalls entspannend wirken.
12. Der Schlaf als bestes und billigstes Gesundheits- und Erholungsmittel sollte nächtlichem Vergnügen nicht den Platz räumen müssen. Vormitternachtsschlaf zählt ohnedies doppelt und ermöglicht ein rasches Einschlafen. Ein kurzer Spaziergang an guter Luft kann recht entspannend wirken, und selbst dem mühsamsten Tag kann der Schlaf ein Ende bereiten.

Speiseplan mit Rezepten und Zubereitungsarten

Vorbereitende Überlegungen

Obwohl wir die grundlegenden Erfordernisse, die der Zubereitung und dem Genuß einer bekömmlichen Leberdiät vorausgehen sollten, bereits schon eingehend beleuchtet haben, ist es doch gerade vor der allgemeinen Einführung der Rezepte angebracht, nochmals kurz darauf hinzuweisen, wodurch die notwendige Einprägung allgemeiner Richtlinien zu unserem Nutzen am ehesten gewährleistet wird.

Da uns Rezepte durch ihre genauen Angaben ein gewisses sicheres Gefühl verleihen, sind sie allgemein beliebt. Nicht alles erfordert indes genaueste Gewichtsangaben, wie dies besonders bei Backwaren der Fall ist, damit die Mühewaltung mit Erfolg gekrönt wird. Weit besser ist es, wir erhalten allgemeine Richtlinien, denn dadurch lernen wir selbst überlegen, und vor allem können wir uns dabei nach unserem eigenen Geschmack und unseren Bedürfnissen richten, obwohl gerade in der Hinsicht oft eine Umstellung im gesundheitlichen Sinne notwendig ist.

Wenn uns daher die nachfolgenden Angaben eine Anleitung sind, die uns zu gesunden Grundbegriffen in der Zubereitung unserer Nahrung führen wird, dann haben wir durch das dadurch gewonnene Verständnis auch bereits den ersten Schritt zur beharrlichen Änderung unseres Gaumens getan. Wenn dieser nun auf scharfes Würzen eingestellt war, müssen wir ihn überlisten, indem wir das, was wir bis jetzt über heilwirkendes Würzen gelernt haben, praktisch anzuwenden suchen. Ist unser Süßigkeitsbedürfnis zu stark vertreten, dann lassen wir uns von der Beantwortung der Süßigkeitsfragen wegweisend unterrichten. Auf diese Weise können wir uns in jedem Punkt den Weg ebnen, indem wir uns das richtige Verständnis aneignen, worauf wir dann viel eher bereit sind, uns auch in unserer Küche danach zu richten.

Das Würzen

Wer gewohnt ist, scharf zu essen, wird anfangs Mühe haben, sich dem schonenden Grundsatz der Milde zu unterziehen. Unter der Rubrik »Heilsames Würzen« erhalten wir indes genügend Ratschläge, die den Übergang erleichtern, denn das richtige Würzen mit gesunden Hilfsmitteln befriedigt den Gaumen und läßt auch die eigenen Duftstoffe der Speisen, vormerklich der Gemüse, zur Geltung kommen. Rohsalate darf man wohl mit den passenden Küchenkräutern und einer guten Salatsauce würzen, während man sie nie salzen und ebensowenig süßen sollte, denn dadurch verliert sich der typische Geschmack der einzelnen Salatarten, und gerade dieser sollte hervorgehoben werden. Wer sich durch die vielen gebotenen Abhandlungen bereits ein gesundes Verständnis erworben hat, wird seine Salate auch nie süßen. Das kommt bei Fruchtsalaten, nie aber bei jenen, die wir aus Gemüse bereiten, in Frage, denn wenn wir unsere Leber schonen wollen, sollten wir sie auch nicht unnötig belasten.

Würzstoffe, die gesundheitlich beeinträchtigen können, wie Pfeffer, Muskatnuß, Safran und dergleichen mehr, streichen wir von unserem Speisezettel, ersetzen womöglich ebenfalls das übliche Kochsalz mit einem der erwähnten Diätsalze, und halten uns auch im übrigen an die Richtlinien, die uns der bereits erwähnte Würzartikel vorlegt. Das ermöglicht ein sparsames Würzen, welches unsere Organe schont, ja es handelt sich dabei sogar um ein heilsames Würzen, das unserer Gesundheit sehr dienlich sein wird.

Das Süßen

Das Süßen ist eine Angelegenheit des Gaumens und eine Gesundheitsfrage zugleich. Im Artikel über »Süßigkeitsfragen« wird darauf eingegangen, so daß hier nur der Grundsatz des Süßens vom gesundheitlichen Standpunkt aus erwähnt wird. Wir süßen also nur mäßig und nur mit den besten Süßstoffen.

Essenstechnik

Jeder Gesunde schont seine Organe, wenn er sich entspannt zu Tische setzt, also nicht in der vollen Hast des Alltags zu essen beginnt, denn sobald die Gemütlichkeit bei ihm zu Gaste weilt, findet er auch die nötige Ruhe, um langsam zu essen, während er gründlich kaut und gut einspeichelt. Dies ermöglicht eine Verdauung im Munde und ist zugleich eine wertvolle Schonung unserer Verdauungsorgane. Kein Wunder, wenn diese Regeln besonders auch dem Kranken die besten Dienste leisten. Vergessen wir also nie, unseren Speisebrei gut zu durchspeicheln. Auf keinen Fall darf man ihn mit einem Getränk einfach nur hastig hinunterspülen.

Das Trinken

Der gegebene Hinweis regelt auch die Trinksitte. Es ist besser, wir trinken erst nach dem Essen, damit wir nicht gewohnheitsmäßig trotz festen Vorsätzen das Einspeicheln durch das Trinken ersetzen. Zu Gemüsemahlzeiten eignet sich Molkosan, mit Quell- oder Mineralwasser verdünnt, ausgezeichnet, da es verdauen hilft. Nie sollten wir ein süßes oder gesüßtes Getränk mit Gemüsemahlzeiten zusammen genießen, sondern stets nur zu Frucht- oder Süßspeisen. Alle Getränke, ob kalt oder warm, vormerklich auch die Gemüse- und Fruchtsäfte, müssen wie die feste Nahrung stets gut durchspeichelt werden.

Diese Ratschläge gehören zu den goldenen Regeln des Trinkens und sollen daher stets beachtet werden.

Gemüse- und Salatzubereitung

Vorteilhaft ist es, wenn wir unser Gemüse selbst biologisch ziehen können. Ist uns dies nicht möglich, dann halten wir nach einem Lieferanten Ausschau, der biologisch gezogene Ware liefern kann. Diese ist gehaltlich wertvoller und geschmacklich viel besser als Gemüse, das mit unvergorenen oder chemischen Düngern getrieben wurde. Wo kein biologisches Gemüse erhältlich ist, sollte man wenigstens chemisch gedüngtes meiden.

Vor der Zubereitung der Gemüse reinigen wir sie im Wasser gründlich. Sind wir nicht sicher, ob wir biologisch gezogene Ware haben, dann müssen wir vorerst durch das Waschen in Salzwasser allfälliger Wurmgefahr vorbeugen, worauf wir gründlich nachspülen und im Gemüsesieb gut abtropfen lassen. Nie lassen wir Gemüse und Salate längere Zeit im Wasser liegen. Höchstens, wenn wir einen allzu bitteren Zichoriensalat ein wenig entbittern möchten, können wir ihn grobgeschnitten einige Minuten im Wasser liegen lassen, jedoch nur kurz, denn Bitterstoffe sind für die Leber bekanntlich heilsam.

Das Kochen der Gemüse

Nie darf Gemüse in zuviel Wasser gekocht werden, denn die Nährsalze lösen sich im Wasser und gehen somit für das Gemüsegericht verloren. Dadurch wird dieses fade und muß übermäßig gewürzt werden, wenn es geschmacklich noch einigermaßen ansprechen soll. Kein Wunder, wenn solch ausgelaugte Speisen nicht befriedigen können. Gemüse, das im Öl gedämpft wird, bildet für die Leber eine nicht geringe Anforderung, weshalb diese sonst gute Kochart bei Leberstörungen und für den Leberleidenden gemieden werden muß. Wir werden das Gemüse jeweils nur mit so viel Wasser dämpfen, als zum genügenden Weichwerden nötig ist. Auf diese Weise werden sich auch die dem Gemüse innewohnenden Nährsalze nicht lösen und die Duftstoffe nicht verflüchtigen, was den Geschmackssinn befriedigt und den Appetit anregt. Wir würzen leicht mit Herbamare oder Trocomare, das wir dem Wasser beigeben. Je nach Bedürfnis und Art der Gemüse, können wir noch Küchenkräuter beifügen. Es gibt Gemüsearten, die auch durch eine Beigabe von Tomaten, Paprika »edelsüß« oder Peperoni gewinnen.

Wenn kein Leberleiden vorliegt, können wir das Gemüse noch in etwas Öl fertigdämpfen. Bei schonender Leberdiät träufeln wir etwas kaltgepreßtes, also zuvor nicht erwärmtes Öl, über das fertiggedämpfte Gemüse, doch dies allerdings äußerst sparsam. Bei strenger Leberdiät unterlassen wir auch dies und werden dann ganz einfach darum besorgt sein, durch entsprechende Würzbeigabe die Gemüse anregend zuzubereiten.

Nie vergessen wir bei der sorgfältigen Zubereitung unserer Nahrung, was uns unter der Rubrik »Über Öle und Fette« erklärt wird. Wir werden daher nur kaltgepreßte Öle und ungehärtete Fette verwenden.

Wer sich die Mühe nimmt, alle gegebenen Ratschläge in den eingehenden Sonderabhandlungen gründlich zu studieren, wird begreifen, warum die erwähnten Regeln den allgemeinen Rezeptangaben vorausgehen mußten, denn das notwendige Verständnis ist erforderlich, wenn wir aus allem den beabsichtigten Nutzen ziehen wollen. Dadurch werden unsere Überlegungen so geschult, daß wir trotz der spezifischen Auslese von Rezepten selbst verschiedene Erweiterungen beifügen und den Speiseplan vervollständigen können.

STRENGE LEBERDIÄT

In schweren Fällen ist es oft nötig, daß für kurze Zeit bis zur Beruhigung des Darmes und zur Abschwellung der Leber vorübergehend nur flüssige Nahrung eingenommen wird. Auch diese muß, wie öfters erwähnt, sehr gut eingespeichelt werden.

Morgenessen

Einen Deziliter Heidelbeersaft, wenn möglich ungezuckert. Kann bei Bedarf mit etwas Birnendicksaft schwach gesüßt werden. Oder ein Tellerchen voll frisch zerdrückter Heidelbeeren und eine Scheibe Vollkornbrot, Knäckebrot oder Risopan

Um 9.00 Uhr

Einen Deziliter frisch gepreßten Karottensaft

Mittagessen

Zwei Deziliter Butter- oder Käsemilch (Molke)
oder Quarkmilch aus Quark und verdünntem Molkosan

Um 16.00 Uhr

Ein Glas frisch gepreßten Grapefruitsaft oder verdünnten, schwarzen Johannisbeersaft
oder ein Glas Tomatensaft aus vollreifen Tomaten
oder ein Glas von einer Gemüsesaft-Mischung aus Randen, Karotten und Sauerkraut.

Abendessen

Naturreis-Schleimsuppe (durchgeseiht), mit einem Eßlöffel fein gehacktem biologischem Spinat oder einem Eßlöffel fein gehackten jungen Brennesseln
Würzen mit Herbamare oder Trocomare
Dazu zwei Scheiben Vollkornbrot, Knäckebrot oder Risopan.

Beachten:

Gemüse- oder Fruchtsäfte lassen sich jeweils bis zur Hälfte mit einem kohlensäurearmen Mineralwasser verdünnen.

Wöchentlicher Heidelbeertag

An diesem Tag nehmen wir dreimal ein Glas mit verdünntem Heidelbeersaft oder ein Schälchen mit frisch zerdrückten Heidelbeeren ein. Anstelle des Saftes darf einmal am Tag ein Glas Buttermilch genommen werden.

Zwischen den Mahlzeiten trinken wir leicht bitteren Kräutertee (wie Schafgarben-, Löwenzahn- oder Tausendgüldenkrauttee).

Wöchentlicher Gemüsesafttag

Abwechslungsweise können wir an Stelle des Heidelbeer-Safttages einen wöchentlichen Gemüse-Safttag einschalten. In diesem Falle beschränken wir uns auf die Einnahme von vier bis sechs Deziliter Gemüsesaft pro Tag. Wir können zwischen Karotten-, Randen- und Weißkrautsaft abwechseln oder auf eine fertige Gemüsesaftmischung aus Randen, Karotten und Sauerkraut zurückgreifen. Die Gemüsesaftmischung kann bis zur Hälfte verdünnt werden.

Wichtige Grundregeln

Sowohl während der strengen Leberdiät als auch während der Schon- und Normaldiät werden wir Quark, Buttermilch und Joghurt jeweils nur zu Gemüsemahlzeiten einnehmen. Um Gärungen zu vermeiden, dürfen diese nicht gesüßt oder zusammen mit Fruchtsäften oder Früchten genommen werden. Die gleiche Regel gilt auch für die Frucht- und Gemüsenahrung, die wir daher getrennt halten, also nicht zur gleichen Mahlzeit zusammen genießen.

Falls die Verdünnungsregel von Molkosan (ein Eßlöffel auf einen Deziliter Wasser) für den Gaumen zu stark sein sollte, so darf dieses Getränk noch weiter verdünnt werden.

1. Tag

Morgenessen

Ein Glas Heidelbeersaft, eine Scheibe Vollkornbrot, Knäckebrot oder Risopan mit Pflanzenmargarine oder Butter und Honig, ein Apfel. Statt Heidelbeersaft kann auch eine Schale frische Heidelbeeren, Brombeeren oder Himbeeren genommen werden.

Mittagessen

Karotten-, Kresse- und Nüßlisalat (Feldsalat)
Hirsotto (Hirserezept) mit gedämpftem Spinat, verdünntes Molkosan oder kohlensäurearmes Mineralwasser

Abendessen

Gerstensuppe, belegte Brötchen, eine Tasse bitteren Kräutertee oder eine Tasse Bambu

2. Tag

Morgenessen

Ein Joghurt nature, eine Scheibe Vollkornbrot, Knäckebrot oder Risopan mit Hefeextrakt (Herbaforce) und Quarkaufstrich, ein Glas Karottensaft

Mittagessen

Roher Randen- (Rote Beete), Spinat- und Zichoriensalat
Milchkartoffeln mit gedämpftem Fenchel und gedämpften Tomaten verdünntes Molkosan oder kohlensäurearmes Mineralwasser

Abendessen

Heidelbeermüesli, Vollkornbrot, Knäckebrot oder Risopan mit Pflanzenmargarine oder Butter mit Honig, eine Tasse Hagebuttentee oder eine Tasse Bambu (A.Vogel's Früchte- und Getreidekaffee)

3. Tag

Morgenessen

Ein Glas Grapefruitsaft, eine Scheibe Vollkornbrot, Knäckebrot oder Risopan mit Butter bestrichen und mit Sesam bestreut, ein kleiner Apfel

Mittagessen

Gartenkresse-, Weißkraut- und Tomatensalat, Gemüsereis (aus Naturreis), verdünntes Molkosan oder kohlensäurearmes Mineralwasser

Abendessen

Kaltes Buchweizengericht mit Kräuterquarksauce, Spinat- und Endiviensalat, eine Tasse bitteren Kräutertee oder Bambu

4. Tag

Allgemeiner Gemüsesafttag

5. Tag

Morgenessen

Ein Glas Buttermilch, eine kleine, vollreife Tomate, eine Scheibe Vollkornbrot, Knäckebrot oder Risopan mit Quarkaufstrich

Mittagessen

Roher Reformsauerkraut-, Endivien- und Karottensalat, Schalenkartoffeln (Pellkartoffeln) mit Kräuterquark und gedämpftem Fenchel, verdünntes Molkosan oder kohlensäurearmes Mineralwasser

Abendessen

Milchreis mit Heidelbeersaft, eine Tasse Hagebuttentee

6. Tag

Morgenessen

Eine halbe Grapefruit-Frucht, eine Scheibe Vollkornbrot, Knäckebrot oder Risopan mit Pflanzenmargarine oder Butter und Hagebuttenmark, ein Glas verdünnter schwarzer Johannisbeersaft

Mittagessen

Zichorien-, Roher Randen- (Rote Beete) und Nüßlisalat (Feldsalat), Maisbrei (Polenta) mit gedämpften Zucchetti und Tomaten, verdünntes Molkosan oder kohlensäurearmes Mineralwasser

Abendessen

Crèmesuppe nach Wahl, belegte Brötchen, eine rohe, gefüllte Tomate, eine Tasse Tee oder ein Glas verdünntes Molkosan

7. Tag

Morgenessen

Heidelbeermüsli, eine Scheibe Vollkornbrot mit Butter und Honig, eine Tasse Bambu oder eine Tasse Kräutertee

Mittagessen

Weißkraut-, Karotten- und Lattichsalat, gefülltes Gemüse mit körnigem Naturreis, verdünntes Molkosan oder kohlensäurearmes Mineralwasser

Abendessen

Hirsebrei mit Früchten, eine Tasse Hagebuttentee

Heidelbeermüesli in der Saison mit frischen Heidelbeeren zubereiten. Außerhalb der Saison tiefgekühlte, ungezuckerte Heidelbeeren verwenden.

1. Tag

Morgenessen

Heidelbeermüesli, Vollkornbrot, Knäckebrot oder Risopan mit Pflanzenmargarine oder Butter mit Honig, eine Tasse Hagebuttentee

Mittagessen

Karotten-, Kresse- und Endiviensalat, Lauchgemüse mit Quarkmayonnaise und Bouillonkartoffeln, verdünntes Molkosan oder kohlensäurearmes Mineralwasser

Abendessen

Tomatensuppe, belegte Brötchen, ein Glas verdünntes Molkosan oder eine Tasse Kräutertee

2. Tag

Morgenessen

Ein Glas Karottensaft, eine rohe, gefüllte Tomate, eine Scheibe Vollkornbrot mit Quark und Schnittlauch

Mittagessen

Zichorien- und Spinatsalat, Naturreis im Ofen gebacken mit gedämpftem Fenchel, verdünntes Molkosan oder kohlensäurearmes Mineralwasser

Abendessen

Süßer Hirsebrei mit Heidelbeeren, Himbeeren oder Brombeeren, eine Tasse Hagebuttentee oder Bambu

3. Tag

Morgenessen

Rohes Apfelmüesli, wenn möglich mit einer Beigabe von frisch gemahlenem Getreide

Mittagessen

Karotten-, Nüßli- (Feldsalat) und roher Randensalat (Rote Beete)
Buchweizengericht mit Zucchetti und Tomaten im Ofen gedämpft
verdünntes Molkosan oder kohlensäurearmes Mineralwasser

Abendessen

Schalenkartoffeln (Pellkartoffeln) mit Kräuterquark, ein Glas Karottensaft oder eine Tasse Bambu

4. Tag

Allgemeiner Heidelbeersafttag

5. Tag

Morgenessen

Eine Portion Joghurt nature, eine Scheibe Vollkornbrot mit Hefeextrakt (Herbaforce) und Quarkaufstrich

Mittagessen

Weißkraut-, Lattich- und Tomatensalat, Vollkornspaghetti mit Tomatensauce, verdünntes Molkosan oder kohlensäurearmes Mineralwasser

Abendessen

Rohes Apfelmüesli, zubereitet wie am 3. Tag, eine Scheibe Vollkornbrot mit Butter und Honig, eine Tasse Kräutertee

6. Tag

Morgenessen

Eine halbe Grapefruit-Frucht, eine Scheibe Vollkornbrot mit Pflanzenmargarine oder Butter und Honig, eine Tasse Hagebuttentee oder eine Tasse Bambu

Mittagessen

Zichorien-, Karotten- und Kopfsalat, Ofenkartoffeln mit gedämpftem Kohlrabigemüse, verdünntes Molkosan oder kohlensäurearmes Mineralwasser

Abendessen

Gemüsebouillon oder Gemüsesuppe, belegte Brote mit Quark, Kresse und Tomaten, eine Tasse Kräutertee

7. Tag

Morgenessen

Heidelbeermüesli, eine Scheibe Vollkornbrot mit Butter und Honig, eine Tasse Kräutertee oder Bambu

Mittagessen

Brunnenkresse-, roher Randen- und Lattichsalat, Hirsotto (Hirsebrei) mit gedämpften Karotten und gedämpftem biologischem Spinat, verdünntes Molkosan oder kohlesäurearmes Mineralwasser

Abendessen

Milchreis mit Heidelbeersaft, eine Tasse Kräutertee oder Bambu

Die Gemüse sollen der jeweiligen Saison angepaßt werden.

(Die Suppenrezepte sind für ein bis zwei Personen berechnet).

Da es bei mangelhafter Tätigkeit der Bauchspeicheldrüse vorteilhaft ist, nur wenig zu genießen, bis sie sich wieder erholt hat, genügt uns oft eine Mahlzeit mit Suppe, belegten Broten und Salaten vollständig, und zwar vor allem, wenn die Suppe, wie vorgeschlagen, mit ganzen Körnern oder gar mit gekeimten Weizenkörnern zubereitet worden ist.

Klare Suppen

Gemüsebouillon

½ l Wasser
1 Eßlöffel Plantaforce oder Plantaforce salzarm
(Gemüsebouillon)
Petersilie oder Schnittlauch

Das Wasser zum Kochen bringen. Plantaforce-Gemüsebouillon beigeben, darin auflösen. Gehackte Petersilie oder Schnittlauch in die Suppenschüssel geben. Die Gemüsebouillon anrichten.

Eine schmackhafte Variante dazu: 100 g verschiedene Gemüse (keine Kohlarten) gerüstet, fein geschnitten in der Gemüsebouillon 10 bis 20 Minuten ziehen lassen. Mit frischen, gehackten Kräutern anrichten

Gebundene Suppen

Crèmesuppe mit Kräutern

1 Portion Crèmesuppe
20 bis 30 g biologischer Spinat
Basilikum, Kerbel, Petersilie
1 bis 2 Eßlöffel Milch oder Rahm

Eine Portion Cremesuppe nach Grundrezept zubereiten. Den feingehackten oder pürierten Spinat und die fein gehackten Kräuter zugeben. Zum Verfeinern der Suppe etwas Milch oder Rahm zugeben.

Crèmesuppe mit Spinat

1 Portion Cremesuppe (nach Grundrezept)
50 g biologischer Spinat
1 bis 2 Eßlöffel Milch oder Rahm

Ein Portion Crèmesuppe nach dem Grundrezept (ohne Kräuter) zubereiten. Den feingehackten oder pürierten Spinat zugeben und die Suppe noch einmal kurz aufkochen. Mit etwas Milch oder Rahm die Suppe verfeinern.

Crèmesuppe mit Vollkornmehl (Grundrezept)

½ l Wasser
½ Eßlöffel Plantaforce Gemüsebouillon
20 g Vollkornmehl
1½ dl Wasser kalt
Herbamare/Trocomare
1 bis 2 Eßlöffel Milch oder Rahm
Schnittlauch oder Petersilie

Die Plantaforce-Gemüsebouillon nach Gebrauchsanweisung zubereiten. Das Vollkornmehl mit dem kalten Wasser anrühren und in die kochende Gemüsebouillon einrühren. Zusammen 20 bis 30 Minuten leicht kochen lassen. Nach Bedarf mit Herbamare oder Trocomare nachwürzen. Nur wenig Milch oder Rahm zum Verfeinern beigeben. Die fein gehackten Kräuter in die Suppenschüssel geben und die Suppe darüber anrichten.

Gemüse-Naturreissuppe

1 Portion Gemüsesuppe (nach Grundrezept)
1 Eßlöffel Naturreis

Die Gemüsesuppe nach Rezept zubereiten. Den Naturreis beigeben und etwa 20 bis 30 Minuten mitkochen lassen.

Gemüsesuppe

6 dl Wasser
$^1/_2$ Eßlöffel Plantaforce-Gemüsebouillon
100 g verschiedene Gemüse (je nach Saison), z. B. Karotten, Lauch, Sellerie (keine Kohlarten)
Herbamare/Trocomare

Die Plantaforce-Gemüsebouillon nach Gebrauchsanweisung zubereiten. Das gewaschene, kleingeschnittene Gemüse in etwa $^1/_2$ dl Gemüsebouillon leicht andämpfen und dann mit der restlichen Gemüsebouillon auffüllen. Gemüse etwa 20 bis 30 Minuten knapp weichkochen. Nach Belieben mit Herbamare oder Trocomare nachwürzen.

Gerstensuppe

20 g Vollgerste
$^1/_2$ l Wasser
1 Eßlöffel Karotten
1 Eßlöffel Sellerie
1 Eßlöffel Lauch
Herbamare/Trocomare
Schnittlauch
1 bis 2 Eßlöffel Milch

Vorbereitung: Die Vollgerste waschen, in kaltem Wasser über Nacht einweichen (Gerste mit Wasser bedecken).

Einen halben Liter Wasser (Einweichwasser mitverwenden) mit der Gerste aufkochen und 30 Minuten leicht kochen lassen. Das feingeschnittene Gemüse beigeben und 30 Minuten mitkochen. Die Suppe mit Herbamare oder Trocomare würzen. Den feingehackten Schnittlauch in die Suppenschüssel geben. Die Suppe darüber anrichten. Zum Verfeinern der Suppe nach Belieben ein wenig Milch beigeben.

Kartoffel-Gemüsesuppe

6 dl Wasser
½ Eßlöffel Plantaforce-Gemüsebouillon
1 Eßlöffel Zwiebel oder Lauch
50 g Kartoffeln
5 g Vollkornmehl
Herbamare/Trocomare
frische Kräuter oder
20 bis 30 g biologischer Spinat
1 Eßlöffel Milch

Die Plantaforce-Gemüsebouillon zubereiten. Die Zwiebel fein hacken oder den Lauch in feine Streifen schneiden. Die Kartoffeln schälen und kleinwürfelig schneiden. Die Kartoffeln sowie die Zwiebel oder den Lauch in ca. ½ dl Gemüsebouillon leicht dämpfen. Das Vollkornmehl darüber streuen und kurze Zeit mitdünsten. Die restliche Gemüsebouillon beigeben und das Ganze etwa 15 bis 20 Minuten leicht kochen lassen. Die Suppe nach Bedarf mit Herbamare oder Trocomare nachwürzen. Die frisch gehackten Kräuter oder den feingehackten Spinat in die Suppenschüssel geben. Die Suppe darüber anrichten. Zum Verfeinern der Suppe kann etwas Milch beigegeben werden.

Tomatensuppe

6 dl Wasser
½ Eßlöffel Plantaforce -Gemüsebouillon
200 bis 250 g Tomaten
1 Zehe Knoblauch
wenig Zwiebeln
2 Eßlöffel Vollkornmehl
Thymian evtl. wenig Rosmarin
Schnittlauch
Petersilie oder Basilikum (frisch)

Die Plantaforce-Gemüsebouillon zubereiten. Die Zwiebel fein hacken, die Knoblauchzehe pressen, die Tomaten in Würfel schneiden und alle Zutaten in etwa ½ dl Gemüsebouillon leicht dämpfen. Das Vollkornmehl darüber streuen und kurze Zeit mitdünsten. Die restliche Gemüsebouillon, Rosmarin und Thymian beigeben und die Suppe 15 bis 30 Minuten leicht kochen lassen. Die Suppe passieren und nach Bedarf mit Herbamare oder Trocomare würzen. Die frisch gehackten Kräuter in die Suppenschüssel geben. Die Suppe darüber anrichten. Zum Verfeinern der Suppe ein wenig Milch beigeben.

Schleimsuppen

Schleimsuppe

aus Hafer, Roggen, Weizen, Vollgerste oder Naturreis (nur das ganze Korn verwenden)

20 g Getreidekörner
nach Belieben Herbamare/Trocomare

Die Getreidekörner waschen und in kaltem Wasser einige Stunden oder über Nacht einweichen. Das Einweichwasser mit kaltem Wasser auf einen halben Liter insgesamt auffüllen. Das Getreide beifügen und so lange kochen lassen, bis sich genügend Schleim gebildet hat. Die Suppe passieren oder pürieren und mit Herbamare oder Trocomare leicht würzen.

Variationsmöglichkeiten:

Suppe mit Plantaforce-Gemüsebouillon kochen.

Suppe mit wenig Rahm und etwas gehacktem Schnittlauch verfeinern.

Die Kochzeit verkürzt sich bei der Verwendung von Grütze oder Flocken.

Warme Saucen

Tomatensauce

2 bis 3 Tomaten
1 Zehe Knoblauch
evtl. wenig Zwiebeln, Thymian, Rosmarin, Basilikum oder Oregano
evtl. ½ dl Plantaforce-Gemüsebouillon
Herbamare/Trocomare

Die Tomaten schälen und in Würfel schneiden. Den gepreßten Knoblauch, die gehackten Zwiebeln und die fein gehackten Kräuter beigeben. Alle Zutaten (gut zugedeckt) im eigenen Saft dämpfen. Die Gemüsebouillon nach Bedarf beigeben, die Sauce mindestens 20 Minuten köcheln lassen. Zum Würzen der Sauce Herbamare oder Trocomare beigeben.

Kalte Saucen

Salatsauce mit Joghurt

Frische Kräuter
Herbamare/Trocomare
Joghurt
etwas Molkosan

Alle Zutaten mit dem Joghurt gut verrühren.

Salatsauce mit Öl

½ bis 1 Eßlöffel Zwiebeln
½ bis 1 Eßlöffel Knoblauch
frische Kräuter
wenig Meerrettich
Herbamare/Trocomare
Molkosan
Öl

Die Zwiebeln fein hacken, ebenso die frischen Kräuter, den Knoblauch fein hacken oder pressen und den Meerrettich fein reiben. Herbamare oder Trocomare zum Würzen beigeben. Molkosan und Öl nach Geschmack und Belieben beifügen. Alle Zutaten gut verrühren.

Salatsauce mit Quark

Speisequark
wenig Milch
wenig Molkosan
evtl. etwas Öl
wenig Knoblauch oder Schnittlauch
Petersilie oder Meerrettich
Herbamare/Trocomare

Den Quark mit etwas Milch, einer kleinen Menge Molkosan und evtl. etwas Öl gut verrühren. Nach Belieben gepreßten Knoblauch, feingehackten Schnittlauch, Petersilie oder fein geriebenen Meerrettich beigeben und mit Herbamare oder Trocomare nachwürzen.

Vinaigrette

Herbamare/Trocomare
Molkosan
Öl
Petersilie, Schnittlauch
Peperoni rot/gelb
wenig Zwiebeln
½ Eßlöffel Tomatenwürfelchen

Molkosan und Öl mit Herbamare oder Trocomare gut verrühren. Die gehackte Petersilie, den Schnittlauch, die Zwiebeln, die feingewürfelten Peperoni und die Tomatenwürfelchen beigeben und alle Zutaten miteinander gut vermischen.

Quarkmayonnaise (ohne Ei)

Speisequark
wenig Milch
wenig Molkosan
wenig Öl
Meerrettich
Knoblauch oder Kräuter

Den Quark mit wenig Milch glattrühren. Molkosan und Öl beigeben und mit dem Schwingbesen (Schneebesen) beliebig fest schlagen. Fein geriebenen Meerrettich, gepreßten Knoblauch oder frisch gehackte Kräuter zum Verfeinern beigeben.

GESTRICHENE ODER BELEGTE BROTE

Geeignete Brote sind Vollkornbrote und Risopan (A.Vogel's Knusperbrot).

Bei Störungen und Leberleiden sollten wir darauf achten, weder den Joghurt noch den Quark zu süßen und mit Früchten oder Fruchtsäften zu vermengen. Um Störungen zu vermeiden, werden wir diese beiden Milchsäureprodukte in Zukunft auch nicht mehr mit Süßspeisen oder einer Fruchtnahrung zusammen genießen. Bei guter Lebertätigkeit werden wir uns sehr gerne wieder einmal an einem schmackhaften Quarkkuchen erfreuen. Solange wir aber eine Schondiät oder gar eine strenge Leberdiät benötigen, gebrauchen wir Quark und Joghurt ausschließlich zur Bereicherung unserer Gemüsemahlzeiten und als Zwischennahrung zu belegten oder unbelegten Broten. Diese Vorsichtsmaßnahme schont die Leber und läßt uns unnötige Störungen umgehen.

Aufstriche

Quark mit Herbaforce und Küchenkräutern

Herbaforce
Hefeextrakt
Speisequark
Milch
Schnittlauch oder andere Küchenkräuter

A.Vogel's Herbaforce-Hefeextrakt hauchdünn auf die Brotscheiben aufstreichen. Den Quark mit Milch glattrühren und auf das bestrichene Brot verteilen. Mit fein gehacktem Schnittlauch oder anderen Küchenkräutern bestreuen.

Knoblauchquark (appetitanregend)

Speisequark
Milch
Knoblauch
Herbamare/Trocomare

Quark mit Milch glattrühren, den gepreßten Knoblauch beifügen und nach Bedarf mit Herbamare oder Trocomare nachwürzen. Die Quarkmischung auf die Brotscheiben verteilen. Als Variante dazu können zur Bereicherung auch feine Radieschenscheiben aufgelegt werden.

Kräuterquark

Speisequark
Milch
Schnittlauch, Petersilie oder Thymian
Herbamare/Trocomare

Quark mit Milch glattrühren, die gehackten Kräuter beifügen und nach Bedarf mit Herbamare oder Trocomare nachwürzen. Die Quarkmischung auf die Brotscheiben verteilen.

Meerrettichquark (verdauungsfördernd)

Speisequark
Milch
Meerrettich
Herbamare/Trocomare

Den Quark mit der Milch glattrühren. Den feingeriebenen Meerrettich beifügen und nach Bedarf mit Herbamare oder Trocomare nachwürzen. Die Quarkmischung auf die Brotscheiben verteilen. Als Variante kann zur Bereicherung auch Gartenkresse »aufgelegt« werden. Diese Quarkmischung eignet sich auch vorzüglich als Beigabe zu Schalenkartoffeln (Pellkartoffeln).

SALATE UND GEEIGNETE SAUCEN

Brennesselsalat	Ölsauce
Endiviensalat	Ölsauce
Fenchelsalat	Joghurtsauce
Kabissalat roh	Ölsauce oder Quarksauce
Karottensalat	Joghurtsauce oder Quarksauce
Kopfsalat	Ölsauce
Kressesalat	Ölsauce
Lattichsalat	Ölsauce
Löwenzahnsalat	Ölsauce
Nüßlisalat (Feldsalat)	Ölsauce
Randensalat roh	Joghurtsauce oder Quarksauce
Randensalat gekocht	Ölsauce
Sauerkrautsalat	Joghurtsauce oder Quarksauce
Spinatsalat	Ölsauce
Tomatensalat	Ölsauce
Zichoriensalat	Joghurtsauce oder Quarksauce

Für den Tomatensalat dürfen nur vollreife Tomaten verwendet werden.

Rohe Gemüse

Artischocken roh

Die weichen Blatteile und das Innere der rohen Artischocken eignen sich vorzüglich bei der strengen Leberdiät. Am besten mit Kräuterquark (siehe Rezept) servieren.

Gedämpfte oder im Ofen gegarte Gemüse

Eine besonders schonende Zubereitung ist das Garen im Ofen. Besonders wichtig dabei ist, daß man stets eine gut schließbare und ofenfeste Form verwendet.

Artischocken

1 mittelgroße oder 2 kleine Artischocken
Zitronensaft
wenig Wasser
Herbamare/Trocomare

Die Artischocken waschen, den Stengel dicht am Artischockenkopf abbrechen. Die untersten harten Blätter entfernen und die Spitzen der übrigen Blätter wegschneiden. Die Artischocken mit Zitronensaft bestreichen und sofort weiterverarbeiten. Wenig Wasser in eine gut verschließbare Pfanne geben und etwas Herbamare oder Trocomare zum Würzen beifügen. Die Artischocken etwa 30 bis 40 Minuten weichdämpfen. Dazu servieren wir am besten Quarkmayonnaise.

Fenchel

1 großer oder 2 kleine Fenchel
wenig Wasser
Herbamare/Trocomare
Fenchelkraut
evtl. wenig Butter oder Öl

Die zähen Teile des Fenchel entfernen und die Fenchel je nach Größe halbieren. Wenig Wasser in eine gut verschließbare Pfanne geben. Herbamare oder Trocomare sowie etwas Fenchelkraut zum Würzen beifügen. Das Gemüse gut zugedeckt 20 bis 30 Minuten weichdämpfen. Zum Verfeinern ein wenig Butter oder Öl darübergeben.

Karotten

200 g Karotten
1 dl Plantaforce-Gemüsebouillon oder Wasser
Herbamare/Trocomare
Petersilie

Die Karotten rüsten, in Scheibchen oder Stengelchen schneiden. Plantaforce-Gemüsebouillon oder Wasser erhitzen. Das Wasser mit Herbamare oder Trocomare geschmacklich würzen. Die Karotten gut zugedeckt darin 20 bis 30 Minuten knapp weichdämpfen. Die Karotten mit Herbamare oder Trocomare nachwürzen. Fein gehackte Petersilie auf die angerichteten Karotten verteilen.

Kefen (Zuckererbsen)

ca. 250 g Kefen
1/2 dl Plantaforce-Gemüsebouillon
evtl. ein wenig Bohnenkraut
Herbamare/Trocomare
wenig Öl oder Butter

Die Kefen rüsten und mit wenig Bohnenkraut in der Gemüsebouillon gut zugedeckt etwa 15 bis 30 Minuten weichdämpfen. Mit Herbamare oder Trocomare nachwürzen. Zum Verfeinern ein wenig Öl oder Butter und etwas fein gehackte Petersilie darüber verteilen.

Kohlrabi

ca. 200 bis 250 g Kohlrabi
knapp 1 dl Plantaforce-Gemüsebouillon oder Wasser
zarte Kohlrabiblättchen
Herbamare/Trocomare
wenig Öl oder kleine Butterstückchen

Die Kohlrabi rüsten, in Scheiben, Stengel oder Würfel schneiden. Diese Kohlrabi in der Gemüsebouillon oder im mit Herbamare oder Trocomare gewürzten Wasser gut zugedeckt 15 bis 30 Minuten weichdämpfen. Zarte Kohlrabiblättchen in Streifen schneiden und mitdämpfen. Mit Herbamare oder Trocomare nachwürzen. Zum Verfeinern ein wenig Öl oder Butter darüber verteilen. Die Stiele der Kohlrabi sind wie Krautstiele zuzubereiten (siehe folgendes Rezept).

Krautstiele

ca. 250 g Krautstiele
1 dl Wasser
wenig Milch oder 1 dl Plantaforce-Gemüsebouillon
wenig Zitronensaft
Herbamare/Trocomare

Die Krautstiele rüsten und in etwa 3 cm lange Stücke schneiden. Die Krautstiele in der Gemüsebouillon (mit Zitronensaft) oder im gewürzten Wasser (mit Milch) etwa 30 Minuten gut zugedeckt weichdämpfen. Mit Herbamare oder Trocomare nachwürzen.

Lauch

ca. 200 bis 250 g Gemüselauch
1 dl Wasser
Herbamare/Trocomare

Den Gemüselauch rüsten und in 5 bis 7 cm lange Stücke schneiden. Das kochende Wasser mit Herbamare oder Trocomare würzen, den Lauch beigeben und zugedeckt etwa 15 bis 20 Minuten weichdämpfen. Dazu servieren: eine Portion Kräuterquark oder Quarkmayonnaise.

Mischgemüse

1 kleine Zucchetti
1 kleine Aubergine
1-2 Kartoffeln ca.
½ dl Plantaforce- Gemüsebouillon
wenig Knoblauch, Oregano, Rosmarin, Majoran, Thymian
1 Tomate
Herbamare/Trocomare

Die Zucchetti (eventuell entkernen) und die Auberginen in 2 cm große Würfel schneiden. Die Kartoffeln schälen und in 1 cm große Würfel schneiden. Die Gemüsebouillon, den gepreßten Knoblauch und die Kräuter beigeben und alle Zutaten etwa 15 bis 20 Minuten gut zugedeckt weichdämpfen. Nach 5 Minuten Kochzeit die geschälte, gewürfelte Tomate beigeben und mitdämpfen. Das Gericht mit Herbamare oder Trocomare nachwürzen.

Schwarzwurzeln

250 g Schwarzwurzeln
wenig kaltes Wasser
wenig Milch
Herbamare/Trocomare

Die Schwarzwurzeln abschaben oder schälen und sofort ins »Milchwasser« legen. Das gewürzte Wasser zum Kochen bringen, Milch beigeben und die in fingerlange Stücke geschnittenen Schwarzwurzeln beigeben. Gut zugedeckt etwa 15 bis 30 Minuten weichdämpfen lassen.

Sellerie

200 g Sellerie
1 dl Wasser Plantaforce-Gemüsebouillon oder
Herbamare/Trocomare

Sellerie rüsten, in Stengelchen oder Scheiben schneiden. Das gewürzte Wasser oder die Gemüsebouillon aufkochen, die Sellerie beigeben und gut zugedeckt etwa 15 bis 30 Minuten weichdämpfen.
Bitte beachten: Der Genuß von Sellerie in großen Mengen belastet die Nieren.

Spinat (Blattspinat)

250 bis 300 g biologischer Spinat
knapp 1/2 dl Plantaforce-Gemüsebouillon
Herbamare/Trocomare
evtl. wenig Knoblauch

Den Spinat gut waschen, lange Stiele entfernen. Den Spinat zusammen mit der Gemüsebouillon gut zugedeckt auf kleinem Feuer weichdämpfen. Mit Herbamare oder Trocomare nachwürzen und nach Belieben ein wenig gepreßten Knoblauch beigeben.

Spinat (gehackt)

Junger Spinat kann vor der Zubereitung gehackt und praktisch im eigenen Saft gargedämpft werden. Den nicht mehr ganz jungen Spinat wie vorgeschlagen dämpfen und nachträglich hacken. Die Zugabe von wenig Milch mildert den Geschmack des Spinats.

Tomaten

1 bis 2 vollreife Tomaten
Herbamare/Trocomare
Oregano, Majoran, Rosmarin
evtl. Basilikum
Petersilie wenig Butter

Den Stielansatz der Tomaten entfernen und die Tomaten halbieren. Eine feuerfeste Form leicht ölen und die Tomatenhälften einfüllen. Mit Herbamare oder Trocomare würzen und die Kräuter darauf verteilen. Wenig Butter auf jede Tomatenhälfte geben und in den gut vorgeheizten Backofen einschieben. Etwa 15 bis 20 Minuten gardämpfen lassen.

Zichorien

250 g Zichorien
½ dl Plantaforce-Gemüsebouillon
2 Eßlöffel Milch

Die bitteren Strunkteile der Zichorien herausschneiden. Die Zichorien in eine feuerfeste Form einschichten, Gemüsebouillon beigeben und die Milch hinzufügen. Im vorgeheizten Backofen gut zugedeckt etwa 15 Minuten weichdämpfen.

Zucchetti

250 g Zucchetti
Herbamare/Trocomare
evtl. Knoblauch
Oregano, Petersilie, Majoran, Rosmarin

Die Zucchetti eventuell entkernen und in 2 cm große Würfel oder in Scheiben schneiden. Herbamare oder Trocomare sowie eventuell ein wenig gepreßten Knoblauch und die Kräuter beigeben. Alles gut zugedeckt auf kleinem Feuer im eigenen Saft etwa 10 bis 15 Minuten weichdämpfen.

Als Variante kann dieses Gericht mit Würfelchen aus geschälten Tomaten bereichert werden. Die Tomatenwürfel werden etwa 5 Minuten vor dem Servieren beigegeben.

Zum Füllen eignen sich vollreife Tomaten, rote oder gelbe Peperoni und Zucchetti. Als geeignete Füllungen sind besonders eine Quarkfüllung oder eine Naturreisfüllung (siehe Rezept körniger Reis) zu empfehlen.

Tomaten roh

1 bis 2 vollreife Tomaten
Knoblauch-, Kräuter- oder Meerettichquark

Die Tomaten waschen und den Stielansatz entfernen. Den Deckel wegschneiden und die Tomate sorgfältig aushöhlen. Das Tomatenmark kann für die Tomatensauce verwendet werden. Die Tomaten nach Belieben füllen und das Deckelchen wieder aufsetzen.

Tomaten

1 bis 2 vollreife Tomaten
½ Portion Naturreis
wenig Knoblauch
Tomatenmark
Küchenkräuter
Herbamare/Trocomare

Das Vorbereiten der Tomaten geschieht auf die gleiche Weise wie unter »Tomaten roh« beschrieben. Den Naturreis nach dem Rezept »körniger Reis« zubereiten. Den gepreßten Knoblauch, das Tomatenmark und fein gehackte Küchenkräuter nach Belieben daruntermischen. Mit Herbamare oder Trocomare nach Bedarf nachwürzen. Die Naturreisfüllung in die vorbereiteten Tomaten einfüllen und den Deckel wieder auflegen. Die gefüllten Tomaten mit wenig Flüssigkeit gut zugedeckt auf dem Herd oder im vorgeheizten Backofen etwa 15 bis 20 Minuten gardämpfen.

Peperoni

1 bis 2 rote oder gelbe Peperoni
½ dl Plantaforce-Gemüsebouillon
½ Portion Naturreis

Die Peperoni waschen, den Deckel wegschneiden oder die Peperoni halbieren und den Samen herausschneiden. Die so vorbereiteten Peperoni in der Gemüsebouillon etwa 5 Minuten vordämpfen. Die Naturreisfüllung in die Peperoni einfüllen und wieder verschließen. Die gefüllten Peperoni mit wenig Flüssigkeit gut zugedeckt auf dem Herd oder im vorgeheizten Backofen etwa 15 bis 20 Minuten gardämpfen.

Zucchetti

1 bis 2 Zucchetti (je nach Größe)
½ dl Plantaforce-Gemüsebouillon
½ Portion Naturreis

Die Zucchetti waschen und halbieren. In der Gemüsebouillon etwa 5 Minuten vordämpfen. Das Füllen und die weitere Zubereitung erfolgt wie bei den gefüllten Tomaten und Peperoni.

Kartoffelspeisen sind bei uns sehr beliebt und sie können auf verschiedene Weise zubereitet werden. Wollen wir die Leber nicht unnötig belasten oder müssen wir sie womöglich schonen oder gar zur strengen Leberdiät übergehen, dann dürfen wir auf keinen Fall in Fett gebackene Kartoffeln genießen. Diese Kartoffelgerichte werden auf unserem Speisezettel also nicht angeführt sein.

Bouillonkartoffeln

200 g Kartoffeln
ca. 2 dl Plantaforce-Gemüsebouillon
wenig Butter
evtl. Petersilie

Die Gemüsebouillon zum Kochen bringen. Die Kartoffeln schälen, waschen und in gleichmäßig große Würfel oder Scheiben schneiden. Die Kartoffeln in der Gemüsebouillon gut zugedeckt weichdämpfen. Zum Verfeinern ein wenig Butter und gehackte Petersilie beifügen.

Gefüllte Kartoffeln

1 bis 2 mittelgroße Kartoffeln
(am Vortag in der Schale gekocht)
Füllung:
50 g Speisequark oder Rahmquark
1 Eßlöffel Milch
Herbamare/Trocomare
Schnittlauch, Petersilie

Die Kartoffeln schälen, eine Standfläche schneiden, oben einen Deckel wegschneiden und die Kartoffeln aushöhlen. Für die Füllung den Speisequark oder Rahmquark mit Milch glattrühren, mit Herbamare oder Trocomare würzen, den Schnittlauch und die Petersilie fein hakken und beifügen. Die Kartoffeln füllen und die Deckelchen wieder aufsetzen. Die Kartoffeln in eine Pfanne oder feuerfeste Form füllen und auf dem Herd oder im Backofen bei etwa 200 Grad dämpfen.

Als schmackhafte Variante kann man auch die Kartoffeln in noch rohem Zustand aushöhlen, in eine feuerfeste Form stellen, einen halben Deziliter Plantaforce-Gemüsebouillon beigeben und das Ganze bei 200 Grad gut zugedeckt im Ofen knapp weichdämpfen. Das Füllen der Kartoffeln wird wie vorher beschrieben durchgeführt. Die gefüllten Kartoffeln werden abgedeckt etwa 10 bis 15 Minuten gargedämpft.

Kartoffeln mit Tomaten

1 Portion Bouillonkartoffeln
1 vollreife Tomate
Herbamare/Trocomare

Eine Portion Bouillonkartoffeln wird nach dem angegebenen Rezept zubereitet. Die Tomate wird gewaschen, geschält und in Würfel geschnitten und etwa 10 Minuten vor Ende der Kochzeit beigegeben. Zum Nachwürzen entsprechend Herbamare oder Trocomare verwenden.

Kartoffelschnee/Kartoffelstock

200 bis 250 g Kartoffeln
wenig Wasser
Herbamare/Trocomare
wenig flüssige Butter

Die Kartoffeln waschen, schälen und in gleichmäßig große Würfel schneiden. Wenig Wasser erhitzen, Herbamare oder Trocomare beigeben und die Kartoffeln gut zugedeckt weichdämpfen. Hierzu kann auch ein Dampfkochtopf benützt werden. Die Kartoffeln werden auf die heiße Platte passiert. Falls erlaubt, kann ein wenig flüssige Butter darüber gegeben werden.

Lauchkartoffeln

100 bis 150 g Lauch
1 dl Plantaforce -Gemüsebouillon
150 bis 200 g Kartoffeln
wenig Milch

Die Gemüsebouillon zum Kochen bringen. Den Lauch in feine Streifen schneiden und beigeben. Die Kartoffeln schälen, waschen, in Würfel schneiden und zusammen mit dem Lauch gut zugedeckt weiterdämpfen. Zum Verfeinern kann ein wenig Milch beigegeben werden.

Milchkartoffeln

200 bis 250 g Kartoffeln
wenig Wasser
Herbamare/Trocomare
wenig Milch
Butterstückchen

Die Kartoffeln waschen, schälen, in Würfel schneiden und im kochenden, gewürzten Wasser knapp weichdämpfen. Wenig Milch beigeben und die Kartoffeln garkochen. Mit wenig Butter (falls sie vertragen wird) verfeinern.

Ofengebackene Kartoffeln (Baked Potatos)

2 mittelgroße mehlige Kartoffeln mit Schale

Die Kartoffeln waschen, gut trocknen und die Schale mit einer Gabel einige Male durchstechen. Den Backofen auf 220 Grad vorheizen. Die Kartoffeln auf einem Backblech oder in einem Keramiktopf garen. Die Backzeit beträgt etwa 40 bis 50 Minuten.

Zum Servieren die Kartoffeln kreuzweise einschneiden, Kartoffelinneres etwas herausdrücken oder die Kartoffel halbieren. Mit Herbamare oder Trocomare würzen. Mit Sauermilch oder Sauerrahm, den man gut mit feingehacktem Schnittlauch würzen kann, oder ein wenig Butter auf die Kartoffeln verteilen und dann servieren. Bei den halbierten Kartoffeln wird das Innere der Kartoffel vorsichtig herausgelöffelt.

Ofenkartoffeln mit Kümmel

150 bis 200 g kleine Kartoffeln mit Schale
wenig Öl
Herbamare/Trocomare
evtl. Kümmel

Die gewaschenen und gut getrockneten Kartoffeln halbieren und mit der Schnittfläche nach unten auf ein leicht gefettetes Blech legen. Die Kartoffeln mit wenig Öl bepinseln und mit Herbamare oder Trocomare sowie etwas Kümmel bestreuen. Die Kartoffeln im vorgeheizten Ofen bei mittlerer Hitze etwa 30 bis 45 Minuten backen.

Petersilienkartoffeln

200 bis 250 g Kartoffeln
wenig Butter (falls erlaubt)
reichlich Petersilie

Die Kartoffeln in der Schale weichkochen (siehe bei Schalenkartoffeln), schälen und in Würfel schneiden oder aber die Kartoffeln schälen, würfeln und in wenig gewürztem Wasser weichdämpfen. Wenig Butter zergehen lassen und die Kartoffeln darin wenden. Reichlich gehackte Petersilie daraufstreuen, kurz schütteln und anrichten.

Schalenkartoffeln (Pellkartoffeln)

200 bis 250 g Kartoffeln
wenig Wasser
Herbamare/Trocomare

Das Wasser bis Siebhöhe in den Dampfkochtopf einfüllen oder den Pfannenboden einer gut verschließbaren Pfanne etwa 1 cm hoch bedecken. Die Kartoffeln waschen und in die Pfanne einschichten. Herbamare oder Trocomare zum Würzen darüberstreuen. Die Kartoffeln gut zugedeckt je nach Größe etwa 25 bis 50 Minuten gardämpfen. Im Dampfkochtopf genügen hierfür etwa 5 bis 10 Minuten.

Naturreis

Statt dem üblichen weißen Reis verwenden wir den wertvollen Naturreis.

Körniger Reis

50 bis 80 g Naturreis
Wasser (der Reis soll etwa 1 cm mit Wasser überdeckt sein)
Herbamare/Trocomare
wenig Wasser oder Plantaforce-Gemüsebouillon
Küchenkräuter nach Belieben
1 Zehe Knoblauch

Den Reis verlesen und wenn nötig waschen, mit Wasser überdecken (etwa 1 cm) und zum Kochen bringen. 5 Minuten kochen lassen. Den Reis mit Herbamare oder Trocomare würzen und etwa 3 Stunden quellen lassen. Dann wenig Wasser oder Gemüsebouillon beigeben, den Reis erwärmen und kurze Zeit weiterkochen lassen. Nach Belieben frische Küchenkräuter und frisch gepreßten Knoblauch beigeben. Mit Herbamare oder Trocomare nachwürzen.

Tomatenreis

1 Portion körniger Reis
1 bis 2 vollreife Tomaten
Thymian, Basilikum, Oregano, Petersilie,
Knoblauch, Herbamare/Trocomare
1 Eßlöffel fein geriebener Käse

Den körnigen Reis entsprechend zubereiten (siehe Rezept). Die geschälten und gewürfelten Tomaten mit den Kräutern und dem gepreßten Knoblauch beigeben. Mit Herbamare oder Trocomare nach Belieben nachwürzen. Den Reis in eine leicht geölte, feuerfeste Form geben, mit Käse bestreuen und im gut vorgeheizten Ofen kurz überbacken.

Gemüsereis

100 bis 150 g Gemüse
$^1/_2$ bis 1 dl Plantaforce-Gemüsebouillon
50 bis 80 g Naturreis
Wasser
Herbamare/Trocomare

Das kleingewürfelte Gemüse in der Gemüsebouillon knapp weichdämpfen. Den Reis verlesen, eventuell waschen und zum Gemüse geben. Mit Wasser auffüllen, bis er etwa 1 cm überdeckt ist. Den Reis drei Stunden quellen lassen, erwärmen und nach Belieben mit Herbamare oder Trocomare nachwürzen.

Milchreis

50 bis 80 g Naturreis
Wasser (Reis soll knapp damit bedeckt sein)
1 Prise Meersalz
Milch (Reis soll etwa 1 cm überdeckt sein)
evtl. wenig zusätzliche Milch
Weinbeeren/Rosinen
wenig Honig oder Birnendicksaft oder Roh-Rohrzucker

Den Reis verlesen, eventuell waschen und mit Wasser knapp bedekken. Meersalz beigeben, das Ganze aufkochen und 5 Minuten kochen lassen. Soviel Milch beigeben, daß der Reis etwa 1 cm mit Milch oder Wasser überdeckt ist. Den Milchreis drei Stunden quellen lassen. Falls der Reis nicht genügend weich ist, wenig Milch beigeben und weiterkochen lassen. Die Weinbeeren oder Rosinen beigeben und kurze Zeit mitkochen lassen.

Wenig Honig, Birnendicksaft oder Roh-Rohrzucker zum Süßen beigeben. Servieren kann man den Reis entweder mit rohen Heidelbeeren, mit Heidelbeersaft, welcher auch untergemengt werden kann, oder mit geraffelten Äpfeln.

Hirse (reich an Kieselsäure)

Hirsotto

40 g Vollwert-Hirse
2 dl Plantaforce-Gemüsebouillon
wenig Butter
wenig Reibkäse (falls er vertragen wird)

Die Plantaforce-Gemüsebouillon zum Kochen bringen. Die Vollwert-Hirse in die kochende Flüssigkeit einrühren und zugedeckt etwa 20 Minuten weichkochen. Zum Verfeinern ein wenig Butter und Reibkäse beigeben.

Als Variante dazu kann nach 10 Minuten Kochzeit eine vollreife, in Würfel geschnittene Tomate beigegeben und mitgekocht werden.

Süßer Hirsebrei

40 g Vollwert-Hirse
2 dl Milch oder Milchwasser
1 kleine Prise Meersalz
Honig/Birnendicksaft/Roh-Rohrzucker

Milch oder Milchwasser (zur Hälfte Milch und zur Hälfte Wasser) zum Kochen bringen. Das Meersalz beigeben. Die Vollwert-Hirse in die kochende Flüssigkeit einrühren und zugedeckt 20 Minuten weich kochen. Mit Honig, Birnendicksaft oder Roh-Rohrzucker nach Belieben süßen.

Hirse mit Früchten

Der süße Hirsebrei kann mit Weinbeeren, Rosinen oder frischen Früchten bereichert werden.

Buchweizen

Buchweizengericht

50 bis 60 g Buchweizen
½ bis 1 dl Wasser
1 Teelöffel Plantaforce-Gemüsebouillon
Herbamare/Trocomare
Küchenkräuter

Das Wasser zum Kochen bringen und die Plantaforce-Gemüsebouillon beigeben. Den Buchweizen reinigen, das heißt in ein Sieb geben und etwas schütteln, bis der Staub entfernt ist. Den Buchweizen in die kochende Bouillon einrühren und gut zugedeckt bei kleiner Hitze quellen lassen. Nicht umrühren. Mit Herbamare oder Trocomare nachwürzen und gehackte Küchenkräuter nach Belieben darüberstreuen.

Als schmackhafte Variante kann dieses Buchweizengericht auch kalt, mit einer Kräuterquarksauce, zu Salaten serviert werden.

Weizen

Weizotto

50 bis 80 g Weizenkörner
Wasser (Weizenkörner 1 cm überdeckt)
wenig Plantaforce -Gemüsebouillon
Herbamare/Trocomare
Küchenkräuter

Die Weizenkörner mit Wasser überdecken (etwa 1 cm), erhitzen und zumindest über Nacht quellen lassen. Eine Quellzeit von 8 bis 12 Stunden ist notwendig. Die gequollenen Weizenkörner erwärmen. Falls sie noch nicht weich genug sind, mit etwas Gemüsebouillon übergießen und weichkochen. Mit Herbamare oder Trocomare und frisch gehackten Küchenkräutern würzen.

Dieses Gericht mit einer Kräuterquark-Sauce zu Salaten und Gemüsen servieren.

Weizenkörner gekeimt zur Zubereitung von Müesli und Suppen

Weizenkörner einweichen (an die Wärme stellen), bis die Körner etwa 1 cm lange Keime entwickelt haben. Wasser nach Bedarf zugießen. Gekeimte Körner durch die Hackmaschine drehen und sofort weiterverwenden.

Mais

Polenta (Maisbrei)

40 bis 50 g Mais (grob gemahlen)
2 bis 2½ dl Plantaforce- Gemüsebouillon
wenig Butter
wenig Reibkäse

Die Plantaforce-Gemüsebouillon zum Kochen bringen. Den Mais trokken einrühren und unter gelegentlichem Umrühren 30 bis 40 Minuten bei kleiner Hitze kochen lassen. Falls es gut vertragen wird, kann der Reibkäse unter den Maisbrei gerührt werden und ein wenig weiche oder flüssige Butter zum Schluß darübergegeben werden.

Vollkorn-Teigwaren

Vollkornspaghetti mit Tomatensauce

50 bis 70 g Vollkorn-Spaghetti
½ l Wasser
Herbamare/Trocomare oder Meersalz
1 Portion Tomatensauce (siehe Rezept)

Das Wasser erhitzen, würzen, Teigwaren beigeben und »al dente« kochen (knapp weichkochen). Das Wasser abgießen, die Teigwaren kalt abspülen und gut abtropfen lassen. Die Tomatensauce über die Teigwaren anrichten.

Vollkornnudeln mit Kräutern

50 bis 70 g Vollkorn-Nudeln
Wasser
Herbamare/Trocomare oder Meersalz
Basilikum, Knoblauch
wenig Butter (falls verträglich)

Die Teigwaren »al dente« kochen wie beim vorhergehenden Rezept. Die feingehackten Kräuter und den Knoblauch sorgfältig untermischen. Ein wenig flüssige Butter darüber geben.

Besonders wichtig: Niemals Gemüse und Früchte zur gleichen Mahlzeit zusammen genießen.

Roh

Beeren nature

Heidelbeeren, Himbeeren oder Brombeeren
Honig bzw. Birnendicksaft

Die Beeren können nach Belieben mit Honig oder Birnendicksaft gesüßt werden.

Gekocht

Apfelkompott

250 g Äpfel
1/2 bis 1 dl Wasser oder Süßmost
1/2 Zitrone, Saft
wenig Roh- Rohrzucker, Honig oder Birnendicksaft

Die Äpfel gut waschen, eventuell schälen, in Schnitze teilen und das Kerngehäuse entfernen. Das Wasser oder den Süßmost und den Zitronensaft sofort zugeben und die Apfelschnitze zugedeckt garkochen.

Bratäpfel

1 bis 2 Äpfel
1/2 dl Süßmost oder Wasser
evtl. wenig Butter

Die Äpfel waschen, die Schale ringsum einschneiden und in eine feuerfeste Form stellen. Den Süßmost oder das Wasser beigeben. Wenig Butter auf die Äpfel verteilen. Die Äpfel im Ofen bei Mittelhitze etwa 15 bis 30 Minuten braten oder in zugedeckter Pfanne dämpfen.

Gefüllte Äpfel

1 bis 2 Äpfel
Für die Füllung:
20 bis 25 g geriebene Mandeln
10 bis 15 g Roh-Rohrzucker oder Honig
Schale und Saft von 1/4 Zitrone
1 bis 2 Eßlöffel Milch
½ dl Süßmost

Die Äpfel schälen und das Kerngehäuse entfernen. Mandeln, Roh-Rohrzucker, Schale und Saft von einem Viertel Zitrone und ein wenig Milch gut mischen und die Äpfel damit füllen. Die Reste neben die Äpfel in die Auflaufform geben. Den Süßmost oder etwas Wasser dazugießen und die Äpfel bei Mittelhitze etwa 15 bis 30 Minuten gut backen lassen.

Fett- und Eiweißnahrung

	Empfohlen	*Verboten*
Öle und Fette	nur in kleinen Mengen genießen nur naturbelassene, pflanzliche Fette und Öle verwenden (reich an ungesättigten Fettsäuren) auf kalt gepreßte Öle achten keine tierischen Fette verwenden	erhitzte Fette fettgebackene Speisen fettreiche Saucen tierische Fette (mit Ausnahme von Butter)
Öle	Sonnenblumenöl, Sesamöl, Olivenöl, Maiskeimöl, Distelöl, Mohnöl	Erdnußöl
Ölfrüchte	Pinienkerne, Baumnüsse, Kokosraspel, Sonnenblumenkerne, Sesam, Mandeln, Pistazien	Erdnüsse
Vollmilch	roh, evtl. leicht erwärmt (35 – 40° C), Sauermilch, Joghurt	
Käse	Quark, Weichkäse	scharf gewürzter Käse
Eier	gelegentlich, jedoch nur roh	gekochte Eier
Soja-Gerichte	nur gelegentlich, möglichst nur vorgekeimte Sojabohnen verwenden	Hülsenfrüchte

Für Gemischtkostesser:

	Empfohlen	*Verboten*
Fleisch	eher ungünstig, ausnahmsweise mageres Lamm- oder Kalbfleisch	
Fisch	nur ganz frisch, ausnahmsweise gesotten oder grilliert	

Stärkenahrung

Vollkornprodukte	Nur reine Vollkornprodukte verwenden	Weißmehlprodukte
Brot	Brot aus Sauerteig und Hefe genießen, Vollkornbrot, Knäckebrot	
Getreide	Naturreis, Vollroggen, Vollweizen, Hafer, Vollgerste, Buchweizen, Hirse, Mais	
Kartoffeln	nur gedämpfte, nicht gebratene oder in Fett gebackene	Pommes frites

10

Gemüse

	Empfohlen	*Verboten*
	Wenn möglich, nur biologisches Gemüse verwenden, geeignet sind alle Gemüse außer Kohlarten (außer in rohem Zustand wie Kohlrabi)	Kohlarten gekocht, wie Grünkohl, Rosenkohl usw. Bohnen, Erbsen Niemals Früchte und Gemüsenahrung zusammen!

Besonders günstig wirken:

Wildpflanzen	junge Brennesseln (in kleinen Mengen) Löwenzahn, Bärlauch
aus Kulturen	Zichorie, Endivie, biologischer Spinat, Blattsalate, Karotten, Randen, Fenchel, Artischocken, Reform-Sauerkraut (roh)
Gemüsesäfte	zur Entlastung, nicht zur ständigen Einnahme: Kohl, Kabis, Karotten, Randen- und Kartoffelsaft sowie Saftmischung

Früchte und Beeren

	Empfohlen	*Verboten*
	Möglichst nur biologisch angebaute Früchte genießen	Fruchtsalat, Steinobst (ausgenommen Kirschen und vollreife Aprikosen)
Zitrusfrüchte	Grapefruit	Orangen und Zitronen möglichst meiden
Kernobst	milde Äpfel	
Beerenobst	Heidelbeeren, Himbeeren, gut gereifte Brombeeren, Erdbeeren (in kleinen Mengen), schwarze Johannisbeeren, Trauben, getrocknete Weinbeeren	rote Johannisbeere in größeren Menge
Tropische Früchte	Papaya, Mango, Bananen, Avocados, Kiwis	Ananas, Fruchtsalate in größeren Mengen
Trockenfrüchte	nur ungeschwefelt	Steinobst (ausgenommen vollreife Kirschen und Aprikosen)

Süßstoffe

	Empfohlen	*Verboten*
Honig	reiner Bienenhonig	Industriezucker, Konditoreiwaren, Schokolade, Eiscremes usw.
Traubenzucker	natürlicher Traubenzucker aus getrockneten Weinbeeren, Malagatrauben, Rosinen, Sultaninen	
Fruchtsäfte	eingedickte Fruchtsäfte (Birnen, Äpfel, Trauben und schwarzes Johannisbeerkonzentrat)	

Getränke

Besonders zu empfehlen	verdünntes Molkosan und Molkona	Alkohol
Kräutertees	vorwiegend bittere Kräutertees (z. B. Schafgarben, Löwenzahn oder Tausendgüldenkrauttee) A.Vogels Genuß- und Pfefferminztee	Schwarztee
Fruchttee	Hagebuttentee	
Kaffee	Bambu-Kaffee	Bohnenkaffee
Gemüsesäfte	verdünnte Gemüsesäfte	
Mineralwasser	kohlensäurearmes Mineralwasser Getränke	eisgekühlte

Heilendes Würzen

	Empfohlen	*Verboten*
Pflanzliche Würze	Hefeextrakte (Herbaforce) Plantaforce-Gemüse-bouillon Herbamare und Trocomare A.Vogel's Kräutermischungen Meerrettich, Majoran, Thymian, Bohnenkraut, Liebstöckel, Schnittlauch, Knoblauch, Lauch, Petersilie Peperoni mild (rot oder gelb) Paprika edelsüß	Pfeffer Muskatnuß gewöhnliches Kochsalz Zimt Essig Senf

Begriffserklärungen

Kefen	Zuckererbsen
Nespeln/Mispeln	subtropische, birnenähnliche Frucht (Mittelmeerländer)
Raffel	Reibe
Randen	Rote Beete, Rote Rüben
Randensaft	Rote Beete-Saft
Rüebli	Karotten, Möhren, Mohrrüben
Rüeblisaft	Karottensaft
Nüßlisalat	Ackersalat, Feldsalat

Heilmittel in Deutschland

Falls Produkte in Deutschland unter einem anderen Namen im Handel sind, ist dieser jeweils in Klammern angegeben.

VERZEICHNIS DER REZEPTE

Mit Ausnahme der Suppen sind die Rezepte für eine Person berechnet.

Der stille Bestseller der Volksmedizin und Naturheilkunde

Für Millionen von Menschen in aller Welt ist »Der kleine Doktor« des Schweizer Naturarztes und Ernährungstherapeuten Alfred Vogel der wichtigste Gesundheits-Ratgeber. Er vermittelt auf einfache, verständliche und umfassende Weise, wie man sich selbst weiterhelfen kann.

Die Natur heilt – das gilt auch heute noch, nur muß man ihre Heilkräfte zu nutzen wissen. »Der kleine Doktor« ist die Summe der reichen Erfahrungen eines langen Lebens im Dienste der natürlichen Gesundheit und Heilpflanzenkunde. Alfred Vogels Ratschläge sind eine Fundgrube von unschätzbarem Wert, auch und gerade für den streßgeplagten Menschen unserer Zeit. Weshalb das in 12 Sprachen übersetzte Werk in jedes Haus, in jede Familie gehört.

Der kleine Doktor – hilfreiche Ratschläge für die Gesundheit, 66. Auflage, 1991, Verlag A.Vogel AG, CH-9053 Teufen, 840 Seiten Inhalt, 32 Seiten Farbbilder, ausführliches Sachregister, Ganzleineneinband in Naturleinen, (in Deutschland auch als Taschenbuch erhältlich).

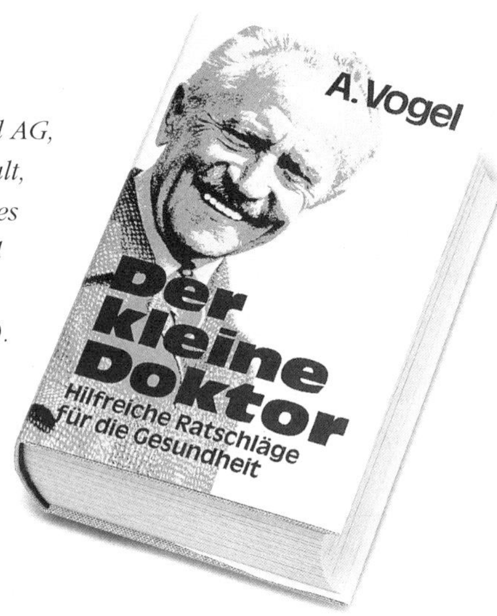

Die A.Vogel Kur
Die A.Vogel Winterfibel

Vital und natürlich gesund durch die vier Jahreszeiten - so lautet das Motto der beliebten A.Vogel Kur. Die A.VOGEL KUR zeigt Ihnen Schritt für Schritt, wie Sie innerhalb von fünf Tagen Ihren Körper und Geist lebensfroher, dynamischer und leistungsfähiger machen können. Gleichzeitig strafft sich die Haut, erholt sich der Darm und befreit sich der Körper von Schlacken und Giften. In Ergänzung des praktischen, detaillierten Kur-Fahrplans stellt das Buch weitere Möglichkeiten zur einfachen Rhythmus-Umstellung vor, welche mühelos in den Alltag zu integrieren sind, wie z.B. Saftfasten oder Teekuren, sowie heilende Ernährungsgrundsätze.

Damit Sie auch gesund und frohen Mutes die kalte Jahreszeit geniessen können, lohnt es sich, einen Blick in die A.VOGEL WINTERFIBEL zu werfen. Neben den bewährten Ratschlägen und Heilmitteln aus der Natur erfahren Sie in diesem Buch unter anderem, warum Fieber heilsam und gesund ist, wie man sein eigener Wickelspezialist wird, wie man eine schwache Blase trainiert oder wie man mit dem Stift in der Hand seelischem Kummer und Einsamkeit zu Leibe rückt. Und natürlich weist die Fibel den Weg zur gesunden Ernährung und zur Stärkung des Immunsystems, welches gerade im Winter auf eine harte Probe gestellt wird. Kurz, das Buch verhilft zu einem ganzheitlichem Wohlbefinden, weit über die 5-tägige Winterkur hinaus.

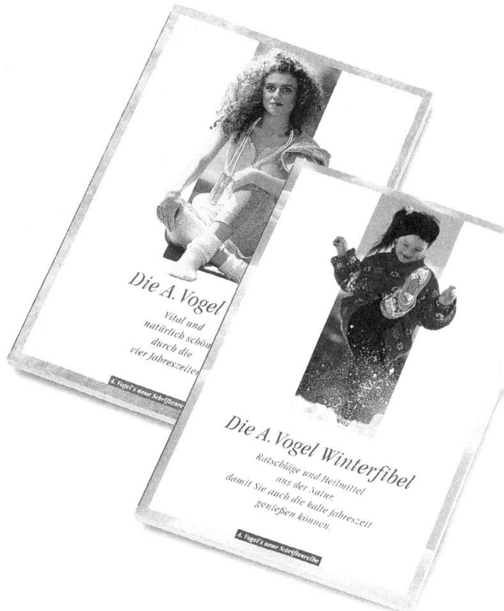

Die A.Vogel Kur, 1993,
die A.Vogel Winterfibel, 1993,
je 96 Seiten, Verlag A.Vogel AG,
CH-9053 Teufen.

A.Vogel – für den Mann
A.Vogel – für die Frau

Wie der Mann von heute mit Hilfe der Natur und mit mehr Herz und Verstand zu neuer Lebensqualität findet, das hat das A.VOGEL MÄNNERBUCH zu seinem Ziel erklärt. Der Mann erfährt, wie wichtig es für seine Gesundheit ist, Gefühle und Ängste nicht zu unterdrükken. Freilich ist die Welt der Männer eher geprägt von Konkurrenzkampf, Machtstreben und der Manifestation von Stärke, wobei andere Tugenden oft zu kurz kommen: die selbstkritischen, kreativen und feinfühligen Seiten sowie die Sorge um die eigene Gesundheit. Das Buch will dem Mann ein Gegengewicht zur Welt des Leistungsdrucks an die Hand geben und ihm mit vielen praktischen Ratschlägen, vor allem aus dem Pflanzenreich, zu einem natürlich-gesunden Gleichgewicht verhelfen.

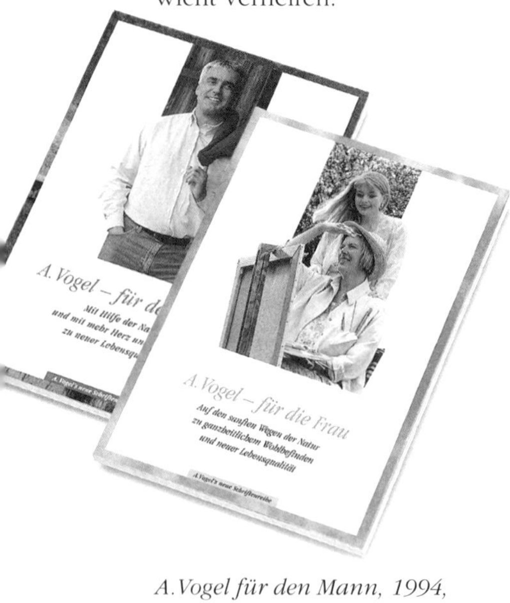

A.Vogel für den Mann, 1994,
A.Vogel für die Frau, 1995
je 96 Seiten, Verlag A.Vogel AG,
CH-9053 Teufen.

Frausein ist nicht leicht – besonders in der heutigen Zeit, in der jede Frau mehr oder weniger ihren Mann stehen muß. Trotz ihrer ruhmreichen Errungenschaften in diesem Jahrhundert kommt die Frau nicht umhin, sich ihren naturgegebenen Rhythmen anzunehmen, sie zu leben und zu unterstützen. Nur so gelingt es ihr, angesichts der vielfältigen Belastungen noch in ihrer Mitte zu bleiben.

A.VOGEL – FÜR DIE FRAU hilft mit, über sanfte Wege und natürliche Heilweisen zu einem natürlichen Körperverständnis zurückzufinden. Dabei wird auch die seelische Dimension nicht außer acht gelassen, die bei den verschiedensten »typischen Frauenleiden« eine Rolle spielt.

Visionen in die Tat umsetzen

Im Werk des Forschers und Publizisten Dr. h.c. Alfred Vogel haben die seit 50 Jahren monatlich erscheinenden »Gesundheits-Nachrichten« immer eine wichtige Rolle gespielt – als Mittel zur Verständigung mit Menschen, die seine Ideen teilten und von ihm Rat erhofften. So entstand eine Publikation mit zwei Schwerpunkten: Sie macht einerseits Zusammenhänge zwischen Mensch und Umwelt, Körper und Seele neu bewußt, die in modernen Lehrplänen an Schule und Universität grob vernachlässigt werden. Und sie gewährt anderseits dem Dialog mit den Lesern breiten Raum.

Informieren, raten, helfen, zur Selbsthilfe anleiten – in diesem Programm liegt das Geheimnis der ungewöhnlich intensiven Bindung der Leser an ihre Zeitschrift, ebenso wie in der charismatischen Persönlichkeit ihres Herausgebers Alfred Vogel.

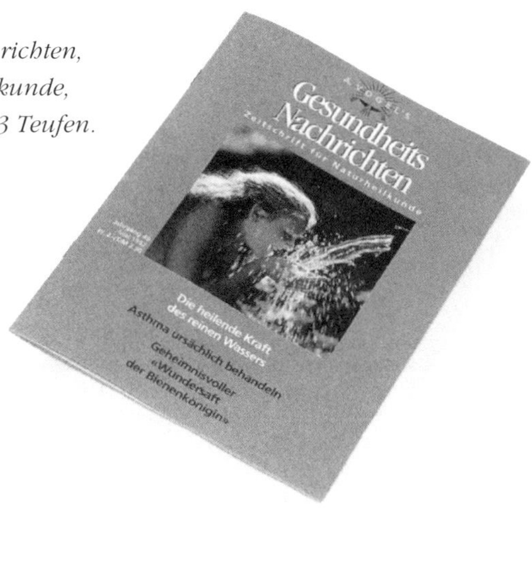

A.Vogel's Gesundheits-Nachrichten, Monatsschrift für Naturheilkunde, Verlag A.Vogel AG, CH-9053 Teufen.

Rasch zum richtigen Naturheilmittel

A.Vogel's Gesundheits-Ratgeber, im handlichen A5-Format, ist ein übersichtliches kleines Nachschlagewerk für sämtliche A.Vogel-Naturheilmittel, versehen überdies mit vielen weiterführenden Informationen, Tips und Ratschlägen für gesunde und kranke Tage.

Das Stichwortverzeichnis läßt auch den hastigen Menschen nicht im Stich, wenn er bei Befindlichkeitsstörungen rasch die richtige Hilfe aus der Natur finden will. Der Ratgeber wird laufend aktualisiert.

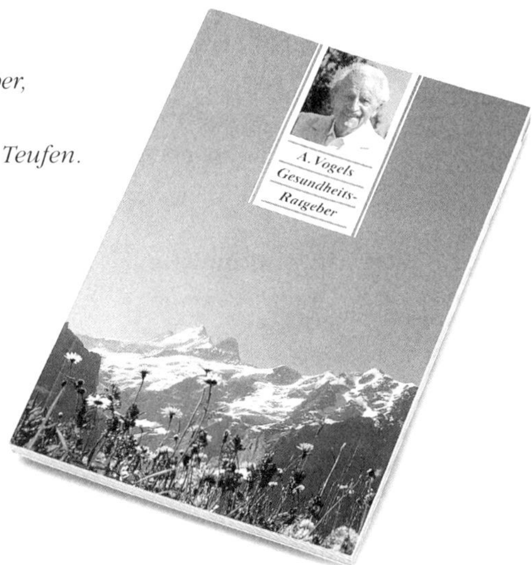

A.Vogel's Gesundheits-Ratgeber,
1992, 1995, 170 Seiten,
Verlag A.Vogel AG, CH-9053 Teufen.

Gratisgutschein

☐ Ich wünsche kostenlos zwei Ausgaben der Monatszeitschrift "Gesundheits-Nachrichten"!

☐ Ich abonniere die "Gesundheitsnachrichten" für ein Jahr und erhalte die ersten zwei Ausgaben gratis!

Absender (Bitte in Blockschrift)

Name ______________________

Vorname ______________________

Strasse ______________________

PLZ/Ort ______________________

Unterschrift ______________________

LB

Bestellung Bitte senden Sie mir mit Rechnung folgende A.Vogel-Bücher:

Anzahl:		Preis:	
____	Der kleine Doktor	Fr. 43.50	DM 49.80
____	Der kleine Doktor Taschenbuch (in D)		DM 20.–
____	Krebs - Schicksal oder Zivilisationskrankheit?	Fr. 35.–	DM 42.50
____	Die Leber reguliert die Gesundheit (Taschenbuch)	Fr. 19.50	DM 22.50
____	Die Natur als biologischer Wegweiser	Fr. 39.50	DM 46.50
____	A.Vogel – für den Mann	Fr. 12.50	DM 14.50
____	A.Vogel – für die Frau	Fr. 12.50	DM 14.50
____	Die A.Vogel Winterfibel	Fr. 12.50	DM 14.50
____	Die A. Vogel Kur	Fr. 12.50	DM 14.50
____	A. Vogel's Gesundheitsratgeber	Fr. 7.50	DM 9.90

zuzüglich Mehrwertsteuer, Porto und Verpackung

Name ______________________

Vorname ______________________

Strasse ______________________

PLZ/Ort ______________________

Unterschrift ______________________

LB

Für Deutschland:
Bitte Abschnitt in
Briefumschlag senden an
Verlag A.Vogel AG
Postfach 40
78441 Konstanz

A

Nicht frankieren
Ne pas affranchir
Non affrancare

Geschäftsantwortsendung Invio commerciale-risposta
Envoi commercial-réponse

Verlag A.Vogel AG
Postfach 271
9053 Teufen/AR

Für Deutschland:
Bitte Abschnitt in
Briefumschlag senden an
Verlag A.Vogel AG
Postfach 40
78441 Konstanz

A

Nicht frankieren
Ne pas affranchir
Non affrancare

Geschäftsantwortsendung Invio commerciale-risposta
Envoi commercial-réponse

Verlag A.Vogel AG
Postfach 271
9053 Teufen/AR